高等学校食品营养与健康专业教材 中国轻工业"十四五"规划教材

营养与代谢

刘志刚　王玉明　主　编

中国轻工业出版社

图书在版编目(CIP)数据

营养与代谢/刘志刚，王玉明主编.—北京：中国轻工业出版社，2024.1

高等学校食品营养与健康专业教材 中国轻工业“十四五”规划教材

ISBN 978-7-5184-4241-6

Ⅰ.①营… Ⅱ.①刘… ②王… Ⅲ.①营养代谢—人体生理学—高等学校—教材 Ⅳ.①R333.6

中国国家版本馆 CIP 数据核字（2023）第 227890 号

责任编辑：钟 雨　　责任终审：白 洁　　整体设计：锋尚设计
策划编辑：钟 雨　　责任校对：吴大朋　　责任监印：张 可

出版发行：中国轻工业出版社（北京鲁谷东街 5 号，邮编：100040）
印　　刷：三河市国英印务有限公司
经　　销：各地新华书店
版　　次：2024 年 1 月第 1 版第 1 次印刷
开　　本：787×1092　1/16　印张：30
字　　数：636 千字
书　　号：ISBN 978-7-5184-4241-6　定价：75.00 元
邮购电话：010-85119873
发行电话：010-85119832　010-85119912
网　　址：http://www.chlip.com.cn
Email：club@chlip.com.cn

210194J1X101ZBW

高等学校食品营养与健康专业教材编委会

李春保		南京农业大学
李　斌		沈阳农业大学
邹小波		江苏大学
张宇昊		西南大学
张军翔		宁夏大学
张　建		石河子大学
张铁华		吉林大学
岳田利		西北大学
周大勇		大连工业大学
庞　杰		福建农林大学
施洪飞		南京中医药大学
姜毓君		东北农业大学
聂少平		南昌大学
顾　青		浙江工商大学
徐宝才		合肥工业大学
徐晓云		华中农业大学
桑亚新		河北农业大学
黄现青		河南农业大学
曹崇江		中国药科大学
董同力嘎		内蒙古农业大学
曾新安		华南理工大学
雷红涛		华南农业大学
廖小军		中国农业大学
薛长湖		中国海洋大学
秘　书	吕　欣	西北农林科技大学
	王云阳	西北农林科技大学

本书编委会

主　　编	刘志刚	西北农林科技大学
	王玉明	中国海洋大学
副 主 编	王　娜	河南农业大学
	张恬恬	中国海洋大学
	施　琳	陕西师范大学
	刘　茜	西北大学
参　　编	（按姓氏笔画排序）	
	王　佳	山西医科大学
	兰　莹	西北农林科技大学
	孙全才	江苏大学
	刘　航	山西农业大学
	陈义杰	华中农业大学
	陈　洪	四川农业大学
	陈钰玮	西安医学院
	何财安	西北农林科技大学
	李　晶	华中农业大学
	赵贝塔	西北农林科技大学
	徐　超	河南农业大学
	郭　瑞	西北农林科技大学
	谭欣同	山东农业大学
	冀晓龙	郑州轻工业大学

前　言

　　健康是促进人全面发展的必然要求，是经济社会发展的基础条件。实现国民健康长寿，是国家富强、民族振兴的重要标志，也是全国各族人民的共同愿望。2016年中共中央、国务院印发了《"健康中国2030"规划纲要》，成为推进健康中国建设的行动纲领。中国居民目前面临着老龄化速度加快、慢性病患病率升高等主要健康问题，而膳食的营养均衡问题直接影响着国民健康素质，并且与大部分慢性疾病的发生和发展密切相关。因此，立足国情，联系国策，开展营养健康领域的科学研究工作，培养营养与健康领域的专业人才是实现全民健康和全民小康的重要保证。为了响应国家政策、满足社会发展需要，西北农林科技大学于2020年在国内首先创办了食品营养与健康本科专业，营养与代谢作为该专业教学体系中的核心专业课程也是在国内首次开设。在梳理国内外前人相关学科教学体系、结合食品与营养科学领域最新研究进展的基础上，由西北农林科技大学刘志刚教授与中国海洋大学王玉明教授共同牵头，联合国内十余所高校二十位专家共同编写了本书，作为营养与代谢课程配套教材。

　　代谢是指生物体维持生命的所有化学反应的总称，一般包括分解代谢和合成代谢。在营养科学、食品科学等学科研究领域和教学体系中，各类物质在机体内的代谢是最需要研究和学习的基础性知识。无论是碳水化合物、脂质和蛋白质，还是矿物质、维生素、水，以及对机体具有潜在生物活性的功能性物质，其在机体内部的消化、吸收、转运、代谢、排泄过程决定了其生理功能的发挥，也决定了人体各细胞、组织、器官、系统功能的正常运转。由于化学结构的差异、机体需求的差异，不同的营养素具有不同的代谢途径和代谢特征，并且各物质之间可能还存在着相互影响和转化，从而形成了更为复杂的代谢通路。机体参与物质代谢的过程同样非常复杂，需要各个组织器官的配合和调节，具体到细胞内时需要多个细胞器和细胞信号参与和调控。因此，学习营养物质的代谢需要多个学科的交叉性知识，尤其是解剖学、生物化学、细胞生物学、分子生物学、食品科学等。学习者需要积累一部分基础性知识，并且需要对这些交叉性知识融会贯通。本书所适合的科研和教学工作专业范围包括但不限于食品科学、营养科学、预防医学等相关的本科及研究生专业。

本教材的 20 位编写人员来自全国 13 所高校，均是多年从事营养学、毒理学、微生物学等相关方向的科研人员。第一章由刘志刚、郭瑞、何财安编写，第二章由王佳、陈钰玮编写，第三章由刘航、兰莹、李晶编写，第四章由王玉明、张恬恬编写，第五章由施琳、陈义杰编写，第六章由刘志刚、徐超编写，第七章由张恬恬编写，第八章由孙全才编写，第九章由王娜、冀晓龙编写，第十章由刘茜、赵贝塔、谭欣同编写，第十一章由陈洪编写。全书由刘志刚、刘茜统稿。

本书在以上背景学科知识的基础上，重点从各类营养素的代谢特征和调节规律出发，梳理编纂了国内外食品与营养科学以及其他健康领域的最新资料和成果。但由于编者水平有限，书中难免存在着诸多不足之处，希望广大师生、读者在使用本书过程中对不当之处提出宝贵意见，以期本书内容更加适合相关专业的教学和科研工作。对此，所有编者致以深切谢意。

主编

2023 年 10 月

目　录

第一章

绪　论

学习目标

1. 掌握细胞、组织、器官和系统的概念。
2. 掌握遗传物质转录、翻译和蛋白质合成的相关过程。
3. 熟悉主要细胞（器）结构、组织、器官和系统的分类和功能。
4. 了解代谢通路的定义。

随着现代科学的发展，人类对于营养与代谢的认知不断深入。1838 年，荷兰化学家杰拉德斯·穆勒（Gerardus Johannes Mulder）首次发现了蛋白质，使我们对食物营养有了初步认知。19 世纪，随着糖类和脂肪等营养成分的发现，我们对食物营养的理解又更进一步，并进而促进了营养科学的诞生。随着维生素等食物中的微量营养素被不断发现，营养科学进入了快速发展期。进入 20 世纪中叶，我们对营养代谢途径的理解更为深入。营养流行病学的发展使得科学家们开始关注食物营养与健康维持和疾病发生的关系。20 世纪末至 21 世纪初，分子生物学和基因组学的兴起为营养和代谢的研究开启了新的篇章。科学家们开始探索基因如何影响个体的营养需求和代谢状态，并由此发展形成分子营养学和营养基因组学。近年来，"营养与代谢"的研究已经进入了精准营养和个性化营养的新阶段，能够根据个人的遗传特征、生活方式和环境因素来提供个性化的膳食建议。

细胞的新陈代谢活动是人体营养与代谢的基础。正是通过数以亿计的细胞进行的生长和代谢活动，让我们能够感知到食物的味道，感觉到能量的供给，从而维持正常的生命活动。细胞是生物体结构和功能的基本单位。尽管它们在大小、形态和功能上具有明显差异，但大多数细胞都具有相同的基本构造，包括细胞膜、细胞质、细胞核以及各种细胞器等。每个细胞器都有其特定的职责和功能，它们按照一定的规律和秩序行事，为整个生命体系的正常运行做出贡献。细胞核中储存着大量的遗传信息，这些信息保证了细胞在生长和繁殖过程中的精确复制，从而在后代之间传递遗传信息。同时，这些信息也指导了蛋白质的合成，从而确保了人体营养与代谢活动的精细调控。人体内存在不同类型的细胞，形态相似、功能相同的细胞组合在一起形成相应的组织，并进一步形成具有特定生理功能的器官及系统。这些系统相互协作，相互配合，共同支撑人体营养与代谢活动的正常进行。从细胞到系统，从遗传信息复制到蛋白质合成，这是我们从微观到宏观理解营养与代谢的关键。正是人体数以亿计的细胞的生长和代谢活动，支撑起人体组织、器官和系统的正常运转，维持人体健康。

第一节　细胞结构及代谢通路概述

人体内有 200 多种不同类型的细胞，共计约 30 多万亿个。虽然每一种细胞都具有独特的功能，但大多数细胞在基本结构和功能特征上都是类似的（图 1-1）。例如，骨骼肌细胞和脂肪细胞在功能、颜色和形状上差异很大，但这两种细胞的基本结构和功能却是相同的。本节中我们将重点阐述细胞的基本结构和功能，而某些和营养与代谢密切相关的、高度特异化的细胞功能将在后面的章节中进行论述。在生物世界的微观层面，生命的奥秘常隐藏

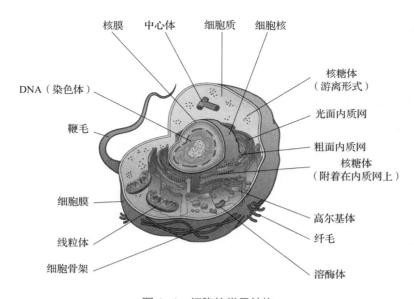

图 1-1　细胞的常见结构

在细胞的核心之中。细胞，这个生命的基本单位，以其精妙的内在构造和独特的生命功能，成为了生物学和医学研究的重要领域。在细胞内部，各种生物分子、细胞器及结构共同构建了一个精密而复杂的网络系统。这个系统不仅支撑着生命体的基本功能，如细胞分裂和遗传信息的传递，还涉及能量代谢、物质交换、信号传导等生命过程。

在所有细胞生命活动中，代谢通路无疑是最为基础也是最为关键的一环。每一种细胞，无论是人体的肌肉细胞、神经细胞，还是植物的叶绿体，它们都有自己独特的代谢通路。这些代谢通路就像是细胞内部的工厂生产线，它们通过一系列精密有序的化学反应，将食物分解成能量，供给生命活动的需要，或将小分子合成为大分子，用于细胞的生长和修复。

一、细胞结构

1. 细胞膜

细胞的基本结构可分为三个部分：细胞膜、细胞质和细胞核。细胞膜的厚度为 7.5 ~ 10nm，其组成（质量比）主要为：55% 蛋白质、25% 磷脂、13% 胆固醇、4% 其他脂类、3% 碳水化合物。细胞膜为脂质双层结构，只有两个分子的厚度（图 1-2）。脂质双层主要由磷脂和胆固醇构成，其排列方式为亲水端朝外（一头朝向细胞膜外侧，一头朝向细胞质），而疏水端朝向脂质双层的内部。疏水性的内层区域为细胞提供了一道屏障，使亲水物质，如离子、葡萄糖、氨基酸和尿素等无法直接渗透。细胞膜上磷脂的构成成分主要有磷脂酰胆碱（卵磷脂）、磷脂酰乙醇胺、磷脂酰丝氨酸和鞘磷脂，在不同的细胞类型中磷脂组成可能有所不同。细胞膜中还存在着少量的肌醇磷脂，它在细胞信号传导中具有重要的功能。一个小的人类细胞的细胞膜中大概含有 10^9 个脂质分子，其中大约一半是磷脂，其余大部分为胆固醇和糖脂。在脂质双层结构中，胆固醇亲水性的羟基朝向磷脂的极性末端，而其疏水的类固醇环和碳氢化合物的尾部则朝向双分子层的疏水中间区域。胆固醇浓度的增加可以有效防止磷脂脂肪酸碳氢链的结晶，从而增加细胞膜的稳定性。除了脂质成分外，细胞膜上还"镶嵌"着蛋白质分子（图 1-2）。某些蛋白质还会与糖类形成糖蛋白，参与调节细胞内某些受体的结合和细胞间的黏附作用。

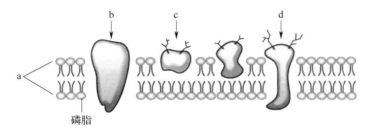

图 1-2 细胞膜结构（流体镶嵌模型）

a 为细胞膜磷脂双分子层，b 和 c 为细胞膜上的跨膜蛋白和外周蛋白，d 为蛋白质与糖类连接形成的糖蛋白。

细胞膜包围着细胞质。细胞质是一种透明的细胞内溶胶，含有多种物质，包括电解质、蛋白质、葡萄糖、糖原、氨基酸和脂类。这些物质在细胞内、外液中的浓度有很大差异（表 1-1）。例如，细胞内液中 K^+ 浓度是细胞外液的 40 倍，而 Na^+ 的浓度仅为细胞外液的 1/10。这些物质在细胞内外的浓度差异是通过细胞膜上载体蛋白的跨膜运输来维持的，这对于保证细胞正常的生理功能具有重要作用。

表 1-1 常规离子在细胞内外的浓度差异

离子种类	细胞内液中浓度 /（mmol/L）	细胞外液中浓度 /（mmol/L）
Na^+	12	145
K^+	155	4
H^+	13×10^{-5}	3.8×10^{-5}
Cl^-	3.8	120
HCO_3^-	8	27
有机阴离子（如乳酸盐等）	155	痕量

2. 细胞器

细胞内发生的许多高度特异化的功能都发生在有膜的细胞器中。细胞中的主要细胞器包括内质网、高尔基体、溶酶体、过氧化物酶体、内体和线粒体。尽管大多数类型的细胞包含所有的细胞器类型，但某些细胞器在特定细胞中的体积占比可以很大。例如，肌细胞中含有大量线粒体，而肝细胞中则含有大量内质网，其总表面积是细胞膜表面积的 30～40 倍。不同细胞器的相关功能见表 1-2。

表 1-2 细胞器及其功能

细胞器	生理功能
细胞核	大多数 DNA 转录的场所；rRNA 产生的场所
线粒体	细胞中大多数 ATP 合成的场所
溶酶体	含有酸性羟化酶，用于消化大多数生物大分子
内质网	合成胞外输出的蛋白质和脂类物质；合成葡萄糖 -6- 磷酸酶的场所；参与乙醇代谢
高尔基体	进一步处理在内质网中合成的分子；为外分泌的分子提供包装场所；参与碳水化合物的合成
过氧化物酶体	含有氧化酶，参与乙醇代谢
内体	用于降解或回收而产生的细胞膜或高尔基体内陷结构

（1）内质网　内质网是位于细胞核附近的膜系统，内部与核膜外膜相连。内质网的膜与细胞膜非常相似，由密布着蛋白质的脂质双分子层组成。内质网是细胞内蛋白质和脂质合成的主要场所。根据外表面是否有核糖体复合物的外观形态，内质网可分为粗面内质网和光面内质网。粗面内质网核糖体上的蛋白质在合成过程中，蛋白质链会进入内质网膜内腔中，发生修饰、交联和折叠，形成更紧凑的分子。由粗面内质网合成的蛋白质会被排出细胞外或成为细胞器的一部分。光面内质网则是合成脂质（如磷脂和胆固醇）分子的场所。这些脂质在合成之后会被纳入内质网膜，以补充因以囊泡形式被运送至高尔基体时而损失的膜成分。肝细胞内质网是空腹循环血液中脂蛋白的合成场所，对血脂稳态以及心脑血管的健康具有重要影响。此外，内质网还参与了细胞内其他重要的生理活动。某些特定细胞如肝脏和肾脏的内质网中含有葡萄糖 –6– 磷酸酶，能参与细胞的糖类代谢。内质网中含有的细胞色素 P450 系统也是酒精和某些有毒副作用的药物等解毒的主要场所。

（2）高尔基体　高尔基体由多层薄而平的囊泡叠加组成，位置靠近细胞核和内质网。它负责对由内质网产生的物质进行加工和修饰，同时自身也能合成一些碳水化合物（如唾液酸和半乳糖），以及更复杂的多糖分子（如透明质酸和硫酸软骨素）。这些物质是黏液和腺体分泌物糖蛋白的组成部分，同时也是结缔组织（如骨、软骨和肌腱等）中有机基质的主要成分。生物大分子加工和囊泡形成是高尔基体的主要功能。生物大分子，尤其是蛋白质，在内质网中合成后被运送至高尔基体附近，随后与高尔基体的膜融合从而将生物大分子物质运送到高尔基体（图 1–3）。进入高尔基体后，蛋白质分子将被进一步添加糖类基团，并被转移到特定载体中，这些载体通常被称为分泌囊泡。囊泡从高尔基体上脱落并扩散到细胞质中，并与细胞膜融合，形成内体，从而将囊泡中的运载物（蛋白质）释放到细胞外空间。分泌囊泡通常在具有旺盛的内分泌、外分泌、旁分泌和自分泌活动的细胞（如胰腺、肾上腺和腺垂体）中广泛分布。分泌囊泡中的运载物也可以是激素、神经递质、二十烷酸或导管分泌物等。此外，有些囊泡并不用于外分泌，而是高度特异化后形成溶酶体。

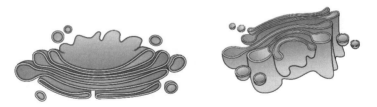

图 1–3　高尔基体的横向界面视角（左）和三维结构视角（右）

（3）内体、溶酶体和过氧化物酶体　内体是一类由细胞膜内陷产生的细胞器，直径约为 500nm，主要用于运输某些物质（如溶酶体）并进行降解。内体也可以由高尔基体产生，其作用为将某些物质转移到细胞膜上进行回收。例如，低密度脂蛋白 – 胆固醇会与一个细胞受体结合，然后该复合物以内体的形式转移到溶酶体中被清除和处理，而受体则被回收到细胞膜表面重新利用。通过内体转运的方式，细胞内的物质可以被运输到特定细胞器中。

溶酶体是细胞内的"消化系统"，其直径通常为 $250\sim750\mathrm{nm}$，含有多种水解酶。在溶酶体中发现了超过 50 种不同的酸羟化酶，它们参与消化各种蛋白质、核酸、黏多糖、脂质和糖原。溶酶体在细胞中非常重要，对组织稳态、修复和再生以及机体衰老等重要生理学过程都具有重要意义。

过氧化物酶体是由光面内质网产生的小型细胞器。过氧化物酶体含有氧化酶，可以帮助清除潜在有害物质的毒性。过氧化物酶体也在一定程度上参与了乙醇（酒精）的氧化和长链脂肪酸的氧化。

（4）线粒体　线粒体是一种能自我复制的细胞器，几乎存在于人体的每一种细胞中，是细胞内进行有氧呼吸的主要场所。在不同类型的细胞中，线粒体的大小差别很大，直径从几百纳米到几微米不等。线粒体的形状在不同细胞中也有所不同。例如，线粒体在棕色脂肪细胞中是球形的，在肌肉细胞中是香肠形的，而在肝细胞中更多的是椭圆形。不同细胞中线粒体的数量也会有所不同。心肌细胞中含有大量的线粒体，但相比之下脑细胞中线粒体的数量却较低。细胞中线粒体的密度主要取决于细胞的氧化能量需求。肝细胞主要负责化合物的合成，每个细胞大约含有 800 个线粒体。同样，肌肉细胞的三磷酸腺苷（adenosine triphosphate，ATP）需求也需要丰富的线粒体参与。在心脏和骨骼肌细胞中，线粒体分别占其总体积的 $25\%\sim35\%$ 和 $12\%\sim15\%$。

线粒体往往位于细胞内能量需求旺盛的细胞器区域，如靠近细胞核和核糖体的位置，这些地方由于蛋白质的合成需要消耗大量能量。此外，肌细胞中的肌纤维附近也有大量线粒体存在。线粒体上拥有两层脂质双分子膜，被称为外膜和内膜（图 1-4）。外膜表面非常多孔，而且大部分都没有折叠。而内膜是相对密闭并且高度折叠，具有较大的表面积。与细胞膜上常见的其他磷脂一样，双磷脂酰甘油也被发现在线粒体膜上，特别是在内膜上。酶类如单胺氧化酶、酰基辅酶 A 合成酶、甘油磷酸酯酰基转移酶和磷脂酶 A_2 存在于外膜中，而腺苷酸激酶和肌酸激酶则存在于内膜中。

线粒体是真核生物进行有氧呼吸的主要场所，也是糖类、脂肪和氨基酸最终氧化释放能量产生三磷酸腺苷（ATP）的场所。在有氧呼吸过程中，1 分子葡萄糖经过糖酵解、三羧酸循环和氧化磷酸化将能量释放后，可产生 $30\sim32$ 分子 ATP。氧化磷酸化涉及一系列氧化酶复合体，这些复合体的集合被称为电子传输或呼吸链。线粒体内膜上包含电子传递链上的相关酶系和细胞色素复合物，内膜还提供了一个包围线粒体基质的屏障。线粒体基质集中了大量酶，主要参与能量营养物质的氧化。与脂肪酸 $\beta-$ 氧化以及三羧酸循环相关的酶都能在线粒体基质中发现。

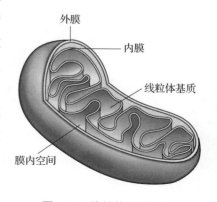

外膜

内膜

线粒体基质

膜内空间

图 1-4　线粒体及其结构

根据细胞的需要，线粒体可以进行融合及分裂。在融合过程中，线粒体之间可以进行线粒体脱氧核糖核酸（deoxyribonucleic acid，DNA）的交换，以修复衰老、损伤或突变的 DNA，而分裂过程则可以产生新的线粒体以填补老化的线粒体造成的空缺。细胞中线粒体融合与线粒体分裂一般保持动态平衡，这种平衡对维持线粒体正常的形态、分布和功能十分重要。此外，细胞中还存在着线粒体自噬机制。和细胞自噬一样，线粒体自噬也是人体内重要的清理机制，主要是清除功能失调及多余的线粒体以调控线粒体数量及能量代谢。特别是随着线粒体的老化和功能受损，所产生的自由基超过负荷时，细胞就会启动线粒体自噬的清除机制。

除了合成 ATP 为细胞提供能量等主要功能外，线粒体还参与细胞中钙离子浓度的调控。线粒体中的"钙池"可以和内质网、细胞外基质等结构发挥协同作用，控制细胞中钙离子浓度的动态平衡。钙离子进入线粒体依赖于线粒体内膜中的单向运送体，并由线粒体内膜膜电位驱动。钙离子排出线粒体基质时则需要钠 – 钙交换蛋白的辅助，或通过钙致钙释放（calcium induced calcium release，CICR）机制介导。通过 CICR 释放的钙离子会伴随着较大膜电位变化，形成胞内"钙波"，并能激活某些第二信使系统蛋白，协调诸如突触中神经递质的释放及内分泌细胞中激素的分泌等。此外，线粒体还承担了细胞内其他的生理功能，如控制细胞凋亡，参与细胞增殖与细胞代谢的调控等。

3. 细胞核

细胞核是真核细胞特有的细胞结构，是一种封闭式膜状细胞器，主要由核膜、染色质、核仁、核基质等组成。细胞核是遗传物质的主要存在部位，是细胞内遗传信息的储存、复制和转录的主要场所，在细胞的代谢、生长、分化中起着重要作用（详见本章第二节）。

二、代谢通路

代谢一词源自希腊语"metabolē"，意为改变，是生物体内所发生的用于维持生命的一系列有序的化学反应的总称。代谢的主要场所是细胞质基质，通常被分为分解代谢和合成代谢。分解代谢是将大分子有机物进行分解，从中获得维持自身生命活动所需要的能量。合成代谢则是利用能量来合成细胞中的各个组分，如蛋白质和核酸等。因此，代谢是细胞、组织和生物体内发生的用于维持生命的一系列物质和能量的变化过程的总称。一旦物质和能量的交换停止，生物体的结构就会解体。

细胞内物质合成和能量代谢等生化反应均由相关的酶所催化，多个反应途径之间是相互联系和精细控制的，前一个酶促反应产物变成下一个酶促反应的底物，构成多酶体系的连续反应。参与某个特定物质分解或者合成的连续生化反应被称作代谢通路。细胞内不同的代谢通路共同构成了细胞中复杂的分解代谢及合成代谢网络（图 1-5）。细胞中重要的代谢通路包括酵解途径、三羧酸循环途径、戊糖磷酸途径、糖原合成途径、糖异生途径和脂肪酸合成途径等，这些代谢通路将在后面相关营养物质代谢的章节中进行详细说明。

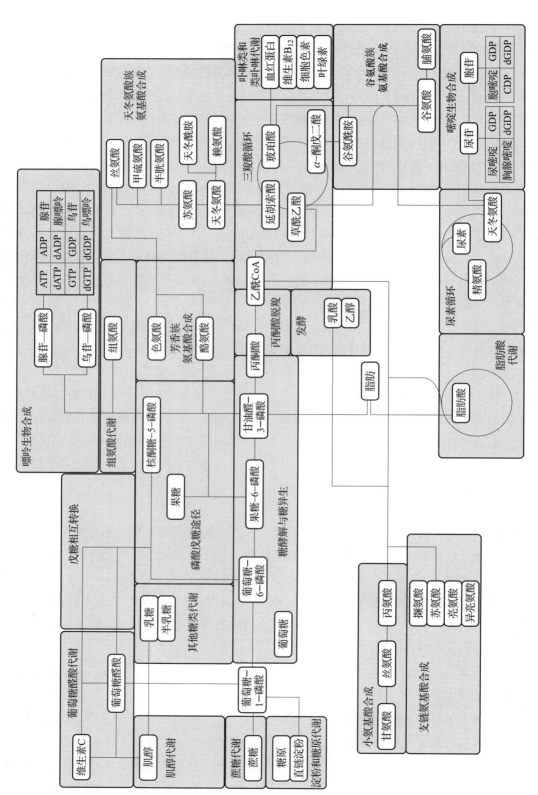

图1-5　细胞内主要代谢网络示意图

细胞通过对代谢通路的精细调节实现细胞内环境稳态。代谢途径一般都有以下特征。①涉及多个生化反应，具有连续性。一般而言，代谢途径的首个步骤不可逆。以糖酵解为例，当葡萄糖进入细胞后，它立即会被 ATP 磷酸化，生成葡萄糖 –6– 磷酸。这是糖酵解代谢通路的首个反应。当脂类或蛋白质过剩时，糖酵解产物丙酮酸会可逆进行糖异生，并最终产生葡萄糖 –6– 磷酸盐作为糖原或淀粉储存。但糖异生的终产物葡萄糖 –6– 磷酸盐无法可逆形成葡萄糖，这是为了避免葡萄糖离开细胞。②反应可调节。代谢途径一般是以反馈控制方式进行调节（如糖酵解），或是以循环形式再次进行反应（如三羧酸循环）。③真核细胞内的代谢过程及反应有特定发生的位置，或以不同的酶或辅助因子分开。底物是否进入代谢通路要视细胞的需要，即合成代谢物及分解代谢物的浓度的变化而决定。

第二节　遗传物质与蛋白质合成

细胞增殖是生物体生长、发育、繁殖和遗传的基础。细胞、个体乃至物种的遗传特性在代代相传中得到维持，依赖遗传物质完整、准确的复制并分配至子代细胞。遗传物质是亲代与子代之间传递遗传信息的物质。19 世纪五六十年代，奥地利科学家孟德尔（Gregor Johann Mendel，1822—1884 年）提出了孟德尔遗传定律，揭示了生物的遗传奥秘。1928 年，英国科学家格林菲斯（Frederick Griffith，1879—1941 年）通过细菌转化实验证实了脱氧核糖核酸（deoxyribonucleic acid，DNA）是主要的遗传物质。随后，美国科学家沃森（James D. Watson）和英国科学家克里克（Francis Crick）于 1953 年首次提出了 DNA 双螺旋结构的分子模型，自此开启了分子生物学的时代。

DNA 的发现与其双螺旋结构的揭示，不仅标志着现代生物科学的开端，也为我们揭开生物遗传奥秘的大门。然而，DNA 中蕴含的庞大信息，以及如何精确地诠释这些信息，仍是科学家们面前的一大挑战。为此，全球科学界联合发起了一项无比宏大的科研项目——人类基因组计划，旨在解析人类染色体中约 30 亿个 DNA 碱基对的精确序列，并识别全部的人类基因。该项目于 1990 年启动，由美国能源部和美国国立卫生研究院联合负责。1994 年，中国也正式加入了人类基因组计划，成功完成了人类基因组的染色体 3 号的测序任务。2003 年，人类基因组计划项目宣布完成了初步目标，提供了第一个完整的人类基因组图谱。

人类基因组计划的完成为人类医学、生物学和其他领域的研究提供了强大的工具和资源。这使得我们可以更深入地理解人类的生理机制，以及我们的遗传特征是如何影响我们的健康和疾病的。基因组研究也开启了精准医疗的新时代，使得我们可以根据个人的基因组特征来进行更有效、更个性化的医疗干预。同时，中国在人类基因组计划中承担的测序任务，也标志着中国在人类基因组研究领域的重要贡献。

一、遗传物质

人类细胞内的 DNA 主要集中于细胞核内，少量的 DNA 也存在于线粒体中。细胞核中的 DNA 与组蛋白紧密结合，形成复杂的染色体结构。尽管人类的 DNA 是由数十亿个脱氧核苷酸连接在一起形成的聚合物，但构成脱氧核苷酸的碱基单体只有四种，分别为腺嘌呤（adenine，A）、鸟嘌呤（guanine，G）、胸腺嘧啶（thymine，T）和胞嘧啶（cytosine，C）。腺嘌呤和鸟嘌呤属于嘌呤碱基，而胸腺嘧啶和胞嘧啶属于嘧啶碱基。人类细胞中的 DNA 以双链形式存在，通过反向平行的方式排列，即一条链以 3′→5′ 的方向延伸，而互补链则以 5′→3′ 的方向延伸。两条链通过互补的碱基配对固定在一起，即一条链上的腺嘌呤与另一条链上的胸腺嘧啶通过氢键配对，而鸟嘌呤则与胞嘧啶配对（图 1-6）。人类基因的平均长度约为 20000bp。

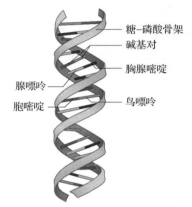

糖-磷酸骨架
碱基对
胸腺嘧啶
腺嘌呤
胞嘧啶
鸟嘌呤

图 1-6　双链 DNA 结构示意图

所有成熟的人体细胞，除红细胞外，都含有一个或多个细胞核，都具有相同的 DNA。每个 DNA 分子包含无数的蛋白质编码区域，这些基因包含了所有人类蛋白质的合成信息，通过翻译后形成相应的蛋白质，直接或间接地参与人体的新陈代谢活动。人类染色体中 DNA 编码的蛋白质多达 10 万种。编码蛋白质的基因主要存在于细胞核内，但作为蛋白质合成工具的核糖体复合体却存在于内质网中。因此，蛋白质的编码信息必须通过细胞核传递至内质网中。这一过程需要通过 mRNA 来完成。另一方面，合成蛋白质所需的氨基酸必须转运至蛋白质的合成地点，而这个过程是通过转运 RNA（transfer RNA，tRNA）来完成。氨基酸被 tRNA 转运到核糖体复合物后，按照一定的顺序进行排列，随后被纳入蛋白质合成链（图 1-7）。蛋白质的合成从转录开始，在此过程中，双链 DNA 被打开，随后核糖核苷酸按顺序与 DNA 模板进行碱基配对，从而产生一条与所表达的 DNA 基因互补的 mRNA 链。这一过程由 RNA 聚合酶 Ⅱ 催化。DNA-RNA 互补碱基的配对与 DNA-DNA 互补碱基配对相同，但有一个例外：尿嘧啶（U）取代胸腺嘧啶（T）与腺嘌呤（C）进行碱基配对（表 1-3）。

转录过程中产生的初始 RNA 链被称为异质核 RNA（heterogeneous nuclear RNA，hnRNA）。新产生的 hnRNA 相对较大，一般不能使用。因此，hnRNA 链必须经历转录后修饰，其中不编码最终蛋白质的部分会被删除，而剩余的蛋白质编码片段会被拼接在一起，这个过程被称为剪接。删除的片段被称为内含子，而剩下的片段则被称为外显子。此外，RNA 链的两端也会被修改。

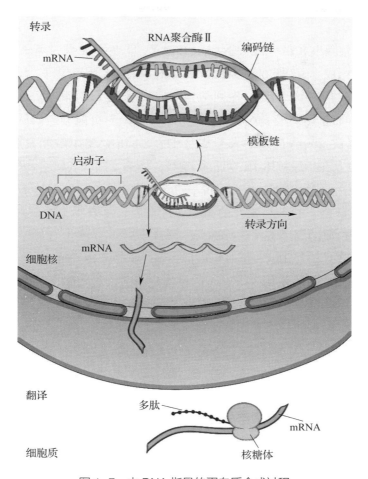

转录

RNA聚合酶Ⅱ

mRNA

编码链

模板链

启动子

DNA

转录方向

mRNA

细胞核

翻译

多肽

mRNA

细胞质

核糖体

图 1-7 由 DNA 指导的蛋白质合成过程

表 1-3 核酸的碱基配对

DNA–DNA	DNA–RNA	DNA–DNA	DNA–RNA
A–T	A–U	C–G	C–G

提供蛋白质合成场所的核糖体复合体必须由 RNA 亚单位构建。DNA 含有特定的区域，当转录时，产生的 RNA 链不用于直接指导蛋白质的氨基酸排序，而是用于构建核糖体复合体。由 RNA 聚合酶 I 转录核糖体 RNA（ribosomal RNA，rRNA）45S 前体，经过若干次裂解并最终产生 18S 和 28S rRNA。后者通过氢键与 5.8S rRNA 分子结合。最后，由 RNA 聚合酶Ⅲ产生 5S rRNA。18S rRNA 与蛋白质复合，形成 40S 核糖体亚单位，而 28S、5.8S 和 5S rRNA 与蛋白质复合，形成 60S 核糖体亚单位。40S 和 60S 核糖体亚单位迁移到核孔并通过，最终凝聚成 80S 核糖体，成为蛋白质合成的场所。

此外，还存在着若干种类型的 RNA，可诱发基因沉默现象，被称为 RNA 干扰（RNA interference，RNAi）。

第一种 RNAi 为微小 RNA（microRNA，miRNA），能调控细胞的翻译过程。miRNA 仅由几个核苷酸碱基对组成，由细胞的基因组 DNA 编码。人类基因组编码了超过 1000 种 miRNA。miRNA 主要是通过与 mRNA 的互补序列结合来抑制翻译过程。miRNA 序列与 mRNA 并不是 100% 互补的，可能至少有一个碱基对的差异，该差异可能会阻碍肽或蛋白质的翻译，从而表现出基因沉默。大约 60% 的人类基因可能受 miRNA 调控，可能参与了数百种生物学过程。miRNA 也存在于线粒体中，可能影响线粒体的复制和成熟。

第二种 RNAi 为小干扰 RNA（small interfering RNA，siRNA）。siRNA 与 miRNA 非常相似，但 siRNA 为人工合成，当 siRNA 与互补的 mRNA 配对时，复合物会被破坏。这与 miRNA 不同，后者仅阻止蛋白质的翻译。

第三种 RNAi 为小发夹 RNA（short hairpin RNA，shRNA）。它的功能类似于 miRNA，但更多的是作为一种实验技术使用。shRNA 通过将基因引入与载体（如质粒或病毒）融合的细胞来沉默基因。在碱基对完全匹配的情况下，这种 shRNA 的引入可以导致 RNA 降解，或者在碱基对不完全配对的情况下，导致翻译受阻。

二、蛋白质合成

遗传信息在细胞内生物大分子间的转移遵循中心法则。中心法则是指 DNA 中编码的信息被传递给信使 RNA（messenger RNA，mRNA），然后信使 RNA 指导蛋白质的合成过程。遗传信息通过 DNA 转录传递到 RNA，再通过 RNA 翻译传递给蛋白质（图 1-8）。此外，DNA 也可以进行自我复制过程，完成遗传信息的传递。这是所有具有细胞结构的生物所遵循的法则。不过，在某些病毒中，RNA 也可以通过自我复制过程（如烟草花叶病毒等），或者以 RNA 为模板逆转录成 DNA 的过程（某些致癌病毒）完成遗传信息的传递，这是对中心法则的补充。

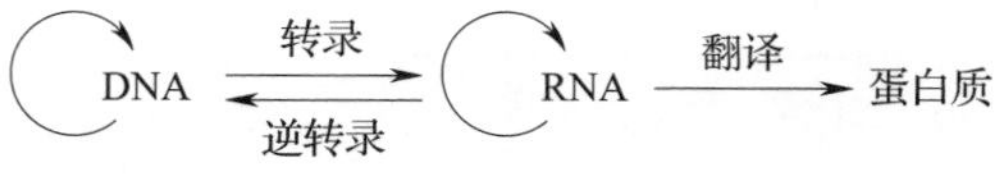

图 1-8　中心法则示意图

蛋白质合成之前，核苷酸编码信息必须先被翻译成氨基酸链，并按照特定的顺序连接在一起。tRNA 在转录后翻译的过程中发挥着重要作用。每个 tRNA 包含一个三联碱基，它将与 mRNA 上的互补密码子相互作用，编码一个特定的氨基酸，发出启动或终止蛋白质合成信号。某些氨基酸只由一个密码子编码，如甲硫氨酸和色氨酸。但有些氨基酸的密码子不止一个，例如，丙氨酸有四个密码子，精氨酸有七个密码子（表 1-4）。密码子几乎是通用的，这意味着它们在大多数物种中编码相同的氨基酸。tRNA 长度约为 80 个核苷酸，它附着在特定的氨基酸上，并将其传递给核糖体复合物。随后，tRNA 能够通过密码子识别其对应的氨基酸，并将其加入到蛋白质合成链内。氨基酸进入生长中的蛋白质链是一个非常准确的过程。

表 1-4 密码子表

第一碱基	第二碱基				第三碱基
（5′）	U	C	A	G	（3′）
U	Phe	Ser	Tyr	Cys	U
	Phe	Ser	Tyr	Cys	C
	Leu	Ser	Term	Term	A
	Leu	Ser	Term	Trp	G
C	Leu	Pro	His	Arg	U
	Leu	Pro	His	Arg	C
	Leu	Pro	Gln	Arg	A
	Leu	Pro	Gln	Arg	G
A	Ile	Thr	Asn	Ser	U
	Ile	Thr	Lys	Arg	C
	Ile	Thr	Lys	Arg	A
	Met	Thr	Lys	Arg	G
G	Val	Ala	Asp	Gly	U
	Val	Ala	Asp	Gly	C
	Val	Ala	Glu	Gly	A
	Val	Ala	Glu	Gly	G

注：Ala，丙氨酸；Arg，精氨酸；Asp，天冬氨酸；Cys，半胱氨酸；Gln，谷氨酰胺；Glu，谷氨酸；Gly，甘氨酸；His，组氨酸；Ile，异亮氨酸；Leu，亮氨酸；Met，甲硫氨酸；Phe，苯丙氨酸；Pro，脯氨酸；Ser，丝氨酸；Thr，苏氨酸；Tyr，酪氨酸；Val，缬氨酸；Term 为终止密码子。

在核糖体复合体上合成的蛋白质会进入内质网并进一步修饰，如添加糖类形成糖蛋白。相比之下，与细胞膜核糖体复合物一起形成的蛋白质大多为游离蛋白。同样，在细胞膜上形成的游离蛋白主要保留在细胞内，而与内质网结合形成的蛋白质则会被细胞排出，或成为细胞膜的一部分。

从能量的角度来看，蛋白质的合成是一个非常消耗 ATP 的过程。首先，蛋白质合成氨基酸前必须先被激活，然后才能附着在其相应的 tRNA 上。因此，如果一个合成的蛋白质含有 500 个氨基酸，就必须使用 500 个 ATP 分子来形成氨基酸 –tRNA 复合物。此外，翻译的开始以及蛋白质的延伸都需要更多的能量。据估计，蛋白质每形成一个氨基酸 – 氨基酸连接都需要由 ATP 和 GTP 的四个高能键水解产生的能量来提供。

第三节　人体组织、器官与系统概述

所有生物体都是由细胞组成，细胞是生命的基本单位。在多细胞生物体中，细胞经过分化形成了许多形态、结构和功能不同的细胞群，而形态相似、结构和功能相同的细胞群形成了不同的组织，这些组织按一定的次序联合起来，形成具有一定功能的器官，如胃、肠等。不同的器官联合在一起，形成能完成一系列连续性生理功能的系统，如消化系统、神经系统、循环系统、呼吸系统、泌尿系统等。不同的器官系统相互协作，相互配合，共同支撑人体生命的正常运行。

一、组织

形态相似、功能相同的一群细胞组合在一起形成组织。人体内的所有 200 多种细胞可被划分为四种基本的组织，即上皮组织、结缔组织、肌肉组织和神经组织。

上皮组织主要排列在身体表面及各种管道壁，如皮肤、血管、生殖道、消化道和尿道。它们被进一步细分为两种类型：单层上皮（包括单层鳞状上皮、单层立方上皮、单层柱状上皮和伪复层柱状上皮）和复层上皮（包括复层鳞状上皮、复层立方上皮、复层柱状上皮和变移上皮）。

结缔组织由细胞、纤维和细胞外间质组成。其中，细胞包括巨噬细胞、成纤维细胞、浆细胞、肥大细胞等；纤维包括胶原纤维、弹性纤维和网状纤维；细胞外间质是略带胶黏性的液质，填充于细胞和纤维之间，为物质代谢交换的媒介。

肌肉组织主要由收缩性的肌肉细胞（肌细胞）构成，包括骨骼肌、心肌和平滑肌（图 1–9）。虽然肌肉组织都具有收缩功能，但不同类型的肌肉在结构和生理上有差异。

神经组织，如分布在中枢神经系统和外周神经系统中的神经细胞，主要负责进行交流和感官知觉。结缔组织是人体中最丰富、分布最广、种类最多的组织类型，由细胞、纤维和组织液组成，主要负责将组织和器官固定在一起，同时也为骨骼、软骨和肌腱提供强壮的纤维。血液也是一种结缔组织。

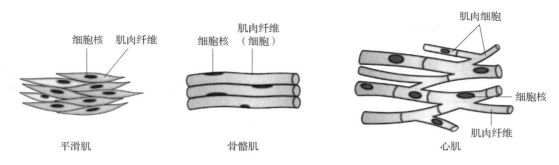

图 1-9　人体的肌肉细胞类型：平滑肌、骨骼肌和心肌

二、器官与系统

　　器官是两种或两种以上的组织组成的能够执行特定功能的结构。多种组织及器官通过一定的方式组合从而发挥比独立器官更复杂的功能，被称为系统。表 1-5 所示为人体的 8 大系统及其组成器官，下面将重点介绍与营养和代谢密切相关的运动系统、循环系统、神经系统、内分泌系统、泌尿系统及其组成器官（消化系统将在第二章中详细介绍）。

表 1-5　人体系统及其组成组织及器官

系统	组成的组织及器官
运动系统	骨骼、关节和肌肉
循环系统	心脏和血管
神经系统	脑、脊髓和神经
内分泌系统	甲状腺、甲状旁腺、肾上腺、垂体、松果体、胰岛、胸腺、性腺
泌尿系统	肾脏、输尿管、膀胱、尿道
呼吸系统	鼻、咽、喉、气管、支气管、肺
消化系统	口腔、牙齿、唾液腺、舌头、咽、食道、胃、小肠、大肠、直肠、肛管、胆囊、胰腺
生殖系统（男性）	睾丸、输精管、尿道、前列腺、阴茎、阴囊
生殖系统（女性）	卵巢、子宫、输卵管、阴道、外阴、乳房

1. 运动系统

　　人体的运动系统主要由骨骼、关节和肌肉组成。人类的骨骼是由 206 块独立的骨以及支持性的韧带和软骨组成的。骨骼与肌肉相连，共同实现人体动作的执行。骨骼也用于保护某些器官。例如，颅骨和脊椎骨分别包裹着大脑和脊髓，从而保护人体中枢神经系统。肋骨从脊椎骨延伸而出，保护胸腔器官。此外，骨骼也是某些矿物质（如钙和磷）的储存池，同时是红细胞的形成场所。

人体骨骼在孕期第 6 周左右开始迅速发育，直到成年早期，骨骼的生长长度和直径都在持续增长。当人体中较长的骨骼如股骨、肱骨、胫骨和腓骨停止生长时，成年人的身高就此固定。成年人有 206 块骨骼，其中股骨是人体内最长、最重、最结实的骨骼，成年人的股骨约占个人身高的四分之一，而内耳中的三块听小骨是人体中最小的骨骼之一。

骨骼中的细胞成分可分为四类：骨原细胞、成骨细胞、骨细胞和破骨细胞。在生命过程中，骨骼细胞不断更替。特定的细胞不断地通过吸收和沉积骨成分来重塑骨骼。破骨细胞是大型的吞噬细胞，分泌蛋白质分解酶，消化有机基质中的蛋白质，并分泌酸（即乳酸和柠檬酸）溶解矿物质。相比之下，骨骼表面的成骨细胞分泌骨骼成分，使骨骼能够根据某些特定的要求进行适应或改造。例如，负重训练能刺激骨骼密度的增长，从而增加骨骼对负荷的适应性，而长期失重状态下会减少对骨骼的压力，并导致骨骼密度降低。

骨骼的组成成分，即骨基质，是由有机基质和无机物组成。有机基质的主要成分为胶原蛋白，由成骨细胞合成，其含量为 90%～95%。骨骼中的胶原蛋白纤维通常是沿骨骼肌纤维长轴呈平行排列，这可以为骨骼提供抗拉强度。除此之外，有机基质中还含有一些多糖，如硫酸软骨素和透明质酸。骨基质中的无机物主要为羟基磷灰石 $[Ca_{10}(PO_4)_6(OH)_2]$ 沉积物，它由钙和磷酸盐晶体组成。骨基质内的有机基质和无机物比例随年龄而不同。在儿童骨骼中，两者各占骨骼干重的一半；在成年人骨骼中有机质占 1/3，无机质占 2/3。而在老年人骨骼中，无机质比例更大，因此，随着年龄的增加，骨骼逐渐变得硬而脆，弹性及抗冲击力不断下降。

骨骼肌能根据大脑皮层运动中枢的指令进行收缩，完成相应的动作，是人体运动系统的重要组成部分。骨骼肌细胞非常长，通常也被称为肌纤维。若干平行捆绑在一起的肌纤维簇被结缔组织鞘包裹，形成"肌内膜"。骨骼肌的两端都固定在不同的骨骼上，其中一个锚定点被称为原点，那里的骨头一般是不动的；另一个连接点被称为插入点，可以牵引骨骼进行移动。

骨骼肌纤维在兴奋状态下时引起肌肉收缩。根据其结构差异，肌纤维可以分为 I 型（慢速抽动）纤维和 II 型（快速抽动）纤维。每组肌纤维包含成百上千个微小纤维状单位，称为肌原纤维。肌原纤维可以占到肌肉体积的 80%。肌原纤维是一个蛋白质的茎状集合体，这其中包含了肌动蛋白和肌球蛋白，共同组成一个微小的收缩区域，称为肌节。其他与肌节相关的蛋白质还有肌钙蛋白和肌球蛋白，参与调控肌节的收缩。

肌纤维的收缩活动受到 Ca^{2+} 调控。当肌纤维受到刺激时，Ca^{2+} 通道会被打开，Ca^{2+} 涌入肌纤维区域并浸润肌节。进入细胞内液中的大部分 Ca^{2+} 是从肌浆网（一种光面内质网）进入。Ca^{2+} 与肌钙蛋白相互作用，并通过肌动蛋白与肌球蛋白的结合部位移除肌球蛋白来启动收缩。肌球蛋白将肌动蛋白纤维向肌节中心滑动，从而使肌纤维收缩。肌原纤维内相邻的肌节同时收缩，从而带动了整个肌纤维的收缩。肌纤维的收缩需要消耗大量的 ATP 来提供动力。同时，收缩的肌肉纤维进行舒张也需要消耗 ATP。当刺激被移除时，ATP 提供能量将 Ca^{2+} 从肌纤维的细胞内液中泵出并回送至肌质网中。

2. 循环系统

心脏、血液和血管是人体循环系统的重要组成器官。成年人的心脏大约有一个拳头大小，重 250～350g。心脏的功能是保证血液在循环系统中的流动，并通过血管输送到人体的各个区域。心脏主要由心肌细胞组成，心肌细胞与骨骼肌细胞的功能相似。心脏由四个腔室组成，分别为左心房、左心室、右心房和右心室（图 1-10）。当心脏左心室收缩时，血液从左心室被泵入主动脉，经主动脉及其各级分支，到达全身各部的毛细血管。灌注了组织的血液被排入各级静脉，随后进入静脉腔，并流回右心房，完成一个体循环。当心脏右心室收缩时，血液从右心室进入肺动脉，并被输送到肺部。当血液到达肺部毛细血管时，二氧化碳从血液中逸出并进入肺部，然后在呼气时被排出。同时，氧气从肺部进入血液，随后含氧的血液离开肺部，经过肺循环回到心脏的左心房。毛细血管是细胞和血液之间进行物质交换的实际场所。实际上，心脏不需要大脑皮层运动中枢的刺激来进行收缩。激发心脏兴奋性的刺激来自于一个专门的"起搏器"区域，称为房室结。在人的一生中，心脏跳动可能超过 20 亿次。

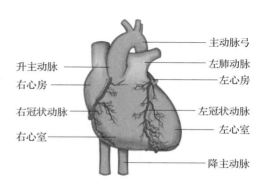

图 1-10　人体心脏示意图

血液作为一个输送系统，负责将氧气、营养物质和其他物质输送给整个人体，并运输组织中细胞代谢的废物（如二氧化碳）。血液由两个主要部分组成：血浆和血细胞（红细胞、白细胞和血小板）。血浆约占血液的 55%，但大约 92% 的血浆是水，而剩下的 8% 包括 100 多种不同的溶解或悬浮物质，如营养物质、气体、电解质、激素和凝血因子等。红细胞主要起着运输氧气的作用。红细胞的主要成分是血红蛋白。每个血红蛋白含有 4 个 Fe 原子，可以携带 4 个 O_2 分子。血红蛋白可以与氧气结合，从而使其能够在血液中运输。每立方毫米的血液中有 4200 万～5200 万个红细胞，而每个健康的红细胞含有约 2.5 亿个血红蛋白分子，可以运输约 10 亿个 O_2 分子。红细胞占血液体积的百分比被称为红细胞比容。一个典型的成年人的红细胞比容为 40%～45%。血液的其余成分还有白细胞和血小板，它们总共约占血液的 1%。白细胞是免疫系统的主要组成部分，是人体免疫的重要防线，负责抵御细菌、病毒和其他病原体的入侵。血小板则参与血液凝固。

血液在循环系统中从血压较高的区域移动到血压较低的区域。当心脏收缩时，血液在心脏中的压力增加，足以推动血液在整个循环系统中的流动。血压以毫米汞柱（mmHg）为单位来衡量，测量对象通常为大动脉，如手臂上的肱动脉，并表示为收缩压 / 舒张压。例如，测量值为 120/80mmHg，表示血液在左心室收缩时的压力为 120mmHg（收缩压），而在左心室放松时（舒张期）的压力为 80mmHg。正常成年人在安静状态下收缩压为 90 ~ 140mmHg，舒张压为 60 ~ 90mmHg。血压值低于或高于此范围即为异常血压，如成年人收缩压 ≥ 140mmHg 和（或）舒张压 ≥ 90mmHg 一般被认定为高血压，而血压低于 90/60mmHg 一般被认为是低血压。

3. 神经系统

神经系统主要由神经细胞（神经元图 1-11）构成，是人体中的快速通信系统。神经系统可分为中枢神经系统和外周神经系统。中枢神经系统包括大脑和脊髓，负责人体神经组织中的思维和反应部分。中枢神经系统通过外周神经系统延伸到各个器官和其他组织，并对它们的功能进行调节。外周神经系统根据其功能又可分为躯体神经系统（又称为动物性神经系统）和内脏神经系统（又称为植物性神经系统）。躯体神经系统的神经元延伸到所有的骨骼肌，使中枢神经系统能够启动和控制运动，某些特殊神经元可作为知觉感受器，位于皮肤和感觉器官（如舌头、鼻子、耳朵、眼睛）以及身体内部。这些感受器向大脑发送神经冲动，提供有关外部和内部环境的信息（如疼痛、气味、味道、温度）。内脏神经系统主要分布于内脏、心血管和腺体，受大脑的支配，但有较多的独立性，特别是具有不受意志支配的自主活动（如紧张、情绪和应急反应等）。内脏神经系统包括交感神经系统和副交感神经系统，它们支配和调节机体各器官、血管、平滑肌和腺体的活动和分泌，在维持机体的心血管系统、消化道和体温稳态中起重要作用。迷走神经是副交感神经系统的主要组成部分，支配着大多数器官，尤其是消化道。迷走神经是一种混合神经，既包含向中枢神经系统传递内脏、躯体感觉和味觉的传入神经纤维（或感觉神经纤维），又包含向各个器官或外围神经传递中枢神经系统兴奋的传出神经纤维（或运动神经纤维）。迷走神经的激活会引发与分泌细胞、平滑肌细胞形成的突触连接处释放乙酰胆碱，并与相关受体结合，刺激副交感神经系统中的肌肉收缩。

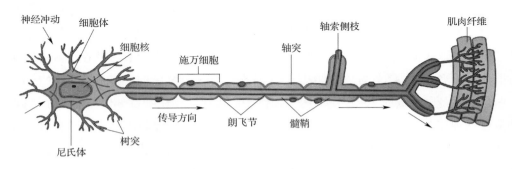

图 1-11　神经元的结构

神经细胞中的信号传导与细胞内外的电解质浓度有关。细胞外液和细胞内液中电解质的浓度是不相等的。Na^+、Cl^- 和 Ca^{2+} 在细胞外液中的浓度较高，而 K^+ 在细胞内液中的浓度较高。电解质在细胞内外间的浓度差异可以驱动相应的离子通道打开，从而完成离子的跨膜运输。在静息状态下，钾离子通过离子通道渗出，在靠近细胞膜的细胞内液中形成净负电荷，而在靠近细胞膜的细胞外液中形成正电荷。这促使细胞膜产生极化，并在细胞内液中形成静息电位为 –90mV 的电势差。当神经元以及肌肉（即可兴奋细胞）受到刺激时，静息电位会迅速而短暂地逆转，随后恢复到静息状态，称为动作电位。

虽然一些神经元非常长，可能会延伸到几米左右，但神经冲动的传导，无论是从感觉神经元到大脑，或从大脑到骨骼肌或器官，或简单地仅在大脑内部，都需要沿着若干连接在一起的神经元完成。神经元末梢冲动的传输需要依赖神经递质，如 5- 羟色胺、去甲肾上腺素、多巴胺、组胺和乙酰胆碱。神经元的轴突末端与其他神经元或组织（如骨骼或各种器官）通过突触密切连接。神经递质从发出信号的神经元中释放出来，与接收细胞上的受体相互作用，从而启动或抑制接收细胞相关动作电位的变化（图 1-12）。

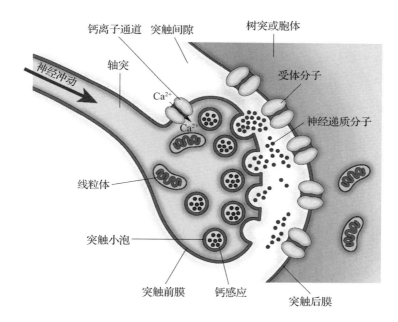

图 1-12　轴突末端与目标细胞的突触细胞

注：神经递质的释放和对邻近细胞的作用是通过突触后膜上的受体分子进行的。这里的神经递质是乙酰胆碱，它将与骨骼肌细胞上的受体分子发生反应，并引发动作电位。

4. 内分泌系统

内分泌系统是神经系统以外的另一重要功能调节系统，主要负责机体中激素的分泌和调控。激素是一种化学信使，由各种腺体分泌，以维持机体内环境稳态。图 1-13 展示了人体内可产生激素的腺体。分泌腺可分为外分泌腺和内分泌腺。外分泌腺将激素直接或通过导管分泌到目标组织和器官的上皮表面，汗腺和胃即属于外分泌腺。内分泌腺则将激素分泌到血液中，分泌后的激素通过血液运输到机体内的目标组织或器官，并与细胞膜的激素受体结合，引发相应的生理反应，从而恢复机体内稳态。

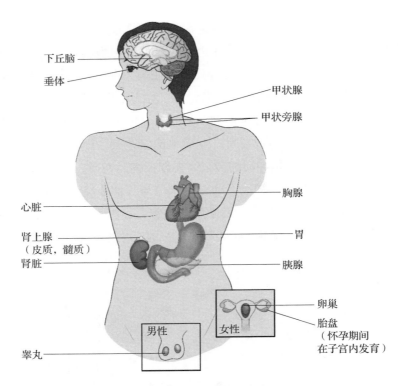

图 1-13 人体内分泌系统

消化道中的某些消化器官是重要的分泌腺，它们通过激素调节实现对消化过程的精确调控（表 1-6）。消化器官激素分泌的调控依赖负反馈调节机制。以胃泌素的分泌为例，食物进入胃后，胃壁上的神经感受器会对食物的存在做出反应，刺激胃部肌肉收缩产生蠕动，并刺激胃壁细胞释放胃泌素，胃泌素调控胃腺分泌盐酸，引起胃液 pH 下降。当胃液 pH 达到 1.5 时，盐酸会反过来抑制胃泌素的分泌，使腺体停止产生盐酸（图 1-14）。当胃清空时，胃壁上的神经感受器不再受到刺激，胃部肌肉也停止蠕动。人体的消化过程受到多种激素的影响，每一种激素都有其独特的调控作用，能根据机体的实际环境做出反应，因此人体内激素的调控是极其精细的。

表 1-6　消化道中激素的主要生理功能

激素	响应源	分泌器官	刺激器官	响应
胃泌素	胃里的食物	胃壁	胃豆状腺	胃酸分泌到胃中以维持酸性 pH
分泌素	小肠中的酸性食糜	十二指肠壁	胰腺	分泌富含碳酸氢盐的肠液到小肠中维持微碱性的 pH
胆囊收缩素	小肠中的脂肪或蛋白质	小肠壁	胆囊，胰腺	胆汁分泌到十二指肠以乳化脂肪；富含碳酸氢盐和酶的肠液分泌到小肠以维持微碱性的 pH，消化脂肪和蛋白质，减缓消化道蠕动

5. 泌尿系统

　　肾脏，连同相应的输尿管、膀胱和尿道，共同构成了泌尿系统。肾脏是泌尿系统的重要器官，负责过滤血液、维持体液和电解质的平衡。尽管肾脏只占体重的不到 1%，但肾脏每天共过滤和处理大约 180L 血液。

　　肾单位是肾脏结构和功能的基本单位，每个肾单位由肾小体和肾小管构成，肾小体包括肾小球和肾小囊（图 1-15）。每个肾脏包含约 100 万个肾小球，它们是血液处理的场所。肾小球主要负责将血浆滤过到泌尿管道中，并对滤过后的原尿进行进一步处理，重新吸收需要的物质，同时将不需要的或多余的物质以尿液形式排出体外。血浆经过肾小球形成原尿，随后进入肾小囊中。原尿中主要含有电解质、亚硫酸盐、碳酸氢盐、磷酸盐、氨基酸、葡萄糖、尿素、肌酐等物质，而红细胞和大多数血浆蛋白因体积太大而不能被滤过。滤过液会被重吸收进入血液，或成为尿液的一部分而被排出体外。通常情况下，葡萄糖和氨基酸等物质可直接被肾小管重吸收。相比之下，水和电解质的重吸收需要激素（如醛固酮和心钠肽）的参与。

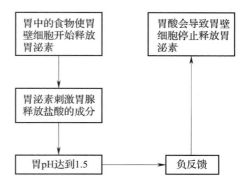

图 1-14　胃泌素分泌的负反馈调节机制

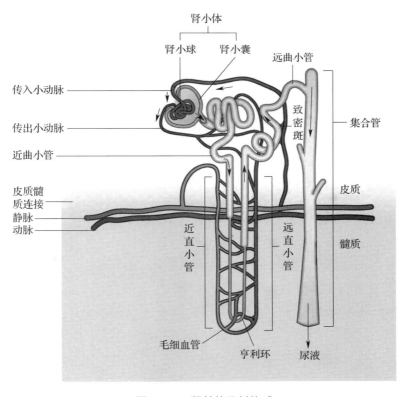

图 1-15　肾单位及其构成

肾小球每天过滤和处理的血液中，只有不到 1% 成为尿液。因此，肾脏的重吸收过程是非常重要的。除了调节细胞外液的成分外，肾脏还从事其他稳态调控。肾脏对缺氧非常敏感，肾脏能分泌内分泌因子红细胞生成素，刺激骨髓中的红细胞生成。此外，肾脏中含有一种维生素 D 代谢酶，可将维生素 D 从低活性形式转化为高活性形式。

第一章　拓展阅读

📝 **思考题**

1. 举例说明细胞中的主要细胞器及其对应的功能。

2. 组成蛋白质的基本构件只有 20 种氨基酸，为什么蛋白质却具有如此广泛的功能？

3. 简述中心法则定义及其重要意义。

4. 举例说明主要的人体系统的构成器官（组织）及其相应的生理功能。

5. 简述生理学研究为何必须在器官和系统水平、细胞和分子水平以及整体水平进行。

第二章

人体的消化与吸收

学习目标

1. 熟悉消化系统的解剖结构。

2. 掌握消化系统的消化过程。

3. 掌握消化系统的吸收及转运过程。

4. 掌握食物消化、吸收过程的调节。

人体需要从外界摄入的营养物质包括碳水化合物（糖类）、脂肪、蛋白质、维生素、纤维素、矿物质和水，前三类属于人体供能物质，其中食物中的碳水化合物、蛋白质和脂质等大分子化合物需要通过消化后才能被吸收。

消化（digestion）是指食物在消化道内被分解为小分子物质的过程。食物消化的方式包括物理性消化和化学性消化。物理性消化也称为机械性消化，就是通过牙齿的咀嚼和消化道肌肉的收缩活动，将食物磨碎、搅拌、与消化液充分混合，以及将食糜不断地向消化道的远端推送。化学性消化是指通过消化液中酸、消化酶的作用，使食物分解，将蛋白质、脂肪和糖类等物质分解成为小分子物质的过程。化学性消化和物理性消化是互相配合、同时进行的，为机体新陈代谢源源不断地提供养料和能量。未被消化吸收的食物残渣以及排泄到消化道内的分泌物残余等由肛门排出体外。

第一节   人体消化系统的解剖结构

　　人体消化系统包括消化道（gastrointestinal tract，GI）器官（也被称为胃肠道或肠道）和三个辅助器官。消化道的主要结构包括口腔、咽、食管和胃（统称为上消化道），以及小肠和大肠（统称为下消化道）。辅助器官包括肝脏、胰腺和胆囊。辅助器官提供或储存分泌物，这些分泌物最终被输送到消化道的管腔（内部通道），并帮助消化和吸收过程。图2-1所示为消化道和附属器官。图2-2所示为消化道的横切面，展示了管腔和消化道的四层主要结构，即黏膜、黏膜下层、肌层和浆膜。

　　① 黏膜：主要分为三层，包括上皮层、固有层和肌层黏膜。上皮层起着膜的作用，由排列在消化道腔内的上皮细胞组成，是与食物及其营养物质接触的表层。黏膜上皮细胞包括外分泌细胞和内分泌细胞，其中外分泌细胞分泌各种酶和汁液进入消化道腔内，内分泌细胞（又称肠内分泌细胞）分泌各种激素进入血液。固有层与上皮层相邻，主要由结缔组织和淋巴组织组成。淋巴组织含有大量免疫细胞，尤其是巨噬细胞和淋巴细胞，具有抵御微生物的作用。肌层黏膜由一层薄的平滑肌组成。

　　② 黏膜下层：由结缔组织、血液、淋巴管、其他淋巴组织和黏膜下神经丛组成。神经丛在一定程度控制消化道分泌物和局部血液流动。黏膜下层的淋巴组织与黏膜中的相似，作用是保护身体免受外来物质的入侵。黏膜下层连接着消化道的第一黏膜层和外肌层（即消化道的第三层）。

　　③ 肌层：包括环形平滑肌和纵向平滑肌，还包括位于环形平滑肌和纵向平滑肌之间的肌肠丛，也称为奥尔巴赫神经丛。该神经丛控制着肌层收缩的频率和强度，以调节胃肠运动，分泌少量润滑液。

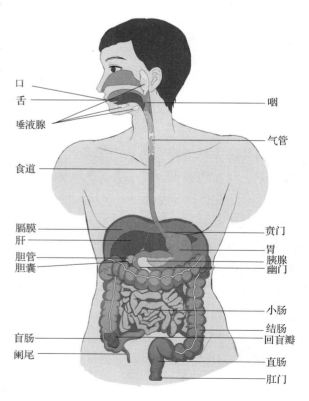

图2-1　人体消化系统示意图

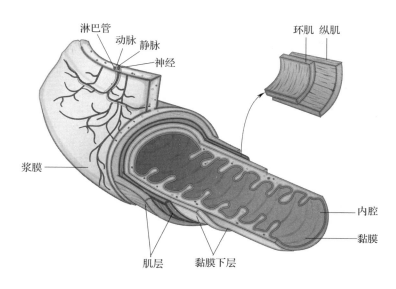

图 2-2　消化道的四层结构

④ 浆膜：浆膜位于最外层，也称外膜，由相对平坦的间皮细胞组成，在消化道的许多区域，浆膜与腹膜相连。腹膜是位于腹腔内的两层膜，在腹腔内，内脏腹膜包围着胃和肠，腹膜壁围绕在盆腔壁上。腹膜具有一定的选择渗透性和丰富的血液供应，这使腹膜腔可以用于透析（一种用于治疗肾衰竭的超滤过程）。

一、口腔

口腔（oral cavity）的结构较为复杂，包括很多器官组织，主要有口唇、牙齿、舌和唾液腺。口腔是消化管的起始部，其前壁为上、下唇，侧壁为颊，上壁为颚，下壁为口腔底（图 2-3）。口腔向前经口唇与外界相通，向后经咽峡与咽相通。整个口腔借上、下牙弓和牙龈为前外侧部的口腔前庭和后内侧部的固有口腔。食物在口腔内停留的时间很短，一般是 15～20s，食物在口腔内咀嚼，被唾液湿润而便于吞咽。由于唾液的作用，食物中的成分如蛋白质、脂肪和淀粉等结构复杂的有机物还在口腔内发生化学变化。

1. 口唇

口唇分上唇和下唇，外面为皮肤，中间为口轮匝肌，内面为黏膜。口唇的游离缘与唇黏膜的移行区称唇红。唇红是体表毛细血管最丰富的部位之一，呈红色。在上唇外面中线处有一纵行浅沟称人中，在上唇外面的两侧与颊部交界处各有一斜行的浅沟称鼻唇沟。在口裂的两侧，上、下唇结合处形成口角。在上、下唇内面正中线上，分别有上、下唇系带从口唇连于牙根基部。

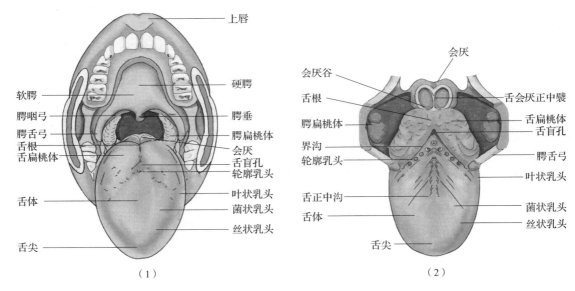

图 2-3　口腔及咽峡、舌（背面）的结构图

（1）口腔及咽峡结构图　（2）舌（背面）结构图

2. 牙齿

牙齿是人体内最坚硬的器官，具有咀嚼食物和辅助发音等功能。牙齿位于口腔前庭与固有口腔之间，镶嵌于上、下颌骨的牙槽内，分别排列成上牙弓和下牙弓。牙齿由牙质、釉质、牙骨质和牙髓组成。牙质构成牙齿的大部分，呈淡黄色，硬度仅次于釉质，却大于牙骨质。在牙冠部的牙质外面覆有釉质，为人体内最坚硬的组织。正常所见的釉质呈淡黄色，是透过釉质所见的牙质的色泽。在牙根及牙颈的牙质外面包有牙骨质，其结构与骨组织类似，是牙钙化组织中硬度最小的一种。牙髓位于牙腔内，由结缔组织、神经和血管共同组成。由于牙髓内含有丰富的感觉神经末梢，所以牙髓发炎时，可引起剧烈的疼痛。

人的一生中有两套牙齿，分别为乳牙和恒牙。乳牙共20颗，上、下颌各10颗。6岁左右，乳牙开始脱落，逐渐更换成恒牙。恒牙全部出齐共32颗，上、下颌各16颗。根据牙的形状和功能，乳牙和恒牙均可分切牙、尖牙和磨牙3种。但是恒牙又有磨牙和前磨牙之分。切牙、尖牙分别用以咬切和撕扯食物，磨牙和前磨牙则有研磨和粉碎食物的功能。

3. 舌

舌是位于口腔底的肌性器官，由纵、横和垂直三种不同方向的骨骼肌交织而成，表面被覆黏膜，有协助咀嚼、吞咽、感受味觉和发音等功能。下颌神经管理咀嚼肌帮助咀嚼。

味觉的感受器是味蕾，主要分布在舌表面和舌缘，口腔和咽部黏膜的表面也有散在分布。味蕾是由味觉细胞组成的，其上表达味觉受体，可检测和辨别各种味道。根据这些细胞的功能将其分为 3 种：支持细胞、受体细胞和基细胞。支持细胞顶端有微绒毛，可分泌物质进入味蕾的内腔。基细胞系由周围的上皮细胞内向迁移所形成，它转而分化为新的感受器。味觉感受器既是神经细胞，又是上皮细胞，可以再生，其上有微绒毛，称为味毛，伸入腔内，在舌表面的水溶性物质能通过味孔扩散至味蕾的内腔，与感受器微绒毛的膜相接触，引起感受器兴奋。味觉细胞无轴突，而其周围绕有感觉神经末梢，两者之间形成轴突联系，后者被味觉细胞释放的递质所激活，产生神经冲动，传入中枢，引起味觉。

舌在舌背以向前开放的 V 形界沟分为舌体和舌根两部分（图 2-3）。界沟的尖端处有一小凹称舌盲孔。舌体占舌的前 2/3，为界沟之前可游离活动的部分，其前端为舌尖。舌根占舌的后 1/3，以舌肌固定于舌骨和下颌骨等处。舌根的背面朝后对向咽部，延续至会厌的腹侧面。

4. 唾液腺

唾液腺位于口腔周围，分泌唾液并经过导管排入口腔。唾液腺根据大小可分为小唾液腺和大唾液腺两类。小唾液腺位于口腔各部分黏膜内，属黏液腺，如唇腺、颊腺、腭腺和舌腺等。大唾液腺有三对，即腮腺、下颌下腺和舌下腺。腮腺为纯浆液性腺，分泌物含唾液淀粉酶。下颌下腺为混合性腺，浆液性腺泡多，黏液性和混合性腺泡少，分泌物含唾液淀粉酶和黏液。舌下腺为混合性腺，以黏液性腺泡为主，也多见混合性腺泡，分泌物以黏液为主。唾液就是由这些大小唾液腺所分泌出的混合液。

二、咽

咽（pharynx）是消化管上端扩大的部分，是消化管与呼吸道的共同通道。咽是呈上宽下窄、前后略扁的漏斗形肌性管道，长约 12cm。咽位于第 1～6 节颈椎前方，上端起于颅底，下端约在第六颈椎下缘或环状软骨的高度移行于食管。咽的前壁不完整，自上向下有通向鼻腔、口腔和喉腔的开口；咽的两侧壁与颈部大血管、甲状腺侧叶等相毗邻。

三、食管

食管（esophagus）是一前后扁平的肌性管状器官，长约 25cm，是消化道各部中最狭窄的部分（图 2-4）。食管的位置在胸椎的前方，胸骨的正中央以及气管的后面，上端在第 6 颈椎体下缘平面与咽相接，下端约平第 11 胸椎体高度，与胃的贲门连接。食管全长除沿脊柱的颈、胸曲相应地形成前后方向上的弯曲之外，在左右方向上也有轻度弯曲，但在形态上食管最重要的特点是有 3 处生理性狭窄，分别称为第 1 狭窄、第 2 狭窄和第 3 狭窄。第 1 狭窄为食管的起始处，相当于第 6 颈椎体下缘水平，距中切齿约 15cm；第 2 狭窄为食管在左主支气管的后方与其交叉处，相当于第 4、5 胸椎体之间水平，距中切齿约 25cm；第

3 狭窄为食管通过膈的食管裂孔处，相当于第 10 胸椎水平，距中切齿约 40cm。上述狭窄部位是食管异物易滞留和食管癌的好发部位。食管经过的人体部位为颈部、胸部以及腹部。食物被人体吞入后会使咽喉出现反射动作，该反射动作主要是将食物推进胃中，食管也能将大块食物变成小，以便于进一步被消化吸收。

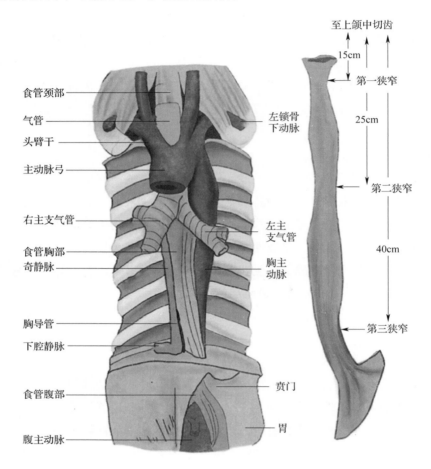

图 2-4　食管的位置及其三个生理性狭窄

四、胃

胃（stomach）是消化管各部分中最膨大的部分，位于膈下，上接食道，下接小肠。刚刚出生的新生儿，胃容积大概为 30mL，两周以后逐渐增长到 80mL，以后每个月增加 25mL，一岁的时候胃容积大概为 300mL。三岁时胃容积为 500～600mL。四岁以后的胃容积增加缓慢，为 1300～1600mL。婴儿的胃呈水平位，当开始行走时其位置会变为垂直，胃平滑肌发育尚未完善，在充满液体食物后会容易让胃扩张。成年人的胃在完全排空后略呈管状，容量一般是 50mL，在高度充盈时呈球囊状，容量可达 2L。进食时，胃底和胃体部的肌肉产生反射性的舒张，幽门关闭，食物暂时停留在胃内进行消化，通过胃的蠕动，以及胃酸和胃蛋白酶的分泌，食物与胃液充分混合。胃除了具有储存食物和消化吸收的功能外，还有分泌功能及防御功能。

胃的形态可受体位、体型、年龄、性别和胃的充盈状态等多种因素的影响。胃分前壁、后壁，大弯、小弯，入口、出口。胃前壁朝向前上方，后壁朝向后下方。胃小弯凹向右上方，其最低点弯度明显折转处称为角切迹。胃大弯大部分凸向左下方。胃的近端与食管连接处是胃的入口，称贲门。胃的远端接续十二指肠处，是胃的出口，称为幽门（图 2-5）。

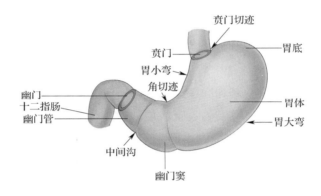

图 2-5 胃的形态和结构

胃壁分为黏膜、黏膜下层、肌层和浆膜 4 层。黏膜分为上皮、固有层和黏膜肌层。上皮由表面黏液细胞组成，固有层由主细胞、壁细胞、颈黏液细胞、内分泌细胞和干细胞共同组成，黏膜肌层是由内环肌、外纵肌两层平滑肌组成。黏膜柔软，形成许多皱襞，充盈时变平坦。沿胃小弯处有 4~5 条较恒定的纵行皱襞，皱襞间的沟称为胃道。在食管与胃交接处的黏膜上，有一呈锯齿状的环形线，称为食管胃黏膜线，该线是胃镜检查时鉴别病变位置的重要标志。在幽门处黏膜形成环形的皱襞，称为幽门瓣，凸向十二指肠腔内。黏膜下层由疏松结缔组织构成，内有丰富的血管、淋巴管和神经丛，当胃扩张和蠕动时起缓冲作用。肌层较厚，由外层纵行平滑肌、中层环行平滑肌、内层斜行平滑肌三层构成（图 2-6）。外层的纵行平滑肌在胃小弯和胃大弯处增厚。中层的环行平滑肌环绕整个胃，较纵行肌发达。环行平滑肌在幽门瓣的深面较厚称为幽门括约肌。增厚的括约肌将其表面的黏膜顶起，形成环形的黏膜皱襞即幽门瓣。幽门瓣突入胃肠腔内，与幽门括约肌一起发挥延缓胃内容物排空，防止肠内容物反流入胃的作用。内层的斜行平滑肌由食管的环行平滑肌移行而来，主要分于胃的前、后壁，起到胃的支撑作用。胃的外膜即腹膜的脏层，由薄层结缔组织与间皮共同构成，称为浆膜。浆膜表面光滑，利于胃肠活动。

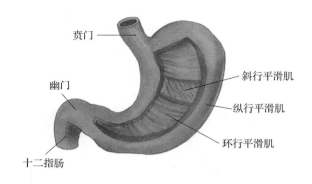

图 2-6 胃壁肌层的结构

五、小肠

小肠（small intestine）是消化管中最长的一段，在成年人中长 5~7m，上端起于胃幽门，下端至盲肠，分为十二指肠、空肠和回肠（图 2-7）。小肠由黏膜、黏膜下层、肌层和浆膜 4 部分组成。黏膜分为上皮、固有层和黏膜肌层。上皮为单层柱状，绒毛部上皮由吸收细胞、杯状细胞和少量内分泌细胞组成，小肠腺除上述细胞外，还有帕内特细胞和干细胞。固有层内有结缔组织、游走细胞和淋巴小结。黏膜下层为较致密的结缔组织，其中有较多血管和淋巴管。肌层是由环行平滑肌、纵行平滑肌两层薄平滑肌组成。黏膜下层为较致密的结缔组织，其中有较多血管和淋巴管。十二指肠的黏膜下层内有大量十二指肠腺。肌层由内环行、外纵行的两层平滑肌组成。浆膜除部分十二指肠壁为纤维膜外，余下均为浆膜。

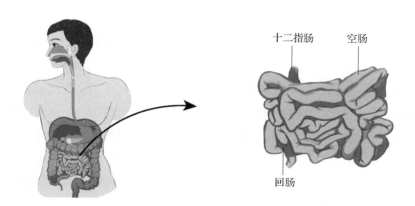

图 2-7 十二指肠、空肠和回肠的相对位置

十二指肠（duodenum）介于胃与空肠之间，由于相当于十二个横指并列的长度而得名，全长约 25cm。十二指肠是小肠中长度最短、管径最大的部分。十二指肠整体上呈 C 形，包绕胰头，可分为上部、降部、水平部和升部。十二指肠始、末两端被腹膜包裹，其余大部

分均为腹膜外位器官，被腹膜覆盖而固定于腹后壁，内有胆总管和胰管的共同开口。

　　空肠（jejunum）和回肠（ileum）上端起自十二指肠空肠曲，下端接续盲肠。空肠和回肠一起被肠系膜悬系于腹后壁，合称为系膜小肠，有系膜附着的边缘称为系膜缘，其相对缘称游离缘或对系膜缘。空肠和回肠的形态结构不完全一致，但变化是逐渐发生的，故两者间无明显界限。一般是将系膜小肠的近侧 2/5 称空肠，远侧 3/5 称回肠。从外观上看，空肠管径较大、管壁较厚、血管较多、颜色较红，呈粉红色；而回肠管径较小、管壁较薄、血管较少、颜色较浅，呈粉灰色。此外，肠系膜的厚度从上向下逐渐变厚，脂肪含量越来越多。肠系膜内血管的分布也有区别，空肠的动脉弓级数较少，直血管较长；而回肠的动脉弓级数较多，直血管较短。回肠末端向盲肠的开口肠壁内的环行肌增厚，并覆以黏膜而形成上下两片半月形的皱襞称回盲瓣，其作用为阻止小肠内容物过快地流入大肠，以便食物在小肠内充分消化吸收，可防止盲肠内容物逆流回小肠。从组织结构上看，空肠、回肠都具有消化管典型的四层结构，其黏膜除形成环状襞外，内表面还有密集的绒毛，这些结构极大地增加了肠黏膜的表面积，有利于营养物质的消化和吸收。

六、大肠

　　大肠（large intestine）是消化管的下段，全长 1.5m，全程围绕于空肠、回肠的周围，可分为盲肠（cecum）、阑尾（appendix）、结肠（colon）、直肠（rectum）和肛管（anal canal）5 部分（图 2-8）。大肠的主要功能为吸收水分、维生素和无机盐，并将食物残渣形成粪便排出体外，内栖大量微生物。在正常情况下，大肠管径较大，肠壁较薄，但在疾病情况下可有较大变化。

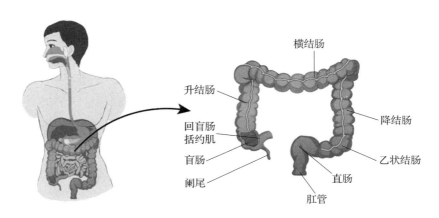

图 2-8　结肠和直肠的相对位置

　　升结肠长约 15cm，在右髂窝处，起自盲肠上端，沿腰方肌和右肾前面上升至肝右叶下方，转折向左前下方移行于横结肠，转折处的弯曲称结肠右曲（或称为肝曲）。升结肠属腹膜间位器官，无系膜，其后面借结缔组织贴附于腹后壁，因此活动性甚小。降结肠长约25cm，起自结肠左曲，沿左肾外侧缘和腰方肌前面下降，至左髂嵴处续于乙状结肠。降结肠与升结肠一样属腹膜间位器官，无系膜，借结缔组织直接贴附于腹后壁，活动性很小。

乙状结肠长约40cm，在左髂嵴处起自降结肠，沿左髂窝转入盆腔内，全长呈乙字形弯曲，至第3骶椎平面续于直肠。乙状结肠属腹膜内位器官，由乙状结肠系膜连于盆腔左后壁。由于乙状结肠系膜在肠管中段幅度较宽，所以乙状结肠中段活动范围较大，常成为乙状结肠扭转的因素之一。乙状结肠也是憩室和肿瘤等疾病的多发部位。

七、肝脏

肝脏（liver）是人体内最大的消化腺体和实质性器官，同时也是机体新陈代谢最活跃的器官。我国成年人肝的质量男性为1230~1450g，女性为1100~1300g，占体重的1/50~1/40。胎儿和新生儿的肝脏相对较大，质量可达体重的1/20，其体积可占腹腔容积的一半以上。肝的血液供应十分丰富，故活体的肝脏呈棕红色，质地柔软而脆弱。肝的功能极为复杂，不仅参与蛋白质、脂类、糖类和维生素等物质的合成、转化与分解，而且还参与激素、药物等物质的转化和解毒。肝脏还具有分泌胆汁、吞噬、防御，以及在胚胎时期造血等重要功能。

肝脏呈不规则的楔形，可分为上、下两面，前、后、左、右4缘。肝脏上面膨隆，与膈相接触，故称膈面。肝膈面上有镰状韧带和冠状韧带附着，镰状韧带呈矢状位，肝脏借此分为左、右两叶。肝左叶小而薄，右叶大而厚。冠状韧带呈冠状位，分前、后两层。膈面后部冠状韧带两层之间没有腹膜被覆的部分称裸区，裸区的左侧部分有一较宽的沟，称为腔静脉沟，内有下腔静脉通过。肝脏下面凹凸不平，邻接一些腹腔器官，又称脏面。脏面中部有略呈H形的三条沟，其中间的横沟称肝门，位于脏面正中，有肝左、右管，肝固有动脉左、右支，肝门静脉左、右支和神经、淋巴管出入，又称第1肝门。出入肝门的这些结构被结缔组织包绕，构成肝蒂。左侧的纵沟较窄而深，沟的前部称肝圆韧带裂，有肝圆韧带通过。肝圆韧带由胎儿时期的脐静脉闭锁而成，经肝镰状韧带的游离缘内行至脐。沟的后部称静脉韧带裂，容纳静脉韧带。静脉韧带由胎儿时期的静脉导管闭锁而成。右侧的纵沟比左侧的宽而浅，沟的前部为一浅窝，容纳胆囊，故称胆囊窝；后部为腔静脉沟，容纳下腔静脉。腔静脉沟向后上伸入隔面，此沟与胆囊窝虽不相连，但可视为肝门右侧的纵沟。在腔静脉沟的上端处，有肝左、中、右静脉出肝脏后立即注入下腔静脉，临床上常称此处为第2肝门。

在肝脏的脏面，借H形的沟、裂和窝将肝分成4个叶：肝左叶位于肝原韧带裂和静脉韧带裂的左侧，即左纵沟的左侧；肝右叶位于胆囊窝与腔静脉沟的右侧，即右纵沟的右侧；方叶位于肝门之前，肝圆韧带裂与胆囊窝之间；尾状叶位于肝门之后、静脉韧带裂与腔静脉沟之间。脏面的肝左叶与膈面的一致，脏面的肝右叶、方叶和尾状叶一起，相当于膈面的肝右叶。

肝脏的前缘是肝的脏面与膈面之间的分界线，薄而锐利。在胆囊窝处，肝前缘上有一胆囊切迹，胆囊底常在此处露出于肝前缘；在肝圆韧带通过处，肝前缘上有一肝圆韧带切迹，或称脐切迹。肝后缘钝圆，朝向脊柱。肝的右缘是肝右叶的右下缘，也钝圆。肝的左缘即肝左叶的左缘，薄而锐利。

肝可分为膈面（包括前面、上面、部分后面）和脏面（后下面），两者在前面借锐利的下缘分隔开。肝的膈面平滑呈穹隆状，与膈下面的凹度相适应。肝的膈面除后部的肝裸区外均被覆脏层腹膜，而肝裸区直接与膈相贴。肝裸区是从膈到肝的冠状韧带的前（上）层和后（下）之间的腹膜反折形成的三角形区域。肝的脏面除了胆囊床和有血管、肝管出入的肝门外，其余部分均被覆腹膜。

肝小叶是肝的基本结构单位。肝小叶中央有一条沿长轴走行的中央静脉，周围是大致呈放射状排列的肝索和肝血窦。肝索又称肝板，由单层肝细胞排列而成。

八、胰腺

胰腺（pancreas）是人体第二大消化腺，由外分泌部和内分泌部组成。胰腺的外分泌部（腺细胞）能分泌胰液，内含多种消化酶（如蛋白酶、脂肪酶及淀粉酶等），有分解和消化蛋白质、脂肪和糖类等作用；其内分泌部即胰岛分布于胰实质内，主要分泌胰岛素，调节血糖浓度。

胰腺是一个狭长的腺体，质地柔软，呈灰红色，长 17 ~ 20cm，宽 3 ~ 5cm，厚 1.5 ~ 2.5cm，质量为 82 ~ 117g，位于腹上区和左季肋区，横置于第 1 ~ 2 腰椎体前方，并紧贴于腹后壁。胰腺与胃相邻，后方有下腔静脉、胆总管、肝门静脉和腹主动脉等重要结构，其右端被十二指肠环抱，左端抵达脾门。胰的上缘约平脐上 10cm，下缘约相当于脐上 5cm 处。由于胰腺的位置较深，前方有胃、横结肠和大网膜等遮盖，故胰腺发生病变时，在早期腹壁体征往往不明显，从而增加了诊断的困难性。

人的胰岛主要有 A、B、D、PP 四种细胞。A 细胞又称甲细胞、α 细胞，约占胰岛细胞总数的 20%，细胞体积较大，多分布在胰岛周边，分泌胰高血糖素（glucagon）；B 细胞又称乙细胞、β 细胞，约占胰岛细胞总数的 70%，主要位于胰岛中央，分泌胰岛素（insulin）。胰高血糖素和胰岛素的协同作用能保持血糖水平处于动态平衡。若胰岛发生病变，β 细胞退化，胰岛素分泌不足，可致血糖升高，葡萄糖从尿中排出，即为糖尿病。胰岛细胞肿瘤或细胞功能亢进，则胰岛素分泌过多，可导致低血糖症。D 细胞又称丁细胞、δ 细胞，约占胰岛细胞总数的 5%，分散在胰岛周边并与 α、β 细胞紧密相贴，细胞间有缝隙连接。δ 细胞分泌生长抑素（somatostatin），以旁分泌方式经缝隙连接直接作用于邻近的 α 细胞、β 细胞或 PP 细胞，抑制这些细胞的分泌活动。PP 细胞数量很少，主要存在于胰岛周边，此外，还可见于外分泌部的导管上皮内及腺泡细胞间。PP 细胞分泌胰多肽（pancreatic polypeptide，PP），具有抑制胃肠运动、胰液分泌及胆囊收缩的作用。

第二节　食物的消化过程

食物的消化过程可以分为 3 个阶段：①口腔消化期：当食物刺激口腔中的压力敏感机械感受器和口腔、鼻腔中的化学感受器时，就开始了食物的口腔消化期。这时仅仅想到食物就能触发中枢神经信号通路，使其将神经冲动传递给胃的迷走神经传出神经。因此，可以通过迷走神经切开术阻断食物的口腔消化期。②胃消化期：当食物到达胃，使得胃壁膨胀刺激机械感受器时，可以启动胃消化期。这种作用引起迷走神经和壁内反射，刺激胃泌素和其他激素的释放，从而增加胃和肠道分泌物；③肠消化期：肠道消化期是物理和化学事件共同作用的结果。十二指肠管腔膨胀导致肠氧合素激素释放。同时，营养物质和受体之间的相互作用引发其他激素的释放，如 CCK 和分泌素。本节将主要按照食物进入消化道的消化顺序依次介绍其所经历的物理性消化和化学性消化。

一、口腔内消化

食物的消化首先是从口腔开始的，在口腔内，通过咀嚼和唾液中酶的作用，食物得到初步消化，被唾液浸润和混合的食物经吞咽动作通过食管进入胃内进一步消化，任何影响消化道运动功能的因素都可以产生相应的临床表现，造成消化道动力障碍性疾病。

1. 口腔的物理性消化

（1）咀嚼　咀嚼是由咀嚼肌按一定顺序收缩所组成的复杂节律性动作。咀嚼肌属于骨骼肌，可做随意运动。当食物触及齿龈、硬腭前部和舌表面时，口腔内感受器和咀嚼肌的本体感受器受到刺激，产生传入冲动，引起节律性的咀嚼活动。

食物一旦进入口腔，就开始被咀嚼。咀嚼是由脑干控制的，脑干通过第五颅神经支配颚肌，颚部所有的肌肉协调一致地用力，能对门牙产生 24.94kg 的作用力，对后磨牙产生 90kg 的作用力。在正常咀嚼时，切牙用于咬切，尖牙适于撕碎，磨牙用于研磨。咀嚼的主要作用是对食物进行物理性加工，通过上、下牙以相当大的压力相互接触，将食物切割或磨碎。切碎的食物与唾液混合形成食团以便吞咽。咀嚼可使唾液淀粉酶与食物充分接触而产生化学性消化，还能加强食物对口腔内各种感受器的刺激，反射性地引起胃、胰、肝和胆囊的活动加强，为下一步消化和吸收做好准备。

（2）吞咽 吞咽是指食团由舌背推动经咽和食管进入胃的过程。吞咽动作由一系列高度协调的反射活动组成。根据食团在吞咽时经过的解剖部位，可将吞咽动作分为三个时期：口腔期、咽期、食管期。

口腔期：指食团从口腔进入咽的时期，主要通过舌的运动把食团由舌背推入咽部。这是一种随意运动，受大脑皮层控制。

咽期：指食团从咽部进入食管上端的时期，其基本过程是，食团刺激咽部的触觉感受器，冲动传到位于延髓和脑桥下端网状结构的吞咽中枢，立刻发动一系列快速反射动作，即软腭上举，咽后壁向前突出，以封闭鼻、口、喉通路，防止食物进入气管或逆流到鼻腔，而食管上括约肌舒张，以利于食团从咽部进入食管。

食管期：指食团由食管上端经贲门进入胃的时期。此期主要通过食管的蠕动实现。蠕动是空腔器官平滑肌普遍存在的一种运动形式，由平滑肌的顺序舒缩引起，形成一种向前推进的波形运动。食管蠕动时，食团前的食管出现舒张波，食团后的食管跟随收缩波，从而挤压食团，使食团向食管下端移动。

2. 口腔的化学性消化

（1）唾液的化学性消化及分泌调节 口腔腺体每天能够产生 1~1.5L 的唾液，唾液的主要生理功能有：湿润和溶解食物，使之便于吞咽，并有助于引起味觉；唾液淀粉酶可水解淀粉为麦芽糖，随食物入胃后受胃酸影响失活；清除口腔内食物残渣，稀释与中和有毒物质，其中溶菌酶和免疫球蛋白具有杀菌和杀病毒作用，因而可以保护和清洁口腔；某些进入体内的重金属（如铅、汞）、氰化物和狂犬病毒可通过唾液分泌而被排出。

唾液分泌的调节完全是神经反射性的，包括非条件反射和条件反射两种。引起非条件反射性唾液分泌的正常刺激是食物对口腔物理的、化学的和温度的刺激。在这些刺激的影响下，口腔黏膜和舌的神经末梢（感受器）发生兴奋，冲动沿传入神经纤维（舌神经、鼓索神经支、舌咽神经和迷走神经）到达中枢，再由传出神经到唾液腺，引起唾液分泌条件反射的刺激包括食物的形状、颜色、气味，以及进食的环境。

（2）唾液的组成 唾液主要由水（99.5%）组成，此外，唾液中的蛋白质、离子和酶可以把唾液变成一种黏弹性溶液，口腔中腮腺、唾液腺（图 2-9）、舌下腺以及分布均匀的颊腺，是参与产生酶、黏液、R 蛋白、生长因子、抗菌因子、抗病毒因子、离子以及水的主要腺体，此外，唾液还含有 A 型、B 型、AB 型和 O 型血型物质。

唾液蛋白质：唾液中的蛋白质包括 α-淀粉酶、黏糖蛋白（黏蛋白）和其他蛋白质，如含脯氨酸丰富的蛋白、凝集素、组织抑制素、半胱氨酸抑制素、溶菌酶和糖蛋白。唾液淀粉酶是唾液中最丰

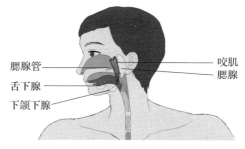

图 2-9 唾液腺位置示意图

富的蛋白质，也是口腔内消化的主要酶，可对淀粉进行简单的分解和初步的消化，使淀粉产生甜味，进一步刺激唾液分泌。唾液中的分泌型免疫球蛋白 A（secretory immunoglobulin A，IgA）、唾液黏蛋白还与消化道黏膜屏障和免疫屏障有关。

唾液电解质：唾液中的无机成分包括钠、钾、氯化物、碳酸氢盐、钙、镁和磷酸盐。静息状态时，唾液是低渗的，此时唾液中钾离子的浓度高于血浆水平，相比之下，唾液中钠、氯化物和碳酸氢盐的浓度低于血浆水平。此时，唾液中钠离子和氯离子的浓度大约只有血浆中钠离子和氯离子浓度的 10% ~ 15%。当唾液开始流动时，唾液中钾离子的浓度开始降低，但是不会低于血浆水平，相反，唾液中钠离子、氯离子和碳酸氢盐的浓度会随着唾液的流动逐渐高于血浆中的离子浓度，这将会使唾液的 pH 从静息状态时的 6.0 ~ 7.0 增加到 7.8 左右。

虽然唾液中钠离子和钾离子的浓度会受到醛固酮和抗利尿激素的影响，但是唾液分泌的速率是自主控制的，也就是说，影响其他消化分泌物释放的激素对唾液的分泌速率影响很小。而且，唾液分泌的自主控制不同于许多其他的器官，因为副交感神经和交感神经活动都会引起唾液分泌，其中，副交感神经活动对唾液分泌的影响更大。

二、胃的消化

食物入胃后，经过胃的物理性和化学性消化，食团逐渐被胃液水解和胃运动研磨，形成食糜。胃的运动还使食糜逐次、少量地通过幽门，并进入十二指肠。

1. 胃的物理性消化

胃的物理性消化又称胃的物理性消化、胃的蠕动等。胃的物理性消化主要是通过胃的收缩和混合运动实现的，通过物理性的运动和搅动，将食物分解成较小的颗粒，以便更好地进行化学性消化和吸收。

（1）胃的运动形式　根据胃壁肌层结构和功能的特点，可将胃分为头区和尾区两部分。头区包括胃底和胃体的上 1/3，它的运动较弱，主要功能是储存食物。尾区为胃体的下 2/3 和胃窦，它的运动较强，主要功能是磨碎食物，使之与胃液充分混合，形成食糜，并将食糜逐步排入十二指肠。

紧张性收缩：胃壁平滑肌经常处于一定程度的缓慢持续收缩状态，称为紧张性收缩。紧张性收缩在空腹时即已存在，充盈后逐渐加强。这种运动能使胃保持一定的形状和位置，防止胃下垂。进食后，头区的紧张性收缩加强，可协助胃内容物向幽门方向移动。

容受性舒张：进食时食物刺激口腔、咽、食管等处的感受器，可反射性引起胃底和胃体（以头区为主）舒张，称为容受性舒张。正常人空腹时，胃的容量仅约 50mL，进餐后可达 1.5L，容受性舒张能使胃容量大大增加，以接纳大量食物入胃，而胃内压却无显著升高。

蠕动：胃的蠕动以尾区为主。空腹时基本上不出现蠕动，食物进入胃后约 5min，蠕动便开始。胃的蠕动始于胃中部，并向幽门方向推进。蠕动波向幽门移动，频率约 3 次 /min。蠕动波开始时较弱，在传播途中逐渐加强，速度也明显加快，一直传到幽门。当幽门括约肌舒张时，在蠕动波产生的压力下，胃窦内少量食糜（1～2mL）被排入十二指肠。当幽门括约肌收缩时，食糜将被反向推回。食糜的这种后退有利于食物和消化液的混合，也对块状食物起碾磨粉碎作用。胃蠕动的生理意义在于磨碎进入胃内的食团，使之与胃液充分混合，形成糊状食糜，并将食糜逐步推入十二指肠。

（2）胃排空　食物由胃排入十二指肠的过程称为胃排空。食物入胃后不久就开始胃排空，排空速度与食物的物理性状及化学组成有关。液体食物比固体食物排空快，小颗粒食物比大块食物快，等渗液体较非等渗液体快，三大营养物质中糖类食物排空最快，蛋白质次之，脂肪最慢。混合食物需要 4～6h 完全排空。

胃排空的直接动力是胃和十二指肠内的压力差，而其原动力则为胃平滑肌的收缩。当胃运动加强使胃内压大于十二指肠内压时，便发生一次胃排空；在食糜进入十二指肠后，促进十二指肠黏膜释放胰泌素和抑胃肽等激素抑制胃的运动，使胃排空停止，胃运动减弱而使胃排空暂停；随着胃酸被中和，食物的消化产物逐渐被吸收，对胃运动的抑制消除，胃的运动又逐渐增强，胃排空再次发生。如此反复，直至食糜全部由胃排入十二指肠为止。可见，胃排空是间断进行的。胃内因素促进胃排空，而十二指肠内因素抑制胃排空，两个因素互相消长，互相更替，控制着胃排空，使胃内容物的排空能较好地适应十二指肠内消化和吸收的速度。

2. 胃的化学性消化

胃的化学性消化是指通过胃液中的酶和酸的作用，将食物中的大分子营养物质如蛋白质和部分脂肪分解成较小的分子，便于吸收和利用。胃分泌物的总体释放主要受乙酰胆碱、胃泌素和组胺的调控，它们首先通过与分泌细胞上各自的受体结合来实现其功能。乙酰胆碱可以刺激胃液分泌细胞释放各种分泌物，包括来自消化细胞的胃蛋白酶原、来自壁细胞的盐酸、来自黏液颈细胞的黏液以及由胃泌素细胞分泌的胃泌素。相比之下，胃泌素和组胺强烈刺激壁细胞释放 HCl，但对其他类型的分泌细胞刺激作用不大。

（1）胃液和盐酸　盐酸由胃壁细胞释放，可以在胃内形成酸性环境。胃液的 pH 为 1.5～2.5，胃液可使蛋白质变性，激活胃蛋白酶，从有机复合物中释放矿物质、维生素、植物化合物等小分子营养物质，还可以杀灭微生物等。摄入的物质和胃分泌物的混合物称为食糜。

在消化间期，基础酸的分泌量约为最大值的 10%，并具有昼夜节律，晚间的分泌量明显高于早晨。刺激胃酸释放的反应分为三个阶段。"口腔消化期"分泌的胃酸量约占胃酸分泌总量的 30%，"胃消化期"和"肠消化期"分泌的胃酸量分别占胃酸分泌总量的 60% 和 10%。迷走神经可以通过乙酰胆碱刺激顶叶细胞直接增加胃酸分泌量，也可以通过胃释放肽刺激胃泌素的释放，进而间接增加胃酸分泌量。胃部的 pH 在 2.0 左右，胃部较低的 pH 会抑制"口腔消化期"胃酸的释放，直到食物蛋白到达胃并对胃酸进行稀释，从而使胃酸的 pH 升到 3.0 以上。

当胃壁扩张刺激机械感受器时，"胃消化期"就开始了。胃壁扩张可引起迷走神经的激活和壁内反射，刺激胃泌素的释放以及酸的分泌。迷走神经反射以和"口腔消化期"相同的方式刺激酸的分泌。此外，胃腺周围黏膜的膨胀可以通过局部反射机制增加酸的释放。如前所述，胃泌素的释放会随着胃腔内 pH 的降低而被抑制，然而，在不考虑腔内 pH 的情况下，膨胀仍然会通过反射和局部机制导致酸释放。同时，"肠消化期"的胃酸分泌量相对较小，机制也不完全清楚。十二指肠腔扩张可以通过增加肠泌酸素的量促进胃酸的分泌。此外，十二指肠黏膜细胞摄取氨基酸也似乎与酸释放增加有关。

胃液中还有黏液性的糖蛋白，可保护胃黏膜，胃黏膜内的非泌酸细胞能分泌 HCO^-，调节 pH。

（2）胃消化酶   胃蛋白酶是一种内肽酶，以非活性的胃蛋白酶前体或酶原形式产生和存储，其分子质量大约为 42500u。有两类主要的胃蛋白酶原分子，分别为 I 型和 II 型。目前第三类胃蛋白酶原，也已被鉴定出来，称为缓慢移动蛋白酶，因为它在电泳中的迁移速率比较慢而得名。胃蛋白酶原在较低的 pH 下可以通过失去其 NH_2 末端的氨基酸序列，而转化为有活性的胃蛋白酶，在 pH 低于 3.5 时发挥最佳功能，并水解内部肽键，特别是芳香族氨基酸的肽键，将蛋白质降解为胨、胨和少量氨基酸。

（3）内因子   内因子是一种分子质量为 55000u 的黏液蛋白，是小肠有效吸收维生素 B_{12} 所需要的。维生素 B_{12} 一旦通过胃蛋白酶从食物中的多肽中释放出来，就会与内因子结合。然而，胃中的大多数维生素 B_{12} 最初会与 R 蛋白质结合，因为它和 R 蛋白质有更强的亲和力，R 蛋白质也可以由胃腺分泌（"R"表示这些蛋白质在电场中的迁移速率较快）。

三、胰腺消化液的释放

胰腺消化液是由胰腺腺泡和相关的管状细胞分泌的一种无色透明、碱性等渗的液体，它包含有机和无机成分，最终通过胰管进入十二指肠，随后到达胆总管。成年人每日总胰液分泌量为 1~2L。

主要以酶形式存在的蛋白质是胰腺消化液的主要成分（表 2-1），消化酶以无活性的酶原分子产生和储存，以防止腺泡细胞发生自溶。消化酶原酶的激活发生在十二指肠，并由肠肽酶（enterokinase）启动，肠激酶通过分裂分子的 NH_2 末端部分来激活胰蛋白酶原。胰蛋白酶是胰蛋白酶原的活性形式，能够激活其他消化酵素，包括胰蛋白酶原。同时，胰蛋白酶抑制剂和脂肪酶不一定是消化酶。胰蛋白酶抑制剂在胰腺分泌泡中比较活跃，其目的是通过结合早期自催化形成的胰蛋白酶分子来保护胰腺实质。脂肪酶原一旦被激活，就可以作为活性脂肪酶的辅助因子。此外，其他蛋白质，如免疫球蛋白、激肽酶、溶酶体酶、碱性磷酸酶和白蛋白，尽管它们的数量相对较少，但都是胰腺分泌物的一部分。

表 2-1　胰腺分泌的消化酶

蛋白水解酶	脂肪分解酶	淀粉分解酶	核酸酶	其他
胰蛋白酶原	脂肪酶	$\alpha-$ 淀粉酶	脱氧核糖核酸酶	胰辅酯酶
胰凝乳蛋白酶原	前磷脂酶 A1		核糖核酸酶	
弹力纤维酶原	前磷脂酶 A2			
羧肽酶原 A	脂酶			
羧肽酶原 B				

　　胰腺分泌物中含有无机成分，包括水、钠、钾、氯、钙、镁和碳酸氢盐（HCO_3^-）。钙和镁的浓度约为其血浆浓度的 25%～35%。在导管上皮中碳酸氢盐的大量产生归因于细胞内通过碳酸酐酶转化产生的二氧化碳和水的转化，碳酸氢盐可通过 HCO_3^-/Cl^- 反向转运机制释放到管腔。

　　胰液传递：胰液的水成分主要是水和碳酸氢盐，分泌量占胰液总量的 2%～3%，而酶组分约占胰液总量的 10%～15%。虽然负责基底分泌物的机制目前尚未完全揭示，但是刺激分泌所涉及的机制是很清楚的。

　　胰腺消化液的释放主要与十二指肠腔内 pH 有关，而酶成分的释放主要与存在的脂肪和蛋白质有关。因此，在"肠消化期"胰腺消化液的分泌是最强的，然而，在"口腔消化期"和"胃消化期"也会有较小程度的分泌。

　　在"口腔消化期"，到达胰腺的迷走神经传出神经在导管和腺泡细胞处释放乙酰胆碱，在腺泡细胞内引起更强的反应，因此会导致胰腺消化液的量相对较低，而酶的浓度相对较高。随后，胃扩张通过迷走神经反射刺激胰腺的分泌，"口腔消化期"和"胃消化期"对总胰腺消化液产量的贡献分别为 20% 和 5%～10%。

　　胰腺分泌反应的 70%～80% 发生在消化的"肠内消化期"，因为酸性食糜混合物中蛋白质和脂肪的存在可引起分泌素和胆囊收缩素的释放。此外，蛋白质和脂肪消化产物以及酸性物质可以通过与十二指肠壁受体相互作用，刺激胰酶的释放，这将会引发迷走神经反射，进而促使乙酰胆碱在管状细胞和腺泡细胞的突触被释放。乙酰胆碱和胆囊收缩素单独或联合对小管细胞的刺激作用不大，然而，它们可以增强分泌素的作用。

四、小肠的消化

　　食糜由胃进入十二指肠后便开始小肠内的消化。小肠内消化是整个消化过程中最重要的阶段。在这里，食糜受到胰液、胆汁和小肠液的化学性消化以及小肠运动的物理性消化，食物在经过小肠后消化过程基本完成，未被消化的食物残渣从小肠进入大肠。食物在小肠内停留的时间随食物的性质而有不同，混合性食物一般在小肠内停留 3~8h。在小肠中，同样存在物理性消化和化学性消化两个主要过程。

1. 小肠的物理性消化

小肠的物理性消化主要是通过蠕动运动实现的。蠕动是指小肠壁的平滑肌层做波浪状收缩，使小肠内容物向前推进。这种运动有助于将食物与消化液充分混合，促进食物的物理分解和均匀暴露在小肠壁上，方便下一步的化学性消化和吸收。小肠的物理性消化与小肠的运动形式密切相关，因为小肠的运动形式直接影响了物理性消化的进行。

（1）小肠的运动形式

① 紧张性收缩：紧张性收缩是小肠进行其他运动的基础。当小肠紧张性增高时，肠内容物的混合与运送速度增快，而当小肠紧张性降低时，则肠内容物的混合与运送速度减慢。

② 分节运动：是一种以环行肌为主的节律性收缩和舒张交替进行的运动。这种形式的运动表现为食糜所在肠道的环行肌以一定的节律交替收缩，把食糜分割成许多节段。随后，原收缩处舒张，原舒张处收缩，使原来节段的食糜分成两半，邻近的两半合在一起，形成新的节段。如此反复，食糜得以不断分开，又不断混合。空腹时分节运动几乎不存在，食糜进入小肠后逐步加强。由上至下，小肠的分节运动存在频率梯度，小肠上部频率较高，在十二指肠约 11 次 /min，向小肠远端逐步降低，至回肠末端减为 8 次 /min。分节运动的意义在于：使食糜与消化液充分混合，有利于化学性消化；增加食糜与小肠黏膜的接触，并不断挤压肠壁以促进血液和淋巴回流，有助于促进吸收；分节运动本身对食糜的推进作用很小，但分节运动存在由上而下的频率梯度，这种梯度对食糜有一定推进作用。

③ 蠕动：小肠的蠕动可发生在小肠的任何部位，推进速度为 0.5~2.0cm/s，运动数厘米后消失。其作用是将食糜向小肠远端推进一段后，在新的肠段进行分节运动。此外，有一种传播很快（2~25cm/s）很远的运动，称为蠕动冲，可一次把食糜从小肠始端推送到末端，有时可推送到大肠。蠕动冲由进食时的吞咽动作或食糜进入十二指肠而引起。有时在回肠末段可出现一种与一般蠕动方向相反的逆蠕动，其作用是防止食糜过早通过回盲瓣进入大肠，增加食糜在小肠内的停留时间，以便于对食糜进行更充分的消化和吸收。

小肠运动的调节：小肠的运动主要受肌间神经丛的调节，食糜对肠黏膜的物理、化学性刺激，可通过局部反射使运动加强。在整体情况下，外来神经也可调节小肠的运动，一般副交感神经兴奋时肠壁的紧张性升高，蠕动加强，而交感神经的作用则相反。促胃液素、P 物质、脑啡肽、5- 羟色胺等体液因素也可促进小肠的运动，促胰液素、生长抑素和肾上腺素则起抑制作用。

（2）回盲括约肌　回肠末端与盲肠交界处的环行肌明显加厚，称为回盲括约肌。该括约肌平时保持轻度的收缩状态，使回肠末端内压力升高，使之高于大肠内压力，一方面可防止小肠内容物过快排入大肠，有利于小肠的完全消化和吸收。另一方面能阻止大肠内食物残渣的倒流。食物入胃后，可通过胃－回肠反射使回肠蠕动加强，当蠕动波到达近回盲括约肌数厘米处时括约肌舒张，肠内容物对盲肠的物理性扩张刺激可通过肠壁的内在神经丛的局部反射，使回盲括约肌收缩。

2. 小肠的化学性消化

小肠内汇集了胆汁、胰液、肠液，内含消化碳水化合物、蛋白质、脂肪的各种消化酶，是食物营养物质消化和吸收的最主要场所。肠细胞不仅为营养物质的吸收提供入口，而且在营养物质的消化过程中起着不可或缺的重要作用。几种碳水化合物的消化酶，包括双糖酶（如乳糖酶、麦芽糖酶、蔗糖酶）和 $\alpha-1,6-$ 糊精酶以及肠激酶，其生理功能的发挥都与肠道刷状缘有关。此外，短链肽特异性蛋白酶也位于肠细胞内，并在蛋白质的消化中发挥着重要作用。

五、大肠的消化

大肠有两种主要的功能，首先，它从摄入的物质中吸收水和电解质，这一功能主要发生在大肠近端；第二，为消化吸收后的食物残渣提供暂时储存场所，并将食物残渣转变为粪便，这一功能发生在大肠的下半部分。大肠的运动少而慢，对刺激的反应也较迟缓，这些特点与大肠作为粪便的暂时储存场所相适应。

1. 大肠的运动形式

（1）袋状往返运动　这是在空腹和安静时最常见的一种运动形式，由环行肌无规律地收缩而引起，它使结肠出现一串结肠袋，结肠内压力升高，结肠袋内容物向前、后两个方向做短距离的位移，但并不向前推进。这种运动有助于促进水分的吸收。

（2）分节推进和多袋推进运动　分节推进运动是指环行肌有规律的收缩，将一个结肠袋内容物推移到邻近肠段，收缩结束后，肠内容物不返回原处，如果一段结肠上同时发生多个结肠袋的收缩，并且其内容物被推移到下一段，则称为多袋推进运动。进食后或副交感神经兴奋时可见这种运动。

（3）蠕动　大肠的蠕动是由一些稳定向前的收缩波所组成。收缩波前方的肌肉舒张，往往充有气体。收缩波的后面则保持在收缩状态，使这段肠管闭合并排空。

在大肠还有一种进行很快且前进很远的蠕动，称为集团蠕动，它通常始于横结肠，可将一部分肠内容物推送至降结肠或乙状结肠。集团蠕动常见于进食后，最常发生在早餐后6min 内，可能是胃内食糜进入十二指肠，由十二指肠－结肠反射引起。这一反射主要是通过内在神经丛的传递实现的。

2. 排便

食物残渣在结肠内停留的时间较长，一般在十余小时。在这一过程中，食物残渣中的一部分水分被结肠黏膜吸收，剩余部分经结肠内细菌的发酵和腐败作用后形成粪便。粪便中除食物残渣外，还包括脱落的肠上皮细胞和大量的细菌。此外，机体的某些代谢产物，包括由肝排出的胆色素衍生物，以及由血液通过肠壁排至肠腔中的某些金属，如钙、镁等，也随粪便排出体外。

当肠蠕动将粪便推入直肠时，可扩张刺激直肠壁内的感受器，冲动沿盆神经和腹下神经传至腰、骶段脊髓的初级排便中枢，同时上传到大脑皮层引起便意。若条件可以，即可发生排便反射，这时冲动由盆神经传出，使降结肠、乙状结肠和直肠收缩，肛门内括约肌舒张。同时阴部神经的传出冲动减少，使肛门外括约肌舒张，于是粪便被排出体外。在排便过程中，支配腹肌和膈肌的神经也兴奋，因而腹肌和膈肌收缩，腹内压增加，有助于粪便的排出。正常人的直肠对粪便的物理性扩张刺激具有一定的感觉阈，但若在粪便刺激直肠时环境和条件不适宜排便，便意可受大脑皮层的抑制。若对便意经常予以制止，将使直肠对粪便刺激的感觉阈升高，加之粪便在结肠内停留过久，水分吸收过多而变得干硬，引起排便困难，产生功能性便秘。

3. 大肠内细菌的活动

大肠内有大量细菌，又称为肠道菌群，通常不致病且与人体共生，可对食物残渣进行代谢，产生可被人体利用的维生素、有机酸、甘油、胆碱等（图2-10），也可以分解食物残渣中的蛋白质产生胺类、硫化氢和吲哚等不利于人体健康的成分。

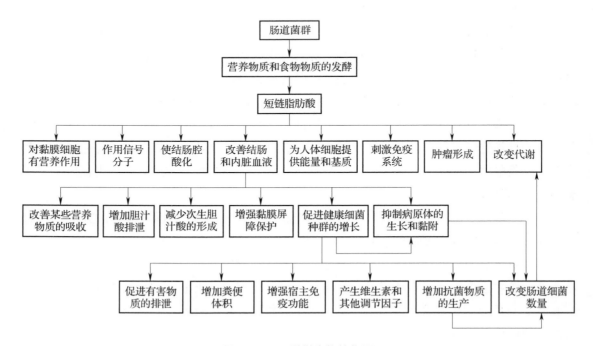

图 2-10　肠道微生物的作用

第三节　食物的吸收和转运

一、营养物质的吸收

经过口腔、胃、胰腺和小肠各种分泌物和酶的作用，在肝脏和胆囊胆汁的作用下，已经消化的营养物质进入消化道细胞准备被吸收。如图 2-11 所示，大部分营养物质的吸收始于十二指肠，并持续到整个空肠和回肠。一般来说，大部分吸收发生在小肠的近端（上）部分，但一些营养物质的吸收主要在回肠的远端，因此小肠的所有区域都非常重要。

小肠对营养物质的消化和吸收非常迅速，食糜到达小肠后几小时内，大部分碳水化合物、蛋白质和脂肪就被吸收了。回肠中未被吸收的食物会增加物质在小肠中的停留时间，因此，可能会增加营养吸收，未吸收物质在小肠内的过境时间为 3~6h。

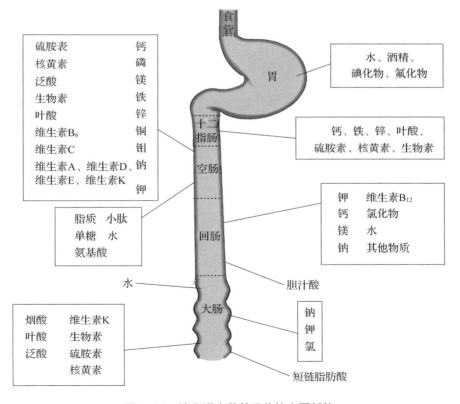

图 2-11　消化道中营养吸收的主要部位

　　营养物质的吸收机制取决于营养物质的溶解度、浓度以及被吸收分子的大小。肠上皮细胞吸收营养物质的方式主要包括简单扩散、促进扩散以及主动运输。偶尔，也有大分子通过内吞作用被吸收，在这个过程中，细胞膜吞噬分子，形成一个囊，从细胞膜分离并进入细胞（图 2-12）。

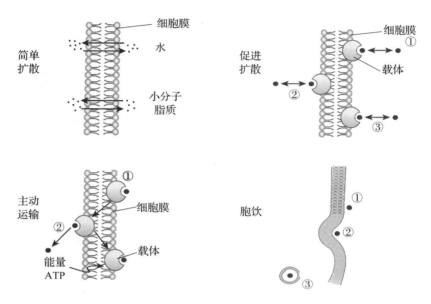

图 2-12　营养物质的吸收

①②③代表顺序。

　　肠道上皮细胞吸收的营养物质要在体内使用，还需要通过肠细胞的基底外侧（浆膜）膜进行运输。然而，一些营养物质通过细胞间通道进入人体。黏膜细胞之间的紧密连接遍布整个消化道，通过这种细胞旁途径来帮助调节"什么进入"和"什么不进入"身体。

　　跨膜蛋白和支架蛋白共同作用改变这些连接，从而调节肠道通透性。支架蛋白负责将膜蛋白连接到细胞的骨架网络。跨膜蛋白包括咬合蛋白、连接黏附分子以及紧密连接蛋白。跨膜蛋白穿过细胞旁间隙，其主要功能是封闭或收紧细胞旁空间，从而尽量减少物质进入。其他跨膜蛋白，如肠道紧密连接蛋白 -2（claudin-2），形成离子选择孔，打开空间，促进细胞旁吸收钙和镁等营养物质。

　　碳水化合物和蛋白质消化后终产物、矿物质、水溶性维生素和其他水溶性营养素吸收进入小肠上皮细胞后，经毛细血管进入血液循环，经肝门静脉入肝后，进入体循环。而脂溶性物质，如胆固醇酯、甘油三酯和脂溶性维生素在吸收进入肠细胞内后，主要是以乳糜微粒的形式，进入绒毛中心区域的乳糜管，经淋巴循环直接汇入血液循环。

未被吸收的肠内容物从回肠（小肠的末端或最末端）通过回盲括约肌进入结肠。回盲括约肌除了控制内容物从小肠进入大肠外，还有助于防止细菌从大肠迁移回小肠。

二、营养物质的转运

营养物质在消化道吸收后首先通过血液循环进入到肝门静脉，进入肝脏后再运送到机体各处。部分物质（如部分脂质与脂溶性维生素），在体内的转运会绕开肝脏，进入淋巴循环，在胸腔导管进入锁骨下静脉，随后进入血液循环。接下来我们简单介绍两种转运途径的过程。

1. 血液循环系统

身体所有的组织都需要从血液循环系统中获取营养物质和氧气，并将二氧化碳和其他废物沉积送回血液中。消化系统负责提供营养物质，肺负责交换氧气（进入血液并输送到所有细胞）和二氧化碳（离开血液被呼出），肾脏负责过滤血液中二氧化碳以外的废物，并以尿液的形式排出体外。

血液从心脏的右侧流出，通过肺部循环，然后再回到心脏的左侧。然后，心脏的左侧通过动脉将血液从主动脉泵出。动脉分支成毛细血管到达消化系统的每个细胞，血液在毛细血管中循环，并在此处与细胞交换物质，然后离开消化系统的血液聚集到静脉中，肝门静脉再次将血液输送到人体最重要的代谢器官——肝脏（而不是心脏）。离开肝脏的血液聚集到肝静脉，肝静脉将血液返回心脏。简而言之，血液的流动路线如下：心脏—动脉—毛细血管（肠内）—肝门静脉—毛细血管（肝内）—肝静脉—心脏。

肝脏是体内对营养物质的代谢最活跃的器官。图 2-13 所示为肝脏在营养运输中的关键作用，肝脏的位置可以确保首先接收消化道吸收的营养物质，然后将吸收的营养物质供身体其他部分使用。肝脏也具有排毒功能，可以通过排出可能对机体造成伤害的物质和待排泄废物来保护身体。这一结构特点，使肝脏更易受

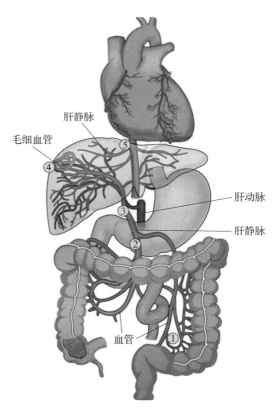

图 2-13　肝脏在营养运输中的作用

①血管从消化道收集营养物质。②这些血管汇入肝门静脉，将所有被吸收的物质输送到肝脏。③肝动脉从肺部带来新鲜含氧的血液（不含营养物质），为肝脏自身的细胞提供氧气。④遍布肝脏的大型毛细血管网络，为所有细胞提供营养和氧气，并使细胞能够从消化系统获得血液。⑤肝静脉在肝脏中聚集血液并将其输送到心脏。

到来源于消化道毒物的损伤，同时也说明肝脏对身体其他组织器官的重要保护作用。

2. 淋巴系统

淋巴系统从全身组织收集液体，并将其导向心脏。与血液循环系统不同，淋巴系统没有中央泵。相反，淋巴液通过血管来响应身体的运动——例如骨骼肌的随意运动（如走路时），或者平滑肌的不随意运动（如呼吸时）。最终，大部分淋巴聚集在心脏后面的胸导管中。胸导管进入锁骨下静脉，淋巴从这里进入血液。因此，从消化道进入淋巴管的营养物质（大部分脂肪和脂溶性维生素）最终进入血液，像其他营养物质一样通过动脉、毛细血管和静脉循环，但有一个明显的例外——它们最初会绕过肝脏。一旦进入心血管系统，营养物质就可以传遍全身，在那里它们可以被带进细胞并根据需要使用。

第四节　食物消化和吸收的调节

内分泌系统和神经系统两个复杂而敏感的系统协调着所有物质的消化和吸收过程。甚至在吃食物之前，仅是看到、闻到甚至于想到食物就能触发这些系统的反应。然后，当食物通过消化道时，它通过激素和神经通路将信息从一个器官传递到另一个器官，从而刺激或抑制消化分泌物的产生和功能的发挥。

一、内分泌系统对消化、吸收的调节

激素是一种化学信使，由各种腺体分泌，以应对身体状况的改变。每一种激素都可以通过血液运输到身体的各个部位，但只有特定的目标细胞拥有与对应激素结合的受体。只有这样，激素才能引起生理反应帮助机体恢复内稳态。

影响消化和吸收的部分因素是一组被称为调节剂的消化道分子，或更具体地说是胃肠激素和神经肽。超过 100 种调节肽被认为会影响胃肠功能，这些肽由消化道或其附属器官内的内分泌细胞、肠神经或两者释放。这些肠内分泌细胞遍布整个消化道系统，通常用字母表示（例如，G 细胞、S 细胞、I 细胞等）。这些细胞释放的大多数调节肽以内分泌方式发挥作用，它们被释放到血液中以响应特定刺激，并传播到消化道和 / 或其附属器官的区域以引起变化。但是，一些调节肽以旁分泌方式起作用，它们被释放到局部区域，通过细胞外空间扩散以引起靶组织的变化。

调节肽影响多种消化功能，例如消化道运动、细胞生长以及消化酶、电解质和水的分泌。大多数调节肽（但不是全部）都有多种效果；有些是严格抑制或刺激的，而有些介导两种类型的反应。表 2-2 所示为其中一些调节肽的生理功能。

表 2-2　胃肠激素类

激素	响应物	分泌器官	响应
胃泌素 （gastrin）	胃里的食物	胃窦和小肠近端的 G 细胞	刺激胃酸分泌到胃中以维持酸性 pH
分泌素 （secretin）	小肠中的酸性食糜	十二指肠	分泌到小肠的富含碳酸氢盐的汁液维持微碱性的 pH
胆囊收缩素 （cholecystokinin，CCK）	小肠中的脂肪或蛋白质	小肠（十二指肠和空肠）I 细胞、肠神经系统、脑	胆汁分泌到十二指肠以乳化脂肪；富含碳酸氢盐和酶的汁液分泌到小肠以维持微碱性的 pH，消化脂肪和蛋白质，减缓消化道蠕动
（促）胃动素 （motilin）	可能受到十二指肠中的碱性 pH 刺激	胃和小肠 M 细胞分泌	参与消化间期胃肠活动，诱发胃强烈收缩和小肠明显的分节运动，增加胰多肽和生长抑素的释放
葡萄糖依赖性促胰岛素肽 （glucose-dependent insulinotropic peptide，GIP）	膳食纤维等	小肠 K 细胞（近端）	刺激胰岛素分泌，可能减缓胃酸分泌
YY 肽 （peptide YY，PYY）	脂肪、膳食纤维等	小肠和大肠 L 细胞（回结肠）	减缓胃酸分泌和胃的排空，降低食欲
生长抑素 （somatostatin）	血糖升高等多种因素	脑、幽门窦、十二指肠和胰岛 Delta 细胞分泌	减缓胃酸分泌、胰外分泌，抑制胆囊收缩，降低胃排空率，减少肠内平滑肌收缩和血流
胰高血糖素样肽 （glucagon-like peptides，GLP）	脂肪酸、必需氨基酸和膳食纤维等	小肠和大肠主要为回肠末端和结肠的 L 细胞	刺激胰岛素分泌，降低消化道运动，减少胃的分泌
胰多肽 （pancreatic polypeptide）	蛋白质食物、禁食等因素	胰腺	抑制胃的排空、胰液的分泌

① 胃泌素（gastrin）：主要由胃窦和小肠近端的 G 细胞分泌到血液中，主要在胃中起作用，以刺激盐酸和胃蛋白酶的释放，并在较小程度上刺激胃运动和排空。胃泌素还刺激组胺的释放，从而进一步诱导胃酸释放，并对胃和肠黏膜具有营养作用（刺激细胞生长）。胃泌素释放主要受到胃扩张和胃中蛋白质消化产物的存在以及迷走神经释放胃泌素释放多肽的刺激。胃窦中酸的存在和生长抑素的释放会抑制胃泌素的分泌。

② 胆囊收缩素（cholecystokinin，CCK）：由小肠近端的 I 细胞以及回肠和结肠远端的肠神经分泌到血液中，主要刺激胰腺腺泡分泌细胞将消化酶释放到十二指肠。它还对胰腺有营养作用，刺激胆囊收缩和奥狄括约肌（sphincter of Oddi）松弛，以促进胆汁释放到十二指肠。胆囊收缩素的次要作用包括减少胃排空和胃酸分泌。十二指肠中蛋白质消化产物和脂肪的存在刺激了胆囊收缩素的释放，考虑到激素对胰腺的作用，这是合乎逻辑的，

但随着营养物质被吸收或移动到消化道的更远端部分，它的释放会减少。在大脑的神经元中，胆囊收缩素被认为会影响食欲的感知以及其他过程。

③ 分泌素（secretin）：由小肠近端的 S 细胞分泌到血液中，以响应十二指肠中未中和的酸性食糜和蛋白质消化产物的存在。促胰液素主要作用于胰管细胞，刺激富含碳酸氢盐的胰液释放。十二指肠中这种碳酸氢盐的存在反过来中和了酸性食糜并充当反馈调节。分泌素还对胰腺具有营养作用并减少胃酸分泌和胃排空。

④ 肽 YY（peptide YY，PYY）：由回肠和结肠的 L 细胞分泌到血液中，可降低食欲以及减少胃酸分泌和胃排空。小肠中的脂肪可以刺激 PYY 的释放。

⑤ 胃动素（motilin）：控制迁移运动复合体（migrating motor complex，MMC），由胃、小肠和结肠中的 M 细胞分泌，它可以促进胃排空并刺激两餐之间肠道的蠕动。胃动素的释放受到乙酰胆碱和 5- 羟色胺的刺激。乙酰胆碱由神经释放，5- 羟色胺从神经和消化道内的肠嗜铬样细胞中释放。影响消化道的四种旁分泌物是生长抑素、组胺、胰高血糖素样肽和胰岛素样生长因子 –1。

⑥ 生长抑素（somatostatin）：由胰岛 δ（D）细胞以及胃窦和十二指肠细胞合成，通过作用于壁细胞和肠嗜铬样细胞，抑制胃泌素释放，从而抑制胃酸分泌。生长抑素还具有抑制胃泌素、葡萄糖依赖性促胰岛素肽、促胰液素、血管活性肠多肽和胃动素的作用。此外，还可以抑制胃排空、胰腺外分泌和胆囊收缩。胃液的 pH<2 时可促进生长抑素的释放。

⑦ 胰高血糖素样肽（glucagon–like peptides，GLP）：由远端小肠和结肠的 L 细胞以及神经系统分泌，主要刺激胰腺释放胰岛素并抑制胰高血糖素分泌。这些肽还可能降低食欲并减少胃排空、胃分泌和肠蠕动。肽的释放随着小肠腔中营养物质的存在而发生。

⑧ 胰岛素样生长因子 –1（insulin–like growth factor–1，IGF–1）：也由消化道内分泌细胞分泌，可增加消化道的增殖，它的释放受到消化道中的营养物质刺激。

⑨ 血管活性肠多肽（vasoactive intestinal polypeptide，VIP）：在与消化道功能有关的神经分泌肽中，血管活性肠多肽具有较大的作用。血管活性肠多肽存在于消化道神经和中枢神经系统中，也可能存在于血液中。该肽被认为可刺激肠道和胰腺分泌，放松肠道平滑肌，包括大多数消化道括约肌，并抑制胃酸分泌。另一种称为神经降压素（neurotensin）的神经肽由小肠（尤其是回肠）的神经元和中性粒细胞产生，但在正常循环浓度下其在消化过程中的确切生理作用尚不清楚。然而，众所周知该肽在大脑中具有多种作用。

⑩ 葡萄糖依赖性促胰岛素肽和胰淀素：两种对消化道的直接影响较小，但影响营养利用的激素是葡萄糖依赖性促胰岛素肽（glucose–dependent insulinotropic peptide，GIP）和胰淀素。GIP 是一种由十二指肠和空肠的 K 细胞产生的肽，主要作用是刺激胰岛 β 细胞释放胰岛素。GIP 还可以抑制胃酸分泌。胰淀素是一种由胰岛 β 细胞与胰岛素共同分泌的激素，具有抑制胰高血糖素分泌和胃排空的作用。

⑪ 生长素释放肽（ghrelin）是一种主要由胃内分泌细胞分泌的肽，作用于下丘脑以

刺激食物摄入。血浆中生长素释放肽的浓度通常在进食前升高（例如，禁食情况）并在进食后立即下降，尤其是碳水化合物。另外两种食欲增强肽包括神经肽 Y（neuropeptide Y，NPY）和刺鼠相关蛋白（agoutirelated protein，AgRP）。瘦素（leptin）主要由白色脂肪组织分泌，与脂肪储存成比例，可抑制食物摄入。瘦素的活性至少部分与黑色素细胞刺激激素（α-melanocyte-stimulating hormone，α-MSH）一起发生，后者主要在下丘脑刺激 MC4 受体。另一种与瘦素一起抑制食物摄入的激素是促肾上腺皮质激素释放激素（corticotropinreleasing hormone，CRH）。

这些消化过程的各种调节肽协同工作，根据需要刺激和抑制食物摄入，并协调消化道内容物的运动和消化道内营养物质的分解。

二、神经系统对消化、吸收的调节

自主神经分支与消化器官直接沟通，但也可以与消化道自身的（局部）神经系统沟通。一般来说，交感神经系统会降低或减缓消化道的蠕动和分泌物的产生，而副交感神经系统则会刺激消化道，促进消化道蠕动、反射以及激素和酶的分泌。副交感神经系统主要通过迷走神经与消化道相互作用。

消化系统的局部神经系统被称为肠神经系统或固有神经丛，肠神经系统与中枢神经系统（central nervous system，CNS）在功能上不同，但又相互联系。这意味着，尽管中枢神经系统可以独立运作，但其活动仍受中枢神经系统自主扩展的影响。此外，起源于肠壁上皮的感觉神经元与肠道中枢神经系统都有联系。肠神经系统从食道延伸至肛门，包含约 1 亿个神经元，其特征为拥有两个主要神经丛：肌间神经丛和黏膜下神经丛。刺激肌间神经丛通常会导致胃壁张力增加，节律性收缩的频率和强度增加，兴奋性波沿消化道壁传导的速度加快。刺激肌间神经丛也可以导致一些抑制活动。例如，它的一些神经元受到刺激时，会释放抑制性神经递质，如血管活性抑制多肽（VIP）。这一活动的意义包括放松肠括约肌，如幽门括约肌和回盲瓣，从而允许肠内容物从一个肠段进入另一个肠段。黏膜下神经丛通常控制分泌物的释放，并影响局部血液流动。

肠神经系统神经元可以产生多种潜在的神经递质物质，包括乙酰胆碱、肾上腺素、ATP、多巴胺、血清素、VIP、γ- 氨基丁酸（gamma-aminobutyric acid，GABA）、甘氨酸、胆囊收缩素、亮氨酸脑啡肽和脑啡肽、P 物质、分泌素、神经紧张素、胃动素以及胃释放肽（gastric release peptide，GRP）。乙酰胆碱可以介导肠道平滑肌的收缩以及唾液腺、胃、胰腺和小肠分泌物的活动。相反，去甲肾上腺素通常抑制平滑肌收缩、分泌和血液流动。胃释放肽是一种由 27 个氨基酸组成的肽，由胃窦、胃底以及胰腺的神经元释放。胃释放肽可以刺激胃泌素、CCK、胰多肽、胰岛素、胰高血糖素以及生长抑素的释放。VIP 是一种 28 种氨基酸的肽，由消化道、唾液腺和胰腺的神经元产生。VIP 释放可引起食管下端括约肌、近端胃和肛门内括约肌松弛。

　　交感神经和副交感神经的神经支配：消化道受交感神经系统和副交感神经系统的外部支配。这两个系统首先通过与肠神经系统神经元的突触在消化道系统中引发反应。然后，消化道黏膜上的化学受体和物理受体可将传入冲动传递给中枢神经系统或通过肠神经系统神经丛诱发反射。因为在这些活动中，肠神经系统和交感、副交感神经系统不受意识控制，所以称之为自主神经系统。

　　迷走神经几乎可以支配所有的副交感神经活动，一直到横结肠水平，而盆腔神经支配的纤维可以支配降结肠、乙状结肠、直肠和肛管。食管上三分之一横纹肌和肛管外的胆碱能纤维也分别由迷走神经和盆腔神经支配。副交感神经纤维在口腔和消化道的最前段特别密集，而在小肠中不是特别密集。副交感神经刺激通常会增加消化道活动，但也会产生一些抑制过程。

　　与副交感神经支配相反，交感神经支配的密度在整个肠道长度上更一致。交感神经纤维起源于 T5，通过脊髓的 L2 区，以及腹腔、肠系膜上或下节或胃下节的节前神经纤维突触。从那里，神经节后纤维支配肌层神经丛和黏膜下神经丛。然后肠神经系统的神经元将信号传递到消化道的平滑肌、分泌细胞和内分泌细胞，并通常引发降低消化道活动的反应。

第二章　拓展阅读

📑 思考题

　　1. 管腔和消化道的四层主要结构及其主要生理功能是什么？

　　2. 胃的运动形式有哪几种？

　　3. 小肠有哪几种运动形式？各有何生理意义？

　　4. 在消化功能调节中起重要作用的胃肠激素有哪几种？简述胃肠激素主要的生理功能。

第三章
碳水化合物的代谢

学习目标

1. 掌握碳水化合物的结构。
2. 掌握碳水化合物的主要代谢途径。
3. 掌握血糖的激素调节过程。
4. 掌握膳食纤维的消化特性。

全球范围的营养失衡与代谢紊乱引发的健康问题日益严重，各国人民更加关注日常膳食结构。碳水化合物作为食物中主要的产能宏量营养素，其研究也受到了前所未有的重视。无论是在基础性的遗传学、生物化学、分子生物学、合成化学及细胞生物学等研究领域，还是在应用性的食品科学、药物学和医学等研究领域，碳水化合物都成为了研究热点。事实上，有关碳水化合物科学的发展已历经 200 年，经过德国化学家 Hermann Emil Fischer、英国化学家 Walter Norman Haworth 等多位科学家的努力，碳水化合物研究为有机化合物构象理论研究以及立体化学研究的长足发展起到了促进作用。有关研究成果也先后获得了三次诺贝尔化学奖。

从 20 世纪 50 年代开始，以分子生物学、遗传学、生物化学、细胞生物学等学科为代表的现代生命科学研究迅猛发展。起初，碳水化合物仅被作为生命中的能量供给和结构物质，蛋白质和核酸作为生命活动的核心成为当时的研究热点。但是随着研究的不断深入，发现碳水化合物对生命活动具有深层次的影响，与蛋白质及核酸并列成为基础生命物质。碳水化合物可以与蛋白质、油脂形成复合物，它们分布在细胞外表面，传递细胞间的生物信息，显著影响着细胞间的相互识别、相互制约以及相互作用。同时由于糖苷键的多样性，导致糖链的多样性，因此，碳水化合物通常会承载大量生物信息，不仅可以决定人类血型，还能参与人体细胞发育和分化、免疫、疾病感染以及癌症的发生。现代生命科学的研究重点渐渐转向了多细胞生物的高层次生命现象的解释，碳水化合物作为细胞识别和调控信息分子又一次成为了研究焦点。然而长久以来，糖链分子结构的检测与分析技术远滞后于蛋白质和核酸分析技术的发展，成为了碳水化合物研究的瓶颈。

　　碳水化合物是人类食物最主要的组成部分，且占生物物质总量的约75%。已知结构的碳水化合物（包括天然和人工合成）就超过了36万种，很多种类的低聚糖或多糖也被证实具有免疫调节、抗衰老、抗病毒、抗缺氧、抗肿瘤等多种生物活性，这些生物活性又与这些碳水化合物的结构有着显著相关性，碳水化合物在化工原料、能源以及药物等方面的应用也都与其结构特征和性质显著相关，这些都充分地证明碳水化合物仍具有巨大的应用潜力和研究空间。本章重点从碳水化合物的分类与结构、消化、吸收、体内循环、代谢及其调节、膳食纤维的消化及生理功能等方面介绍碳水化合物的代谢。

　　本章系统介绍了碳水化合物的分类与结构，并描述了碳水化合物的消化与吸收、代谢与调节、生理功能等内容。同时，本章也讨论了一类无法被人体消化酶分解的碳水化合物——膳食纤维的相关内容。

第一节　碳水化合物的分类与结构

　　大多数碳水化合物的化学分子式都具有一个类似的化学结构，它们由碳、氢、氧三种元素组成，而且碳元素与水的比例通常为 $1:1$（$C:H_2O$）。在自然界中，只有植物和少数微生物能够完成利用分子水和二氧化碳（CO_2）来合成可以提供能量的碳水化合物。在光合作用中，这些生命形式利用太阳能提供的能量，可以将水和 CO_2 结合起来。随着碳水化合物一起，分子氧（O_2）也是植物光合作用产物。因此太阳能以碳水化合物形式（化学能）储存起来。消耗 1g 碳水化合物可以给身体提供 17.2kJ 的能量。

　　从化学结构上讲，碳水化合物又被定义为多羟基醛或酮及其衍生物。碳水化合物结构复杂，碳原子数量可以从简单的三碳到多碳，同时分子结构也从单个基团分子到非常复杂的分支聚合物。人类不能进行光合作用，因此我们需要食用植物和植物产品，如水果、蔬菜、豆类和粮食产品等，以获得丰富的碳水化合物。除了植物及其制品，牛乳和乳制品也是人类碳水化合物的良好来源，且它们是动物性食品中碳水化合物的唯一客观来源。虽然人类不能进行光合作用，但我们有能力在体内制造一些碳水化合物，但是想要实现这一点，我们必须从已经拥有的能量分子开始。

碳水化合物的分类

自然界中不同的碳水化合物，可以根据它们的结构分为单糖、双糖、低聚糖和多糖。

1. 单糖

单糖（monosaccharide）是最简单的碳水化合物，它不能被进一步水解成更简单的形式，且是能被机体吸收和利用的唯一形式。根据单糖分子中碳原子数量，与人类营养有关的单糖可以再进行细分，主要包括三糖、四糖、戊糖和己糖等。部分醛糖（醛类）和酮糖（酮类）如表 3-1 所示。六碳己糖是人类饮食中最常见的单糖形式，主要包括葡萄糖、半乳糖和果糖。葡萄糖和半乳糖均能很快被吸收进入血液，特别是以液体的形式被摄入时，而果糖则直接进入肝脏，在那里被迅速转化为葡萄糖、糖原、乳酸和脂肪。葡萄糖是人体血液中的主要碳水化合物，被称为血糖。三碳糖，如甘油醛和二羟基丙酮，是体内代谢（如糖酵解过程）的中间产物。主要的四碳糖包括赤藓糖、苏阿糖和赤藓酮糖等。五碳戊糖主要包括五碳醛糖（如木糖、核糖和阿拉伯糖）和五碳酮糖（如木酮糖和核酮糖）。更为特殊的是核糖，它是脱氧核糖核酸（deoxyribonucleic acid，DNA）和核糖核酸（ribonucleic acid，RNA）的组成部分，其醇类衍生物——核糖醇又是水溶性维生素核黄素的组成成分。此外，具有高能量的磷酸盐化合物，如三磷酸腺苷（adenosine triphosphate，ATP）、二磷酸腺苷（adenosine diphosphate，ADP）、一磷酸腺苷（adenosine monophosphate，AMP），以及二核苷酸，如烟酰胺腺嘌呤二核苷酸（nicotinamide adenine dinucleotide，NAD）和烟酰胺腺嘌呤二核苷酸磷酸（nicotinamide adenine dinucleotide phosphate，NADP）都含有核糖。其他五碳戊糖，特别是木糖，在一些类型的纤维中很常见，如半纤维素。

（1）单糖结构　虽然单糖通常被表示为直链结构，但在水溶液中，单糖的醛基（—CHO）和羟基（—OH）会发生反应，产生半缩醛基团，形成环状结构。许多碳水化合物具有相同的化学式，但结构不同，互称同分异构体，例如，葡萄糖、果糖、半乳糖和甘露糖的分子式均为 $C_6H_{12}O_6$，但是单糖异构体只能有一个位置的碳构象不同。葡萄糖和半乳糖之间的区别就是一个很好的例子：它们的组成和分子质量相同，但两种化合物 4 号碳上的—OH 基团位置是不同的；相比之下，半乳糖和甘露糖不是异构体，因为它们在两个碳位上的—OH 位置不同。单糖异构体的另一个例子是在羰基碳周围有不同构型的化合物，这些被称为端基差向异构体。如果羰基碳周围的—OH 在单糖的环构型中处于"下"位置，则该异构物被命名为"α"；如果羰基碳在"上"位置，它被称为"β"，α 和 β 异构体之间的差异在单糖之间的糖苷键结合方面尤为重要，因为这会影响人类消化这些碳水化合物的能力。

表 3-1 3~6 碳 D- 醛糖和 D- 酮糖的结构式

D- 醛糖（醛）			D- 酮（酮）		
3 碳					

3 碳

$$\begin{array}{c} HC{=}O \\ | \\ HCOH \\ | \\ H_2COH \end{array}$$
D- 甘油醛

$$\begin{array}{c} H_2COH \\ | \\ C{=}O \\ | \\ H_2COH \end{array}$$
二羟基丙酮

4 碳

$$\begin{array}{c} HC{=}O \\ | \\ HCOH \\ | \\ HCOH \\ | \\ H_2COH \end{array}$$
D- 赤藓糖

$$\begin{array}{c} HC{=}O \\ | \\ HOCH \\ | \\ HCOH \\ | \\ H_2COH \end{array}$$
D- 苏阿糖

$$\begin{array}{c} H_2COH \\ | \\ C{=}O \\ | \\ HCOH \\ | \\ H_2COH \end{array}$$
D- 赤藓酮糖

5 碳

$$\begin{array}{c} HC{=}O \\ | \\ HCOH \\ | \\ HCOH \\ | \\ HCOH \\ | \\ H_2COH \end{array}$$
D- 核糖

$$\begin{array}{c} HC{=}O \\ | \\ HOCH \\ | \\ HCOH \\ | \\ HCOH \\ | \\ H_2COH \end{array}$$
D- 阿拉伯糖

$$\begin{array}{c} HC{=}O \\ | \\ HCOH \\ | \\ HOCH \\ | \\ HCOH \\ | \\ H_2COH \end{array}$$
D- 木糖

$$\begin{array}{c} H_2COH \\ | \\ C{=}O \\ | \\ HCOH \\ | \\ HCOH \\ | \\ H_2COH \end{array}$$
D- 核酮糖

$$\begin{array}{c} H_2COH \\ | \\ C{=}O \\ | \\ HOCH \\ | \\ HCOH \\ | \\ H_2COH \end{array}$$
D- 木酮糖

6 碳

$$\begin{array}{c} HC{=}O \\ | \\ HCOH \\ | \\ HOCH \\ | \\ HCOH \\ | \\ HCOH \\ | \\ H_2COH \end{array}$$
D- 葡萄糖

$$\begin{array}{c} HC{=}O \\ | \\ HOCH \\ | \\ HOCH \\ | \\ HCOH \\ | \\ HCOH \\ | \\ H_2COH \end{array}$$
D- 甘露糖

$$\begin{array}{c} HC{=}O \\ | \\ HCOH \\ | \\ HOCH \\ | \\ HOCH \\ | \\ HCOH \\ | \\ H_2COH \end{array}$$
D- 半乳糖

$$\begin{array}{c} H_2COH \\ | \\ C{=}O \\ | \\ HOCH \\ | \\ HCOH \\ | \\ HCOH \\ | \\ H_2COH \end{array}$$
D- 果糖

$$\begin{array}{c} H_2COH \\ | \\ C{=}O \\ | \\ HCOH \\ | \\ HOCH \\ | \\ HCOH \\ | \\ H_2COH \end{array}$$
D- 山梨糖

$$\begin{array}{c} H_2COH \\ | \\ C{=}O \\ | \\ HOCH \\ | \\ HOCH \\ | \\ HCOH \\ | \\ H_2COH \end{array}$$
D- 塔格糖

（2）单糖 D 和 L 系列 当把单糖看成直链时，处于离羰基（C=O）最远的不对称碳位置上的—OH 可用来区分 D 和 L 同分异构体系列。具体来说，如果—OH 基团在右边，则单糖属于 D 系列，如果—OH 在左边，单糖就属于 L 系列，如表 3-1 所示。在营养方面，D 系列和 L 系列单糖最重要的区别之一是 D 系列同分异构体主要是天然存在的，而 L 系列同分异构体往往是化学合成的。D 和 L 系列的同分异构体如镜像一般，通常称为对映异构体，消旋酶能够催化这两者之间的相互转换。

（3）单糖衍生物　虽然单糖是一种重要的食物和循环碳水化合物，但几乎所有存在于细胞内的碳水化合物或作为细胞结构的组成部分都是以更复杂的碳水化合物和单糖衍生物的形式存在，存在于细胞内的其他一些单糖衍生物还有氨基糖、乙酰氨基糖、糖醛酸和糖醇等。

2. 双糖

双糖（disaccharide）是由缩醛（也称为糖苷键）共价连接的两个单糖组成，换句话说双糖可以被水解成两个单位的单糖，如表 3-2 所示。虽然这是一种简单的结合，但根据糖苷键的结构和参与成键的羟基位置，双糖有相当多的种类。糖苷键是在相邻单糖的—OH 之间形成的，这种键合只有一种单糖分子的还原基参与糖苷键，而另一种单糖分子的还原基仍具有还原功能，且缩醛过程通常发生在聚合物中的碳 1 和碳 4 或碳 6 之间。因此，可以用特定的键名［如 α-（1,4）糖苷键、α-（1,6）糖苷键和 β-（1,4）糖苷键］来描述这些糖苷键。人类饮食中三种最常见的双糖是蔗糖、麦芽糖和乳糖，结构式见图 3-1。蔗糖由果糖和葡萄糖组成，主要存在于甜菜和甘蔗中；乳糖由葡萄糖和半乳糖组成，主要存在于牛乳和乳制品中，为哺乳动物提供能量，且有助于钙的吸收和大肠中有益菌群丰度的提高；麦芽糖由两个葡萄糖单元组成，在麦芽制品和正在发芽的种子中含量较高，同时它也是淀粉的消化中间产物，在啤酒和麦芽酒加工和生产中较为常见。在上述的双糖中，只有乳糖是动物来源的，其余两种来自植物。术语"糖"通常指单糖和双糖，这些碳水化合物均具有甜味，果糖最甜。表 3-2 所示为多种糖的相对甜度。

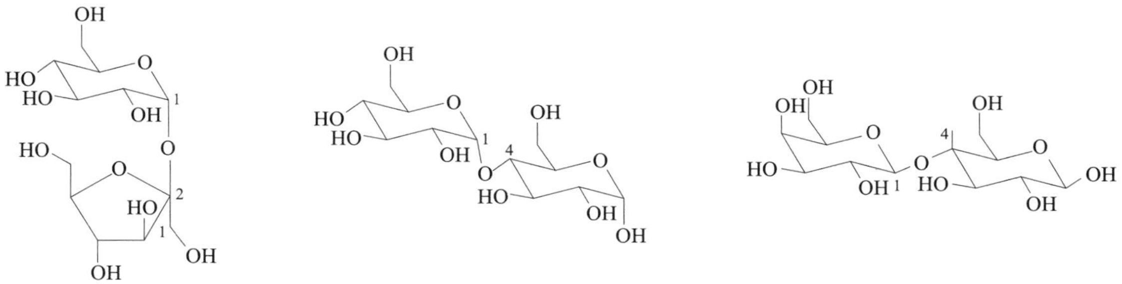

蔗糖　　　　　　　　　麦芽糖　　　　　　　　　乳糖

图 3-1　最常见双糖结构

表 3-2　部分糖和替代甜味剂的甜度比较

甜味剂类型	与蔗糖相比的相对甜度	典型的膳食来源
糖		
乳糖	0.2	乳制品
麦芽糖	0.4	发芽种子
葡萄糖	0.7 ~ 0.8	玉米糖浆、水果
蔗糖*	1.0	水果、甘蔗、甜菜
果糖	1.4	水果、蜂蜜
高果糖玉米糖浆	1.2 ~ 1.6	软饮料、饮料
糖醇		
山梨醇	60	糖果、口香糖
甘露醇	70	糖果
赤藓糖醇	70	糖果、甜味剂
木糖醇	90	口香糖
高甜度甜味剂		
甜菊叶	300	包装食品、补充剂
阿斯巴甜	180	软饮料、果汁
乙酰氨基磺酸钾	200	减肥饮料、明胶、布丁
糖精	300	软饮料、粉状甜味剂
三氯蔗糖	600	饮料、糖果、烘焙食品

注：* 以蔗糖甜度为 1.0 记。

3. 多糖

多糖，也被称为复合碳水化合物，是由三个及以上单糖单元组合而成的，最常见的单糖单元是葡萄糖。虽然不同种类多糖链的长度不同，但一级结构中的共价键主要在 1、4 号碳之间（α 型）。对于支链多糖，如果所涉及的单糖是己糖，则通常会在 1、6 号碳之间（β 型）形成糖苷键。α 型或 β 型构型决定了这些化合物的性质和消化特性（消化酶只能识别一种构型）。多糖种类非常丰富，可以将其简化为以下几种：低聚糖、淀粉、糖原、糖胺聚糖和纤维。

（1）低聚糖　低聚糖一般由 3 ~ 10 个单糖组合而成，它们由相邻单糖的—OH 之间的糖苷键连接而成。如水苏糖、毛蕊花糖和棉子糖均是低聚糖，其代谢过程与其他低聚糖略有不同，主要被结肠中肠道菌群发酵，这一特性使其被称为肠胃胀气的制造者，特别是豆科植物中含有相当高含量的此类低聚糖。

（2）植物淀粉　淀粉是地球上最常见的多糖之一，它是植物中碳水化合物的主要储存形式。淀粉以离散颗粒形式呈现，且形状具有物种特异性，也受淀粉颗粒形成方式、植物生长的物理化学条件以及化学组成的影响。淀粉主链是一条长链，存在许多支链。直链淀粉是一种直链葡萄糖聚合物，由 α-(1,4)糖苷键链接，它以螺旋线圈的形式存在，并可以形成水合胶束。支链淀粉是支链聚合物，如图 3-2 所示。在直链淀粉上，大约每隔 24~30 个葡萄糖结构单元就有一个 α-(1,6)糖苷键淀粉侧链。葡萄糖结构单元之间的其他键都是 α-(1,4)糖苷键；然而由于分支结构，支链淀粉不能有效卷曲，会在水中形成胶状悬浮物。淀粉存在于许多植物性食物中，如谷物、未成熟的水果、蔬菜、豆类和块茎类植物等。

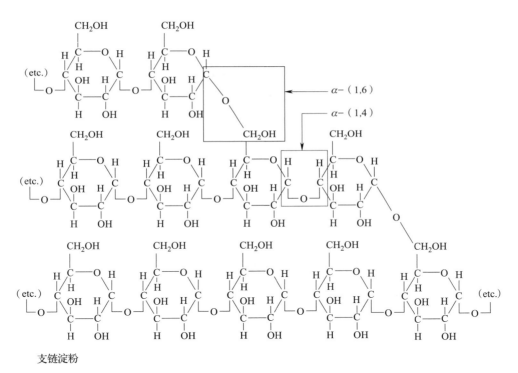

图 3-2　淀粉的结构

（3）动物糖原　动物组织中的糖原含有重复的葡萄糖结构单元，也是一种同聚多糖，是存在于动物体内的葡萄糖储存形式，也被称为"动物淀粉"。然而糖原又不同于淀粉，因为在糖原结构中每隔 8～12 个葡萄糖单元就会发生一次分枝化。糖原是一种大型的支链聚合物，由直链部分的 α-(1,4)糖苷键和支链点的 α-(1,6)糖苷键组成（图 3-3）。动物肉及其制品中的糖原不是膳食碳水化合物的重要来源，因为糖原在动物屠宰后不久就会消耗殆尽。然而，糖原却是动物体内非常重要的碳水化合物储存形式，主要储存在肝脏和肌肉组织中。糖原总量约为骨骼肌的 1%～2%（约 500g），肝脏重量的 8%～10%（约 100g）。肝糖原可以维持血糖水平（如睡眠时），肌糖原是人体高强度运动过程中能量的主要来源。同时脂肪组织中也存在糖原，但其重量小于脂肪重量的 1%。

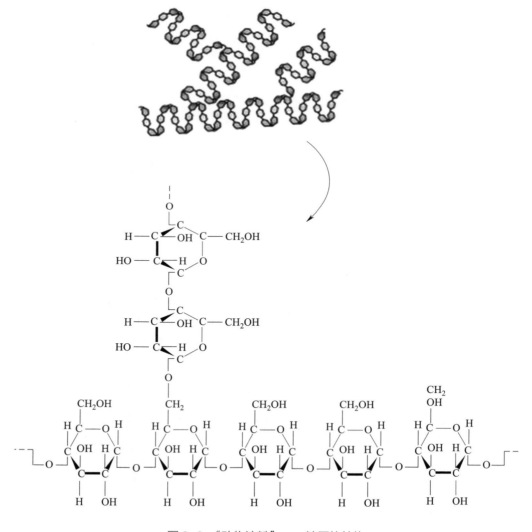

图 3-3　"动物淀粉"——糖原的结构

（4）糖胺聚糖　另一类多糖是糖胺聚糖，有时也被称为黏多糖。糖胺聚糖的特点是同时含有氨基糖和醛酸，它们可以与体内分泌的组织结构蛋白质相结合。这些多糖对人体黏液分泌物的黏度具有显著影响，它们是围绕在胶原蛋白、弹性蛋白纤维、结缔组织和骨细胞周围的细胞外无定形基质的重要组成部分，这些分子可以持有大量的水并占据一定的空间，能够起到一些缓冲和润滑的作用。糖胺聚糖重要的应用实例为透明质酸和硫酸软骨素。

（5）膳食纤维　膳食纤维是人体消化酶难以消化的高分子碳水化合物的总称。根据其溶于水的倾向被分为可溶性和不可溶性两大类：可溶性膳食纤维主要包括果胶、树胶和黏液；不溶性膳食纤维主要由纤维素、半纤维素、木质素和改性纤维素组成。纤维素和半纤维素是构成植物细胞壁结构的主要成分，存在于水果的表皮、蔬菜的种子、茎和叶子的外层。对这些分子的另一个描述是非淀粉多糖，然而这一分类并不包括木质素，详见本章第六节。

第二节　碳水化合物的消化、吸收与转运

机体对碳水化合物的消化主要是通过一系列酶从双糖或更复杂的碳水化合物聚合物中释放出单糖。正常情况下，几乎所有的非膳食纤维碳水化合物都以单糖的形式通过小肠壁被吸收，再由葡萄糖转运蛋白（glucose transporter，GLUT）转运穿过细胞。

一、碳水化合物的消化

图 3-4 所示为消化道不同部位发生的碳水化合物消化过程。碳水化合物的消化过程始于口腔，咀嚼食物可以把食物分解成细小的颗粒。同时唾液腺分泌的唾液有助于滋润食物，且唾液中还含有唾液淀粉酶，是一种开启碳水化合物分解的酶，它能将煮熟的淀粉分解成更小的单位（主要为麦芽糖）。虽然唾液淀粉酶对碳水化合物消化的影响是短暂的，但却极为显著。

口腔内容物经吞咽后，可以通过食道进入并储存在胃部。唾液淀粉酶活性的最佳 pH 范围为 6.6 ~ 6.8，因此，一旦吞咽的内容物与高酸性的胃液完全混合，唾液淀粉酶便随即失活。在胃液中几乎没有碳水化合物的消化过程。虽然蔗糖在胃部可能发生某些酸水解，但它被认为是不具有生理意义的。胃排空进入肠道内的淀粉在胰淀粉酶作用下分解成更小的葡萄糖链。肠液在碳水化合物的消化过程中会起到最后的作用，单糖被释放出来，进入小肠上皮细胞，之后进入小肠壁上的毛细血管，汇入肝门静脉，离开肠道进入肝脏。因此可消化碳水化合物的消化主要在小肠中进行，且大部分单糖是在小肠中被吸收的。

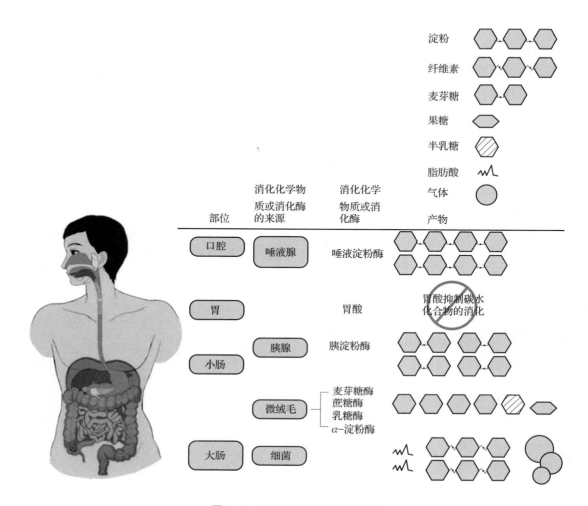

图 3-4   碳水化合物的消化过程

小肠中主要的碳水化合物消化酶是 α-淀粉酶，由胰腺的腺泡细胞分泌。唾液淀粉酶和胰腺淀粉酶都能水解 α-（1,4）糖苷键，可以使饮食中的淀粉依次转化为麦芽糖、麦芽糖三糖、α-糊精和一些微量葡萄糖。支链淀粉可以被消化生成糊精混合物，平均每个分子有 6 个葡萄糖残基，并包含 α-（1,6）糖苷键，这些糖苷键可以被小肠刷状缘分泌的 α-糊精酶或异麦芽糖酶继续水解，主要产物有 α-糊精、麦芽糖和葡萄糖，而剩余的碳水化合物消化被认为是沿着肠道表面进行的。当碳水化合物被水解成单糖时，可以更加容易接近转运蛋白。小肠绒毛内壁的肠细胞还能够分泌双糖酶，即麦芽糖酶、乳糖酶、蔗糖酶以及 α-糊精酶，且这些酶与微绒毛质膜相关，如图 3-5 所示。但是在肠道中的双糖酶并不是总能有足够的量来完成肠道中对双糖的消化，这会导致未消化双糖的肠道积累和双糖不耐受的发生，症状包括肠道腔内渗透压增加导致的腹泻。此外，某些肠道微生物可能会利用和代谢双糖，导致胀气、恶心和腹胀等症状的出现。

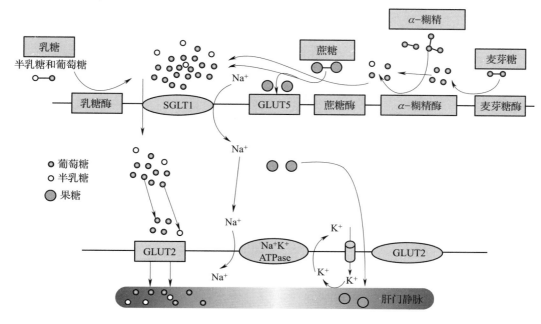

图 3-5 葡萄糖和半乳糖通过小肠黏膜的吸收过程

二、碳水化合物的吸收

小肠内壁上的吸收细胞对某些特定己糖的吸收速度要比其他的单糖快。半乳糖和葡萄糖能被小肠内壁细胞通过浓度梯度主动运输吸收，而其他物质（如果糖）则不能。显然，主动转运的基本要求是基于单糖六碳结构的存在以及 2 号碳位置的完整羟基，同时氧和钠是主动运输所必需的，而选择性代谢抑制剂可以阻断主动转运。单糖的吸收是在浓度梯度下进行的，主动运输具有选择性，因此不同单糖吸收、转运速度是存在差异的。如果以葡萄糖转运率作为参考标准（1.0），半乳糖的转运率略高（1.1），而果糖（0.4）、甘露糖（0.2）、木糖（0.15）和阿拉伯糖（0.1）的转运率则较低。

此外，葡萄糖和半乳糖在一种被称为钠/葡萄糖共转运体 1（sodium-glucose cotransporter 1，SGLT1）的普通转运体上存在相互竞争关系。如上所述，这两种单糖均是通过主动运输被吸收的。相比之下，果糖是通过利用葡萄糖转运蛋白 5（glucose transporter 5，GLUT5）进行被动扩散被小肠吸收的，因此果糖需要与膜蛋白载体结合，并沿着浓度梯度移动。同样地，甘露糖、木糖和阿拉伯糖也是通过被动扩散吸收。葡萄糖和半乳糖的主动转运需要以 ATP 形式存在的 SGLT1、钠和能量的参与。而钠离子梯度假说则认为，葡萄糖或半乳糖会与小肠微绒毛膜上的 SGLT1 相结合，而 SGLT1 也有钠离子的结合位点，钠离子沿浓度梯度向下进入细胞释放的能量足以使葡萄糖逆其浓度梯度被吸收进入细胞，钠离子随后被钠钾泵泵出细胞以保持梯度，每个单糖的运输过程均需要两个钠离子的参与。一旦进入细胞，15% 的单糖会通过小肠刷状缘漏出，25% 会通过基底外侧膜扩散，60% 则通过载体机制离开浆膜侧；所有这些机制都不再与钠离子有关。由于这些多重的出口通道，因此单糖（如葡萄糖和半乳糖）不会在小肠细胞内显著积累。大部分单糖的吸收发生在小肠的上部，另外三糖和四糖也是通过被动扩散被小肠吸收。

　　游离单糖在细胞中以较低浓度存在，可以很快被利用或以糖原的形式储存起来。而单糖在细胞内的代谢需首先进行磷酸化（即附着一个磷酸盐）。例如葡萄糖 –6– 磷酸是在游离葡萄糖进入细胞后在糖酵解第一步过程产生的，这不仅有助于激活单糖，而且还能将单糖"锁"在某些细胞内，如肝细胞。

三、葡萄糖的转运

　　人体内所有的细胞都能以葡萄糖作为能量来源，这意味着葡萄糖必须有穿过细胞膜的途径。葡萄糖能借助葡萄糖转运蛋白（glucose transporter，GLUT）通过扩散穿过细胞膜。目前至少发现了六种葡萄糖转运蛋白，每一种蛋白质在其转运特性以及其表达的细胞类型上均有所不同（表 3-3）。GLUT1 是表达最为广泛的亚型，可以为人体大多数细胞提供基本的葡萄糖需求。GLUT1 在上皮细胞和屏障组织（如血脑屏障）的内皮细胞中表达量较高。GLUT2 在肝细胞、胰岛 β 细胞、肠和肾上皮细胞的基底膜中大量表达，其特点是低亲和力和高米氏常数（K_m），当有更多的葡萄糖可用时（即高血糖时），其非常活跃。GLUT3 负责神经元内葡萄糖的运输，即使在低血糖状态下，其 K_m 也相对较低，可以保证葡萄糖的供应。GLUT4 主要在胰岛素敏感细胞中表达，如脂肪细胞、心脏和骨骼肌细胞，主要负责降低升高的血糖水平（图 3-6），胰岛素会结合其受体，并发挥一系列磷酸化反应，导致 GLUT4

表 3-3　组织中的主要葡萄糖转运蛋白（GLUT）

葡萄糖转运蛋白	存在组织	特性
GLUT1	大多数细胞	低米氏常数（1–2mmol/L），确保低血糖期间的葡萄糖摄取
GLUT2	胰岛 β 细胞、肾小管细胞、小肠基底外侧上皮细胞、肝细胞、下丘脑	高米氏常数（15～20mmol/L）
GLUT3	神经元、胎盘、睾丸	低米氏常数（1mmol/L），高亲和力
GLUT4	骨骼肌纤维、脂肪组织、心肌细胞	高米氏常数（5mmol/L）
GLUT5	小肠黏膜表面细胞、肝细胞、精子、骨骼肌纤维	低米氏常数（1～2mmol/L），果糖转运体
GLUT7	肝细胞	在糖异生的最后一步后将葡萄糖转运出内质网

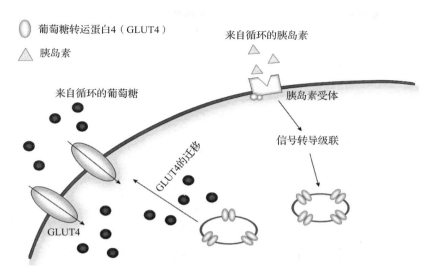

图 3-6　胰岛素与胰岛素受体的相互作用和 GLUT4 转移到细胞膜将葡萄糖带入细胞的过程

转移到质膜。GLUT5 是一种果糖转运体，在精子和肠上皮细胞的顶膜中大量表达，在骨骼肌中也会少量表达。GLUT7 是内质网膜上的葡萄糖转运体，在葡萄糖 -6- 磷酸酶作用于葡萄糖 -6- 磷酸后，其将游离葡萄糖输送到细胞质中。这对肝细胞尤为重要，在糖原分解过程中，其协助葡萄糖（从磷酸盐中）释放到血液中。

　　葡萄糖是大脑的主要能量来源。葡萄糖到达脑组织需穿过血脑屏障的内皮细胞，然后进入神经元和胶质细胞。研究表明 GLUT1 在脑组织中的浓度更高，在神经元和血脑屏障中的糖基化程度也不同。GLUT3 在神经元中，GLUT5 在小胶质细胞中高表达，在大脑中也能检测到 GLUT2、GLUT4 和 GLUT7，但浓度相对较低。葡萄糖通过肌肉（骨骼和心脏）的质膜运输除了受胰岛素浓度和 GLUT4 转运体数量影响之外，还受其他因素调控。在心脏，葡萄糖的转运还受到心肌收缩、血液中肾上腺素和生长激素水平、细胞内 AMP 和 ADP 浓度的影响。骨骼肌收缩也会导致葡萄糖转运的增加，该作用独立于胰岛素的调控。肌细胞收缩活动导致细胞内 Ca^{2+} 含量增加，这与 GLUT4 从胞质转移到质膜有关。

第三节　碳水化合物的主要代谢途径

　　葡萄糖和其他碳水化合物通过代谢途径的通量是通过多种方式进行调节的。首先，激素，如胰岛素和胰高血糖素，可以通过磷酸化和去磷酸化来改变关键代谢酶的活性；第二，激素的影响可以诱导或抑制关键酶的转录、翻译或两者兼有；第三，代谢反应的中间体和产物以及其他物质可以引起代谢通路流量的变构影响。人体大多数细胞可以使用不止一种"燃料"：大脑在正常的新陈代谢条件下，几乎所有的能量都来自葡萄糖，而在饥饿期间，也可以利用酮体。相反，人体其他组织（如肌肉、肝脏和肾脏），其能量底物更具有"杂食性"的特点，而这些底物的转换会受到利用率和激素的巨大影响。碳水化合物的主要代谢途径包括糖酵解、糖原的合成和降解、磷酸戊糖途径、三羧酸循环、糖异生及脂肪合成。

一、糖酵解

糖酵解是将一个六碳葡萄糖分子转化为两个三碳丙酮酸分子的 10 个反应的总称（图 3-7）。糖酵解的净 ATP 产量是两个 ATP 分子，并可能通过甘油磷酸盐穿梭产生更多的 ATP 分子，这使得细胞质中产生的还原性 NADH 被转移到线粒体黄素腺嘌呤二核苷酸递氢体（flavine adenine dinucleotide 2，$FADH_2$）中。糖酵解也为其他单糖的分解代谢提供了切入点，如果糖和半乳糖。通过糖酵解的葡萄糖主要受到己糖激酶、葡萄糖激酶、磷酸果糖激酶和丙酮酸激酶的调节。

1. 己糖激酶和葡萄糖激酶

影响细胞葡萄糖代谢重要的酶是所有细胞组织中的己糖激酶（hexokinase，HK）和肝细胞中的葡萄糖激酶（glucokinase，GK），这两种酶都能使葡萄糖磷酸化，产生 6- 磷酸葡萄糖。己糖激酶的 K_m 相对较低，这使得它可以在葡萄糖利用率相对较低的情况下同样发挥作用。K_m 等于酶促反应速度达到最大反应速度一半时所对应的底物浓度，是酶的特征常数之一。然而，己糖激酶会被其产物 6- 磷酸葡萄糖所抑制，这可以确保葡萄糖能进入所有细胞进行糖酵解，且根据细胞的需要进行。相比之下，胰岛素诱导肝细胞产生的葡萄糖激酶的 K_m 相对较高，且不受其产物的抑制。从消化道吸收的葡萄糖和胰腺分泌的胰岛素在进入全身循环之前都会进入肝脏，大部分吸收的葡萄糖被输送到肝细胞，而不会到达全身循环。在高血糖状态下，大约 50% 的葡萄糖在肝脏转化为能量，剩余的则转化为糖原和脂肪酸。

2. 磷酸果糖激酶

能够催化 6- 磷酸果糖转化为 1,6- 二磷酸果糖的磷酸果糖激酶 1（phosphofructokinase 1，PFK1）的活性受几个因素的影响（图 3-8）。其中主要的因素是肝脏中磷酸果糖激酶 2（PFK2）的活性。当胰高血糖素水平升高时，细胞内增加的 cAMP 会激活蛋白激酶 A，从而使 PFK2 被磷酸化。相反，当胰岛素水平升高时，磷酸基团会通过细胞内磷酸酶的作用被移除。PFK2 的非磷酸化形式催化 6- 磷酸果糖转化为 2,6- 二磷酸果糖，对 PFK1 有一定的激活作用，这一过程意义重大，因为循环胰岛素和肝细胞内果糖 –6– 磷酸的升高发生在进食状态。PFK2 的磷酸化形式又能催化 2,6- 二磷酸果糖转化为 6- 磷酸果糖，从而消除了 2,6- 二磷酸果糖对 PFK1 的激活影响。随着糖酵解的继续，六碳 1,6- 二磷酸果糖分

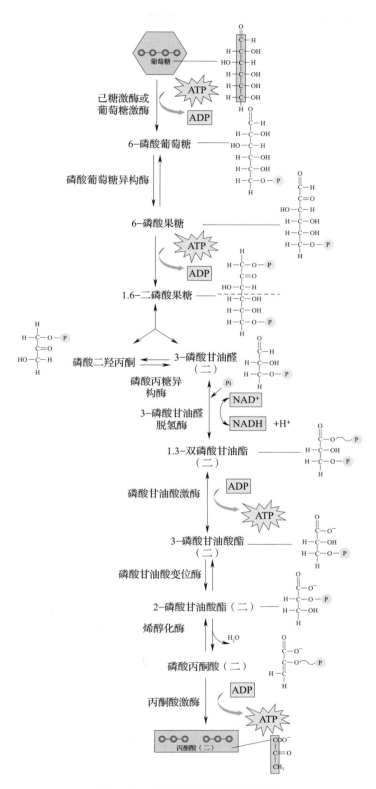

图 3-7 糖酵解的步骤和关键调控

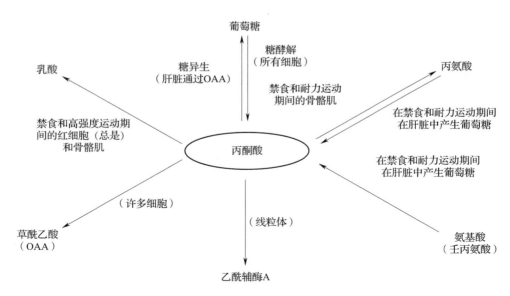

图 3-8 磷酸果糖激酶 1 （PFK1）的活性

子分裂成两个三碳分子：二羟基丙酮磷酸和 3- 磷酸甘油醛（图 3-7），二羟基丙酮也可以转化为 3- 磷酸甘油醛。因此，一个 1,6- 二磷酸果糖分子最终可以生成两个 3- 磷酸甘油醛分子。3- 磷酸甘油醛可以转化为 1,3- 二磷酸甘油酸，同时将 NAD^+ 还原为 NADH。因此，一个葡萄糖分子最终可以在糖酵解过程中生成两个 NADH 分子。1,3- 二磷酸甘油酸 1 号位的磷酸转移到 ADP 上形成 ATP，每个进入糖酵解的葡萄糖分子都可能发生两次该反应，该反应由磷酸甘油酸激酶催化产生两个磷酸甘油酸分子，然后被烯醇化酶转化为磷酸烯醇式丙酮酸（phosphoenolpyruvate，PEP）。

3. 丙酮酸激酶

在糖酵解的最后一个反应中，PEP 会被丙酮酸激酶（pyruvate kinase，PK）转化为丙酮酸。胰岛素与胰岛素受体的结合增加了磷酸酶的活性，使其去磷酸化，从而激活 PK。相反，当胰高血糖素与胰高血糖素受体结合时，导致细胞内 cAMP 水平增加，激活了蛋白激酶 A，使 PK 磷酸化和失活。丙酮酸位于代谢"十字路口"（图 3-9），受到细胞类型、激素和代谢的影响，丙酮酸既可以转化为丙氨酸或细胞质中的乳酸，也可以进入线粒体转化为乙酰辅酶 A 或草酰乙酸。丙酮酸转化为乳酸是一个还原反应，在这个过程中，NADH被氧化为 NAD^+（图 3-10），这与糖酵解过程中产生 NADH 的反应是相反的。这个反应在两个方向上都会被乳酸脱氢酶（lactic dehydrogenase，LDH）催化，LDH 自身有五种异构体。LDH 由被称为"心脏"（H）或"肌肉"（M）类型的四个亚单位以不同的排序组成（即MMMM、MMMH、MMHH、MHHH 和 HHHH），不同的组成形式会有不同的表达形式。在肌肉和红细胞中会产生大量乳酸，并且可以扩散到血液中，在肝脏中作为糖异生前体或其他细胞的能量来源。线粒体中的丙酮酸可以转化为乙酰辅酶 A，丙酮酸脱氢酶能催化这个反应，在这个过程中 NAD⁺ 被还原成 NADH。NADH 可以将电子转移到电子传递链中。丙酮酸脱氢酶以磷酸化（非活性）或去磷酸化（活性）的形式存在。丙酮酸脱氢酶 – 乙酰辅酶 A 和 NADH 的产物能够调控丙酮酸脱氢酶的磷酸化。相反，CoASH（未结合的辅酶 A）、NAD⁺ 和 ADP 能使丙酮酸脱氢酶保持活性的激酶失活。因此，丙酮酸脱氢酶的活性受到激素以及细胞内代谢状态的控制。

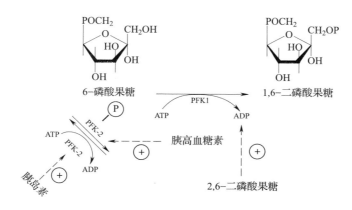

图 3–9　丙酮酸在几种代谢途径中的作用示意图

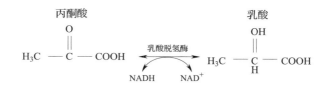

图 3–10　丙酮酸转化为乳酸的过程

二、糖原转化

如其他双向代谢一样，糖原代谢可以看作是糖原合成和糖原分解两种相反操作的代数净效应之和，而且在实际情况下这两种机制是同时运作的。因此，支配因素便成为与这些代谢相关因素的重要影响因素。这些影响中，如代谢产物和胞内因子（如 AMP、Ca²⁺）可能主要对上述两个途径中的一个产生影响，而其他影响，如激素可以对两个途径均产生影响。例如，AMP 只会增加糖原降解代谢，而肾上腺素和胰高血糖素既能激活糖原分解机制，也可以激活糖原合成的失活机制。相比于植物淀粉，糖原含有更多的分支，每 8～10 个残基就有一个分支点，此外每个糖原分子的还原端都有一个暴露的异头碳葡萄糖单元，这个单体能与蛋白质糖原相连。这个葡萄糖单位可能是糖原分子的锚定点和起始点，但是这种葡萄糖分子并不容易获得。从还原糖单体延伸出来的直链低聚糖是糖原引物。初始直链和支链末端的葡萄糖单体称为非还原单元；它们在合成过程中作为新单体的连接点，在糖原分解过程中则作为去除点。

1. 糖原合成

糖原存在于人体多种组织中，肝细胞和肌肉细胞（特别是 II 型肌纤维）中糖原浓度最高。糖原的组成成分是尿苷二磷酸葡萄糖（UDP- 葡萄糖），它由 1- 磷酸葡萄糖形成，而 1- 磷酸葡萄糖又是由 6- 磷酸葡萄糖合成的（图 3-11）。胰岛素能激活糖原合成酶，而糖原合成酶是调节糖原代谢的关键酶。当一个糖原直链含有 11 个或更多的葡萄糖单体时，另一种被称为分支酶或葡萄糖 4∶6 转移酶的，会将 6～8 个单体的低聚物重新定位，并通过 α-（1,6）糖苷键重新连接到直链成为一个分支点。

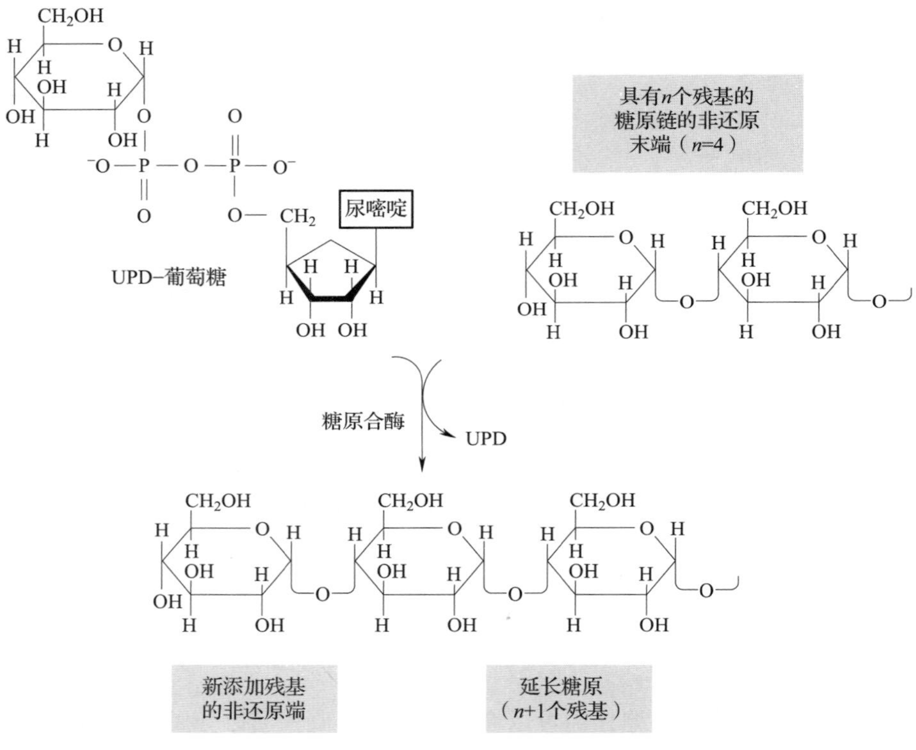

图 3-11　糖原合成过程

2. 糖原降解

糖原降解过程是由活性磷酸化酶（磷酸化酶 a）催化的（图 3-12），这种酶可以被肾上腺素激活，并提高肌肉细胞内 AMP 水平。AMP 的增加主要与肌肉细胞收缩和 ATP 水解成 ADP 有关。作为 ATP 再生的一种手段，磷酸可以通过腺苷酸激酶从一个 ADP 转移到另一个 ADP，产生 ATP 和 AMP。同时，胰高血糖素和肾上腺素均能参与肝细胞磷酸化酶的激活。如前所述，肾上腺素和胰高血糖素都会引起第二信使级联反应，最终导致细胞内 cAMP

浓度增加。在一系列反应中，cAMP 可以激活其依赖的蛋白激酶，进而激活磷酸化酶激酶，将其从不活跃的磷酸化酶激酶 b 转化为活性磷酸化酶激酶 a 形式。磷酸化酶激酶 a 可以激活能分解糖原的磷酸化酶（磷酸化酶 a），以及失活糖原合酶来抑制糖原的反合成。磷酸化酶 a 在维生素 B$_6$ 的参与下，能使葡萄糖单体与糖原分离，形成 1- 磷酸葡萄糖，随后由磷酸葡萄糖转化酶转化为 6- 磷酸葡萄糖。磷酸化酶 a 在分解 α-（1,4）链（直链）时，可以从糖原中分离出约 90% 的葡萄糖残基。肝细胞内的 6- 磷酸葡萄糖可以被内质网内的 6- 磷酸葡萄糖酶去磷酸化。葡萄糖通过 GLUT7 运输出内质网，并可通过 GLUT2 从肝细胞扩散进入血液循环。脱分支酶负责在分支点（约占总葡萄糖的 10%）释放葡萄糖单元，产物是游离葡萄糖，可以在肝脏通过 GLUT2 运输出肝细胞。

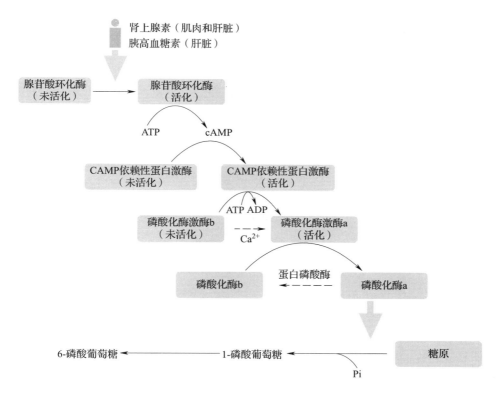

图 3-12　糖原降解过程

三、磷酸戊糖途径

磷酸戊糖途径（图 3-13）能将 NADP$^+$ 还原为 NADPH，这可用于还原某些分子（如脂肪酸）、还原谷胱甘肽、其他反应的等价物。同时，这种反应途径会产生 5- 磷酸核糖，它可以异构化为 5- 磷酸木酮糖，用于核苷酸的生物合成。磷酸戊糖途径的反应可以描述为氧化反应或非氧化反应。氧化反应包括 6- 磷酸葡萄糖通过 6- 磷酸葡萄糖脱氢酶转化为磷酸葡萄糖酸内酯和 6- 磷酸葡萄糖酸转化为 5- 磷酸核酮糖。这两种反应都将 $NADP^+$ 还原为 NADPH，后一种反应同时能产生 CO_2。非氧化反应允许糖酵解中间体 3- 磷酸甘油醛和 6- 磷酸果糖的再生。

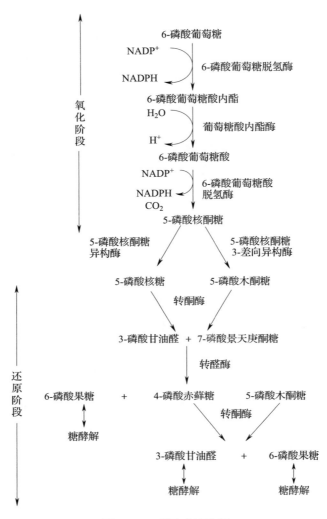

图 3-13　磷酸戊糖途径

四、三羧酸循环

三羧酸循环（tricarboxylic acid cycle，TCA）又称为克雷布斯循环（Krebs cycle）或柠檬酸循环（图 3-14），发生在线粒体基质中，是由 8 个关键的顺序反应组成，最终会生成柠檬酸，而不同反应的反应产物又会成为下一个反应的反应物，因此认为该途径是循环的。

在反应中，乙酰辅酶 A 也可以与草酰乙酸缩合形成柠檬酸。柠檬酸合成酶是一种催化酶，其活性受到其产物的抑制。乌头酸酶又会催化柠檬酸转化为异柠檬酸，虽然具有双向活性，但有利于柠檬酸的形成。

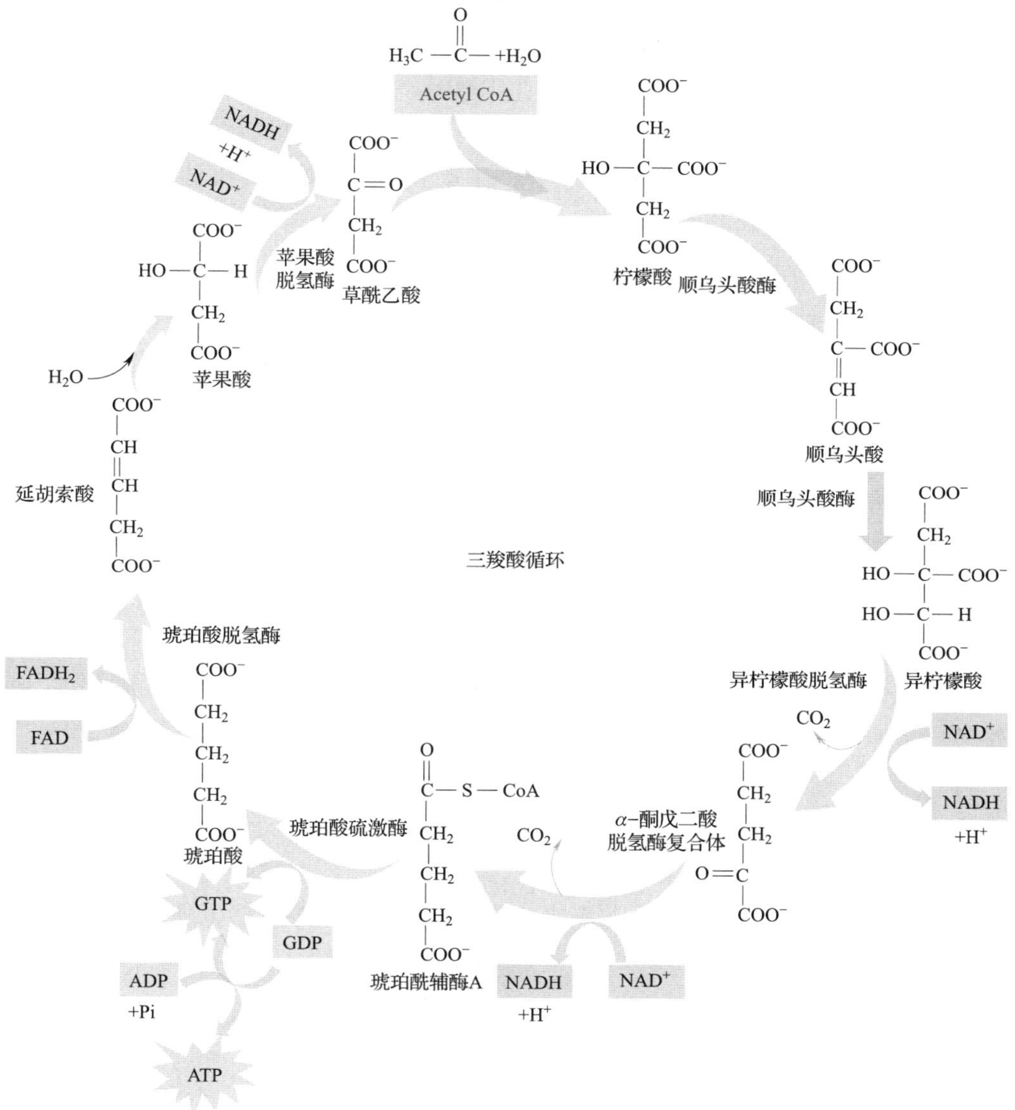

图 3-14 三羧酸循环过程

在三羧酸循环的第一个氧化反应中，异柠檬酸脱氢酶会将异柠檬酸转化为 α-酮戊二酸盐，同时 NAD^+ 被还原为 NADH 产生 CO_2。下一个反应也是氧化反应，因为 α-酮戊二酸通过 α-酮戊二酸脱氢酶转化为琥珀酰辅酶 A，这个过程中 NAD^+ 也会被还原为 NADH 产生 CO_2。在接下来的反应中，琥珀酰辅酶 A 的高能量硫酯键被裂解成琥珀酸和辅酶 A，释放的能量足以使得磷酸化鸟苷二磷酸（guanosine-5′-diphosphate，GDP）形成鸟苷三磷酸（guanosine triphosphate，GTP）。接下来，在三羧酸循环的第三次氧化反应中，琥珀酸脱氢酶将琥珀酸转化为延胡索酸。然而，这里的黄素腺嘌呤二核苷酸（flavin adenine dinucleotide，FAD）会被还原为 $FADH_2$。之后延胡索酸转化为苹果酸。苹果酸随后在第四个氧化反应中转化为草酰乙酸，这个氧化反应将 NAD^+ 还原为 NADH，这是一个有利于苹果酸盐的平衡反应。三羧酸循环的产物是三个 NADH，一个 $FADH_2$ 和三个 CO_2 分子。因此，在初始反应中形成的每个柠檬酸分子可以生成 12 个 ATP 分子。所以，总的来说，葡萄糖的完全氧化可以产生 36~38 个 ATP。底物水平的磷酸化产生 4 个 ATP（糖酵解和 Krebs 循环各 2 个），而胞质糖酵解和线粒体丙酮酸转化为乙酰辅酶 A 和三羧酸循环可以产生 10 个 NADH 和 2 个 $FADH_2$。线粒体中产生的 NADH 和 $FADH_2$ 分别通过电子传递链产生 3 个和 2 个 ATP，而细胞质中产生的 NADH 会产生 2 个或 3 个 ATP，这取决于它如何进入线粒体。三羧酸循环主要受 $NADH/NAD^+$ 的氧化还原状态、中间产物的细胞水平和细胞的能量水平（ADP/ATP）的影响。例如，当 $NADH/NAD^+$ 比值较高，则异柠檬酸脱氢酶、α-酮戊二酸脱氢酶和苹果酸脱氢酶的活性会因为相对缺乏反应物而减慢。较高的 $NADH/NAD^+$ 比值决定了可逆苹果酸脱氢酶朝着苹果酸方向催化的程度，从而会降低了第一个反应中的反应物草酰乙酸的浓度。另外，增加 $NADH/NAD^+$ 比例对异柠檬酸脱氢酶的抑制将导致异柠檬酸的积累，并被乌头酸酶转化为柠檬酸，而柠檬酸又会抑制柠檬酸合酶活性，因此柠檬酸在线粒体中将得到积累。ADP/ATP 比值的增加通常会以两种方式加速三羧酸循环，ADP 的增加表明细胞需要能量，因此电子传递链将以更高的速率运行，NADH 迅速减少，而 NAD^+ 增多。此外，ADP 的增加也会进一步激活异柠檬酸脱氢酶活性。

五、糖异生

糖异生（gluconeogenesis）是由非碳水化合物底物产生葡萄糖的生理过程（图 3-15），主要发生在肝脏，主要前体物质是乳酸、甘油和某些氨基酸。糖异生会涉及糖酵解的几个可逆反应，但必须产生化学反应绕过另外几个单向反应，在这些单向反应中酶只能催化糖酵解的方向，因此糖异生不能简单地看作是糖酵解的逆转。丙酮酸不能通过一个简单的可逆反应生成磷酸烯醇式丙酮酸，丙氨酸和乳酸是主要的糖异生前体，两者在肝脏中转化为丙酮酸。为了将丙酮酸转化为磷酸烯醇式丙酮酸，丙酮酸必须首先扩散到线粒体，再转化为草酰乙酸（oxaloacetic acid，OAA），然后转化为苹果酸，丙酮酸羧化酶催化丙酮酸转化为 OAA。草酰乙酸通过苹果酸脱氢酶转化为苹果酸，苹果酸可以离开线粒体，但草酰乙酸不能。一旦苹果酸进入细胞质，它又被苹果酸脱氢酶转化为 OAA。最后，OAA 被磷酸烯醇式丙酮酸羧激酶（phosphoenolpyruvate carboxykinase，PEPCK）转化为磷酸烯醇式丙酮酸。

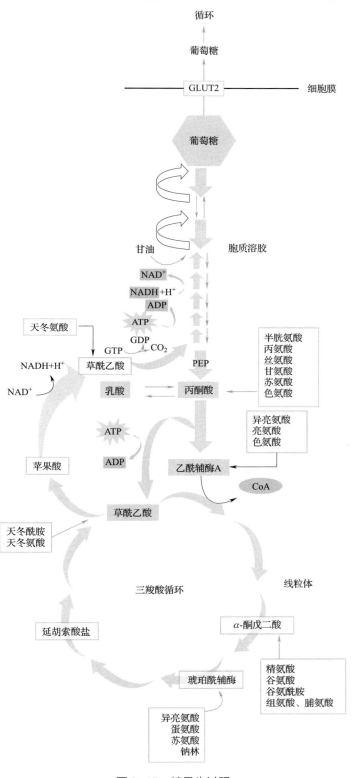

图 3-15　糖异生过程

六、脂肪合成

增加膳食中碳水化合物摄入量可能导致肝脏脂肪生成增加。虽然碳水化合物的摄入可引起胰岛素的释放，但一些证据表明，单独摄入葡萄糖也会促进肝脏脂肪的生成。碳水化合物摄入量的增加会导致多种糖酵解和脂肪生成途径相关基因的表达，从而促进葡萄糖转化为脂肪酸。在高碳水化合物饮食中被上调的关键酶包括糖酵解中的丙酮酸激酶、乙酰辅酶 A 羧化酶及脂肪酸合酶等，整个过程不依赖胰岛素。这些反应是由糖应答元件结合蛋白（carbohydrate response element binding protein，ChREBP）参与完成的，它会被高碳水化合物饮食激活。最初有关 ChREBP 的研究是在肝脏中进行的，因大多数葡萄糖和脂质代谢发生在肝脏中，但其他组织也含有这种蛋白质，包括脂肪、肠、肾和肌肉组织。上述涉及脂肪生成的酶的启动子具有 ChREBP 的结合位点，这些位点是 ChREBP 与 DNA 结合的核苷酸碱基对（图 3-16），在禁食条件下，这种转录蛋白通常在细胞质中比较丰富，由于其磷酸化程度高而不能进入细胞核。然而，当胞质中的葡萄糖增加时，ChREBP 会发生一系列的部分脱磷酸化反应，使其能够转移到细胞核，并与编码这些酶的基因的启动子结合。实际上，启动 ChREBP 去磷酸化步骤的不是葡萄糖本身，而是糖代谢产物 5- 磷酸木酮糖。在靶基因上调后，ChREBP 被 cAMP 或 AMP 依赖的激酶磷酸化，这导致 ChREBP 离开细胞核。

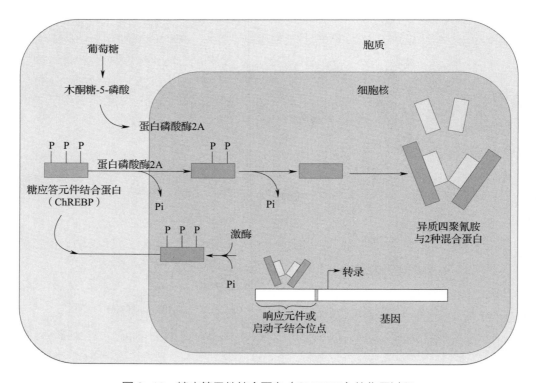

图 3-16　糖应答元件结合蛋白（ChREBP）的作用过程

第四节　碳水化合物的代谢调节

葡萄糖必须在血液中不断循环才能为人体细胞不断提供能量。血糖的高与低对身体都会有影响，如血糖高会导致新陈代谢紊乱，血糖低会导致中枢神经受损。因此，维持血糖的平衡对人体健康至关重要。

一、机体血糖水平

在禁食状态下，血糖浓度通常为 70～110mg/dL（3.9～6.1mmol/L），相当于 5g 葡萄糖在 5.5L 血液中循环。然而，循环葡萄糖水平在餐后大幅升高而在禁食期间降低。血糖生成指数（glycemic index，GI），简称升糖指数，是由多伦多大学的 David J. Jenkins 在 1981年提出的，指食物能够引起人体血糖升高的程度，反映人体进食后机体血糖生成的应答状况（图 3-17）。其计算公式为：GI= 某食物在食后 2h 血糖曲线下面积 / 相当含量葡萄糖在食后 2h 血糖曲线下面积 ×100%。食物的升糖指数通常与葡萄糖作为标准食物进行对比。例如，如果一种食物使血糖水平上升到由葡萄糖引起血糖上升的 50%，那么这种食物的血糖指数即为 50。一般认为，GI 值 ≤ 55 为低升糖指数食物，GI 值 56～69 为中升糖指数食物，GI 值 ≥ 70 为高升糖指数食物。

食物的升糖指数会受到多个因素的影响，包括碳水化合物类型、影响碳水化合物消化和吸收速度的营养素等。因为乳糖和蔗糖中只有一半的单糖组成单元是葡萄糖，而淀粉中的单糖组成单元全是葡萄糖，因此淀粉类食物（米饭、馒头等）相比于牛奶、乳制品等食物可能有更高的升糖指数。果糖含量高的水果和蜂蜜对血糖只有适度的影响。同时，食物中的蛋白质、脂肪和膳食纤维水平可以通过减缓单糖的消化和吸收速度来降低食物的血糖指数。如果单糖的吸收速度较慢，在以肝脏为代表的体内清除血糖的机制的作用下，血糖上升幅度会降低，这也就解释了为什么全麦面包的血糖指数比普通面包更低。不同食物的血糖生成指数详见表 3-4。

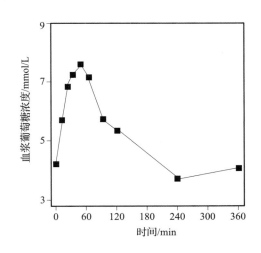

图 3-17　测量血糖反应的典型葡萄糖耐量曲线

注：用于测量血糖反应的典型葡萄糖耐量曲线下面积（AUC）代表在消耗 50g 葡萄糖源后通过胰岛素和组织加工产生的血糖水平的升高和随后的降低。

表 3-4   不同食物的血糖生成指数

食物	GI 值	食物	GI 值	食物	GI 值
葡萄糖	100	甘薯	54	西瓜	72
蔗糖	65	豆腐（炖）	32	香蕉	52
果糖	23	绿豆	27	花生	14
乳糖	46	扁豆	38	腰果	25
蜂蜜	73	鹰嘴豆	33	全脂牛乳	27
巧克力	49	四季豆	27	脱脂牛乳	32
方糖	65	芦笋	15	豆乳	19
面条	81.6	菜花	15	可乐饮料	40
面条（挂面、全麦粉）	57	芹菜	15	苹果汁	41
馒头（精致小麦粉）	85	黄瓜	15	啤酒（澳大利亚产）	66
馒头	88.1	青椒	15	爆米花	55
油条	75	菠菜	15	棍子面包	90
米粉	54	番茄	15	华夫饼干	76
大米	83.2	苹果	36	苏打饼干	72
小米	71	梨	36	酥皮糕点	59
面包	87.9	桃	28	冰淇淋	61
熟马铃薯	66.4	杏子	31		
藕粉	32.6	葡萄	43		

数据来源：杨月欣.《中国食物成分表（标准版）》，第六版第一册. 北京：北京大学出版社，2018：325-328。

　　餐后血糖水平除了与食物升糖指数高低有关外，还与食物中碳水化合物的含量密切相关。如 GI 高的食物，如果碳水化合物含量很少，尽管其容易转化成血糖，但对血糖总体水平的影响不大。因此，我们需要使用血糖负荷（glycemic load，GL）来评价某种食物摄入量对人体血糖影响的幅度。其计算公式为：GL= 摄入食品中碳水化合物的重量 × 食品的 GI 值 /100。一般认为，GL 值 ≤ 10 为低血糖负荷食物，GL 值 11～19 为中血糖负荷食物，GL 值 ≥ 20 为高血糖负荷食物。对于患有慢性高血糖症的人来说，GL 较高的食物不是合适的选择。首先，高 GL 食物会使高血糖状态恶化；第二，血液循环葡萄糖量的进一步升高可能导致胰岛素水平的相应提高（高胰岛素血症）。对于许多患有高血糖症的患者来说，胰岛素可能也已经处于与血糖浓度相对应的正常或更高水平。慢性高胰岛素血症与血脂升高（高胆固醇血症和高甘油三酯血症）、血压和体脂率均显著相关。

二、机体血糖水平调节

单糖（如葡萄糖、果糖和半乳糖）一旦被人体吸收，会通过小肠壁被人体吸收，通过门静脉进入循环。当门静脉将血液从消化道直接运送到肝脏时，肝脏第一次接触到被吸收的单糖。肝脏能够从血液中代谢大部分的半乳糖和果糖，以及相当一部分的葡萄糖。然而，大部分的葡萄糖继续通过肝脏进入血液循环，供其他组织摄取（图 3–18），这使血糖从正常水平的 70～110mg/dL 上升到 140mg/dL 或更高。体内血糖浓度受多种激素的严格调控，其中最重要的激素是胰岛素，其通过调控碳水化合物的合成代谢效应，从而增加细胞对碳水化合物的摄取和储存，而胰高血糖素、肾上腺素和皮质醇则有相反的效果（表 3–5）。

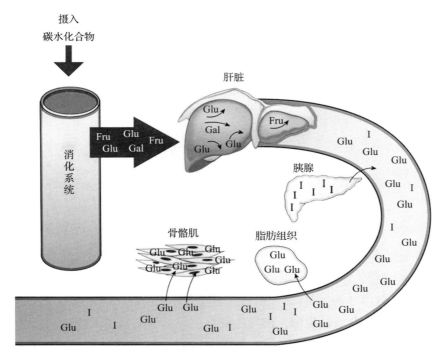

图 3–18 肌肉和脂肪细胞对葡萄糖的吸收以及果糖和半乳糖被肝脏吸收过程

Glu—葡萄糖 Fru—果糖 Gal—半乳糖 I—胰岛素

表 3-5　胰岛素、胰高血糖素、皮质醇和肾上腺素在碳水化合物代谢中的作用

激素	作用
胰岛素	增加骨骼肌和脂肪细胞对葡萄糖的摄取；增加骨骼肌和肝细胞中糖原的合成；增加饮食过量碳水化合物的脂肪酸合成
胰高血糖素	增加肝内糖原分解；增加肝糖原葡萄糖释放到血液中；增加肝脏中葡萄糖的生成
肾上腺素	增加肝细胞和骨骼肌中的糖原分解；增加肝糖原葡萄糖释放到血液中
皮质醇	增加骨骼肌蛋白质分解（丙氨酸和谷氨酰胺可以循环到肝脏用于糖异生）；增加糖异生和肝脏葡萄糖释放到血液中；增加肝糖原含量

1. 胰岛素

胰岛素（insulin）是胰岛 β 细胞产生的多肽，由两条二硫键（A 和 B）连接组成（图 3-19）。二硫键 A 链由 21 个氨基酸组成，B 链由 30 个氨基酸组成，半胱氨酸残基产生的二硫键位于 A7 ~ B7 和 A20 ~ B19 之间，同时 A6 和 A11 的半胱氨酸残基之间也存在二硫键。尽管哺乳动物之间的胰岛素氨基酸序列有一些不同，但三个二硫键的位置是确定的。

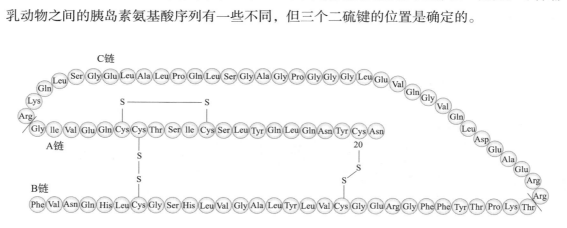

图 3-19　胰岛素分子

胰岛素分子：胰岛素 A 链、B 链的氨基酸序列和二键位置

（1）胰岛素的产生　胰岛素通过蛋白质翻译被合成为前胰岛素原，其分子质量为 11500u。翻译后的修饰开始于第 23 个氨基酸前导序列的切割，产生胰岛素原，其分子质量约为 9000u。在胰岛素合成过程中，前导序列是引导前胰岛素进入内质网所必需的，而前导基团的裂解可形成二硫键。胰岛素原随后再转移进入高尔基体，在高尔基体中胰岛素原多肽中心部分的氨基酸被去除，转化为成熟的胰岛素，被移除的氨基酸序列称为 C 肽，剩下的氨基酸序列一旦侧翼受到攻击，A 链和 B 链则会由二硫键固定。小泡从高尔基体出芽后这一过程会继续进行，穿过细胞质进入质膜，胰岛素原转化为胰岛素的过程通常完成率为 95%。在刺激下，分泌的小泡与质膜融合，将胰岛素释放到细胞间隙（图 3-20）。

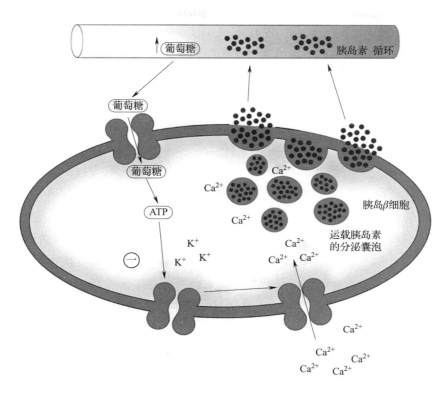

图 3-20 胰岛 β 细胞分泌小泡与质膜融合释放胰岛素过程

（2）胰岛素的分泌　胰岛素和胰岛素原与分泌颗粒内的锌结合可以形成六聚体结构。然后，分泌小泡与 β 细胞的细胞膜融合，从而释放胰岛素、胰岛素原和 C 肽到细胞外空间，这些分子随后可以自由地扩散到血液中。胰岛素原的生物活性比胰岛素低约 5%，而 C 肽则没有生物活性。胰岛素的半衰期约为 3～5min，而胰岛素原的半衰期要长很多。胰岛素主要在肝脏、肾脏和胎盘中代谢。在肝脏的一次循环中大约代谢 50% 的循环胰岛素。成年人胰腺每天分泌约 40～50 个单位的胰岛素，约占分泌泡中所含胰岛素量的 15%～20%。胰岛素的释放是一个能量依赖过程，最强的刺激是血糖浓度的升高。胰岛素分泌的阈值浓度约为 80～100mg/100mL，当血糖浓度约为 300～500mg/100mL 时将产生最大反应。但是升高的葡萄糖水平刺激分泌胰岛素的过程会受到多个因素的影响。例如，$\alpha-$ 肾上腺素能转化为通过自主神经支配的去甲肾上腺素和循环肾上腺素，可以抑制葡萄糖对胰岛素释放的刺激，这对于在更激烈的运动和压力事件中控制血糖水平很重要。此外，长期暴露于生长激素、雌激素和孕激素中也会增加胰岛素的分泌。因此，在女性妊娠期的最后三个月会发现胰岛素分显著升高。胰岛素的释放还会受到某些氨基酸和多肽的促进，其作用机制可能是通过肠促胰岛素的释放完成的。肠促胰岛素是促进胰腺分泌胰岛素的激素，低碳水化合物、高蛋白水平食物能引起血液循环中胰岛素的显著升高。此外，蛋白质和适量碳水化合物的结合会导致胰岛素释放的增加，乳清蛋白就有这一作用。

（3）胰岛素介导的葡萄糖摄取 胰岛素能通过多种途径促进血糖浓度的降低。在脂肪组织和骨骼肌中，胰岛素增加了质膜表面葡萄糖转运体的数量，这两种组织共占成年人体内组织的 50% ~ 60%。这些转运体，特别是 GLUT4，是从无活性的胞内池中被动员起来的。一旦葡萄糖进入肝细胞（通过 GLUT1），它就会被葡萄糖激酶迅速磷酸化，从而保持有利于游离葡萄糖从血液循环中进一步流入的浓度梯度。同样，骨骼肌己糖激酶 II 也能催化葡萄糖磷酸化，且在胰岛素的作用下进一步提高。胰岛素刺激葡萄糖进入某些特殊细胞，如脂肪细胞、骨骼和心肌细胞以及肝细胞具有重要作用（表 3–6）。身体中的大多数其他细胞会根据自身的代谢需求和葡萄糖的可用性，从血液循环中摄取葡萄糖。这与葡萄糖转运蛋白的多样性有关。

（4）胰岛素的代谢作用 胰岛素不仅会激活某些类型细胞对葡萄糖的吸收，还会显著影响细胞内的能量和营养代谢途径。胰岛素能够促进糖酵解、磷酸戊糖途径、糖原形成和脂肪酸合成。胰岛素通过抑制糖原分解和非碳水化合物分子的转化（糖异生）降低游离葡萄糖水平。此外，胰岛素还能抑制脂肪细胞和肝细胞的脂肪分解（脂解）和脂肪酸氧化，同时促进骨骼肌和其他组织的蛋白质合成。一般来说，胰岛素至少影响 50 种不同酶的活性，通过激活或失活关键酶影响转录或翻译过程，甚至影响相关的代谢通路。胰岛素的净效应可以降低血液循环中葡萄糖的浓度。胰岛素的净效应也能促进饮食来源（外源性）能量的储存，由于肝脏会接收从胰腺流出的含高浓度胰岛素的门静脉血液（比血液循环高 3 ~ 10 倍），该过程中结合并代谢大量的胰岛素。肝脏对胰岛素更加敏感的原因可能是因为其中的受体表达量比其他组织更高所致。

（5）胰岛素受体 胰岛素首先与质膜上的胰岛素受体结合，其间接作用可在数秒、数分钟（营养物质运输、酶的激活或抑制、RNA 转录）或数小时内（蛋白质和 DNA 合成及细胞生长）发生。胰岛素受体是一种异二聚跨膜糖蛋白，其胞质区域具有酪氨酸激酶和一个自磷酸化位点，胰岛素受体基因位于 19 号染色体上。胰岛素受体的半衰期只有 7 ~ 12h，所以它时时处于不断更替之中。大多数人类细胞均能合成胰岛素受体，平均每个细胞约有 20000 个受体，这是因为胰岛素不仅能支配代谢活动，还能参与细胞生长和繁殖。一旦胰岛素与受体结合，就会发生构象变化，受体被内化产生一个或多个信号。受体的内化对调节受体浓度非常重要，而受体反过来又有助于调节细胞周转和代谢活动。在高胰岛素血症的情况下（如肥胖），胰岛素受体的表达也会减少，会导致质膜上的受体减少，从而使细胞对胰岛素的敏感性降低，这会进而导致肥胖和 2 型糖尿病的发生。胰岛素引起第二信使作用，也最终将导致胞内蛋白酪氨酸磷酸化的增加，从而激活关键酶，如鸟苷三磷酸酶、脂质激酶和蛋白质激酶，这些酶均介导了胰岛素的代谢。

2. 胰高血糖素

胰高血糖素（glucagon）是由胰岛 α 细胞分泌产生，它是由 29 个氨基酸组成的单链多肽。和胰岛素一样，胰高血糖素也以促激素形式被合成。胰高血糖素在血浆中自由循环的半衰期约为 5min，而肝脏是胰高血糖素失活的主要部位。由于胰腺内分泌物流入肝门静脉，大部分分泌的胰高血糖素实际上并没有到达体循环就被代谢。胰高血糖素的分泌与低血糖显著相关，而它的抑制分泌又与高血糖相关，但确切的抑制机制尚不清楚，可能是通过增加葡萄糖的摄取而产生的更直接的抑制，也可能是通过胰岛素或胰岛素相关事件产生的更间接的抑制，或者是这些相关事件的组合。其他的刺激物可能还包括一些氨基酸，特别是糖原氨基酸，如丙氨酸、丝氨酸、甘氨酸、半胱氨酸和苏氨酸，这些氨基酸通过糖异生作用也会成为葡萄糖的重要来源。胰岛素的影响是多种多样的，而胰高血糖素则主要作用于肝脏和脂肪组织（表 3–5）。肝细胞膜上胰高血糖素与胰高血糖素受体的结合能导致细胞内环磷酸腺苷（cyclic adenosine monophosphate，cAMP）的增加。cAMP 激活磷酸化酶能够促进糖原降解，同时抑制糖原合成，此外胰高血糖素可以促进肝细胞内非碳水化合物分子转化为葡萄糖。在脂肪组织中，胰高血糖素主要通过激活激素敏感的脂肪酶来促进脂解。与肝细胞类似，胰高血糖素与脂肪细胞膜上的受体结合会启动第二信使级联，通过 G 蛋白连接机制激活腺苷环化酶，并促进 cAMP 水平提升，但骨骼肌细胞不会产生胰高血糖素受体，因此骨骼肌的糖原分解不受胰高血糖素的影响；它主要受肾上腺素以及去甲肾上腺素的影响。总体来说，胰高血糖素在肝细胞中具有糖异生、糖原分解和生酮作用，在脂肪细胞中具有脂溶作用。

3. 胰岛素 – 胰高血糖素比例

由于在自然状态下能量营养代谢相关的很多方面都受胰岛素或胰高血糖素影响，这两种激素的比例是决定其代谢活性的主要因素。例如，在肝细胞和骨骼肌中，糖原的合成与糖原的分解会同时发生。然而，两种激素的净效应很大程度上取决于胰岛素和胰高血糖素的相对影响，而在较小程度上取决于如肾上腺素和皮质醇等其他激素的影响。均衡膳食的胰岛素 – 胰高血糖素比值应为 2.3∶1，与此同时，注射精氨酸会增加这两种激素的分泌，胰岛素的分泌更明显，会使其与胰高血糖素的比例接近 3∶1。如果注射葡萄糖溶液，这一比例将变为 25∶1。

4. 肾上腺素

肾上腺素（epinephrine）是在肾上腺（肾上腺髓质）中由酪氨酸产生的，酪氨酸本身又可以由必需的苯丙氨酸合成获得，肾上腺素的合成中间体包括多巴、多巴胺和去甲肾上腺素。肾上腺素、去甲肾上腺素和多巴胺是应激反应中的重要分子，它们在嗜铬细胞中合成并储存在分泌颗粒中。肾上腺素主要是在肾上腺髓质的嗜铬细胞中合成的儿茶酚胺，占人体总儿茶酚胺产量的 80%。肾上腺素的作用包括骨骼肌中糖原的分解、肝脏和脂肪组织中的脂肪分解（表 3–5），这有助于在活动增加时为骨骼肌和心脏提供能量。

5. 皮质醇

皮质醇（cortisol）产生于肾上腺皮质，由胆固醇合成，是人类主要的糖皮质激素，它来源于胆固醇并在血液中循环，主要能与肝内产生的糖皮质激素结合球蛋白（corticosteroid binding globulin，CBG）相结合。与之前讨论过的多肽激素相比，皮质醇与血浆蛋白的结合可以使其半衰期更长（约 60～90min），皮质醇主要由肝脏代谢。皮质醇对人体有广泛的影响，它的分泌受压力和禁食的调节。皮质醇在碳水化合物、蛋白质、脂肪和核酸代谢过程中均起着重要的作用。在肝脏中，皮质醇的影响主要体现在合成代谢上（表 3-5）。皮质醇通过与细胞内受体结合，诱导参与糖异生和氨基酸转氨化的多种酶的分泌，从而促进肝细胞内的糖异生。此外，葡萄糖 -6- 磷酸酶活性增加，可以使更多的葡萄糖离开肝脏，为其他组织提供能量，同时皮质醇还能促进肝脏中糖原的合成。当糖原即将耗尽时（如长时间的禁食和身处压力时），这种效应能维持至少基础水平的糖原存储。但需要注意的是，在血糖水平较低时，胰高血糖素的影响将取代皮质醇，其净效应将是肝糖原的分解。在外周组织中，皮质醇诱导的活性似乎可以拮抗胰岛素活性。因此，皮质醇的作用是减少周围组织（如骨骼肌）对葡萄糖和氨基酸的摄取，为其他有特定需求的组织（如红细胞和大脑）保留血液循环中的葡萄糖。同时，在较为敏感的组织（即骨骼肌和结缔组织）中，皮质醇会抑制蛋白质和核酸的合成，促进蛋白质的分解。骨骼肌中的游离氨基酸，特别是丙氨酸，通过丙氨酸 - 葡萄糖循环可以成为肝内糖异生的资源。

第五节　膳食纤维的结构及食物来源

一、膳食纤维的定义和分类

"膳食纤维"一词最早出现在 1953 年，自 20 世纪 70 年代以来，由于越来越多的证据表明它对健康有益。2009 年，国际食品法典委员会将其定义为：膳食纤维包括所有在小肠中既不消化也不吸收，聚合度为 10 个或更多单体单元的碳水化合物（是否包括 3～9 个单体单元的碳水化合物由国家或地区管理当局决定）。膳食纤维通常包含以下范畴：①天然存在于食物如水果、蔬菜、豆类和谷类中的可食用碳水化合物聚合物；②通过物理、酶或化学法从食品原料中获得的可食用碳水化合物聚合物，且具有已证实的生理益处；③合成的碳水化合物聚合物，且具有已证实的生理益处。

欧洲食品安全局与美国食品和药物管理局（FDA）则直接将膳食纤维定义为具有 3 个或更多单体单元的聚合度，在小肠中既不消化也不吸收的碳水化合物，包含的范畴同国际食品法典委员会一致。欧洲食品安全局与美国食品和药物管理局都规定，在被宣称为膳食纤维之前，合成和提取的纤维必须证明对人体健康有益。

膳食纤维通常根据其在水中的溶解性分为可溶性和不溶性两种基本类型。可溶性纤维包括果胶（pectin）、树胶（gums）、植物黏液（mucilages）和果聚糖等。不溶性纤维则包括纤维素（cellulose）、半纤维素（hemicellulose）、木质素（lignin）等。表3-6所示为各种纤维按照溶解性的分类及食物来源。可溶性纤维多来源于水果、豆类、燕麦和一些蔬菜，而不溶性纤维多来源于谷物、豆类和蔬菜。

表3-6　常见的纤维类型和特性、食物来源和肠道细菌发酵能力

纤维类型	特性	食物来源	可发酵性
		可溶性	
果胶	存在于植物细胞壁和胞间层	水果，尤其是柑橘类水果、苹果、香蕉和樱桃；卷心菜、苹果、土豆、豆类	高
树胶	植物分泌物、细菌发酵产物	干豆、燕麦、水果、麸皮、蔬菜、海藻、细菌发酵	高
植物黏液	由植物细胞合成	通常是食品添加剂	高
果聚糖	主要为低聚糖	菊苣根、香蕉、洋葱、龙舌兰、大蒜、芦笋和韭菜；食品添加剂	高
		不溶性	
纤维素	绿色植物和藻类的结构框架	莴苣，绿叶，茎，海藻，大多数植物来源	低
半纤维素	细胞壁的结构成分，与纤维素和果胶结合	大多数植物来源，全谷物，麸皮	低
木质素	成熟细胞壁	蔬菜、小麦和其他谷物	低

注：可发酵性的高、低表示细菌发酵的相对程度。

　　在某些场合，纤维还被分为膳食纤维和功能性纤维。其中膳食纤维是指不可消化的碳水化合物和木质素，在植物中是固有的和完整的；而功能性纤维是指分离的、不可消化的碳水化合物，对人体具有有益的生理作用。这种定义和分类方式取决于纤维是以天然形式存在的，还是提取分离出来用作配料成分以增加最终产品的健康益处。在此提到这种分类方式是为了提醒读者注意膳食纤维的定义在不同的场合是存在差异的。

二、膳食纤维的结构及来源

1. 纤维素

　　纤维素（cellulose）是植物细胞壁中的主要结构多糖，由纤维素合酶在植物细胞壁上合成。纤维素是地球上最丰富的有机物。纤维素由重复葡萄糖单元构成，无支链结构，以β-（1,4）糖苷键连接（图3-21），相邻平行排列的纤维素链中的糖残基之间的氢键赋予纤维素三维结构。富含纤维素的食物包括全谷类、麸皮、豆类、豌豆、坚果、块根蔬菜、卷心菜类蔬菜、种子（主要是外皮）和苹果。作为一种线性的中性高分子，纤维素是水不溶性的，但它经过化学改性后水溶性增强，可用作食品添加剂（如羧甲基纤维素、甲基纤维素和羟丙基甲基纤维素等）。

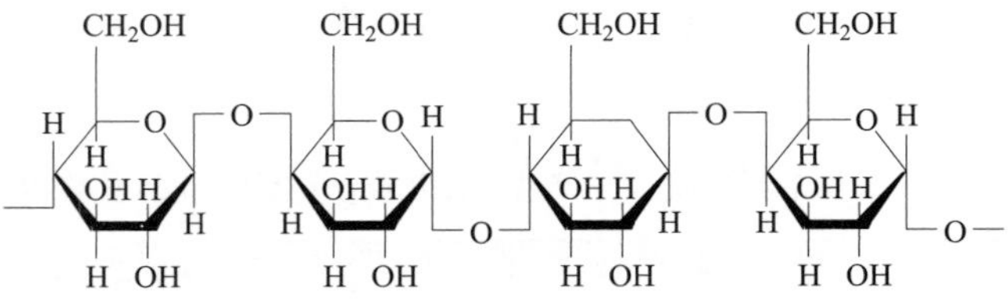

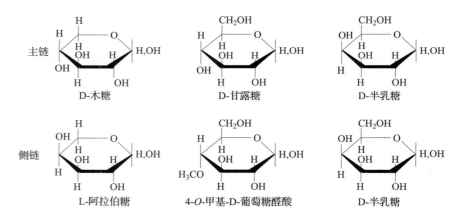

图 3-21　纤维素的结构特性

2. 半纤维素

半纤维素（hemicelluloses）属于结构多糖，也是植物细胞壁的一种成分。半纤维素是一组不同种类的多糖，这些多糖的结构因植物来源以及在植物内部的位置而异。半纤维素通常由戊糖和己糖以 $\beta-(1,4)$ 糖苷键共价结合形成主链，并有分支侧链。半纤维素主链中的单糖亚单位通常包括葡萄糖、木糖、甘露糖以及半乳糖，而构成半纤维素侧链的单糖亚单位主要包括阿拉伯糖、4-O- 甲基葡萄糖醛酸和半乳糖（图 3-22）。侧链中的糖残基赋予半纤维素重要的特性。例如，侧链中含有酸的半纤维素带有一定电荷，水溶性更高，而其他半纤维素不溶于水。同样，肠道细菌对半纤维素的发酵能力也受这些糖残基及其位置的影响。例如，木糖、阿拉伯糖、甘露糖和半乳糖醛酸的含量相对较高的半纤维素更容易被细菌酶利用，因此更容易发酵。半纤维素含量相对较高的食物包括全谷物、坚果、豆类以及一些蔬菜和水果。

主链

D-木糖　　　D-甘露糖　　　D-半乳糖

侧链

L-阿拉伯糖　　4-O-甲基-D-葡萄糖醛酸　　D-半乳糖

图 3-22　构成半纤维素的主要单糖

3. 果胶

果胶（pectin）存在于植物细胞壁和胞间层中，主要是一类以 D- 半乳糖醛酸为基本结构单元，由 $\alpha-(1,4)$ 糖苷键连接组成的酸性杂多糖（图 3-23）。半乳糖醛酸中的羧基通常被甲基化，被称为甲基半乳糖基糖醛酸。除半乳糖醛酸外，果胶中还含有 L- 鼠李糖、D-

半乳糖、D-阿拉伯糖等中性糖。果胶是饮食中的主要纤维成分，在不同植物来源中的含量各不相同。果胶的主要来源包括水果（苹果、浆果、杏子、樱桃、葡萄和柑橘类水果），以及豆类、坚果和一些蔬菜（甜菜、卷心菜和胡萝卜）。在食品工业中使用的果胶通常是从柑橘皮或苹果中提取的，常用作胶凝剂或增稠剂，或者在半固体食品如酸乳、果冻、果酱中用作稳定剂。果胶是水溶性的，具有很高的离子结合能力，几乎可完全被结肠中的细菌发酵。

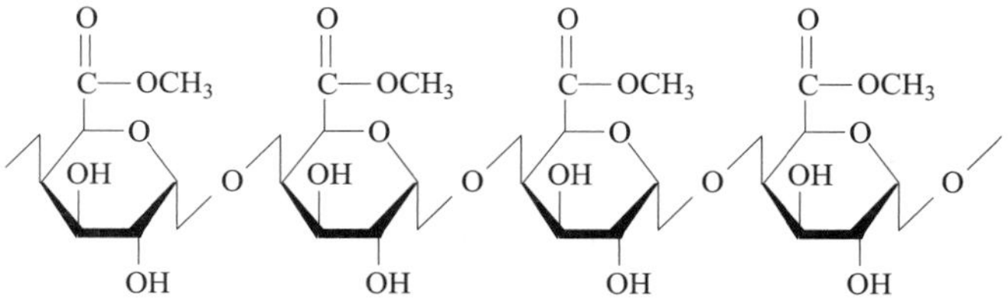

图 3-23　果胶的主链结构

4. 木质素

木质素（lignin）不是碳水化合物，而是苯酚单元的高度支化聚合物，但被认为是不溶性膳食纤维。如图 3-24 所示，构成木质素的主要酚包括反式松柏酰基、反式异丙基和反式对香豆酰基。木质素为植物细胞壁提供结构支持。它存在于谷物的麸皮层以及水果与蔬菜的茎和种子中。木质素不溶于水，具有疏水结合能力，一般不会被结肠中的细菌发酵。木质素含量高的食物包括小麦、黑麦、成熟的块根蔬菜，如胡萝卜、亚麻籽，以及带有可食用种子的水果，如许多浆果。

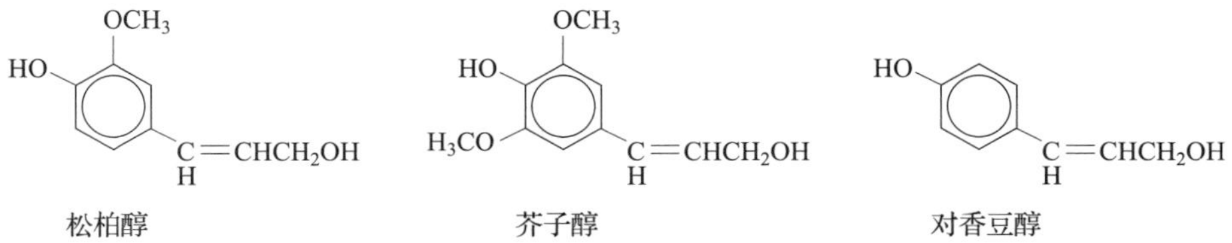

图 3-24　木质素中主要的酚类化合物

5. 树胶

树胶（gums）泛指来自陆地植物、海藻和微生物的能在水中形成溶液或黏稠分散体的多糖。它们能够结合大量的水并具有一定的黏度，在一定条件下还可以形成凝胶，因此在食品工业中用作增稠剂、胶凝剂、乳化剂和稳定剂。来源于陆地植物的树胶包括阿拉伯胶、印度树胶、刺梧桐树胶、黄蓍胶、瓜尔豆胶、刺槐豆胶、β-葡聚糖、葡甘露聚糖、塔拉胶和云杉胶等。海藻胶则包括卡拉胶、琼脂和海藻酸钠等。食品工业中使用的一些树胶还来自于微生物发酵，如黄原胶、结冷胶等。

树胶通常是高度分枝的，由多种糖及糖衍生物组成。如图 3-25 所示，阿拉伯树胶含有一个主要的半乳糖主链，以 β-（1,3）糖苷键和 β-（1,6）糖苷键与半乳糖、阿拉伯糖、鼠李糖、葡萄糖醛酸或甲基葡萄糖醛酸的侧链连接，非还原端以鼠李糖单元终止。瓜尔豆胶和刺槐豆胶（也称为角豆胶）分别由瓜尔豆和刺槐豆种子的磨碎胚乳制成，主要成分为半乳甘露聚糖；甘露糖由 β-（1,4）糖苷键形成甘露聚糖骨架，侧链中含有半乳糖，比例为 2:1 或 4:1。瓜尔豆半乳甘露聚糖比刺槐豆半乳甘露聚糖有更多的分支侧链。而葡甘露聚糖则是由葡萄糖和甘露糖以 5:8 的比例组成，以 β-（1,4）糖苷键连接，并含有乙酰基侧链。

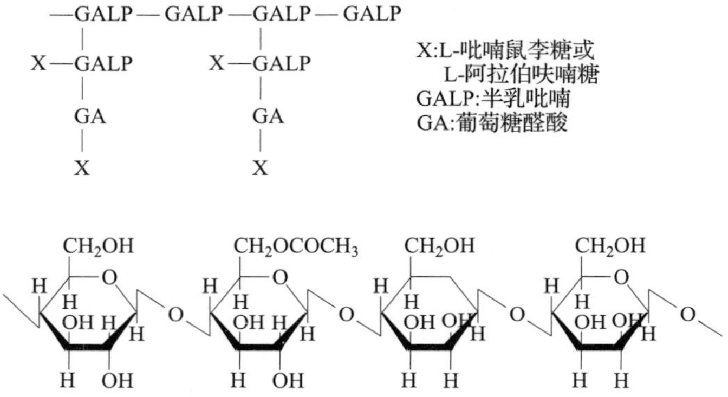

图 3-25   阿拉伯胶和葡甘露聚糖的特征结构

6. β- 葡聚糖

β- 葡聚糖是由葡萄糖单元组成的多聚糖，通常在每 3～4 个 β-（1,4）糖苷键中间间隔 1 个 β-（1,3）糖苷键（图 3-26）。β- 葡聚糖主链可以以单链、双链或三链螺旋链的形式存在。β- 葡聚糖主要存在于谷物以及酿酒酵母、一些蘑菇和细菌的细胞壁中。大麦和燕麦的麸皮是 β- 葡聚糖最丰富的来源。酵母菌是膳食补充剂和食物中 β- 葡聚糖的重要来源。β- 葡聚糖是水溶性的，可在消化道内形成黏性胶质，并被结肠中的细菌发酵。

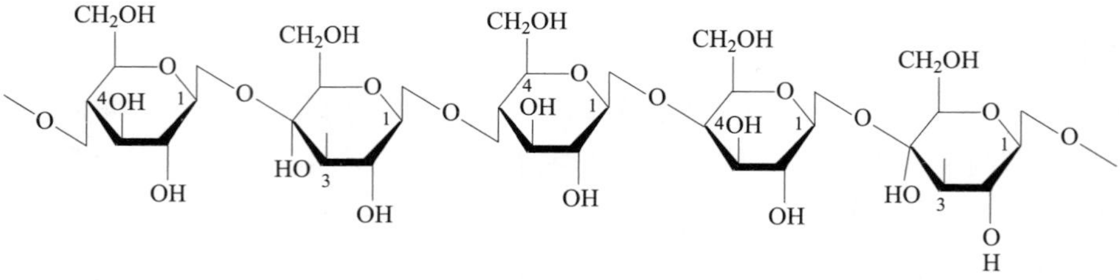

图 3-26 β- 葡聚糖（来源于燕麦）的特征结构

7. 果聚糖

果聚糖又称聚果糖，包括菊粉、果寡糖（oligofructose）和低聚果糖（fructooligosacch-arides）。菊粉是由 β-(2,1)糖苷键连接的果糖链，含有 2~60 个重复单元（通常至少 10 个），在果糖链末端的葡萄糖残基通过 α-(1,2)糖苷键与之连接（图 3-27）。低聚果糖在结构上与菊粉相似，但通常含有少于 10 个果糖单元。低聚果糖由菊粉部分水解形成或由蔗糖通过添加果糖合成，通常含有 2~4 或 5 个果糖单位。果聚糖是水溶性的，可被结肠细菌高度发酵，但不会在消化道形成黏性胶质。低聚果糖和菊粉都可以促进健康双歧杆菌的生长。菊粉最常见的食物来源包括菊芋、菊苣、芦笋、韭菜、洋葱、大蒜、洋蓟等。

8. 甲壳素和壳聚糖

甲壳素是一种来源于动物的多糖，存在于昆虫和甲壳纲动物（如蟹、虾）的外壳或外骨骼以及真菌的细胞壁中（图 3-28）。它是由 N- 乙酰氨基葡萄糖为基本结构单元，以 β-(1,4)糖苷键连接而成的均聚物。壳聚糖是甲壳质的脱乙酰形式。甲壳质和脱乙酰壳多糖都具有较高分子质量，可以吸附膳食中的胆固醇和磷脂，并促进它们在粪便中的排泄。

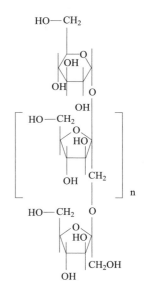

图 3-27　菊粉的化学结构

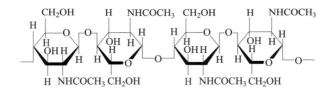

图 3-28　甲壳素的特征结构

9. 抗性糊精

抗性糊精也称抗性麦芽糊精，是热 - 酸和酶（淀粉酶）处理导致的淀粉分解形成的不可消化成分，由含有 α-(1,4)和 α-(1,6)以及 α-(1,2)和 α-(1,3)糖苷键的葡萄糖聚合物组成。抗性糊精是水溶性的，可被结肠细菌发酵，并能促进结肠中有益细菌的生长。

10. 抗性淀粉

抗性淀粉（resistant starch，RS）是不能或不易被酶消化的淀粉。抗性淀粉有四种主要类型：RS1、RS2、RS3 和 RS4。

RS1：物理包埋淀粉，淀粉颗粒封闭于植物细胞内，因物理屏蔽作用不能为淀粉酶所作用，常见于部分粉碎的种子、豆类或未加工的谷物中。

RS2：生淀粉颗粒，存在于生土豆和绿香蕉等食物中。

RS3：老化（回生）淀粉，在加热－冷却食物时形成的抗性淀粉，即由糊化淀粉冷却后形成。RS3 丰富的食物包括冷却的熟土豆、米饭、意大利面、面包、玉米等。

RS4：经过特殊加工引起分子结构变化的淀粉，如乙酰基淀粉、羟丙基淀粉、热变性淀粉、磷酸化淀粉等。

RS3 和 RS4 都可能被结肠细菌部分发酵。RS3 还可能刺激结肠中健康细菌的生长，并可能改善摄入碳水化合物后的血糖反应。

第六节　膳食纤维的消化与生理功能

一、膳食纤维的消化特性与肠道微生物

膳食纤维由于可以抵抗消化酶的消化，在通过上消化道的过程中基本保持完整。消化酶不能水解膳食纤维中的糖苷键［如 $\beta-(1,4)$ 糖苷键］，但大肠中的微生物却能够产生糖苷水解酶、多糖裂解酶和碳水化合物酯酶等，从而发酵这些膳食纤维并产生短链脂肪酸作为代谢物。这些短链脂肪酸是结肠黏膜细胞的能量来源，或者可以被吸收进入肝门静脉。因此纤维不提供能量的传统观点并不完全正确。在欧盟的食品标签中，每克纤维含有 8.4kJ 的热量。在膳食纤维的发酵过程中还会产生氢气、二氧化碳和甲烷。结肠中的微生物种群代谢膳食纤维后，可以以多种方式有益于结肠和其他身体系统。膳食纤维与肠道微生物的关系是近年来被日益关注的主题。

众多的研究表明，饮食对肠道微生物群的组成、多样性和丰度都有着重要影响。饮食中的不同成分会以时间依赖的方式塑造肠道微生物群落。长期的膳食结构中，蛋白质和动物脂肪摄入与植物性食物摄入的占比关系会导致宿主肠道微生物的组成差异。膳食纤维可作为某些肠道微生物生长的底物，使其利用这些底物来扩大其种群，进而改变肠道中的微生物生态。膳食纤维是盲肠和结肠微生物群的重要能量来源。厌氧菌在特定肠道条件下激活关键酶和代谢通路，可以代谢膳食纤维这样复杂的碳水化合物，产生短链脂肪酸（short-chain fatty acids，SCFAs）等代谢物。

SCFAs 主要包括乙酸、丙酸和丁酸，在调节宿主代谢、免疫系统和细胞增殖中具有关键作用。SCFAs 在盲肠和近端结肠中以高浓度存在，在结肠中它们（尤其是丁酸）被用作结肠细胞的能量来源，同时还可以通过门静脉运输到外周循环，作用于肝脏和外周组织。尽管外周循环中的 SCFAs 水平较低，但现在人们普遍认为它们可作为信号分子，调节宿主体内不同的生物过程。如果膳食纤维的摄入量减少，不仅会导致微生物多样性和 SCFAs 产

量的降低，还会使肠道微生物代谢转向利用其他底物，特别是膳食和内源性的蛋白质和宿主黏蛋白，这对宿主可能是有害的。

链长较短的可溶性膳食纤维可被结肠中的细菌快速且几乎完全发酵。长链可发酵纤维（也是可溶性的）包括果胶、菊粉、抗性淀粉和树胶。中等溶解度的可发酵纤维包括 $\beta-$ 葡聚糖等。一些不溶性纤维较难被发酵，包括一些木质素和半纤维素。虽然可发酵纤维对粪便体积的贡献不大，但会增加粪便细菌量，粪便中细菌量的增加反过来又会吸水来增加粪便体积。一些可发酵纤维在结肠中也起到益生元的作用。

益生元是不被人类消化酶消化的物质，通过肠道中的微生物代谢，摄入益生元的益处与它们对结肠中细菌生长和/或活性的刺激以及纤维发酵产生的短链脂肪酸最直接相关。需要注意的是，过多摄入益生元也会产生一些副作用（可能包括产生气体过多、腹胀和渗透性腹泻），因摄入的纤维数量和类型而异（详见第十一章）。

二、膳食纤维在消化道中的功能特性

膳食纤维具有的物理化学特性（如溶解度、黏度、可发酵性等）决定了其在消化道中的功能性。根据以上特性大致可将膳食纤维分为四类：①可溶性和高度发酵性；②中等可溶性和发酵性；③不溶性和缓慢发酵性；④不溶性和不发酵性。

可溶性纤维通常被认为可以延迟胃排空，增加肠转运时间，减少营养物质吸收，这些会影响血糖和血脂浓度。相比之下，不溶性纤维通常被认为可以减少肠道转运时间，增加粪便质量，从而对排便产生积极影响。但不是所有的可溶性纤维都能改变营养吸收，不溶性纤维对粪便质量也有不同的影响。

按照在不同消化道部位的作用，可以将膳食纤维的功能归纳如下（图3-29）。在口腔中，膳食纤维可以改变食物的质构从而影响口感。在胃中，可溶性纤维可以形成具有黏性的胶状物从而延缓胃排空，延长肠转运时间，提供饱腹感并避免食物中的可消化碳水化合物过快地进入小肠。在小肠中，水合的或形成凝胶的纤维可以增加内容物的黏度，干扰营养物质（尤其是葡萄糖和脂类）与消化酶相互作用的机率，减缓其消化，同时营养物质通过增厚的非束缚水层的扩散速率降低，对营养物质的吸收产生阻碍，从而降低某些营养物质消化和吸收的速度和数量（如可消化碳水化合物、胆固醇等）。此外，胆汁酸被截留在黏性胶质中，可以限制形成脂肪吸收所需的胶束，对血脂具有调节作用。当然黏性胶质的形成对一些营养物质的吸收也可能存在负面影响，如矿物质和类胡萝卜素的生物利用度，因食物基质和纤维种类而异。在大肠中，被发酵的纤维可为结肠细胞提供能量并调节肠道微生物，不可发酵的纤维可以增加粪便体积和水分含量，预防便秘等的发生。

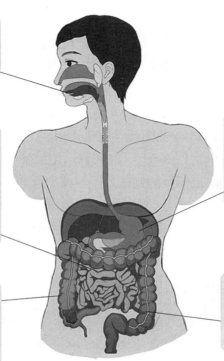

口腔
膳食纤维可以改变食物的质构，从而改善口感。

胃
可溶性膳食纤维可以形成凝胶，减缓食物从胃到小肠的运输，从而促进饱腹感并降低食物的升糖作用。

小肠
膳食纤维可以减缓营养物质在小肠中的消化和吸收，并可能降低血糖水平。
膳食纤维可以结合饮食和胆汁中的胆固醇，降低其吸收效率，从而降低血液中的胆固醇。

大肠
一些可溶性膳食纤维可以被发酵，向结肠内的细胞提供能量并促进微生物群落平衡。一些钙离子被释放并吸收。

大肠
未发酵的膳食纤维可以增加粪便体积并结合水，促进排便并降低患憩室病的风险。

图 3-29　膳食纤维对消化的影响

三、膳食纤维的健康效应

在流行病学调查和干预研究中，膳食纤维已被证明与心血管疾病、糖尿病、食欲和饱腹感、体重控制以及某些胃肠疾病的发展和调控甚至死亡率都有着重要联系。在身体健康的情况下，膳食纤维的摄入对心血管疾病存在有益的影响；同时研究显示，无论在男性还是女性中，膳食纤维摄入量和总死亡率之间存在反比关系。膳食纤维对心血管疾病、糖尿病、食欲和饱腹感、体重控制以及某些胃肠疾病都存在积极作用。此外，膳食纤维可通过调节肠道菌群发挥多种生理活性，详见第十一章。

1. 降低心血管疾病风险

现有研究表明，摄入高纤维饮食与降低心血管疾病死亡风险有关。摄入较多富含膳食纤维的水果和蔬菜（主要是每天五份以上）可降低心脏病发作和中风发生的概率。聚焦于纤维或富含纤维的饮食对心脏病风险因素（通常是血清胆固醇浓度）的影响的研究发现，摄入几种黏性纤维，尤其是果胶、β-葡聚糖和瓜尔豆胶，可以降低血清总胆固醇和低密度脂蛋白胆固醇浓度（在一些研究中，还可以降低血清甘油三酯浓度）；但摄入其他纤维，包括抗性糊精、甲基纤维素、菊粉和低聚果糖，对胆固醇的减低程度较低。研究较多的降低胆固醇的高纤维食物/纤维是来自大麦和燕麦的 β-葡聚糖，以及车前草。事实上，以上提到的每一种纤维都已经被证明对健康有一定益处。

降低血脂浓度所需的纤维量各不相同。以降低低密度脂蛋白胆固醇的有效量为例，果胶约为 12~24g，瓜尔胶约为 9~30g，大麦 β-葡聚糖和甲基纤维素约为 5g，燕麦 β-葡聚糖约为 6g。摄入 60g 小麦糊精（抗性淀粉）也被证明能降低血清总胆固醇浓度。

膳食纤维缓解高胆固醇血症的作用机制包括降低胆固醇吸收和胆汁重吸收，以及随后肝脏胆固醇代谢和脂蛋白的清除。黏性纤维可将胆汁酸和胆固醇截留在凝胶状物质中，以限制胶束的形成和吸收，从而增加它们在粪便中的排泄。而饮食中胆固醇吸收的减少和返回肝脏的胆汁酸（肠肝再循环）的减少使得必须使用体内的胆固醇来合成新的胆汁酸。此外，胆固醇代谢和血液中脂蛋白清除的变化（与低密度脂蛋白受体的上调有关）也导致血清胆固醇浓度降低。

富含高纤维食物的饮食和车前草等功能性纤维的摄入也与收缩压和舒张压读数较低以及高血压患者血压降低有关，高血压是心脏病的另一个危险因素。

2. 对糖尿病的调节作用

有研究表明，膳食纤维摄入量（以及水果、蔬菜和复合碳水化合物的摄入量）与患 2 型糖尿病的风险之间存在反比关系。高纤维饮食的摄入通常也与糖尿病和糖尿病前期患者血糖控制的改善（也称为血糖反应减弱）有关。摄入膳食纤维补充剂或富含黏性膳食纤维的食物可以通过降低葡萄糖吸收和胰岛素分泌的速度来改善血糖控制。胰岛素分泌的减少可能是由于葡萄糖在血液中吸收较慢以及消化道调节肽（如胰高血糖素样肽和葡萄糖依赖性促胰岛素肽）分泌的改变，这些肽影响胰高血糖素和胰岛素的分泌以及消化道运动。糖原分解代谢的变化和由此产生的葡萄糖向血液中的释放也可能受到结肠纤维发酵产生的短链脂肪酸的影响。血糖控制的改善通常需要每天摄入至少 30g 的膳食纤维。有适度的证据表明，膳食结构中水果、蔬菜和全谷物的比例较高，可降低患 2 型糖尿病的风险，而红色和加工肉类、高脂肪乳制品、精制谷物和糖果/含糖饮料中膳食纤维的比例较低。

3. 降低食欲、增强饱腹感和控制体重

与低纤维食物相比，富含纤维的食物往往具有较低的能量密度和较高的体积，这可以提高饱腹感。饱腹感也可能是由于摄入含有黏性纤维食物引起的，这是由于纤维诱导的胃排空延迟、诱导调节食欲的消化道激素释放改变，例如生长素释放肽、胰高血糖素样肽 -1、肽 YY 和胆囊收缩素。此外，食用低聚半乳糖等非黏性纤维已被证明会降低食欲。这种作用归因于代谢、肠道微生物群和消化道肽的变化。纤维对饱腹感和食欲的影响随着纤维的类型、数量和形式（补充剂或食物）以及其他因素的改变而变化。此外，一些研究报告了高纤维饮食能够减少能量摄入和减轻体重。

4. 预防消化道疾病

与低纤维摄入相关的消化道疾病包括便秘、憩室病和结肠癌。便秘的特点是转运时间长，大便排出困难，大便排出量低，直肠排空不完全。通过补充纤维或食用富含纤维的食物可以改善便秘。虽然所有的纤维都是有益的，但不可发酵或发酵性较差的纤维比大多数可发酵纤维更容易增加粪便体积。粪便体积尤其受纤维持水量和颗粒大小的影响。不可发酵的纤维，如麦麸中发现的纤维，在通便方面非常有效，因为它们可以吸收数倍自身质量的水，从而增加粪便体积。较大的粪便体积降低了管腔内压力，增加了排便频率。较大或较粗的麸皮能够容纳更多的水（相比较小或较细的麸皮），从而更显著增加粪便体积。

另一种与低纤维饮食有关的消化道疾病是憩室病，其特征是结肠存在憩室。憩室是结肠壁的凸出囊，是在结肠壁变弱时形成的。理论上，这种弱化会导致慢性便秘，与低粪便体积和难以排出硬粪便有关。当粪便被截留在憩室中时会引发憩室炎，患者会感到疼痛，有时会发烧、腹泻、消化道出血和感染。高纤维饮食可增加粪便质量，减少粪便滞留在憩室的可能性。

流行病学研究、荟萃分析和前瞻性研究表明，富含水果、蔬菜和全谷物的饮食与结直肠癌的低风险有关。纤维摄入也与其他一些癌症（乳腺癌、食道癌等）的低风险有关。然而，其机制是由于膳食纤维还是高纤维食物中的其他成分导致了这种联系尚不清楚。目前有研究者提出了许多机制来解释纤维如何预防结肠癌，包括①吸附和促进胆汁酸的排泄，从而降低它们的游离浓度和转化为更有害（致癌）的次级胆汁酸的可利用性；②吸附前致癌物和致癌物或稀释肠内容物以使致癌化合物与结肠黏膜细胞的相互作用最小化；③减少结肠运输时间，这又减少了毒素可以合成的时间与它们和结肠黏膜细胞接触的时间。纤维的其他间接作用也被认为有助于降低结肠癌的风险。例如，结肠中纤维发酵过程中产生的短链脂肪酸降低了结肠腔内的 pH。

四、每日摄入量和建议

在前农业时代，碳水化合物的摄入主要来自水果、蔬菜、叶子和块茎。现在，工业化增加了谷物特别是精制谷物的消费，人们的膳食纤维消费水平大大下降。人类饮食中的膳食纤维含量因地域和性别而异。目前，中国人膳食纤维的平均摄入量也是低于推荐量的。目前美国对 50 岁及以下成年人总膳食纤维摄入量的建议是男性每天 38g，女性每天 25g；对于 50 岁以上的成年人，建议男性每天 30g，女性每天 21g，或每 1000cal 摄入 14g。世界卫生组织（WHO）建议成年人每天摄入 25～40g 膳食纤维。《中国居民膳食营养素参考摄入量》（2023 版）提出了膳食纤维的适宜摄入量（AI）。1～3 岁、4～6 岁儿童每天膳食纤维 AI 分别为 5～10g/d 和 10～15g/d；7～11 岁、12～14 岁、15～17 岁青少年膳食纤维 AI 分别为 15～20g/d、20～25g/d 和 25～30g/d；18 岁以上人群 AI 为 25～30g/d；孕妇、乳母 AI 在成年人的基础上增加 4g/d。

第三章 拓展阅读

思考题

1. 简述血糖异常人群应如何选择食物。
2. 简述胰岛素和胰高血糖素如何调节血糖。
3. 试述碳水化合物的主要代谢途径。
4. 糖酵解的关键酶有哪些？分别发挥何作用？
5. 膳食纤维的功能有哪些？过量摄入膳食纤维会给人体带来哪些危害？

第四章
脂质的代谢

学习目标

1. 掌握脂肪酸的种类、分子结构及常用的表述方法。
2. 熟悉常见食物的脂质含量及主要的脂肪酸组成。
3. 掌握脂肪酸的合成及代谢途径。
4. 了解主要脂质的合成与分解代谢分子调控机制。
5. 掌握脂质的营养与生理调节作用。

　　脂质是饮食中的重要营养素。作为第二大产能营养素，脂质为人体提供的热量仅次于碳水化合物。在物质生活日渐丰富的今天，脂质摄入过量已成为常态，人们往往"谈脂色变"。近年来，生活方式相关的慢病发病率逐年升高，膳食脂质摄入过多已成为人们普遍关注的健康问题。脂质的合理摄入是实现"健康中国"国家战略的有效措施。

　　尽管相关研究已经明确过多的脂质摄入对健康维持不利，但是适当摄入量的制定仍然缺乏足够的科学证据。虽然世界很多国家已经建立了"脂质适宜摄入量"或"脂质推荐摄入量"的标准，但是，制定脂质营养需求量的信息大多来源于临床数据，而对健康居民脂质需求量的判定非常困难。许多国家都建立了脂质的能量摄入比率推荐标准，一般范围为膳食总能量的25%～30%，这主要是从预防营养过剩导致慢病发病率升高的角度得出的。一些西方国家，为了预防因动物性脂肪的过量摄入引起的高胆固醇血症、动脉粥样硬化，降低心血管疾病的发生，对脂质摄入量和种类通常采取较为严格的限定。

　　不同国家因所处地理位置、气候以及风俗习惯等原因，膳食脂质的摄入显著不同。我国居民食用油年消费量已增长到 20kg 以上，主要食用油的品种为大豆油，其次为菜籽油、花生油、棉籽油、葵花籽油、芝麻油等，不同地区居民对食用油的消费习惯也存在显著的地域和民族特色。

第一节　脂质的结构与食物来源

　　脂质的种类较多，膳食脂质通常含有不同的脂肪酸组成和结构，除了中性脂质之外，膳食中还含有大量的极性脂质、复合脂质，脂质对营养健康和代谢的影响不仅与其摄入总量有关，而且与其所含有的脂肪酸种类、脂质的分子结构、消化吸收过程、体内代谢等关系密切。并且，对脂质（包括脂类、类脂）的科学定义较其他营养素而言显得尤为困难，如胆固醇为代表的固醇及其酯、各种脂溶性色素甚至脂溶性维生素均可视为脂类，其营养功效及体内代谢因此也更加复杂。从广义上说，脂溶性色素和脂溶性维生素也可作为脂类，在此不一一赘述。

一、脂肪酸

　　从营养必需性和能量的角度来看，脂肪酸（fatty acid）无疑是脂质中最为重要的部分。脂肪酸的结构可视为末端具有羧基的链状碳氢化合物，可根据碳氢化合物部分的结构不同进一步细分（图 4-1）。在碳链中含有不饱和 C═C 双键结构的脂肪酸称为不饱和脂肪酸，不含有不饱和双键的脂肪酸称为饱和脂肪酸。食物来源脂质中的脂肪酸的碳原子个数通常以 2～22 个为主，因生物体内脂肪酸合成过程中，碳链以乙酰 -CoA（$CH_3CO-S-CoA$）为单元延伸，因此膳食脂肪酸几乎都是由偶数个碳构成。为了方便对脂肪酸的结构特征进行描述，脂肪酸的结构通常以数字表示，如碳数为 18 的脂肪酸，带有一个双键，可以用"18：1"或"C18：1"来表示。另外，脂肪酸中所含有的不饱和双键的位置在营养学上非常重要，可以在数字的后面用 n 来表示，在正式的国际纯粹与应用化学联合会（International Union of Pure and Applied Chemistry，IUPAC）命名法中用斜体字表示，如第一个不饱和双键出现在距离甲基端第九个和第十个碳原子之间，则可表示为 n-9，称之为 n-9 系列脂肪酸，因此，前述 n-9 系列的"18：1"或"C18：1"可表示"18：1n-9"、"C18：1n9"。脂肪酸根据构成碳原子的数量可分为短、中、长及超长链脂肪酸，C2～C6 为短链脂肪酸，C8～C12 为中链脂肪酸，C14 以上为长链脂肪酸。不同链长脂肪酸的生物学、物理学性质显著不同，体内合成与代谢也不相同。

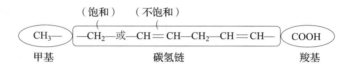

图 4-1　脂肪酸的基本结构

1. 饱和脂肪酸

分子结构中碳链状骨架部分仅由饱和 C—C 键构成的脂肪酸称之为饱和脂肪酸（saturated fatty acid，SFA）。饱和脂肪酸可在人体内合成，也可通过食物摄取，其食物来源广泛，在畜、禽、蛋、乳等动物性食品中含量较高。饱和脂肪酸的碳原子之间的夹角为109°，具有线性结构，其熔点随着碳链的延长而升高，具有 4 ~ 10 个碳原子的饱和脂肪酸在室温下为液体，具有 12 个或更多碳原子的饱和脂肪酸在室温下为固体。在自然界中，饱和脂肪酸主要为棕榈酸和硬脂酸，动物脂肪富含棕榈酸，黄油和椰子油的短链脂肪酸和中链脂肪酸含量很高。碳原子数在 14 以下的脂肪酸只存在于牛乳、椰子、棕榈果等部分食品中。

2. 不饱和脂肪酸

构成脂肪酸的碳链部分具有不饱和双键（C=C）的脂肪酸称为不饱和脂肪酸（unsaturated fatty acid，UFA），根据双键的数量和位置可以进一步细分，其中含有一个双键的称为单烯酸，含有两个双键的称为二烯酸，含有三个双键的称为三烯酸，而含有四个和五个双键的分别称为丁烯酸和戊烯酸。随着双键数量的增加，碳链结构逐渐弯曲，因此，与具有相同碳原子数的饱和脂肪酸相比，不饱和脂肪酸的分子间相互作用较小并且熔点较低。

在有机化学命名法中，表示双键位置的方法是从羧基开始计数，用双键附着在第几个碳上来表示，表示符号为"Δ"；而在生物化学命名法中则从甲基端开始计数，标记为"$n-$"，或"$\omega-$"（omega-），$\omega-3$ 与 $n-3$ 意思相同，IUPAC 推荐用 $n-3$，但因为"$\omega-$"常用至今，特别是在欧洲被广泛使用，所以两者兼用的情况较为普遍，如 $n-6$ 或 $\omega-6$ 表示不饱和脂肪酸的第一个双键出现在脂肪酸甲基端开始的第 6 个碳原子上，而 $n-3$ 或 $\omega-3$ 则表示第一个双键出现在第 3 个碳原子上。

富含亚油酸、$\gamma-$ 亚麻酸等 $n-6$ 脂肪酸的食物较多，如红花油、葵花籽油和大豆油等植物油富含亚油酸，月见草种子、琉璃苣等植物及母乳中富含 $\gamma-$ 亚麻酸。$n-3$ 脂肪酸中 $\alpha-$亚麻酸在亚麻籽油和紫苏油中含量丰富，二十碳五烯酸和二十二碳六烯酸在海洋鱼类中含量丰富。

（1）单不饱和脂肪酸　只存在一个双键的不饱和脂肪酸称为单不饱和脂肪酸（monounsaturated fatty acid，MUFA），也称单烯酸。MUFA 主要包括油酸、棕榈酸、芥酸等。油酸为 $n-9$ 系列不饱和脂肪酸。

（2）多不饱和脂肪酸　具有两个或更多个双键的脂肪酸称为多不饱和脂肪酸（polyunsaturated fatty acid，PUFA），有时也称多烯酸。主要分为两个系列：

n-6 系列多不饱和脂肪酸：第一个双键位于从末端甲基开始的第 6 个碳原子上的不饱和脂肪酸，主要包括亚油酸（linoleic acid，LA）、γ- 亚麻酸（γ-linolenic acid，GLA）、花生四烯酸（arachidonic acid，AA）。

n-3 系列不饱和脂肪酸：第一个双键位于从末端甲基开始的第 3 个碳原子上的多不饱和脂肪酸，主要包括 α- 亚麻酸（α-linolenic acid，ALA）、二十碳五烯酸（eicosapentaenoic acid，EPA）、二十二碳六烯酸（docosahexaenoic acid，DHA）等。

一些常见脂肪酸的名称与表达式见表 4-1。

表 4-1　一些常见脂肪酸的名称

名称	表达式
丁酸（butyric acid）	C4：0
己酸（caproic acid）	C6：0
辛酸（caprylic acid）	C8：0
癸酸（capric acid）	C10：0
月桂酸（lauric acid）	C12：0
肉豆蔻酸（myristic acid）	C14：0
棕榈酸（palmitic acid）	C16：0
棕榈油酸（palmitoleic acid）	C16：1，n-7cis
硬脂酸（stearic acid）	C18：0
油酸（oleic acid）	C18：1，n-9cis
反油酸（elaidic acid）	C18：1，n-9trans
亚油酸（linoleic acid）	C18：2，n-6，9 均为 cis
α- 亚麻酸（α-linolenic acid）	C18：3，n-3，6，9 均为 cis
γ- 亚麻酸（γ-linolenic acid）	C18：3，n-6，9，12 均为 cis
花生酸（arachidic acid）	C20：0
花生四烯酸（arachidonic acid）	C20：4，n-6，9，12，15 均为 cis
二十碳五烯酸（eicosapentaenoic acid，EPA）	C20：5，n-3，6，9，12，15 均为 cis
芥子酸（erucic acid）	C22：1，n-9cis
二十二碳五烯酸（鲦鱼酸）（clupanodonic acid）	C22：5，n-3，6，9，12，15 均为 cis
二十二碳六烯酸（docosahexaenoic acid，DHA）	C22：6，n-3，6，9，12，15，18 均为 cis
二十四碳单烯酸（神经酸）（nervonic acid）	C24：1，n-9cis

（3）反式脂肪酸（trans fatty acid）　不饱和脂肪酸中大多数双键都为顺式（cis）结构，也存在少数反式（trans）结构，具有反式双键的不饱和脂肪酸称为"反式脂肪酸"（图4-2）。尽管反式脂肪酸会在植物油精炼或反复高温加热（如煎炸）过程中少量生成，但主要通过人工氢化过程产生（可食用的硬化油），因此在人造黄油、起酥油等氢化油中含量较高，在天然食物中含量较少，主要存在于反刍动物的肉、乳及其相关制品中。

植物起酥油（vegetable shortening）俗称白乳油、化学猪油，一般由大豆、玉米油等植物油经过氢化而成，呈白色固体状，常用于烘焙类食品中，如酥皮、饼干、蛋糕、植脂奶油等，也可作油炸油用。近年市面上也有不含反式脂肪酸的植物起酥油。

人造牛油（margarine）又称为植物牛油、人造黄油，是天然牛乳来源的黄油商业化替代品，一般是在氢化的植物油中加入色素、增味剂等制成，其物理性状和味道接近黄油。因用途不同，人造牛油氢化程度有所不同，软人造黄油一般比硬人造黄油含有较少的反式脂肪酸。与植物起酥油的情况相似，近年市面上也有不含反式脂肪酸的人造牛油。

3. 羟基酸

脂肪酸的碳链部分含有羟基的脂肪酸统称为羟基酸（hydroxy acid），是具有16～25个碳原子的羟基饱和脂肪酸，并且大多数都存在于植物脂质中。蓖麻籽中富含的蓖麻油酸是一种典型的羟基酸（图4-3），约占蓖麻油脂肪酸的90%。

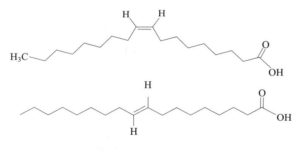

图4-2　顺式脂肪酸、反式脂肪酸结构

图4-3　羟基酸结构

4. 含氧脂肪酸

含氧酸比羟基酸少见，但大约1%的乳脂是饱和的含氧脂肪酸，它们是具有10～24个碳原子的均匀链，且第5～13位是羰基。

5. 呋喃脂肪酸

呋喃脂肪酸（furan fatty acids）是一种分子中具有呋喃结构的脂肪酸（图4-4），主要存在于一些淡水鱼的肝脏中（含量为1%～6%，最高可达25%），在植物油和黄油中也少量存在。

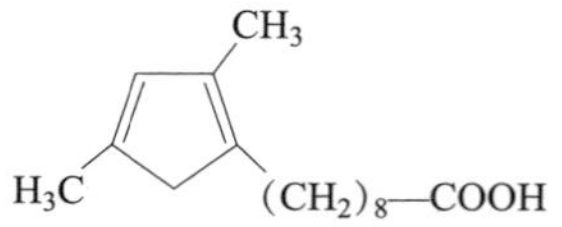

6. 共轭脂肪酸

共轭脂肪酸（conjugated fatty acid）是指含有两个或两个以上双键的多不饱和脂肪酸中，相邻两个

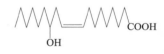

图4-4　典型呋喃脂肪酸的结构（$C_{15}H_{24}O_3$）

双键之间通常间隔 2 个饱和 C—C 键，类似 1,4- 戊二烯结构形式存在（图 4-5）。少数含有共轭双键结构的多不饱和脂肪酸称为共轭脂肪酸，其中最为常见的是共轭亚油酸（CLA）和共轭亚麻酸（CLNA）。共轭亚油酸是亚油酸的同分异构体，是由反刍动物牛、羊胃中的瘤胃细菌以亚油酸为底物代谢产生的，因此，共轭亚油酸在牛羊肉、乳及乳制品中广泛存在。

顺9，反11-共轭亚油酸

反10，顺12-共轭亚油酸

顺9，反11，反13-共轭亚麻酸

反9，反11，反13-共轭亚麻酸

图 4-5　共轭亚油酸与共轭亚麻酸的结构

二、固醇

固醇（sterol）是具有环戊烷全氢菲主要骨架的一类化合物（图 4-6），根据来源不同，主要分为动物固醇和植物甾醇。

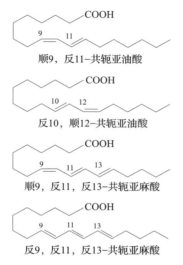

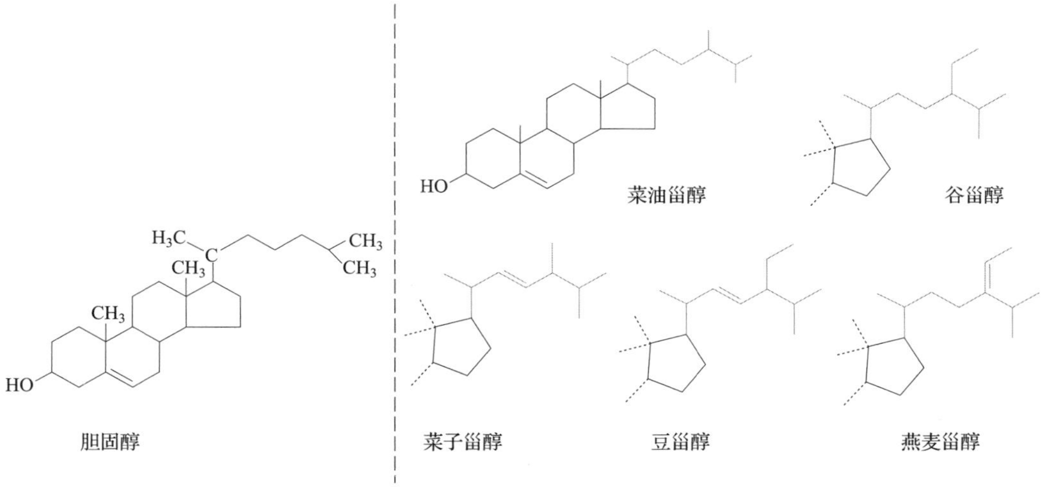

胆固醇　　菜油甾醇　　谷甾醇

菜子甾醇　　豆甾醇　　燕麦甾醇

图 4-6　固醇类物质的结构

1. 动物固醇

动物固醇，主要是指胆固醇，胆固醇以其原始形式存在于食物脂质中，但也以胆固醇和脂肪酸结合的胆固醇酯的形式存在，在动物脂肪中含量较高。

2. 植物甾醇

植物甾醇具有与胆固醇相似的固醇骨架，但侧链结构不同。代表性的植物甾醇有 β-谷甾醇、豆甾醇等。

三、脂肪酸酯

从营养学的角度，脂肪酸是脂质结构的主要组成单位，但是，膳食中脂质的存在形式主要以酯的形式存在，游离态脂肪酸含量较低（较高的脂肪酸含量会影响食品的品质，一般需要进行控制）。天然食品中的脂肪酸酯主要可以分为甘油三酯、磷脂、糖脂、少量的胆固醇酯及蜡。从膳食中摄入最多的是甘油三酯，又称中性脂、脂肪、甘油三酸酯。磷脂、糖脂等具有极性基团的脂质又称为极性脂、复合脂质等。

1. 甘油三酯

甘油三酯（triacylglycerol，TG）是甘油与三个脂肪酸形成的酯（图 4-7），也称为中性脂、三酰基甘油酯，是自然界中最丰富的脂质形式。由于与甘油结合的三个脂肪酸的种类及组合不同，TG 的分子种类复杂多样，此外，即使在相同的脂肪酸组合中，每种脂肪酸与甘油的结合位置不同及众多异构体的存在，也决定了 TG 具有丰富的分子种类。甘油三酯是非极性脂质，不溶于水，可溶于有机溶剂。

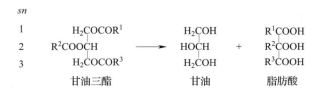

图 4-7   甘油三酯的脂肪酸结构

对甘油三酯的命名，目前广泛采用立体有择位次编排命名法。基于甘油的 Fischer 投影中，将中间的羟基写在中心碳原子的左边，碳原子由上至下编号为 1、2、3。例如，当棕榈酸（P）、油酸（O）、亚油酸（L）按照顺序从 sn-1 位至 sn-3 位酯化，形成的 TG 可简化命名为 POL。甘油本身是完全对称的分子，但是如果两端的一个羟基（sn-1 或 sn-3）或两端的两个羟基与中心羟基酯键合到不同的脂肪酸上，由于中心碳原子是手性的（不齐碳），会存在多种结合模式。由于与 sn-1 和 sn-3 结合的脂肪酸不同，即使是相同的 P、O、L 组合，也由于结合位置的不同，而存在 POL、OPL、LOP、PLO、OLP、LPO 这 6 种结合模式，被称为位置异构体。

甘油三酯中的脂肪酸种类影响其物理及化学性质，如富含不饱和脂肪酸的甘油三酯在室温下为油状，而富含长链饱和脂肪酸（棕榈酸、硬脂酸等）的甘油三酯在室温下为固体；甘油三酯的脂肪酸组成也影响油脂的氧化稳定性，例如，与不含 $\alpha-$ 亚麻酸的棉籽油相比，包含大量 $\alpha-$ 亚麻酸的大豆油更容易被氧化。

甘油三酯是食品中的主要脂类化合物，也是食用油的主要成分，在各种食品中含量很高，如黄油、人造黄油、起酥油、奶油、牛乳、肉、蛋、大豆和坚果。

2. 甘油二酯及甘油一酯

一个甘油分子通过酯键与两个脂肪酸链结合形成甘油二酯（图 4-8）（diglyceride，DG），与一个脂肪酸链结合形成甘油一酯（monoglyceride，MG）（图 4-9）。

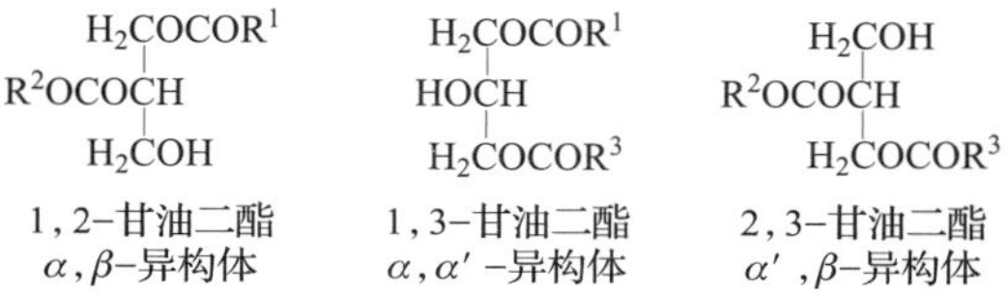

图 4-8　甘油二酯的结构 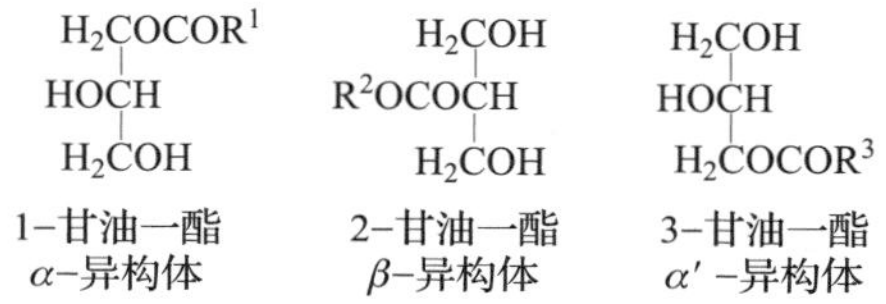　　　　　　　　　　　　图 4-9　甘油一酯的结构

普通植物油中甘油二酯是一种次要成分，占比不到 5%。哺乳动物的脂肪组织、鱼的肝脏、蛋黄和酵母菌中都含有少量的甘油二酯。甘油二酯的热值为 38.9kJ，与 TG 的热值（39.8kJ）相近，但二者的消化吸收速率和表观吸收率并不相同。甘油二酯可通过利用食品工业化脂肪酶部分水解制备，已被开发成为新型的功能性脂质。尽管甘油一酯在食品原料中含量很低，但是在食品加工领域与甘油二酯一起作为乳化剂而被广泛应用。另外，在 TG 消化吸收的过程中，消化道内可产生大量的 2- 甘油一酯。

3. 磷脂

磷脂（phospholipid）是分子中具有磷酸的脂质，根据疏水性部分不同，可分为以甘油为骨架的甘油磷脂和以鞘氨醇为骨架的鞘磷脂（图 4-10）。

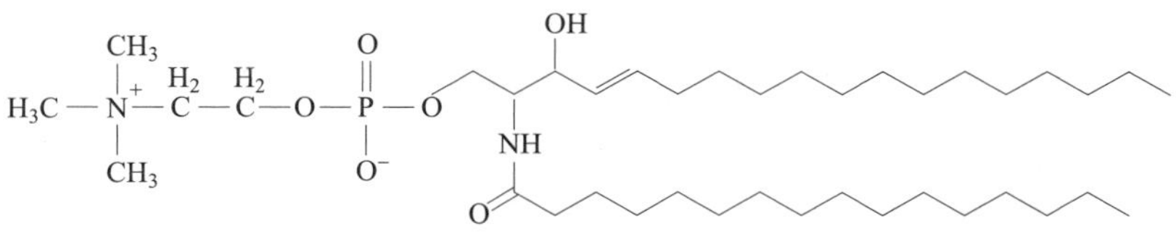

图 4-10　磷脂的基本结构

（1）甘油磷脂　甘油磷脂（glycerophospholipid）包括磷脂酰胆碱（phosphatidylcholine，PC）、磷脂酰乙醇胺（phosphatidylethanolamine，PE）、磷脂酰丝氨酸（phosphatidylserine，

PS）、磷脂酰肌醇（phosphatidylinositol，PI）、磷脂酰甘油（phosphatidylglycerol，PG）、二磷脂酰甘油（diphosphatidylglycerol，DG）和磷脂酸（phosphatidic acid，PA）等（图 4-10）。sn-1 位的脂肪酸通常是具有 16～20 个碳原子的不饱和脂肪酸，sn-2 位的脂肪酸通常为饱和脂肪酸，根据结合方式分为二酰基型、烯酰基型和烷基酰基型。

甘油磷脂在自然界中广泛分布，参与调控生物膜的形态和功能。动植物中存在的主要甘油磷脂是磷脂酰胆碱和磷脂酰乙醇胺，而在细菌中，磷脂酰乙醇胺含量很高。在不同组织内，磷脂种类的分布也不同，如大脑和神经组织中的磷脂酰丝氨酸含量相对较高，而心脏中磷脂酰甘油的含量较高。尽管在各组织内，磷脂酰肌醇比其他磷脂含量低，但它参与细胞内信号转导并调节细胞功能，此外磷脂酸也少量存在于生物膜中。缩醛磷脂是一种烯酰基型磷脂，广泛分布于哺乳动物、鸟类和细菌中。在人体内，大脑和心脏中缩醛磷脂含量丰富，老年痴呆症患者的大脑中缩醛磷脂含量显著降低。

（2）鞘磷脂　鞘磷脂（sphingomyelin）以长链不饱和烃链的鞘氨醇为骨架，磷酸为极性基团。鞘氨醇广泛分布于动物组织中，在大脑中尤为丰富。鞘磷脂是神经纤维（轴突）外侧防止电信号泄露的髓鞘的主要成分，因此在动物脑和神经组织中含量丰富，也常见于植物和微生物的细胞膜中。鞘磷脂降解产生的神经酰胺能够激活 SAPK/c-Jun 激酶、参与普肯耶细胞（purkinje cell）分支结构的形成并维持体内稳态，例如脑细胞的活化与死亡。

（3）糖脂　糖脂（glycolipid）是在其分子中具有糖的脂质，包括疏水部分为甘油的甘油糖脂、疏水部分为神经酰胺的鞘糖脂以及固醇糖脂。此外，还有分子中含有磷酸和糖的磷酸糖脂，含有磺酸和糖的硫糖脂，以及糖与脂肪酸的酯基键合形成的脂肪酸糖，其中糖多为葡萄糖及糖的衍生物，如唾液酸等。

①甘油糖脂：甘油糖脂（glyceroglycolipid）也被称为糖基甘油二酯，根据所含糖的数量和种类的不同而不同，主要有单半乳糖基甘油二酯（MGDG）、二半乳糖基甘油二酯（DGDG）等（图 4-11）。甘油糖脂广泛存在于生物体内，特别是在植物中，它约占叶绿体脂质的 80%。

②神经酰胺：神经酰胺（ceramide）是 1 分子脂肪酸与鞘氨醇的氨基共价结合形成的 N-脂酰鞘氨醇化合物（图 4-12）。天然神经酰胺的鞘氨醇部分通常具有 18 个碳原子，其中动物来源的神经酰胺的鞘氨醇碱基部分多在 C-4 和 C-5 位之间具有反式双键，而植物来源的神经酰胺多在 C-4 位连接一个羟基。

神经酰胺是鞘脂（鞘磷脂等）和鞘糖脂（神经酰胺糖苷等）的组成成分，神经酰胺本身在自然界中也分布广泛，是动物皮肤角质层中脂质的主要组成成分。神经酰胺参与调控多种细胞功能，如细胞内信号传递有关的细胞增殖和凋亡、NF-κB 和 C-myc，蛋白激酶 C，SAPK/c-Jun 激酶等。

③鞘糖脂：鞘糖脂（glycosphingolipid）：由亲水的糖链和疏水的神经酰胺（由神经鞘氨醇和脂肪酸构成）组成（图 4-13），在细胞中主要作为膜的组分存在，脂质部分被包埋在膜内，亲水的糖链部分则伸在膜外。鞘糖脂主要包括单糖基神经酰胺和聚糖基神经酰胺。单糖基

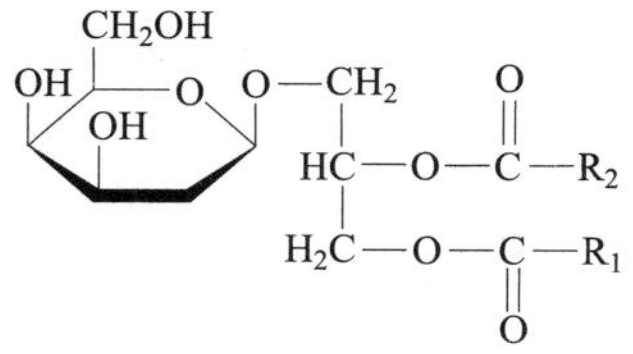

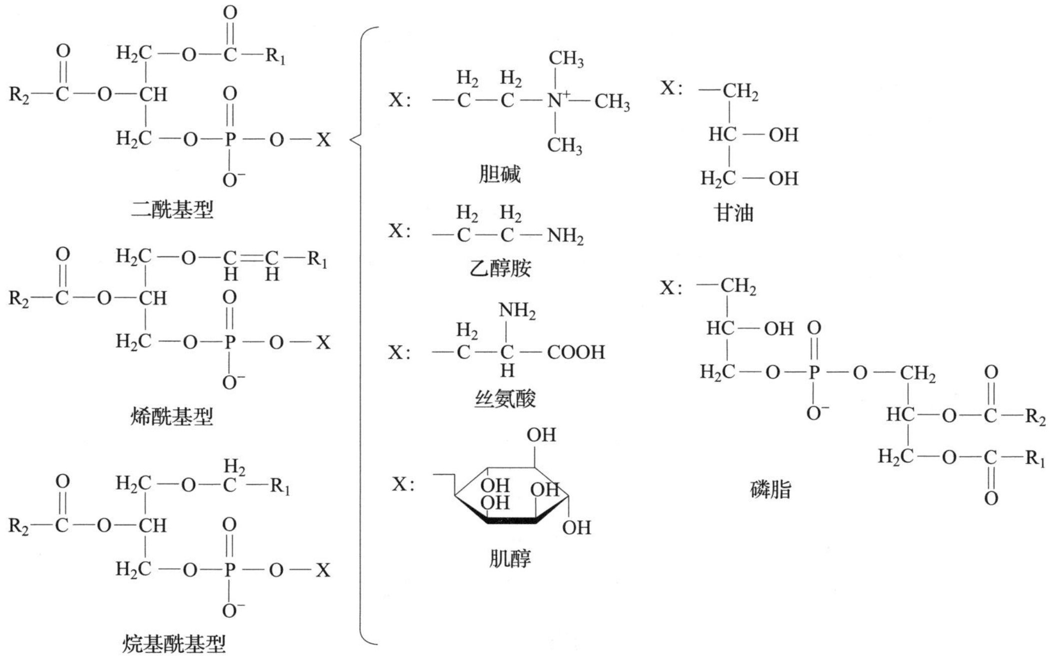

图 4-11　代表性甘油糖脂的化学结构

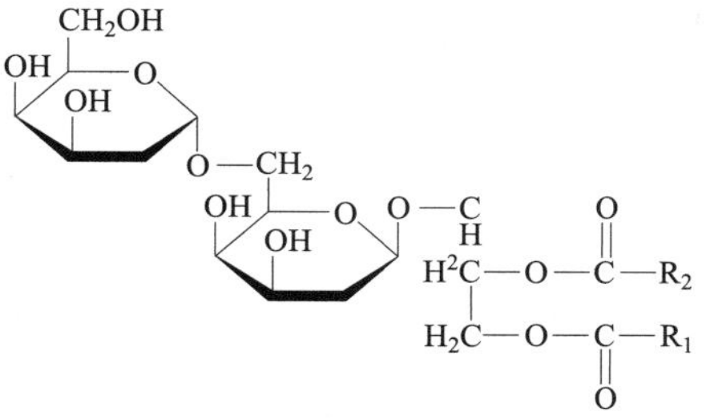

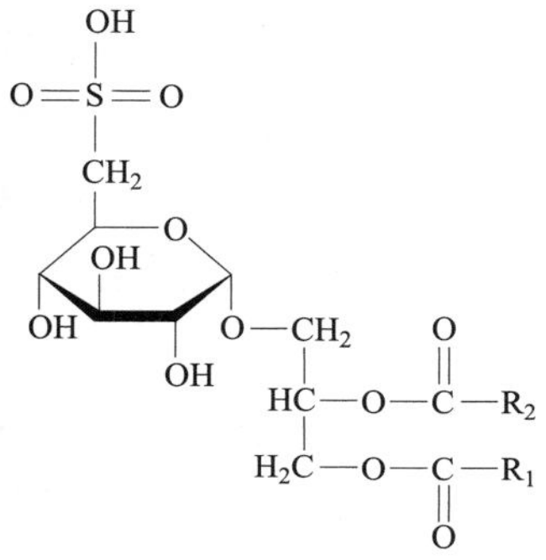

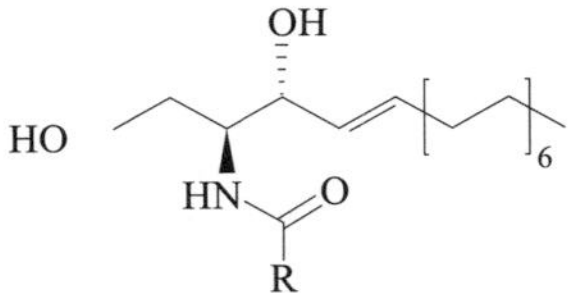

图 4-12　神经酰胺的化学结构式
（R 代表脂肪酸的烷基）

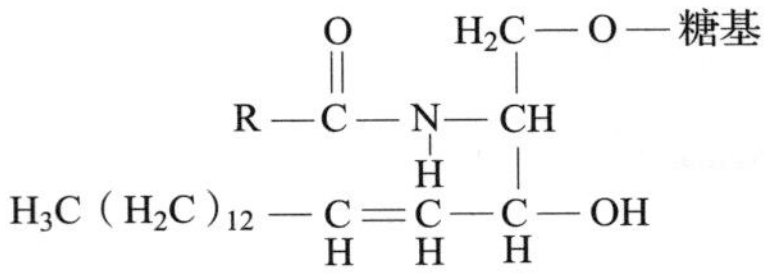

图 4-13　鞘糖脂的基本结构
（R 代表脂肪酸的烷基）

神经酰胺是神经酰胺和葡萄糖或半乳糖形成的糖苷化合物，在水稻、小麦等谷物中含量很高。在动物体内，单糖基神经酰胺是皮肤脂质的主要组分。近年来，谷物来源的单糖基神经酰胺被认为具有防止皮肤中水分蒸发的作用，被广泛用于化妆品领域。聚糖基神经酰胺在动物中含量丰富，其中糖基主要包括葡萄糖、半乳糖、甘露糖、半乳糖胺和唾液酸等。

另外，据其所含单糖的性质，鞘糖脂也可分为中性鞘糖脂和酸性鞘糖脂。中性鞘糖脂的糖链中仅含中性糖，而酸性鞘糖脂还含有唾液酸或硫酸化的单糖，分别称之为神经节苷脂和硫苷脂。

鞘糖脂具有多种生理作用，其中动物体内鞘糖脂参与神经突触介导的信号传递、记忆与学习、脑神经功能的维持以及精子形成过程。除了上述对皮肤的保湿和保护作用外，植物来源的鞘糖脂还表现出对抗肿瘤浸润等生理活性。

④固醇糖脂：固醇糖脂（sterol glycolipids）是固醇与糖通过糖苷键结合形成的化合物（图 4-14），包括糖未被酰化的固醇糖苷和糖被酰化的酰基固醇糖苷。固醇糖脂广泛分布于植物中，是植物生物膜的重要组成部分，但其生理功能仍不清楚。

人类每日从食物中摄取的糖脂量约为 600mg，该量约相当于每日脂质摄入量的 1%，因此，认为糖脂作为营养功能成分不可忽略。

4. 蜡

蜡是长链脂肪酸与高级脂肪醇键合而成的化合物，是蜂蜡和鲸蜡的主要成分，一些深海鱼类和甲壳类动物储存蜡作为能源。蜡分为单酯型和二酯型，单酯蜡中的环状蜡包括固醇酯，以及维生素 A，维生素 D 和维生素 E 酯。蜡一般比较难以消化和吸收，过多摄入会造成消化道的不良反应。

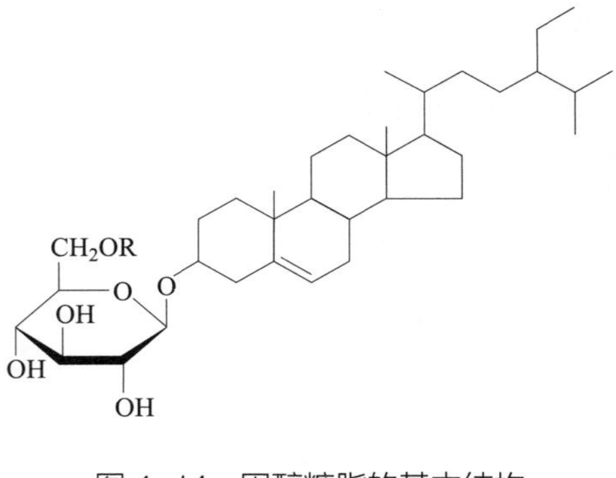

图 4-14　固醇糖脂的基本结构

四、脂质的食物来源

膳食脂质的来源大致分为植物、动物、水产品（表4-2），主要成分均为甘油三酯，即通常所说的脂肪。决定脂质营养价值的主要因素是构成这些脂质的脂肪酸成分和固醇类。动物性脂质、植物脂质的组成结构差异很大，营养学特性显著不同。

表4-2　常见食物中的脂质含量　　　　　　　　　单位：g/100g 可食部

食物名称	脂质含量	食物名称	脂质含量
猪肉（肥）	90.4	鸡腿	13.0
猪肉（肥瘦）	37.0	鸭	19.7
猪肉（后臀尖）	30.8	草鱼	5.2
猪肉（后蹄膀）	28.0	带鱼	4.9
猪肉（里脊）	7.9	大黄鱼	2.5
猪蹄爪尖	20.0	海鳗	5.0
猪肝	3.5	鲤鱼	4.1
猪大肠	18.7	鸡蛋	11.1
牛肉（瘦）	2.3	鸡蛋黄	28.2
羊肉（瘦）	3.9	鸭蛋	18.0
鹌鹑	9.4	核桃	58.8
鸡	2.3	花生（炒）	48.0
鸡翅	11.8	葵花籽（炒）	52.8

注：引自孙长颢等，《营养与食品卫生学》，2018。

一般来说，哺乳动物来源的脂质富含饱和脂肪酸和胆固醇，特别是牛乳中饱和脂肪酸含量很高，作为其加工品的黄油和奶油中饱和脂肪酸也很高，且富含胆固醇。脂肪中的饱和脂肪酸含量在牛、猪、鸡中依次降低，与牛肉和猪肉相比，鸡肉中的单不饱和脂肪酸（油酸）含量更高。另外，鸡蛋中所含的脂质（以甘油三酯、磷脂和胆固醇为主）基本上全部存在于蛋黄中，油酸比饱和脂肪酸的含量高，多不饱和脂肪酸、胆固醇含量也较高是蛋类脂质的主要特征。

植物油富含油酸、亚油酸、亚麻酸等不饱和脂肪酸，特别是亚油酸含量较高是其典型特点。但是，不同种类的植物油脂肪酸的组成比例差异很大，花生油及木本植物来源的油脂含有较多的单不饱和脂肪酸，而棕榈油等则含有较多的中链脂肪酸（表4-3）。另外，植物油与动物油脂相比较，固醇类成分以植物甾醇为主，较少含有胆固醇。

表4-3　常用食用油脂中主要脂肪酸构成（占总脂肪酸的质量百分数/%）

食用油脂	饱和脂肪酸	不饱和脂肪酸		
		油酸	亚油酸	$\alpha-$ 亚麻酸
椰子油	92	0	6	—
牛油	61.8	28.8	1.9	1.0
羊油	57.3	33.0	2.9	2.4
棕榈油	43.4	44.4	12.1	—
猪油（炼）	43.2	44.2	8.9	—
辣椒油	38.4	34.7	26.6	—
鸭油（炼）	29.3	51.6	14.2	0.8
棉籽油	24.3	25.2	44.3	0.4
花生油	18.5	40.4	37.9	0.4
豆油	15.9	22.4	51.7	6.7
玉米油	14.5	27.4	56.4	0.6
芝麻油	14.1	39.2	45.6	0.8
葵花籽油	14.0	19.1	63.2	4.5
菜籽油	13.2	20.2	16.3	8.4
亚麻籽油	13.0	22.0	14.0	49.0
茶油	10.0	78.8	10.0	1.1
胡麻油	9.5	17.8	37.1	35.9
紫苏油	6.0	17.0	16.0	61.0

鱼、虾、贝类等水产动物通常脂肪含量较低，但是受季节及养殖条件等因素的影响较大。水产食品，特别是海洋水产动植物中富含DHA、EPA等n-3系列长链多不饱和脂肪酸。与畜禽肉类不同的是，水产动物种类较多，鱼肉中的脂质主要以甘油三酯为主，而虾类、贝类中则含有大量磷脂型的DHA和EPA，研究表明磷脂型DHA和EPA具有不同于甘油三酯型和乙酯型的营养功能特性。

另外，脂肪中含有n-6系列和n-3系列两种必需脂肪酸，在人体内不能相互转换，因此从膳食中均衡摄取尤为重要。大多数学者认为，n-3 系列与 n-6 系列脂肪酸的摄入比值在 1：4～6 比较合理。另外，已知过多摄取饱和脂肪酸会导致动脉硬化性疾病的发病率提高，因此，在膳食结构中，饱和脂肪酸:单不饱和脂肪酸:多不饱和脂肪酸的比例（S：M：P）控制在 1：1：1 范围内较为均衡，要达成这一目标，膳食烹调用油的选择以及调和油的使用尤为重要。另外，在新的膳食指南中，膳食胆固醇的摄入限量已不再单独列出，在脂肪酸的饮食建议方面，增加了维护健康的 n-3 系列脂肪酸，特别是 DHA、EPA 的参考摄入量，这些都体现了脂质营养的重要性，在加深理解的同时，充分解读、明确意图也是必要的。

第二节　脂质的消化与吸收

膳食中的游离脂肪酸可以被消化道直接吸收，而甘油三酯、磷脂和糖脂等脂肪酸酯的消化吸收过程则相对比较复杂，不仅涉及的脂肪酶种类不同，而且消化吸收的难易程度也差别较大。另外，不同脂质的疏水性的差异、乳化性能的差异、消化后产物的乳化性能，甚至脂质本身之外的成分，如内源性的胆汁酸、食物中的其他成分如多酚类等，均对脂质的消化吸收过程产生显著影响。

一、甘油三酯的消化与吸收

膳食摄入的大多数油脂都是甘油三酯。对甘油三酯消化吸收的研究较为充分，其整体情况较为清晰，主要过程包括消化道内不同部位的脂肪酶对其进行水解，产生游离脂肪酸，最终可吸收单位主要为游离脂肪酸和甘油一酯。

膳食摄入甘油三酯（TG）的消化大部分在十二指肠中进行（图 4-15）。饮食中的甘油三酯在进入胃时被胃脂肪酶部分水解，胃脂肪酶主要水解 sn-1 和 sn-3 位置，但在 sn-3 位置具有高度特异性，因此主要产生 1,2- 甘油二酯和游离脂肪酸。这些水解产物具有界面活性剂作用，进一步乳化剩余的甘油三酯和其他脂质。乳化的脂质流入十二指肠并与胆汁酸和胰液混合，胰液中含有胰脂肪酶，能够水解甘油三酯的 sn-1、3 位和 1,2- 甘油二酯的 sn-1 位，生成 2- 甘油一酯和游离脂肪酸，这些水解物与磷脂、溶血磷脂、胆汁中的胆固醇和胆汁酸形成混合胶束。十二指肠连接着分泌胰液的胰管和分泌胆汁的胆管，从胃里流出的食糜与胰液、胆汁混合。胰液中含有碳酸根离子和各种消化酶，碳酸根离子与胃酸中和后，能够使肠内消化酶容易发挥活性（小肠中的消化酶最佳 pH 为 7～9）。胰脂肪酶是一种在油和水之间的界面上起作用的酶，因此，为了使胰脂肪酶有效地发挥作用，对 TG 进行精细的乳化并形成多个界面是甘油三酯消化的必要条件。

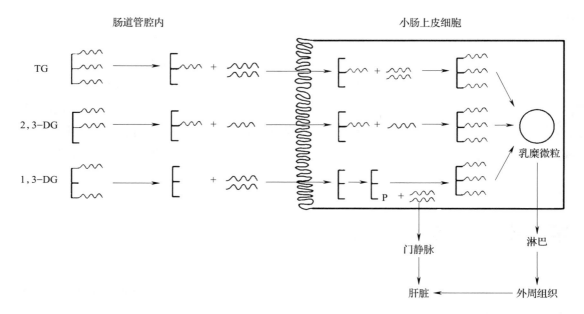

图 4-15　甘油三酯与甘油二酯消化吸收的基本过程

　　由胆汁酸乳化的 TG 在脂酶、Ca^{2+}、胆汁酸活化的胰脂肪酶的作用下产生 2- 甘油一酯和游离脂肪酸。这些降解产物也具有很强的乳化能力。2- 甘油一酯、游离脂肪酸和肠内形成粒径为 40～60nm 的胆汁酸复合胶束，这些微胶束能在小肠绒毛表面被有效吸收。

　　小肠上皮细胞的吸收面称为微绒毛，其表面覆盖水层，混合胶束穿过该水层并到达微绒毛膜的表面，溶解在胶束中的脂质消化产物与胶束分离，穿过微绒毛并被吸收到上皮细胞中。尽管通常认为游离脂肪酸和 2- 甘油一酯进入肠上皮细胞是基于简单的扩散，但是已经证明该过程存在转运载体。在小肠上皮细胞中，吸收的游离脂肪酸与 2- 甘油一酯的 sn-1、3 位重新酯化结合，再合成甘油三酯，该途径称为 2- 甘油一酯途径。之后，甘油三酯被转运至乳糜微粒（chylomicrons，CM）（图 4-16），该过程中涉及微粒体甘油三酯转运蛋白（microsomal triglyceride transfer protein，MTTP）转运、载脂蛋白 B（Apo B）合成等多个生物学过程，最终 TG 以乳糜微粒的形式释放到小肠淋巴系统中。小肠淋巴系统经胸淋巴并流入静脉，进入血液循环系统，完成整个消化吸收过程。

　　构成甘油三酯的脂肪酸结合位置会影响甘油三酯的吸收、代谢和生理作用。通常情况下，保留在甘油三酯 sn-2 位的脂肪酸具有较高的吸收性，这一特性对长链饱和脂肪酸来说尤其重要。例如，sn-2 位含有大量棕榈酸的猪油吸收率约为 95%，但是棕榈酸均匀分布的猪油吸收率降低至 72%。婴儿体内富含舌脂肪酶，由于这种脂肪酶随着消化功能的完善而逐渐消失，因此被认为对婴儿体内脂质的消化起到重要的辅助作用。由中链脂肪酸构成的中链脂肪酸甘油三酯（MCT）可被口腔内舌脂肪酶分解，进入胃内会受到胃脂肪酶和胃酸的分解，生成甘油和中链脂肪酸。因此，到达十二指肠时，大部分 MCT 已经以游离中链脂

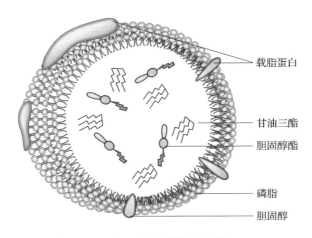

载脂蛋白

甘油三酯

胆固醇酯

磷脂

胆固醇

图 4-16　乳糜微粒基本结构

肪酸的形式存在，所以不需要胰腺脂肪酶的分解。另外，由于中链脂肪酸对水亲和性高，所以一般认为不与胆汁酸形成胶粒，而是通过门静脉直接运到肝脏。因此，MCT 适用于脂质消化吸收功能低下或障碍的人群，特别是对于消化系统欠发达的婴儿，这种消化吸收机制被认为是一种非常有效的能量获取途径。

二、甘油二酯的消化与吸收

　　甘油二酯的消化吸收过程不同于甘油三酯。甘油二酯包括 1,2-、2,3- 和 1,3- 甘油二酯。这些结构异构体在室温下并非独立存在，因分子内脂肪酸跃迁，在 1,3- 甘油二酯大约 70% 时达到平衡。如前所述，胰脂肪酶会在小肠内水解 1,2- 甘油二酯，生成 2- 甘油一酯和一分子游离脂肪酸，被小肠上皮细胞吸收后，通过 2- 甘油一酯途径重新合成为甘油三酯。但是，甘油二酯只提供了 2 分子的脂肪酸，合成一分子的甘油三酯存在一分子的脂肪酸的不足，需要由内源性脂肪酸补充，从而影响 TG 的再合成速率。

　　另一方面，甘油三酯不能被胃和胰脂肪酶水解为 1,3- 甘油二酯。将 1,2- 甘油二酯 +2,3- 甘油二酯：1,3- 甘油二酯以 3：7 的比例注入上空肠，提取并分析空肠内容物的结果发现，1- 或 3- 甘油一酯的比例高于 2- 甘油一酯的比例，这说明至少一部分 1,3- 甘油二酯被胰脂肪酶水解为 1- 或 3- 甘油一酯。1,2- 甘油二酯因在消化道内可以产生 2- 甘油一酯，其消化吸收过程与 TG 类似。当摄入 1,3- 甘油二酯时，因消化产物缺乏 2- 甘油一酯，吸收进入小肠细胞后，无法通过经典的 2- 甘油一酯途径重新合成甘油三酯。但是，小肠上皮细胞还存在另一种甘油三酯合成途径，即 3- 磷酸甘油途径，推测 1,3- 甘油二酯消化产物可通过 3- 磷酸甘油途径在小肠上皮细胞完成甘油三酯的再合成。由于该途径比 2- 甘油一酯途径的活性低，1- 或 3- 甘油一酯合成甘油三酯的速率比 2- 甘油一酯途径的速率慢。因此，当摄入

1,3- 甘油二酯时，小肠上皮细胞中甘油三酯的合成可能会延迟。

通过利用放射性同位素 ^{14}C 标记的脂肪酸构成的 1,3- 甘油二酯或 TG 进行的胸导管淋巴插管实验发现，1,3- 甘油二酯进入循环系统的速率早期显著低于 TG，后期逐渐增加，总体上，与 TG 相比，1,3- 甘油二酯 24h 内经淋巴进入循环系统的脂肪酸总量约减少 5%。上述结果表明 1,3- 甘油二酯的淋巴释放过程明显慢于 TG，但是甘油二酯最终基本都以 TG 的形式经淋巴系统被吸收。部分甘油二酯来源的脂肪酸（低于 5%）在小肠上皮细胞内可能因 TG 在合成过程受阻而被 β- 氧化利用，部分用于合成胆固醇。

三、磷脂的消化与吸收

磷脂（PL）在小肠中被消化，胰液中所含的磷脂酶 A$_2$ 水解 PL 的 Sn-2 位的脂肪酸，产生溶血磷脂（Lyso-PL）和游离脂肪酸，与其他膳食脂类一起乳化，形成微胶束（图 4-17）。磷脂本身也是乳化剂，酶解产生的 Lyso-PL 乳化性能更强，部分 Lyso-PL 在小肠中进一步水解释放出 sn-1 位脂肪酸和甘油磷酸胆碱（glycerophosphocholine，GPC）等被小肠吸收。

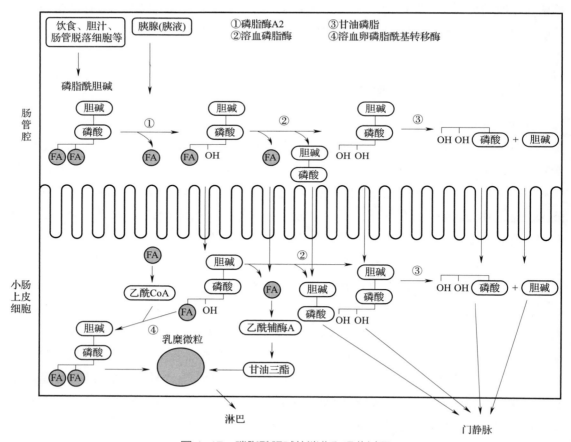

图 4-17　磷脂酰胆碱的消化和吸收过程

被小肠上皮细胞吸收的 Lyso-PL 一部分在细胞内与酰基转移酶反应，重新合成为 PL，和其他脂质、载脂蛋白形成乳糜微粒（CM）进入淋巴循环。另一部分 Lyso-PL 在上皮细胞或刷状缘上被磷脂酶和甘油磷酸胆碱二酯酶进一步水解，产物经血液循环进入肝脏。膳食来源的 PLs 经过上述过程，大部分最终被肝脏回收。进入肝脏的膳食来源磷脂在肝脏内的代谢非常复杂，一部分成为细胞的基本组分，一部分用于肝脏向血液循环系统中分泌的富脂颗粒 -VLDL 的合成，再次进入血液，被肝外组织所利用。

肠道内部分溶血磷脂在甘油磷酸胆碱酯酶作用下水解释放出碱基（胆碱），可被肠道微生物进一步分解为三甲胺，吸收入血的三甲胺在肝脏内被代谢成氧化三甲胺。

四、胆固醇的消化与吸收

胆固醇是细胞膜的重要组成成分，也是类固醇激素和维生素 D 的前体物质。人体胆固醇含量约为 2g/kg 体重，从膳食中获取的胆固醇受食物种类的影响较大，中国居民成年人胆固醇日摄入量约为 220 ~ 240mg。饮食中摄取的胆固醇几乎都是游离型的（85% ~ 90%），少量为胆固醇酯。胆固醇酯不溶于水，在小肠中通过胰液中的胆固醇酯酶水解成游离胆固醇和脂肪酸，进一步在胆汁酸、磷脂、脂肪酸、甘油一酯构成的混合胶束中乳化后被小肠上皮细胞吸收，在小肠上皮细胞内，经由酰基辅酶 A- 胆固醇酰基转移酶（acyl-coenzyme A：colesterol acyltransferase，ACAT），与长链脂肪酸酯化形成胆固醇酯，被用于合成乳糜微粒后进入淋巴系统（图 4-18）。

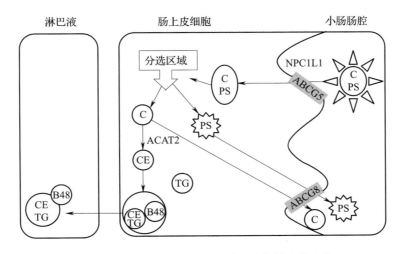

图 4-18　小肠上皮细胞胆固醇和植物甾醇的吸收

C—胆固醇　NPC1L1—Niemann-Pick C1 样 1 蛋白　TG—甘油三酯　PS—植物甾醇
ABCG5—ATP 结合转运蛋白超家族成员 5　ACAT2—乙酰 CoA 酰基转移酶 2
CE—酯化胆固醇　ABCG8—ATP 结合转运蛋白超家族成员 8
B48—载脂蛋白 B48

　　小肠细胞对胆固醇的吸收过程尚不十分明确，有研究指出，某些特定的蛋白质参与该过程。最近的研究表明空肠肠细胞刷状缘膜上的 Niemann-PickC1-Like1（NPC1L1）蛋白参与胆固醇的吸收。NPC1L1 缺失小鼠与野生型小鼠相比，胆固醇的吸收减少 70% 左右。此外，ATP 结合盒转运蛋白 G 超家族成员 5（ATP binding cassette transporter G5，ABCG5）和 ABCG8 也被认为与胆固醇的吸收和转运有关。ABCG5/8 存在于小肠细胞的内腔侧，不仅会影响小肠中植物甾醇的转运，还会影响肝脏胆汁中胆固醇和其他固醇的外排。

　　进入小肠细胞内，未被 ABCG5/8 运出的胆固醇转移到小胞体，由乙酰辅酶 A 乙酰转移酶 2（acetyl-coenzyme A acyltransferase 2，ACAT2）进行酯化。ACAT2 仅在胆固醇的摄取量增加时调节其吸收。被酯化形成的胆固醇酯与少量游离胆固醇、载脂蛋白 B、甘油三酯形成乳糜微粒（CM），被运送到淋巴。CM 组装过程受微粒体甘油三酯转运蛋白（microsomal triglyceride transfer protein，MTTP）介导。但是，在无 β- 脂蛋白血症患者中，胆固醇的吸收并未受到抑制，原因尚不明确。

　　与胆固醇吸收相关的基因除了位于第 11 和 17 染色体上的 ABCG5/8 和 NPC1L1 以外，还在小鼠第 1、2、5、6、14、15 和 19 染色体上发现其他影响胆固醇吸收过程的基因。

第三节　脂质的体内转运

　　由于脂类不溶于水或微溶于水，对于大部分脂质和其水解产物来讲，均不能被直接释放进入门静脉的水相环境。因此，无论是外源性还是内源性脂类必须形成溶解度较大的脂蛋白复合体，才能在血液循环中转运，这种吸收和转运系统与蛋白质和碳水化合物的吸收和转运有很大不同。

一、脂蛋白

　　脂蛋白（lipoprotein）是体内脂质转运的主要结构形式，所有脂蛋白都具有类似的球状结构，其中疏水性、非极性脂质（如甘油三酯和胆固醇酯）位于球形内腔，外层主要由磷脂、游离胆固醇和载脂蛋白（apolipoprotein）构成。载脂蛋白缩写为"Apo"，并使用字母和数字进行区分，不同组织来源及不同功能的脂蛋白具有不同的载脂蛋白种类和组成，例如，构成乳糜微粒的载脂蛋白主要有 Apo B48、Apo AI、Apo CⅡ和 Apo E。

　　除载脂蛋白组成外，不同的脂蛋白内腔中的脂质含量和组成、颗粒大小、质量密度和电荷密度也差异显著。最初，脂蛋白通过电泳从血清中分离出来，根据其在电位梯度中的分离情况而命名，如 α- 脂蛋白、β- 脂蛋白等。之后，利用其密度不同的特点通过离心分离，并根据其密度命名。脂质比例较高的脂蛋白密度较低，颗粒最大而密度最小的脂蛋白是由肠道合成分泌的乳糜微粒（chylomicron，CM），而颗粒最小密度最大的脂蛋白是高密度脂蛋白（high-density lipoprotein，HDL）。

脂蛋白在体内的合成与代谢主要包括膳食脂质的吸收、肝脏合成脂质的转运过程。膳食外源性脂质运输系统主要涉及肠道的淋巴系统对乳糜微粒的运输。内源性脂质转运系统涉及极低密度脂蛋白（very low density lipoprotein，VLDL）、中密度脂蛋白（intermediate density lipoprotein，IDL）和低密度脂蛋白（low density lipoprotein，LDL），主要负责肝脏内合成脂质的运输和肝外组织的转运。另外，高密度脂蛋白（high density lipoprotein，HDL）还负责肝外组织中的胆固醇向肝脏内的运输过程，又称"胆固醇逆向转运"。内源性脂蛋白转运与代谢的正常运行对维持正常的血脂水平至关重要。

二、肠道脂蛋白的合成与分泌

食物来源的大量脂质经消化吸收进入小肠上皮细胞后重新合成 TG、PL 和胆固醇酯，因脂质水溶性差的特点，使其无法直接溶解于血液，因此必须形成溶解度较大的脂蛋白复合体才能在血液循环系统中转运。在小肠中消化并在小肠上皮细胞中重新合成的各种脂质被整合到乳糜微粒中。乳糜微粒（CM）的形成过程与载脂蛋白 Apo B48 和微粒体甘油三酯转运蛋白（MTTP）密切相关。消化吸收进入并在小肠上皮细胞中重新合成的各种脂质首先与 Apo B48 结合，Apo B48 是小肠上皮细胞特异性表达的载脂蛋白 B 的一种，在细胞粗面内质网中合成后与脂质特异结合形成原始的乳糜颗粒，之后在 MTTP 的作用下 TG 等被转入融合，与载脂蛋白 Apo AI 一起形成原始的 CM，此时的 CM 表面覆盖有高度极性的 PL，亲脂性的 TG、胆固醇酯（ChE）则进入到颗粒的内腔。原始 CM 的合成、组装和分泌中都需要 Apo B48 的存在。

成熟的 CM 通过淋巴管流入血液和体内循环，CM 的载脂蛋白主要是 Apo B48，循环过程中可从高密度脂蛋白（HDL）中获得 Apo AI 和 Apo CII。CM 是体内 TG 含量最高，颗粒体积最大的脂蛋白，在体内循环过程中颗粒内部的大量 TG 被主要是骨骼肌、心肌和脂肪组织细胞表面的脂蛋白脂酶（LPL）逐步降解利用（图 4-19），这一过程受 Apo CII 的激活。乳糜微粒中的 TG 在细胞表面的脂蛋白脂酶作用下水解，产生的游离脂肪酸和 2- 甘油一酯进入细胞，约 80% 的乳糜微粒 TG 以这种方式被递送至靶组织。在 LPL 的作用下，CM 内部 TG 逐渐降低，胆固醇酯的比例逐渐升高，体积减小的同时比重逐渐增加，这一系列变化导致 CM 被代谢成为乳糜微粒残体（remnant），进而从细胞表面解离重新进入血液循环。乳糜微粒残体可能将其部分载脂蛋白转移到高密度脂蛋白，最终被肝脏通过识别载脂蛋白 E 的 LDL 受体相关蛋白 1（LRP1）及 LDL 受体从循环中清除。

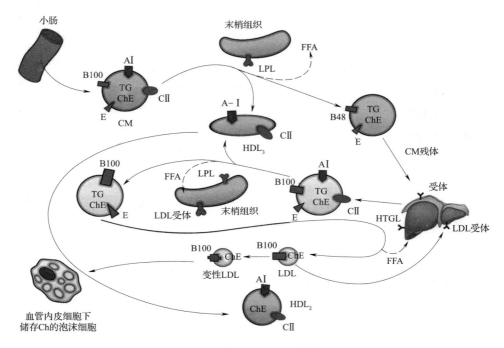

图 4-19　体内脂蛋白的转移

CM—乳糜微粒　LPL—脂蛋白酯酶　HTGL—肝脂酶　FFA—游离脂肪酸　Ch—胆固醇　ChE—胆固醇酯

　　水解产生的脂肪酸被细胞吸收后一部分用于脂肪酸 $\beta-$ 氧化供能，一部分被再次转化为 TG 储存于细胞内。脂肪细胞被认为是乳糜微粒中 TG 的主要去向，胰岛素通过刺激脂蛋白脂肪酶增加脂肪细胞对游离脂肪酸和甘油一酯的摄取。因此，CM 的主要作用可认为是将膳食中的 TG 转运到身体组织中利用，而将胆固醇转运进入肝脏。

三、肝脏中的脂蛋白合成与分泌

　　膳食脂质经过 CM 的转运后进入组织器官，而在下一次进食之前的空腹状态下，身体外周组织需要的脂质则主要由肝脏合成并分泌进入血液循环系统，同样，这些脂质也主要以脂蛋白颗粒的形式在体内运输（表 4-4）。

表 4-4　人体内主要载脂蛋白的分布

载脂蛋白	脂蛋白	载脂蛋白	脂蛋白
Apo AI	HDL、CM	Apo CI	VLDL、HDL、CM
Apo AII	HDL、CM	Apo CII	VLDL、HDL、CM
Apo AIV	由 CM 分泌，但转移到 HDL	Apo CIII	VLDL、HDL、CM
Apo B100	LDL、VLDL、IDL	Apo D	HDL
Apo B48	CM、CM 残体	Apo E	VLDL、HDL、CM、CM 残体

　　肝脏向外分泌的脂蛋白颗粒主要是极低密度脂蛋白（VLDL），VLDL 的形成过程与 CM 相似，其装配场所是肝细胞的内质网，主要成分同样是 TG，同时含有胆固醇酯和外壳的组成成分磷脂及载脂蛋白，该过程同样需要 MTTP 的参与。与 CM 不同的是 VLDL 的颗粒远小于 CM，其中的 TG 含量约为 55%，胆固醇及其酯的含量约为 25%，因此密度也远小于 CM。另外，VLDL 的主要载脂蛋白为 Apo B100，进入循环系统后，可以从 HDL 中获取 Apo CⅡ 和 Apo E。

　　VLDL 在血液中的代谢过程与 CM 相似，也是由 Apo CⅡ 激活毛细血管表面的 LPL，完成颗粒内 TG 的降解和释放，在这一过程中 VLDL 逐步变成中等密度脂蛋白（IDL），此时颗粒内的 TG 降低至约 20%，而胆固醇的比例则升高至 40%，部分 IDL 被肝细胞表面 IDL 受体识别回收。IDL 中没有 Apo CⅡ，但是肝脏内富含不需要被 Apo CⅡ 激活的肝脂酶（hepatic triglyceride lipase，HTGL），这与 LPL 有很大的不同。另一部分 IDL 进一步转化为低密度脂蛋白（LDL）。

　　LDL 中具有很高的胆固醇含量（约占 50%），而 TG 则含量极低，颗粒体积也变得更小，其中还有部分被称之为小而密 LDL 的 sdLDL（small dense low-density lipoprotein）。sdLDL 与普通 LDL 相比，更易发生氧化产生 ox-LDL，导致其致动脉粥样硬化能力更强，已被美国胆固醇教育计划（National Cholesterol Education Program，NCEP）委员会列入心血管病重要危险因素之一。几乎所有组织细胞表面均存在 LDL 受体，因此摄取 LDL 可将胆固醇和磷脂转运到细胞，磷脂主要用作细胞膜成分，而胆固醇用作细胞膜成分及类固醇类激素的合成，LDL 受体主要识别存在于 LDL 表面的 Apo B100。

　　膳食成分对肝细胞表面表达的 LDL 受体数量具有显著的调节作用，如饱和脂肪酸和反式脂肪酸会降低 LDL 受体数量，而可溶性纤维和植物甾醇则增加受体表达。LDL 受体异常的基因突变，可导致血液中胆固醇水平的显著升高，被称为家族性高胆固醇血症。此外，近年来的研究还发现了一种称为 PCSK9（proprotein convertase subtilisin/kexin type 9）的肝脏蛋白，其与 LDL 受体结合阻断了受体返回细胞表面的循环机制，已成为调控胆固醇代谢的新靶点。

四、高密度脂蛋白的形成与胆固醇的逆向转运

　　高密度脂蛋白（HDL）主要由肝脏和小肠合成，也可由 CM 和 VLDL 产生，其含有 5% 左右的甘油三酯和 20% 左右的胆固醇，对外周组织向肝脏的胆固醇逆转运非常重要。这种转运发生在细胞表面，血液中 HDL 流经组织表面时，细胞膜上的 ATP 结合盒蛋白 A（ABCA）将细胞内游离胆固醇泵到细胞膜表面，通过自由扩散作用进入 HDL。因为 HDL 含有载脂蛋白 Apo AI 和卵磷脂胆固醇酰基转移酶（LCAT），而 ApoAI 是 LCAT 的辅酶，可激活 LCAT。LCAT 将 HDL 表面的磷脂 sn-2 位脂肪酸转移到游离胆固醇上，合成胆固醇酯（cholesteryl ester，CE），胆固醇酯（中性酯）进入 HDL 内腔（脂溶性），从而防止了游离

胆固醇由 HDL 颗粒向组织细胞的扩散。HDL 在血液循环系统中可以通过胆固醇酯转移蛋白（cholesterylester transfer protein，CETP）将部分胆固醇转移到 VLDL 内，最后 HDL 被肝脏以受体介导途径清除（如清道夫受体，scavenger receptor，SR-B1），完成外周组织中胆固醇向肝脏回收的过程（图 4-20）。肝脏通过 HDL 回收的途径，从外周组织中回收胆固醇的这一过程，又被称之为"胆固醇的逆转运"，这一过程对肝脏内胆固醇的代谢稳态具有一定的调控作用。

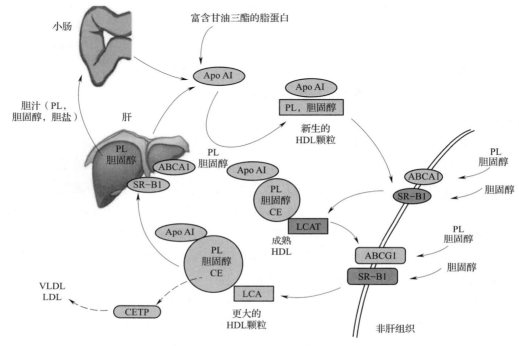

图 4-20　胆固醇逆向转运

胆固醇的逆转运过程如下：

① 载脂蛋白 Apo AⅠ 由肝脏和肠道分泌。在 TG 水解过程中，它也从乳糜微粒和 VLDL 中释放。

② Apo AⅠ 通过与肝脏 ABCA1 的相互作用获得 PL 和胆固醇，从而产生新生的 HDL 颗粒。

③ 新生 HDL 通过 ABCA1 获得额外的 PL 和胆固醇，并通过外周组织中的 SR-B1 获得额外的胆固醇。

④ 高密度脂蛋白颗粒携带的酶 LCAT 将胆固醇酯化为迁移到颗粒核心的 CE。

⑤ 形成的成熟 HDL 通过 ABCG1 继续获得 PL 和胆固醇，并通过 SR-B1 在外周组织中获得胆固醇。

⑥ LCAT 继续将胆固醇酯化为 CE，形成更大的 HDL。

⑦ 一些 CE 通过 CETP 介导转移到 VLDL 和 LDL。

⑧ 肝脏 SR-B1 结合 HDL。CE 可被选择性去除，或 HDL 颗粒可被内化和降解。

五、脂蛋白与动脉硬化

细胞通过 LDL 受体摄入富含胆固醇的 LDL，但是如果 LDL 受体异常，血液中的 LDL 滞留升高，造成高胆固醇血症。人体 LDL 受体基因分别来自父母双方，杂合子基因类型导致肝脏处理回收 LDL 的能力减半。家族性高胆固醇血症患者因 LDL 受体基因缺陷导致血中胆固醇浓度高达 300mg/dL，是健康人血液胆固醇值的两倍多。

LDL 在血管内皮细胞下聚集、氧化变性，导致血管内壁的胆固醇沉积和钙化，这被认为是造成动脉硬化的主要原因（图 4-21）。动脉硬化引发的疾病主要是心脑血管疾病。当血流中的 LDL 由于某种原因进入血管内皮细胞下方时，它会被氧化为氧化型 LDL。此时，LDL 从血液中进入血管内皮细胞下层的过程包括压力作用下的主动运输（血压），以及由于内皮细胞损伤而进入。在内皮细胞下氧化变性的 LDL 被巨噬细胞吞噬，吸收大量氧化变性的 LDL 后的巨噬细胞已无法处理过量的胆固醇而形成泡沫细胞。泡沫细胞是动脉硬化的早期病变，sdLDL 因其粒径较小的原因，更容易进入到血管内皮细胞下层，因此被认为其致动脉粥样硬化能力较普通 LDL 更强。血液中 LDL 的清除与细胞表面的 LDL 受体数量密切相关。

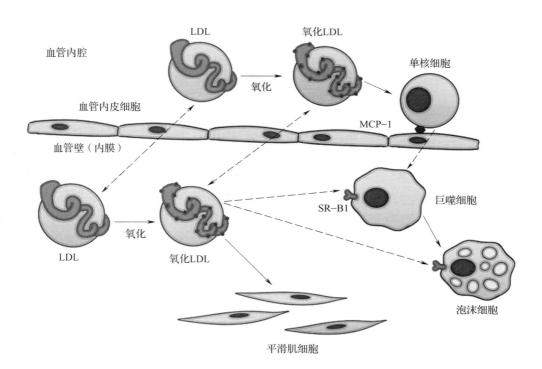

图 4-21 低密度脂蛋白（LDL）的变性和泡沫细胞的形成

此外，HDL 的主要功能被认为是外周组织胆固醇向肝脏的逆转运。因此血液中 HDL 水平的下降也与动脉粥样硬化的风险升高有关。

正常脂肪酸从小肠吸收，然后重新合成为 TG，并入 CM，并通过乳糜管释放到淋巴管中。当摄入富含中短链脂肪酸的 MCT 时，消化产物中的游离中短链脂肪酸则大量释放到血液系统，经门静脉进入肝脏，在肝细胞内线粒体中被 β-氧化。此外，当摄入 1,3-甘油二酯后，因其在小肠上皮细胞中的 TG 重新合成过程受阻，少量游离脂肪酸也可能流入门静脉。

第四节　脂质的代谢

脂质成分为许多细胞内过程所必需，这些过程包括结构、功能及能量释放。为了确保细胞的正常功能，脂质生物合成、氧化和细胞内迁移受到一个精密体系的调控。这种内稳态调控体系确保了脂质的合成和分解代谢途径与其他宏亮营养素的代谢途径相吻合。保持该调控体系的支配优势，体现了膳食脂质选择性调节多个重要代谢途径的能力。例如，膳食脂肪酸的组成可改变膜磷脂的成分，进而影响膜的功能。同样，膳食脂肪酸的掺入可明显改变脂肪组织的脂肪酸构成。膳食脂肪酸的成分也可调节活性物质类花生酸的细胞内合成，从而影响一系列的生理反应。为了评价膳食脂质摄入量与疾病危险之间的联系，逐一分析脂质代谢的基本过程是非常重要的。

一、脂肪合成

当体内能量摄入过剩时，多余的能量物质经过多种途径转化为脂肪酸后，主要以甘油三酯（TG）的形式储存在细胞中，成为储存的能量。白色脂肪细胞是其重要的储存场所，皮下脂肪组织和内脏脂肪组织是最为主要的储存部位。每 10kg 脂肪的热量约为 377kJ，理论上可以维持完全禁食 40～50d 的能量需求。与此相比较，肝脏和骨骼肌中的糖原 3～6h 就会耗尽。因此，脂肪在体内的蓄积是生物对抗长期食物不足的重要生物学策略。

1. 脂肪酸的合成

体内过剩的葡萄糖主要在小肠、肝脏和脂肪组织中转化为脂肪酸，并最终以甘油三酯的形式积累在白色脂肪细胞中，这一过程称为脂质生物合成。当葡萄糖的量足够并超过线粒体中柠檬酸循环所需的量时，过量的柠檬酸会进入脂肪酸合成的细胞质中，并在细胞质中转化为乙酰辅酶 A，进一步在乙酰辅酶 A 羧化酶（acetyl-coA carboxylase，ACC）的作用下转化为丙二酰辅酶 A，丙二酰辅酶 A 的产生标志着脂肪酸合成的开始。之后经过缩合

（condensation）、还原（reduction）、脱水（dehydration）、再还原的过程进行两碳单位的添加，反复重复该过程后生成 16 碳单位的饱和脂肪酸——软脂酸（即棕榈酸）（图 4-22）。参与脂肪酸合成的蛋白质或酶通常称为脂肪酸合酶（fatty acid synthase，FAS），哺乳动物的脂肪酸合酶属于多功能酶，由单个基因编码，一条肽链具有多个不同的酶活性，因此 FAS 是多种脂肪酸合成相关酶的复合体。

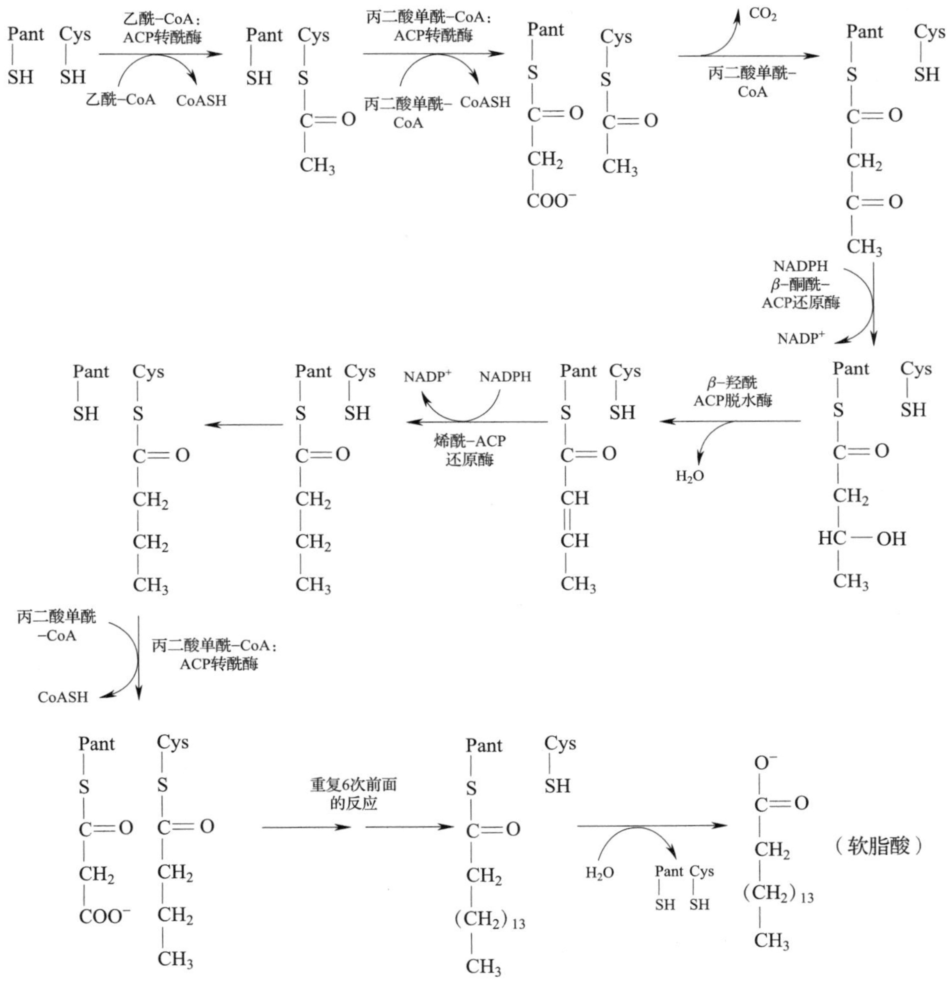

图 4-22　脂肪酸合酶催化的脂肪酸合成反应

Pant——一个亚基上的泛酰巯基乙胺　Cys——另一个亚基上的半胱氨酸残基

软脂酸，即棕榈酸（16∶0）是脂肪酸合酶的终产物，机体内其他脂肪酸主要是通过链延长反应（延伸）和去饱和反应产生，两种相关的酶分别称为延伸酶（elongase）和去饱和酶（desaturase）。体内存在两种脂肪酸延伸反应系统（内质网和线粒体基质）两者的催化反应相似，只是酶的组成有所不同。在去饱和酶作用下，饱和脂肪酸形成不饱和脂肪酸，单不饱和脂肪酸形成多不饱和脂肪酸（图4-23）。软脂酸由 $\Delta 9$ 去饱和酶作用生成油酸（18：1n-9），但是人体内不存在 $\Delta 12$ 去饱和酶，所以油酸不会转化为亚油酸（18：2n-6）。同样 α-亚麻酸12号以及15号位置的双键也不能通过C18饱和脂肪酸的去饱和反应产生，因此，亚油酸和亚麻酸在体内不能合成，对哺乳动物来说是膳食必需脂肪酸。

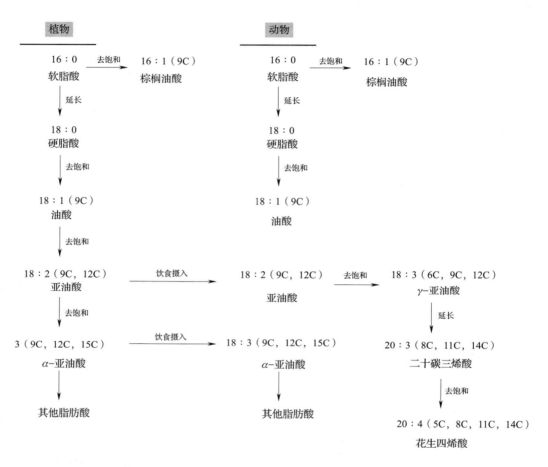

图4-23　植物和动物体内的去饱和反应（C表示顺式双键）

脂肪酸的合成过程是耗能的，每一分子软脂酸的合成需要消耗14分子NADPH和7分子ATP，这些能量主要来自于糖酵解，苹果酸酶ME和G6PDH可为该过程提供NADPH。

2. 脂肪酸的链延长与去饱和

如前所述，由于人体内没有 $\Delta 12$ 脱氢酶或 $\Delta 15$ 脱氢酶，因此由油酸不能合成亚油酸（C18：2n-6）和 α-亚麻酸（C18：3n-3），而亚油酸（C18：2n-6）由于存在 $\Delta 6$ 去饱和酶、$\Delta 5$ 去饱和酶和链长延伸酶可以反应生成花生四烯酸（C20：4n-6）。即，将 γ-亚麻酸（C18：3n-6）→二高-γ-亚麻酸（C20：3n-6）→花生四烯酸（C20：4n-6），转化为体内的花生四烯酸（图4-24）。

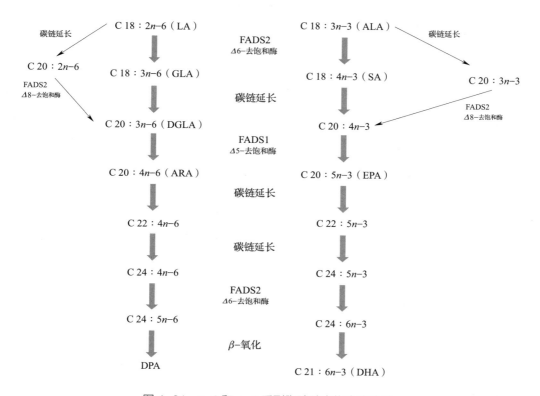

图 4-24　n-6 和 n-3 系列脂肪酸生物合成途径

同样，n-3 系列脂肪酸，通过以 α- 亚麻酸（C18：3 n-3）为底物通过去饱和反应和链延长反应，可以合成长链的 n-3 系列多不饱和脂肪酸，如二十碳五烯酸（EPA）（C20：5 n-3）和二十二碳六烯酸（DHA）（C22：6 n-3）。n-6 和 n-3 长链多不饱和脂肪酸的体内合成对神经系统的发育非常重要。

另外，从 EPA（C20：5 n-3）到二十二碳六烯酸（DHA）（C22：6 n-3）的转化不是通过 Δ4 去饱和酶直接从 EPA 转化而来的，而是 EPA（C20：5 n-3）→ C22：5 n-3 → C24：5 n-3，C24：6 n-3 的反应是由 Δ6 去饱和酶产生的，然后进一步在过氧化物酶体中进行 β- 氧化为 DHA（C22：6 n-3）。

3. 甘油三酯的合成

食物来源的脂肪酸在肠道内经消化吸收过程进入小肠上皮细胞后，重新合成甘油三酯（TG），以 CM 颗粒形式分泌入血，其 TG 合成过程详见前文。组织内的 TG 合成主要以 3- 磷酸甘油酸（glycerol-3-phosphate，G3P）为底物在肝脏和脂肪组织中进行，G3P 是通过两条途径产生的。一种是由葡萄糖代谢（糖酵解）产生的磷酸二羟丙酮与 NADH 还原产生途径，该途径存在于几乎所有动物组织细胞的胞质中。因此，糖的营养状况对脂肪的合成有很大的影响。另一部分来源于体内 TG 水解终产物的甘油，甘油在甘油激酶的作用下在肝脏中与 ATP 反应产生。甘油激酶具有显著的组织特异性分布，肝脏中活性较高，但是脂肪组织和肌肉中活性很低甚至没有活性，因此，以甘油为底物的 TG 合成主要在肝脏内进行。

G3P 骨骼上 sn-1 位脂肪酸的添加首先需要脂肪酸的活化生成脂肪酸 -CoA（脂酰基 -CoA），而后在甘油 -3- 磷酸酰基转移酶（G3P acyltransferase，GPAT）作用下生成 1- 酰基甘油 -3- 磷酸，GPAT 在细胞内质网、过氧化物酶体、线粒体内均有分布，并且其对饱和脂肪酸 -CoA 具有选择性（图 4-25）。G3P 骨骼上 sn-1 位脂肪酸的添加过程与此类似，该反应在酰基甘油 -3- 磷酸酰基转移酶（1-acylglycerol-3-phosphate O-acyltransferase，AGPAT）的催化下合成磷脂酸（phosphatidic acid，PA）。与 GPAT 相反，AGPAT 对脂肪酸的选择性偏好为多不饱和脂肪酸。因此合成后的 TG 和磷脂（磷脂合成的起始阶段共用该途径）的 sn-1 位富含饱和脂肪酸，sn-2 位脂肪酸则多为不饱和脂肪酸。磷脂酸进一步在磷脂酸磷酸酶（phosphatidic acid phosphatase，PAP）催化下失去磷酸基团，产生甘油二酯。TG 合成的最后一步反应是在二脂酰甘油酰基转移酶（diacylglycerol acyltransferase，DGAT）作用下完成 sn-3 位的脂肪酸添加。

二、脂肪的分解利用

1. 甘油三酯的分解利用

当人体缺乏能量时，组织储存的 TG 被激素敏感性脂肪酶（hormone sensitive lipase，HSL）水解，生成游离脂肪酸和 2- 甘油一酯（2-MG），部分 TG 还可能被彻底水解生成甘油，上述产物进入血液被转移到心脏、肝脏和骨骼肌，经过脂肪酸 $\beta-$ 氧化反应转化为能量。

血液中的 TG 主要以脂蛋白的形式存在。在饥饿状态下，肝脏合成并分泌 VLDL 入血，在各种组织特异性脂肪酶的作用下游离出脂肪酸，进入组织细胞内被 β 氧化分解利用。TG 的水解动员是一种受激素控制的过程。胰高血糖素和肾上腺素促进脂肪的水解，而胰岛素则抑制脂肪的水解，同时促进脂肪的合成。空腹时，体内的胰高血糖素和肾上腺素升高，激活质膜上 G 蛋白与腺苷酸环化酶，使 ATP 转化为第二信使环腺苷酸（cyclic adenosine monophosphate，cAMP），进而激活蛋白激酶 A（protein kinase A，PKA），最终激活 HSL 等脂解酶，分解脂滴内贮存的 TG，使其水解成甘油二酯和游离脂肪酸，甘油二酯进一步由另一类对激素不敏感的脂肪酶催化水解。游离脂肪酸通常与特殊的组织特异性的脂肪酸结合蛋白（fatty acid-binding protein，FABP）结合，在血液中主要结合在血清蛋白表面，一分子清蛋白可结合多个游离脂肪酸。

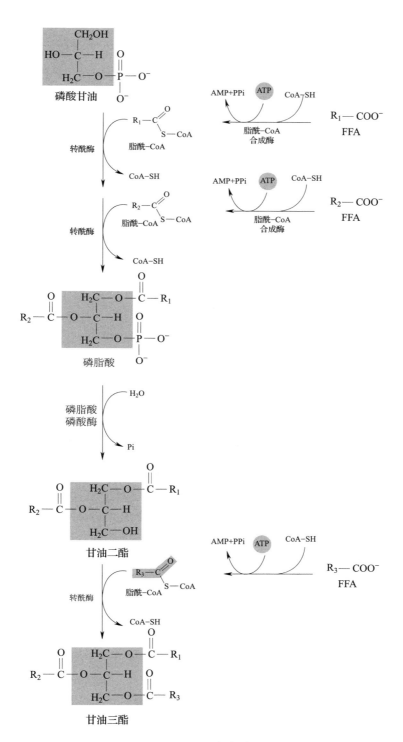

图 4-25 TG 合成过程

体内存在的棕色脂肪组织（brown adipose tissue，BAT）也参与到脂肪的降解和产热过程。棕色脂肪组织（或棕色脂肪）是动物体内一种特殊的脂肪组织，棕色脂肪细胞体积小，细脂肪油滴以小颗粒状弥散分布，同时含有大量线粒体，代谢活跃。棕色脂肪细胞周围有丰富的毛细血管，交感神经纤维直接到达棕色脂肪组织的细胞膜上。白色脂肪组织的主要功能是将多余的能量以脂肪的形式储存，而棕色脂肪组织则是通过细胞内大量的线粒体将食物能量转化成热能。棕色脂肪细胞的线粒体中含有膜蛋白解偶联蛋白1（uncoupling protein，UCP1），这种蛋白质构成棕色脂肪线粒体膜上的特殊 H^+ 通道，外部 H^+ 流回基质时不偶联 ATP 合酶，不产生 ATP，能量不能转化为 ATP 中的化学能，而转化为热能，这一过程是哺乳动物体内非颤栗产热的主要来源，对于维持动物的体温和能量平衡起重要作用。因此，棕色脂肪的激活与体脂肪过度蓄积（肥胖）存在负相关。BAT 在新生儿体内分布较多，对其体温维持具有重要意义，成年后逐渐减少。有趣的是，有研究显示，白色脂肪组织在特定条件下也可以增加 UCP1 的表达量，呈现出类似棕色脂肪组织的变化（米色脂肪组织），称之为棕色化现象。对成年人来说，更重要的是白色脂肪组织的棕色化调控可对体脂肪的蓄积产生影响。

2. 脂肪酸的分解利用

脂肪酸酯中的脂肪酸经脂肪酶的作用生成游离脂肪酸，转运至细胞内用于能量转换，单位质量的脂肪酸最高能量约为9kcal/g，是体内最为重要的能量来源。脂肪酸的分解利用主要是通过 α– 氧化、β– 氧化和 ω– 氧化来进行，其中 β– 氧化是最主要的氧化利用途径。

细胞中的游离脂肪酸（FFA）在线粒体膜上被脂酰 –CoA 合成酶（acyl–CoA synthetase，ACS）活化为酰基 –CoA，开始启动脂肪酸的 β– 氧化过程。ACS 有多种，对脂肪酸的链长具有选择性，位于线粒体外膜的 ACS 激活长链脂肪酸（12 ~ 20 碳），位于线粒体内膜的 ACS 激活直接从细胞质基质进入线粒体基质的短链、中链脂肪酸（2 ~ 10 碳）。

由于长链的脂酰 –CoA 不能直接跨膜，需要特殊的跨膜转运过程才能到达线粒体内膜，该过程由肉碱 – 棕榈酸转移酶（camitine palmitoyltransferase，CPT）和脂酰肉碱转位酶（translocase）完成（图 4-26）。CPT 分为 CPT– Ⅰ 和 CPT– Ⅱ 两种类型。这里的肉碱是指 L– 肉碱，而 D– 肉碱则会阻碍脂肪酸的 β– 氧化过程。已知碳原子数为 10 以下的脂肪酸（短链脂肪酸、中链脂肪酸）的 β– 氧化不需要变为酰基肉碱，而直接进入线粒体，被直接合成脂酰 –CoA。由于这些代谢特性，短链脂肪酸和中链脂肪酸在细胞内更容易代谢转化为能量，而难以体脂肪的形式在体内蓄积。

在脂酰 –CoA 转运系统中，CPT– Ⅰ 位于线粒体外膜，催化完成脂酰肉碱的合成，CoA 游离出来并返回到细胞质中，脂酰 – 肉碱在线粒体内膜上特定的转位酶的帮助下进入内膜基质一侧，之后在 CPT– Ⅱ 的催化作用下，脂酰基被转移到线粒体内膜，重新生成脂酰 –CoA，从而完成脂肪酸由细胞质向线粒体内的转运过程。

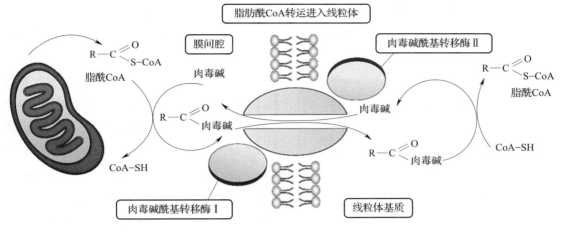

图 4-26 脂肪酰 -CoA 转运进入线粒体的示意图

$\beta-$ 氧化是从酰基 -CoA 转化为乙酰 -CoA 的反应，经历脱氢、水解和硫解的复杂过程，最终完成从酰基 -CoA 中每个循环切除 2 碳单位的反应（图 4-27）。反应中生成的 NADH、FADH$_2$ 进入线粒体呼吸链，生成的乙酰 -CoA 则进入 TCA 循环，与草酰乙酸反应生成柠檬酸。当细胞内能量不足时，该柠檬酸通过 TCA 循环和电子传递链产生能量（ATP 的产生）。

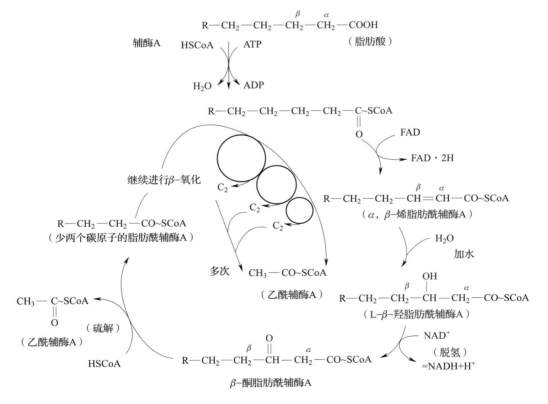

图 4-27 脂肪酸的氧化反应机制

超长链脂肪酸（例如具有 20、22 个碳原子的脂肪酸）难以在线粒体中氧化，需要在过氧化物酶体中被 $\beta-$ 氧化，直到碳原子数达到 8 为止，此后被转运到线粒体进一步完成后续的 $\beta-$ 氧化过程。

脂肪酸 $\beta-$ 氧化并不直接产生 ATP，但产生的大量乙酰 –CoA 和高能电子可分别进入 TCA 环和呼吸链，继而为机体产生大量 ATP，其产生 ATP 的效率要高于糖酵解。例如，含 16 个碳原子饱和脂肪酸，可净产生 129 分子 ATP，而 2 分子葡萄糖（12 个碳原子）完全氧化只能产生 60~64 分子 ATP。

不饱和脂肪酸酰基 –CoA 的 $\beta-$ 氧化，起始过程与饱和脂肪酸相同，当被 $\beta-$ 氧化至双键的位置时，需要特殊的异构酶即烯酰 –CoA 异构酶（enoyl-CoA isomerase），来改变双键的位置和性质，使之转变为可被脂酰 –CoA 脱氢酶识别的反式双键，$\beta-$ 氧化即可继续（图 4-28）。多不饱和脂肪酸的 $\beta-$ 氧化还需要 2,4- 二烯酰 –CoA 还原酶（2,4-dienoyl-CoA reductase）的参与。

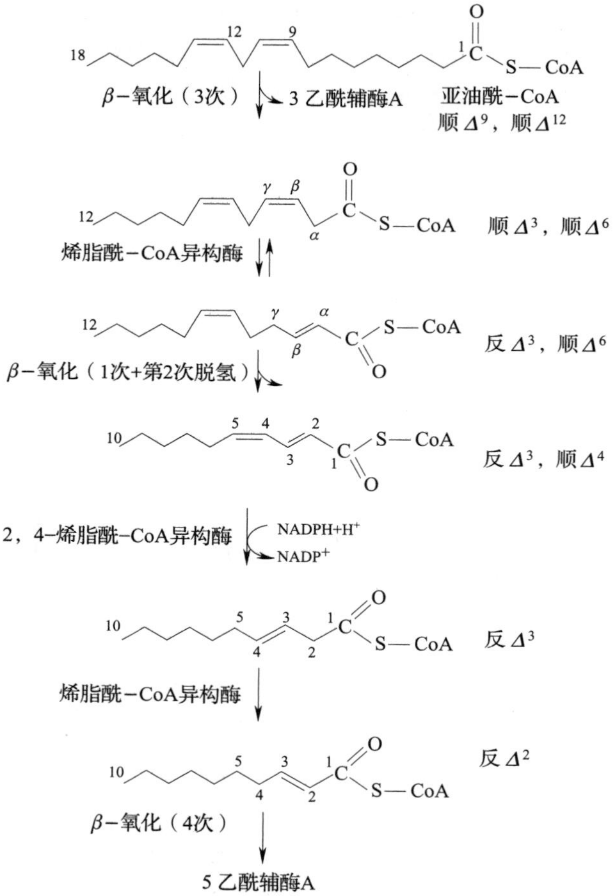

图 4-28　不饱和脂肪酸的氧化过程

脂肪酸通常由偶数碳组成，但食物中也含有少量的奇数脂肪酸。长链奇数脂肪酸的 β– 氧化起始过程与偶数脂肪酸相同，但最终产物是丙酰基 CoA 而不是乙酰基 CoA，因此奇数脂肪酸的 β– 氧化实际上的差异就是丙酰 –CoA 的氧化，丙酰 –CoA 在丙酰 –CoA 羧化酶（propionyl–CoA carboxylase）、甲基丙二酸单酰 –CoA 消旋酶（methylmalonyl–CoA racemase）和甲基丙二酸单酰 –CoA 变位酶（methylmalonyl–CoA mutase）的催化下，最终转变为琥珀酸 –CoA，进入 TCA 循环被进一步氧化分解，或者转变为草酰乙酸后离开 TCA 循环成为糖异生的前体（图 4–29）。

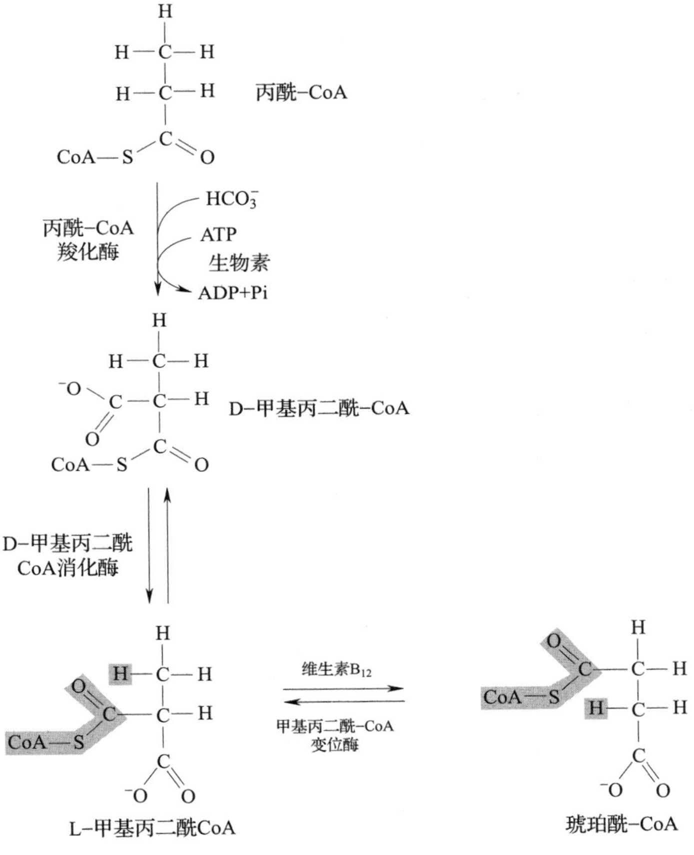

图 4–29　丙酰 –CoA 的氧化过程

3. 酮体的生成与利用

肝脏细胞线粒体可以通过脂肪酸 β– 氧化产生的乙酰辅酶 A 产生水溶性脂质能量物质，如乙酰乙酸、丙酮和 β– 羟基丁酸，统称为酮体（图 4–30）。当葡萄糖的利用顺畅时，酮体的释放量很小（0.1mmol/L），但是当葡萄糖不足或者利用障碍（如糖尿病）时，体内通过大量燃烧脂肪酸而获得能量，血液中酮体的水平急剧增加（8mmol/L）。产生的酮体通过自由扩散的机制从肝细胞进入血液，随着血液循环到达脑、骨髓肌、心肌和肺等肝外组织。

其中丙酮主要经肺呼出体外，也有部分在一系列酶的催化下转变成丙酮酸，成为糖异生的原料。乙酰乙酸和 β- 酰羟基丁酸再重新转变为乙酰 –CoA 后，进入 TCA 循环。

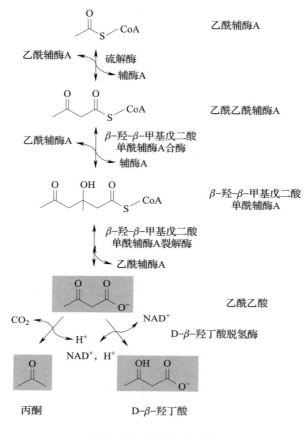

图 4-30　酮体生成过程

酮体是骨骼肌和心肌非常重要的能量来源，消耗的能量中有 10% 是从这些酮体中获得的。肝脏不能利用酮体作为能源，原因是肝细胞的线粒体中缺乏 β- 酮酰 –CoA 转移酶（也称琥珀酰 –CoA 转硫酶）。此外，酮体还可以用于大脑，特殊情况下大脑可通过酮体满足其 70% 的能量需求。未利用的酮体从尿液中排出体外。

三、体内磷脂的合成与代谢

1. 甘油磷脂

磷脂（PL）的膳食摄入量（1～4g/d）仅次于 TG，主要从动物性食物中摄取，PL 在消化吸收后主要用作细胞膜的组成分子。PL 不仅可以从食物中获取，还可以在体内合成（图 4-31）。

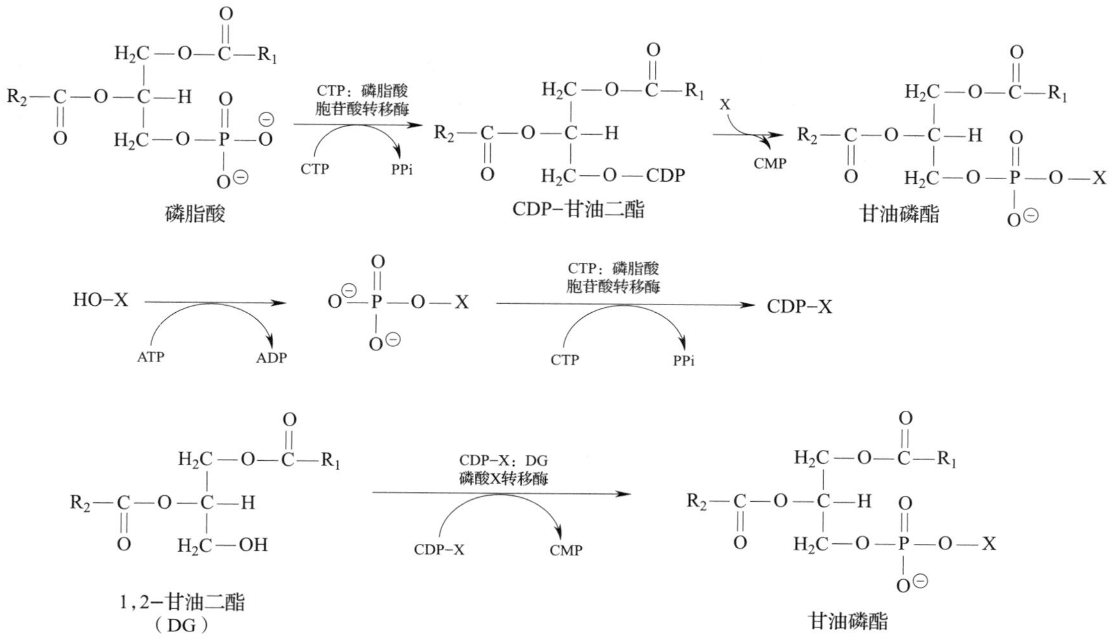

图 4-31　甘油磷脂合成途径

　　甘油磷脂的合成是在光面内质网面向细胞质基质一侧的膜上进行的，其中第一阶段（作为骨架分子甘油的合成）和第二阶段的反应（脂肪酸向甘油分子骨架上的酯化）与甘油三酯的合成完全一样，而第三阶段的反应有两种方式。一种是，磷脂酸被激活成 CDP- 二酰甘油（CDP-DG），之后在合酶催化下与非活化的头部碱基反应，生成甘油磷脂。另一种是，磷脂酸在 PAP 作用下，被水解成 1,2- 甘油二酯，头部碱基被活化成 CDP- 碱基，两者在相应的合酶的催化下反应生成甘油磷脂。其中动物体内采用第一种方式合成磷脂酰肌醇（PI）和心磷脂，而磷脂酰胆碱（PC）、磷脂酰乙醇氨（PE）和磷脂酰丝氨酸（PS）通过第二种方式合成。

　　以 PC 合成为例，PC 通过 CDP 胆碱途径和 PE $N-$ 甲基化两种途径合成。通常，大约 70%～80% 的 PC 是通过 CDP 胆碱途径合成。CDP- 胆碱途径涉及胆碱激酶（CK）、胞苷 5′- 三磷酸（CTP）：磷酸胆碱胞苷转移酶（CTP: phosphocholine cytidylyltransferase，CCT）和胆碱磷酸转移酶（phosphocholine transferase）。吸收到细胞中的胆碱被存在于细胞质中的 CK 磷酸化成为磷酸胆碱，之后经微粒体中膜结合型 CTP 催化生成 CDP- 胆碱，最后由内质网膜中的胆碱磷酸转移酶（活性中心位于细胞质侧）完成 PC 合成的最后步骤。

　　PE 的 $N-$ 甲基化反应可将 PE 的乙醇胺转化为胆碱，可以生成 20%～30% 的 PC。该反应由内质网膜内源的磷脂酰乙醇胺 $N-$ 甲基转移酶（phosphatidylethanolamine $N-$methyltransferase，PEMT）催化。该途径合成的 PC 中含有更多的 C20∶4 和 C22∶6 等长链多不饱和脂肪酸，这一点显著不同于 CDP 胆碱途径合成的 PC，并且该途径对细胞膜中 PC 和 PE 比例的稳态具有重要的意义。

　　PE 和 PC 除了可以通过上述方式从头合成外，还可通过 PS 衍生化反应生成，PS 经脱羧反应可转变为 PE，而 PE 从 S- 腺苷甲硫氨酸获取甲基转变为 PC（图 4-32）。另外，不同磷脂分子之间可能可以通过碱基交换的方式形成。

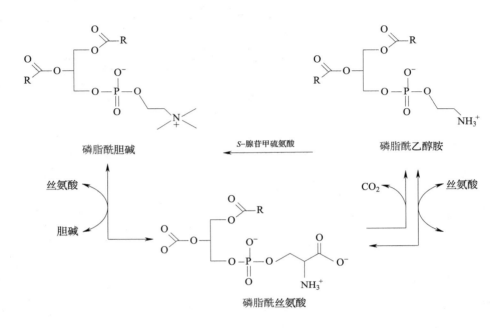

图 4-32　PC、PE、PS 之间的相互转化过程

　　磷脂在体内参与众多的代谢过程，如小肠及肝脏内的脂蛋白颗粒的合成与分泌、细胞膜及细胞器膜上磷脂的水解与生理活性脂质的释放等。根据水解磷脂的酶的性质，大致可分为磷脂酶 A_1、A_2、C、D 四种，分别将磷脂代谢成不同的产物，从而发挥不同的生物学功效（图 4-33）。

2. 鞘磷脂

　　鞘脂作为细胞器和细胞膜的基本组分，包括神经酰胺（ceramide，Cer）、1- 磷酸鞘氨醇（sphingosine-1-phosphate，S1P）、鞘氨醇、鞘磷脂及鞘糖脂等多种分子。鞘磷脂是神经系统富含的极性脂质，在神经纤维的髓鞘部分含量很高，机体内的组织均可合成鞘磷脂，其中脑组织最为活跃，因为它是构成神经组织膜（特别是髓鞘）的主要成分，合成的场所主要是光面内质网膜和高尔基体。鞘磷脂的合成过程主要包括 2 个阶段：第一阶段是神经酰胺的合成，第二阶段是以神经酰胺为骨架，鞘磷脂分子的合成（图 4-34）。神经酰胺的合成主要包括①骨架分子

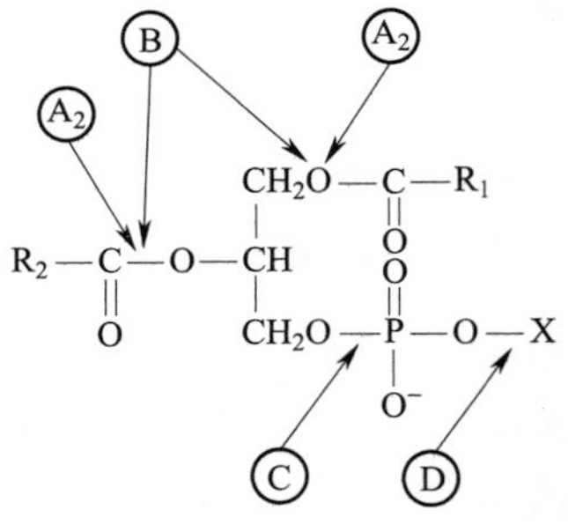

图 4-33　不同磷脂酶作用位点

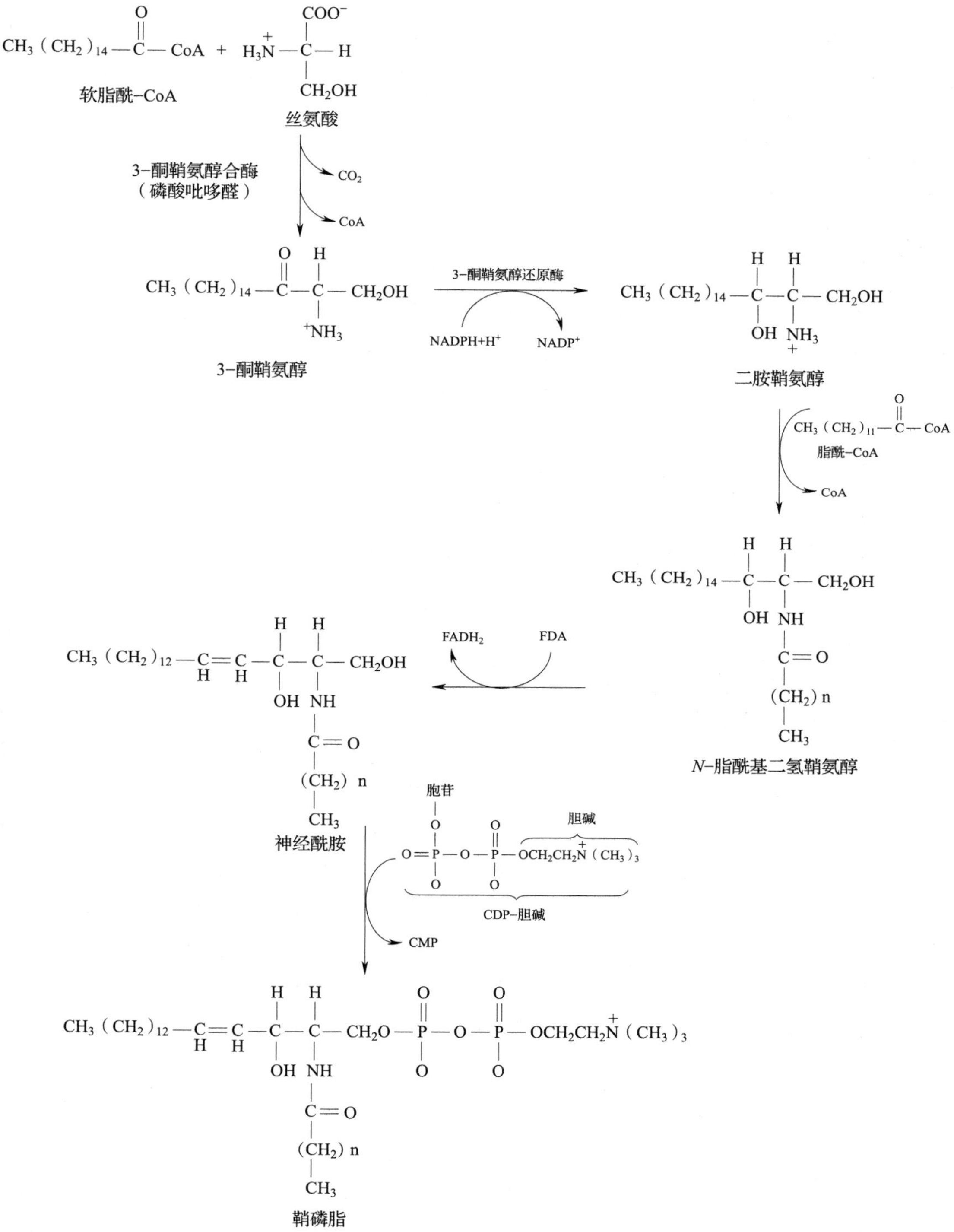

软脂酰-CoA
丝氨酸
3-酮鞘氨醇合酶
（磷酸吡哆醛）
CO_2
CoA
3-酮鞘氨醇
3-酮鞘氨醇还原酶
NADPH+H$^+$
NADP$^+$
二胺鞘氨醇
脂酰-CoA
CoA
N-脂酰基二氢鞘氨醇
FADH$_2$
FDA
神经酰胺
胞苷
胆碱
CDP-胆碱
CMP
鞘磷脂

图 4-34　鞘磷脂的合成

二氢鞘氨醇（sphinganine）的合成，反应的原料是脂酰-CoA 和丝氨酸；②疏水尾脂酰基形成 N-脂酰基二氢鞘氨醇（N-acylsphinganine）；③脱氢转变为 N-脂酰基鞘氨醇（N-acylsphingosine，神经酰胺）。合成神经酰胺后，神经酰胺通过神经酰胺转运蛋白（ceramide transfer protein），从细胞质运送到高尔基体。在高尔基体中，神经酰胺被修饰为乳糖神经酰胺（lactosylceramide）和更为复杂的鞘糖脂（glycosphingolipid），前者被神经鞘磷脂合成酶（SMS）转化为神经鞘磷脂（sphingomyelin，SM）。实际上，鞘脂类代谢是一个动态的过程，鞘脂类代谢产物包括神经酰胺、鞘氨醇和 1-磷酸鞘氨醇（S1P）。鞘磷脂经鞘磷脂酶（sphingomyelinase）作用，水解产生磷酸胆碱和神经酰胺。

神经鞘磷脂参与细胞的增殖、凋亡、分化、迁移，并与多种炎症反应相关。有研究表明内源性神经鞘磷脂的代谢变化与动脉粥样硬化的发生、发展存在显著的相关性，同时也与阿尔兹海默病、糖尿病等很多疾病的发病相关。

四、胆固醇的合成与代谢

胆固醇是血脂的主要成分之一，也是生物体中非常重要的物质，近年来，由于胆固醇与动脉硬化的关系而被视为不利健康的因素。但是胆固醇作为细胞膜的必需成分以及激素合成和胆汁酸合成的原料而发挥着重要生理功能，是维持生物体内稳态不可缺少的成分。

除了从食物中摄取外，体内约 70%~80% 的胆固醇来源于体内合成，主要在肝脏、肠上皮细胞和皮肤细胞中合成，其中肝脏合成 80%。细胞内合成胆固醇的起始步骤反应发生在细胞质基质中，羟甲基戊二酰基（HMG）-CoA 形成之后的反应是在光面内质网上进行的。体内胆固醇的合成机制如图 4-34 所示。合成机制非常复杂，涉及共 32 种酶的催化（图 4-35）。胆固醇的合成反应始于二碳单位的乙酰辅酶 A，乙酰-CoA 合成甲羟戊酸，其中最后一步反应由 HMG-CoA 还原酶（HMG-CoA reductase）催化，该不可逆的反应发生在细胞质基质，被认为是胆固醇合成过程的限速酶，是胆固醇合成代谢调节的重要靶点（如他汀类药物）。之后的胆固醇合成经历由甲羟戊酸到异戊二烯、异戊二烯（6 碳）到角鲨烯（30 碳 6 烯）、角鲨烯到胆固醇的系列合成反应最终合成复杂环状结构的胆固醇。

胆固醇的体内转运过程主要是通过脂蛋白的合成、转运、代谢来完成的，在本章其他内容中详述。

游离胆固醇可在脂酰-CoA：胆固醇脂酰基转移酶（acyl-CoA：cholesterol acyltransferase，ACAT）和磷脂酰胆碱胆固醇脂酰转移酶（lecithin-cholesterol acyltransferase，LCAT）作用下合成胆固醇酯。ACAT 是组织内胆固醇酯化酶，主要存在于肝细胞的内质网，LCAT 主要存在于血液中，与 HDL 结合需要 Apo AI 的激活，与血浆胆固醇酯转移蛋白（cholesterol ester transfer protein，CETP）共同作用介导脂蛋白之间胆固醇的转移。游离胆固醇是体内多种化合物合成的原料，如固醇类激素、维生素 D、胆汁酸等。

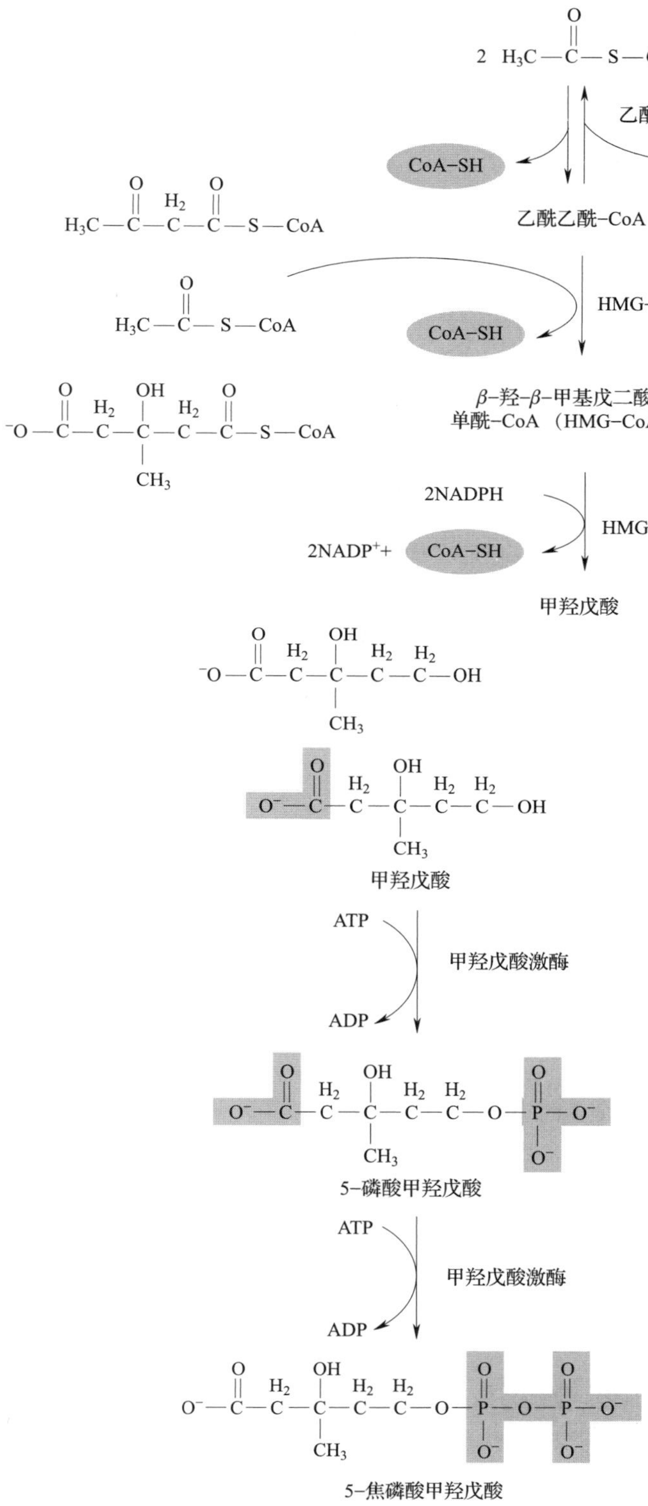

图 4-35　体内合成胆固醇

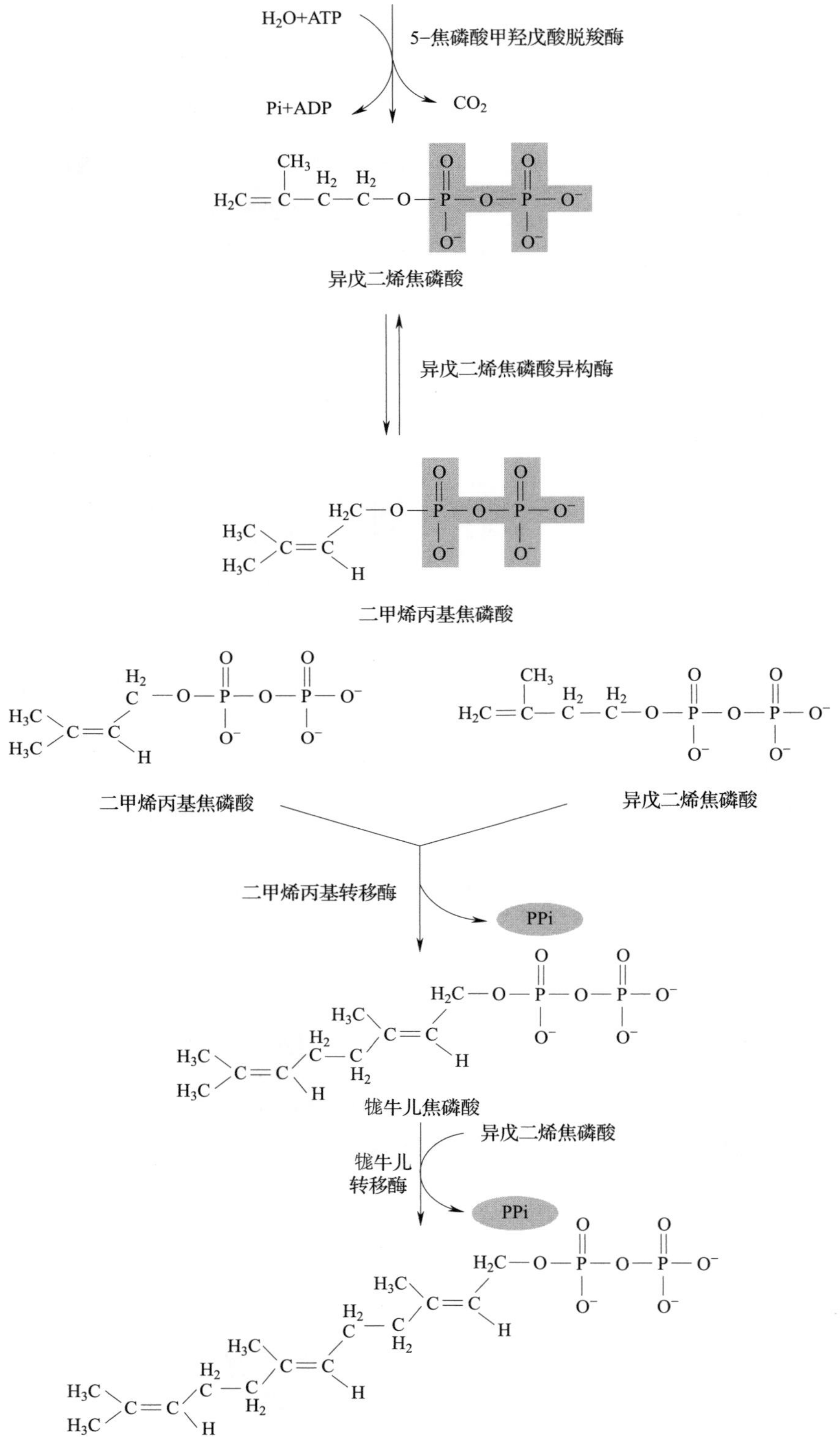

图 4-35　体内合成胆固醇（续）

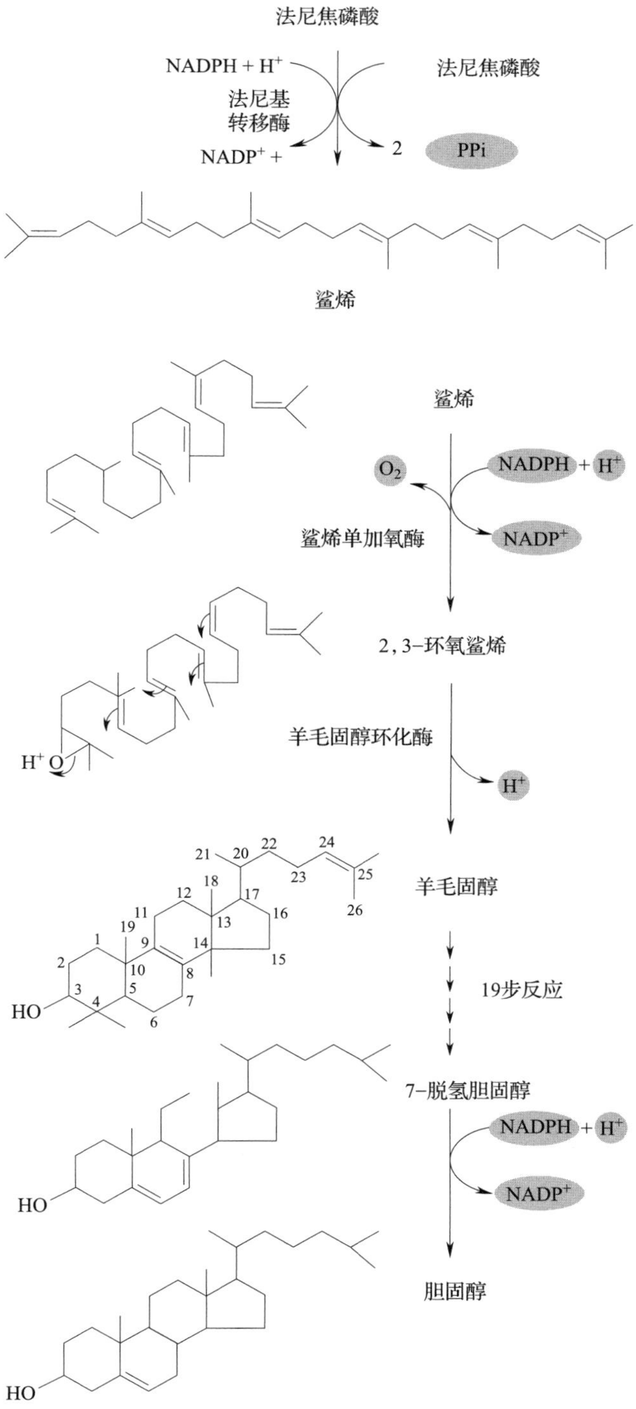

图 4-35 体内合成胆固醇（续）

　　胆固醇在体内被用作合成多种激素（图 4-36），如合成孕烯醇酮，以及由孕烯醇酮出发合成的多种类固醇激素（性类固醇激素、糖皮质激素、矿物质皮质激素等），维生素 D 也是由胆固醇在体内合成的。

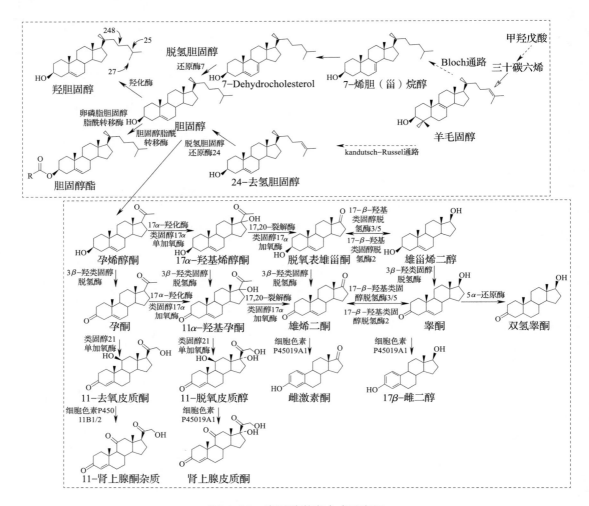

图 4-36　类固醇激素合成示意图

资料来源：Endocr Relat Cancer. 2016 23（10）：R455-R467.

　　此外，胆固醇在肝脏中代谢合成初级胆汁酸，包括胆酸（羟基 3、7 和 12 的芳醇骨架）和鹅去氧胆酸（羟基 3、7 和 12 的固醇骨架，图 4-37）。大量胆汁酸以牛磺酸或甘氨酸结合型存在，胆汁酸由肝细胞分泌出来进入胆囊暂存。储存在胆囊中的胆汁酸在摄取食物后，在消化道分泌的缩胆囊素（CCK）的作用下被排入十二指肠。胆汁酸具有很强的表面活性，可以乳化脂质，增加各种脂质水解酶的活性。胆汁酸分泌到消化道以后，约有 5% 排出体外，而 95% 通过主动运输被重吸收，经肝门静脉回到肝，这种重吸收称为肠肝循环（enterohepatic cycle）。在肠肝循环中胆汁酸的排出是体内排出胆固醇的唯一途径。

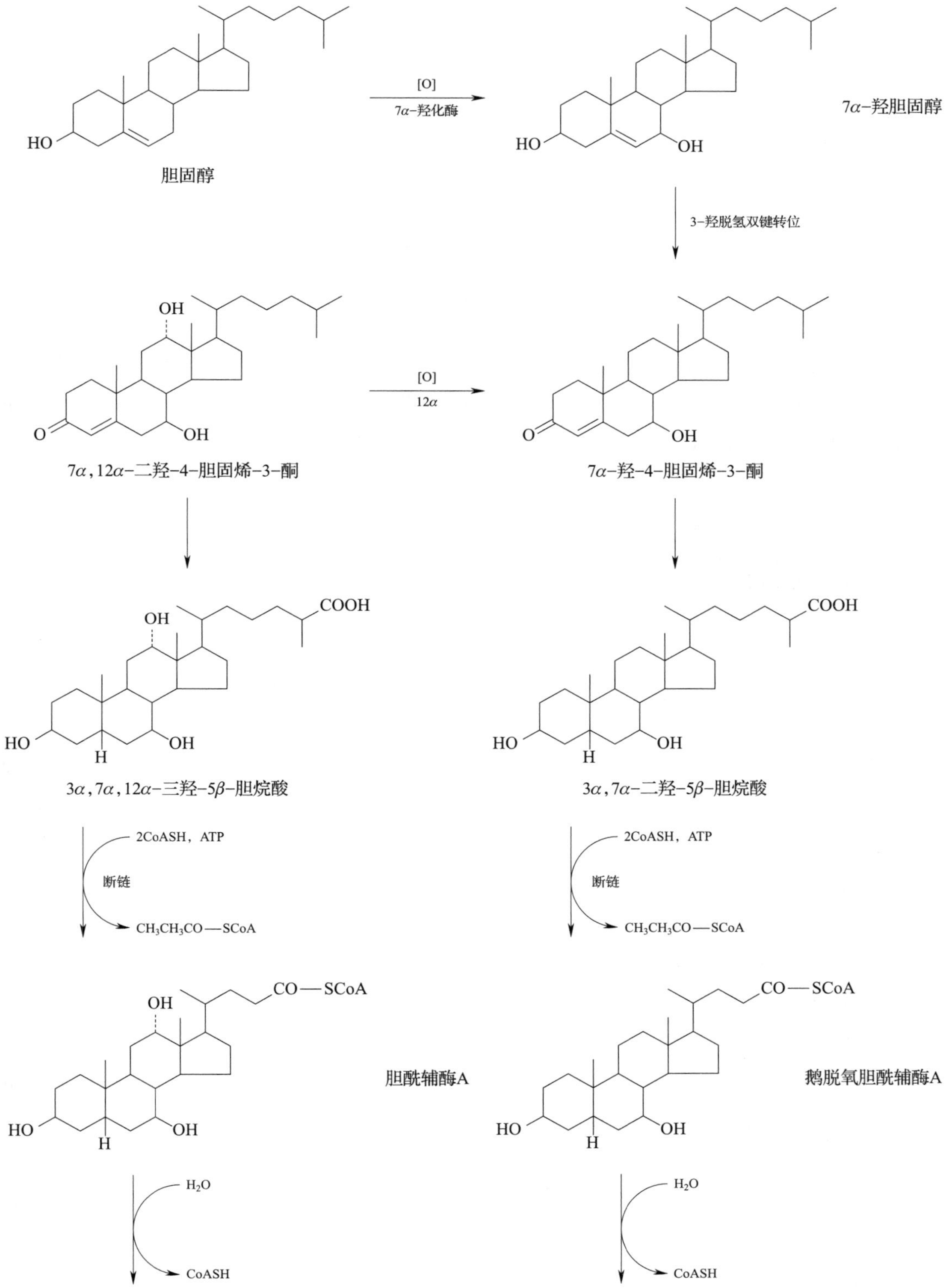

图 4-37　游离型初级胆汁酸的生成途径

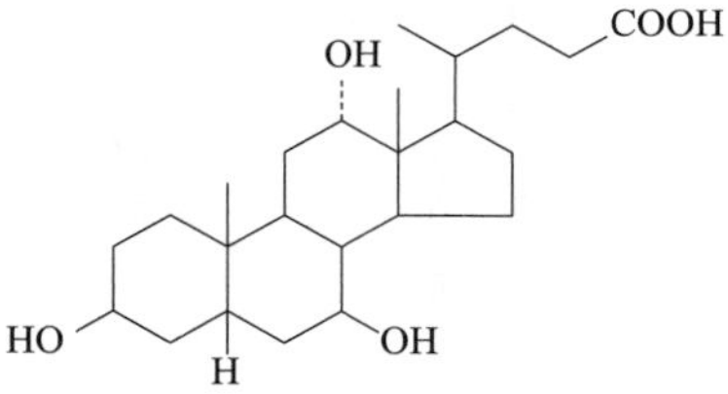

图 4-37　游离型初级胆汁酸的生成途径（续）

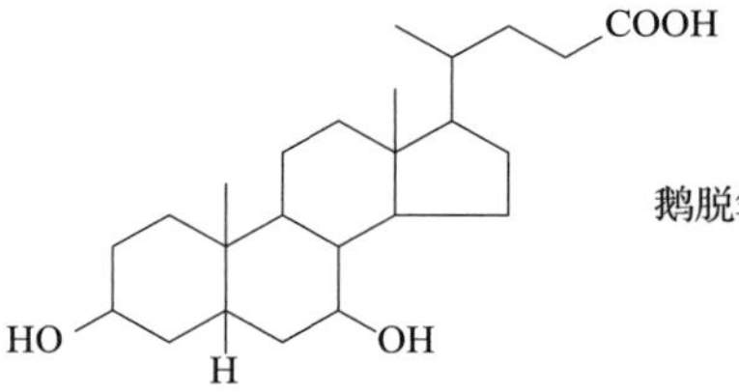

　　初级胆汁酸由于其极强的表面活性而不会在小肠中吸收，结合型胆汁酸的牛磺酸和甘氨酸在结肠中被肠道细菌解离，胆酸和鹅去氧胆酸经肠道微生物代谢生成的 7- 脱氧胆酸和石胆酸被称为次级胆汁酸，从肠道中被重新吸收，再次转运到肝脏重新利用。

第五节　脂质的代谢调节

一、脂肪酸的代谢调节

　　脂肪酸的合成主要受脂肪酸合成酶 FAS 和脂肪酸合成的限速酶 ACC 的调节。ACC 的调节方式有两种：一种是由别构调节，一种是磷酸化调节。脂肪酸合成的终产物软脂酰 –CoA 会以负反馈的形式调节 ACC 活性。ACC 去磷酸化为活性形式，ACC 磷酸化的蛋白激酶有 PKA 和 AMP 激活的激酶（AMP–activated protein kinase，AMPK），其中前者受胰高血糖素的调控，后者受 AMP 的激活。在基因转录水平上，脂肪酸的代谢还受 SREBP1 和氧化物酶体增殖剂激活受体（peroxisome proliferator–activated receptor，PPAR）的调控。

　　固醇调节元件结合蛋白（sterol regulatory element binding proteins，SREBPs）是由两个基因编码的 SREBP1 和 SREBP2 组成的家族，具有 47% 的氨基酸同源性，具有非常相似的结构。通过对应答基因的分析发现，SREBP–1 主要调节脂肪酸合成相关基因的转录，而 SREBP2 调节胆固醇代谢相关基因的转录。胰岛素增加了 SREBP1 的表达，许多被胰岛素促进转录的基因被认为直接受 SREBP1 调控。进食后胰岛素分泌增强，脂肪酸和甘油三酯合成途径中各种酶的活性增加，能量以甘油三酯的形式存储。在 SREBP1 的作用下，许多酶基因的转录被促进，酶蛋白量及酶活性升高。

　　过氧化物酶体增殖物活化受体家族蛋白（peroxisome proliferator–activated receptors，PPARs）因介导参与脂解作用的过氧化物酶体的增殖而被发现和命名，迄今为止，已经确定了三种亚型并将其分类为 α，δ 和 γ 型。PPAR 是核受体的转录因子家族的成员，该转录因子以脂溶性维生素 A 和激素为配体，在结构上，分子的中心部分是与 DNA 结合的位点，C 末端是配体的结合部位。在细胞核中，PPAR 与另一个称为视黄酸类 X 受体（retinoid X receptor，RXR）的核受体形成异二聚体，与响应基因的 DNA 结合并调节转录。在有配体的时候，PPAR 可以与 RXR 形成异源二聚体。这种异源二聚体可结合到多个参与脂代谢的基因启动子附近的过氧化物酶体增殖应答元件（peroxisome proliferator response element，PPRE）上，激活相关基因的转录。PPAR-α 在肝脏中高表达，具有调节过氧化物酶体和线粒体中脂肪酸氧化的功能，其结合的配体是长链多不饱和脂肪酸、氧化的脂肪酸和花生四烯酸类衍生物等。机体能量不足时被活化，进一步激活脂肪酸运输以及过氧化物酶体和线粒体内脂肪酸氧化相关酶的基因转录，从而促进脂肪酸的动员、活化和降解，而有助于降低体内组织脂质含量及降低血中甘油三酯水平。

PPAR-γ 主要在白色脂肪组织中高表达，其调控脂质代谢的作用与 PPAR-α 显著不同。其结合的内源性配体是 15- 脱氧 -D- 前列腺素 J2 等，已知 PPAR-γ 参与调控脂肪细胞的分化，调节脂肪细胞的早期分化过程中一系列脂肪细胞特征性基因的表达，参与脂质贮存相关酶或蛋白（如 LPL、FABP 和脂酰 -CoA 合成酶）的基因转录调控，促进脂肪在脂肪组织内的蓄积。其在胰岛素信号传递过程中也发挥重要作用，PPAR-γ 的激活可促进脂肪细胞对葡萄糖的利用，改善胰岛素抵抗。临床上 PPAR-γ 激动剂已广泛用于治疗 2 型糖尿病。

此外，胰岛素、胰高血糖素及生长素等均参与对脂肪酸代谢的调节。胰岛素能诱导乙酰 -CoA 羧化酶、脂肪酸合成酶及柠檬酸裂解酶的合成，从而促进脂肪酸的合成，同时抑制脂肪的分解氧化。此外，还可通过促进乙酰 -CoA 羧化酶的去磷酸化而使酶活性增强，也使脂肪酸合成加速。胰高血糖素等可通过增加 cAMP，致使乙酰 -CoA 羧化酶磷酸化而降低活性，因此抑制脂肪酸的合成。此外，胰高血糖素也抑制甘油三酯合成，从而增加长链脂酰 -CoA 对乙酰 -CoA 羧化酶的反馈抑制，也使脂肪酸合成被抑制。甲状腺激素可使绝大多数组织的耗氧率和产热量增加，促进脂肪酸氧化，产生大量热能。糖皮质激素可以提高脂肪酶活性，促进脂肪分解，使血液中脂肪酸浓度增加，并向肝脏转移，增强脂肪酸在肝内的氧化，也能加强细胞内脂肪酸氧化供能。

二、胆固醇的代谢调节

所有细胞都可以合成胆固醇，另外能通过细胞表面的 LDL 受体从血液中获取胆固醇。这两条路径是在精确的调整机制下进行的。当细胞内胆固醇的量过多时，胆固醇合成和吸收途径都被抑制，而在缺乏情况下则会促进。

如前所述，胆固醇合成过程中 HMG-CoA 还原酶位于该途径的上游，它催化 HMG-CoA

向甲羟戊酸的转化，是该途径的限速酶，既受转录调控又受翻译调控。具体调节的方式包括酶蛋白质自身的可逆磷酸化修饰、酶蛋白的降解和酶基因的表达调控三种。抑制该酶的活性可降低体内胆固醇的从头合成，该酶的特异性抑制剂已在临床上广泛用作高脂血症的治疗剂。HMG-CoA 还原酶具有磷酸化和去磷酸化两种形式，去磷酸化形式是活性态。调节磷酸化反应的酶分别是 AMP 激活的蛋白激酶（AMP-activated protein kinase，AMPK）和 HMG-CoA 还原酶磷酸酶。HMG-CoA 还原酶的跨膜区含有一种固醇感应结构域（sterol-sensing domain），能感应到细胞内胆固醇或其他一些参与胆固醇合成的中间代谢物浓度而发生酶的构象变化，导致 K248 暴露出来被泛素化修饰，从而诱导 HMG-CoA 还原酶蛋白质的降解。

　　HMG-CoA 还原酶的基因转录水平的分子调控过程受转录因子固醇调节元件结合蛋白 2（sterol-regulatory element binding protein 2，SREBP2）的系统调节（图 4-38）。

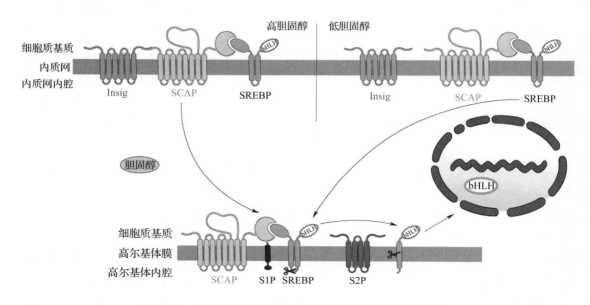

图 4-38　转录因子固醇调节元件结合蛋白调控胆固醇稳态

　　SREBP 与位于细胞核中 LDL 受体等响应基因的上游调控领域固醇调控元件（sterol regulatory element，SRE）序列（5′-TCACNCCAC-3′-like 序列）结合并正向调节转录。SREBP 蛋白合成后，通过两个跨膜区域定位在内质网膜上，N 端和 C 侧突出到细胞质中，并具有一个 bHLH-Zip（碱性螺旋-环-螺旋-拉链）结构域，与 SREBP 切割激活蛋白 SCAP（SREBP Cleavage Activating Protein，SCAP）的 C 末端侧结合，后者也是一种内质网膜蛋白，并在膜上形成二聚体。内质网膜的胆固醇含量较低，其含量易受细胞中胆固醇的含量影响。SCAP 含有 8 段跨膜的 α-螺旋，其跨膜部分含有与 HMG-CoA 还原酶同样的固醇感应结构域，当内质网膜中的胆固醇增加时，SCAP 改变其结构，从而与另一种内质网膜蛋白-

胰岛素诱导基因蛋白（insulin induced gene protein，INSIG）结合。INSIG 是一种 6 次跨膜蛋白，表达量受胰岛素调控。当细胞内胆固醇过量时，SCAP 和 INSIG 相互作用，SREBP-SCAP 复合物保留在内质网膜上。转录因子 SREBP2 失活，各种合酶（HMG–CoA 合酶、还原酶、法尼基焦磷酸合酶、角鲨烯合酶）的酶活性降低，胆固醇合成减少。通过类似的机制，LDL 受体基因的表达也被抑制，从而降低了细胞外胆固醇的摄取。而当胆固醇水平降低时，SCAP/SREBP–2 复合物与 INSIG 解离，SREBP–SCAP 复合物从内质网转运到高尔基体中，SREBP 的 N 末端侧链被切除，并以活性形式运输到细胞核中发挥转录调控作用，相应的各种合酶活性增强，胆固醇合成和摄取都会增多。

胰高血糖素、肾上腺素等启动的磷酸化机制，可以抑制 HMG–CoA 还原酶活性，而胰岛素及甲状腺素能诱导 HMG–CoA 还原酶的合成，使还原酶的活性增加。他汀类化合物是 HMG–CoA 还原酶的抑制剂，与 HMG–CoA 还原酶亲和力很高，可竞争性抑制该酶，使肝细胞内胆固醇合成减少。甲状腺激素对胆固醇的合成与清除表现为双向调节作用（促清除作用 > 促合成作用）。一方面，甲状腺激素可以促进胆固醇的合成，另一方面由于增加 LDL 受体的利用，使更多的胆固醇从血中清除，从而降低血清胆固醇水平。因此，甲状腺功能亢进患者常表现为体脂消耗增加，总体脂量减少，血胆固醇含量低于正常；而甲状腺功能减退患者体脂比例增大，血胆固醇含量升高而易发生动脉粥样硬化。

三、其他核受体对脂质代谢的调节

肝脏是胆固醇分解代谢的主要器官。细胞内胆固醇升高后，部分胆固醇被氧化成为肝 X 受体（liver X receptor，LXR）的内源性配体，LXR 可调节与脂肪酸合成相关的转录因子 SREBP1c、与胆固醇外排相关的 ABCA1、肝脏胆固醇异化生成胆汁酸的胆固醇羟化酶 CYP7α 的转录和表达。LXR 具有 α 和 β 亚型，但 α 亚型主要在肝脏中表达，并起胆固醇和胆汁酸代谢的调节作用。β 亚型可以调节 ABCA1 转运蛋白的表达，该转运蛋白被认为具有将细胞内多余的胆固醇转移至血液中 HDL 的功能。LXR 的配体除 –22–（OH）– 胆固醇外，还包括 24–（OH）– 胆固醇和 24,25– 环氧胆固醇。

另外，主要在小肠和肝脏中表达的核受体法尼醇 X 受体（farnesoid X receptor，FXR）通过利用胆汁酸作为配体和反向重复序列 IR–1（inverted repeat–1,5′ –AGGTCAxTGACCT–3′）通过与视黄醇衍生物 X 受体（retinoid X receptor，RXR）形成异源二聚体，增强其响应基因小异二聚体伴侣（small heterodimer partner，SHP）在肝脏中的表达（图 4–39）。它负反馈调节胆汁酸合成限速酶 CYP7A1 的表达。当胆汁酸合成的最终产物增加时，负反馈机制会激活 FXR 并阻断合成途径。FXR 可与各种胆汁酸结合，其中与酮基脱氧胆酸的结合最强，也与胆酸（初级胆汁酸）、脱氧胆酸（初级胆汁酸通过肠内细菌代谢生成的次级胆汁酸）结合。

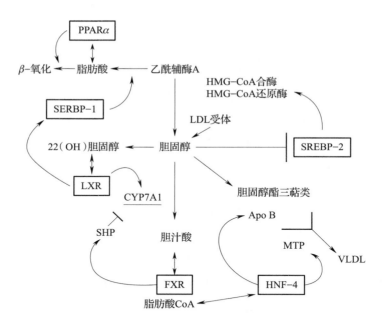

图 4-39　肝脏中胆固醇、脂肪酸代谢与转录因子、核受体之间的相互作用

在脂肪酸合成、胆固醇合成和胆汁酸合成的所有途径中，反应中涉及的许多酶均在转录水平受到调节。这种调节大部分受 SREBP1、SREBP2、PPAR、LXR 和 FXR 调节，这些转录因子与核受体之间的相互关系决定了脂质代谢的调节。

第六节　脂质的生理功能

为了维持生命的恒常性，必须摄取各种脂质。甘油三酯（TG）是高能物质，是维持生命的能量源。磷脂（PL）是细胞膜的组成分子，对于维持细胞的恒常性是必不可少的。本节主要从生理功能的角度总结各种脂质的作用。脂肪酸是各种脂质结构中的重要组成单位，脂质的生理作用和功能与组成脂质的脂肪酸有很大关系。以下，首先讲述各种脂肪酸的性质，然后介绍其他脂质成分。

一、脂肪酸的生理功能

1. 必需脂肪酸

（1）亚油酸　亚油酸（linoleic acid，LA，C18：2n-6）作为必需脂肪酸的性质是在 1927 年 Evans（维生素 E 的发现者）和 Burr 进行的无脂肪饮食喂养的动物实验中发现的，缺少亚油酸的动物产生了生长阻碍和生殖能力障碍。

如果缺乏必需脂肪酸，就会出现皮肤鳞片状化、生长阻碍、生殖能力障碍等症状，但如果摄取亚油酸，这些症状就会恢复。尤其是，皮肤鳞屑化是亚油酸缺乏症的特有症状，它会导致亚油酸酰基酯化神经酰胺（填充表皮表面角质层）停止合成，导致皮肤屏障功能受损。另外，体内产生的 $n-6$ 系列类花生酸均来自花生四烯酸，而体内大量花生四烯酸就是以亚油酸为原料在体内通过脂肪酸链延长和去饱和反应后合成的。根据我国居民膳食亚油酸摄入的现状，我国成年人 $n-6$PUFA 的适宜摄入量（adequate intake，AI）设定为膳食能量的 4%，0～6 月婴儿亚油酸的 AI 为 4.3g/d。

（2）α- 亚麻酸　　α- 亚麻酸（α-Linolenic acid，ALA，C18：3$n-3$）是紫苏油和菜籽油中含量较多的脂肪酸，是 $n-3$ 系列脂肪酸链延长反应中的起始物质。人体内不存在合成亚麻酸所需的 $\Delta15$ 不饱和化酶，因此只能从食物中摄取，是必需脂肪酸。体内产生的 $n-3$ 系列类二十烷酸（eicosanoids），是以 α- 亚麻酸为原料在体内通过脂肪酸链延长及去饱和反应后的产物来合成的。另外，α- 亚麻酸是体内 EPA 和 DHA 合成的唯一原料来源，是脑神经、视网膜功能所必需的，缺乏会导致神经系统障碍。我国成年人 α- 亚麻酸的 AI 设定为膳食能量的 0.6%，0～6 月婴儿的 AI 为 500mg/d。

必需脂肪酸的营养需求量：上述必需脂肪酸在食物中广泛存在，其营养需求量一般被认为应该不低于膳食总能量的 2%～3%，满足该条件的平均膳食中脂质含量 13%（能量）即可达到要求。中国营养学会的成年人脂肪摄入量推荐标准为总能量的 20%～30%，因此，一般认为正常饮食条件下不会出现必需脂肪酸缺乏的问题。

2. 花生四烯酸与类花生酸

花生四烯酸（arachidonic acid，AA，C20：4$n-6$）在人体内大部分由亚油酸通过链延长反应生成，少量从食物中获取。花生四烯酸是体内合成前列腺素的主要成分，对维持人体睡眠、神经系统发育、热调节及痛觉反应非常重要。花生四烯酸主要存在于细胞膜磷脂的 $sn-2$ 位。脑神经系统中富含花生四烯酸，在胚胎晚期和婴儿大脑中持续积累，早产儿体内由亚油酸合成花生四烯酸的能力较差，因此需要足量补充。母乳中花生四烯酸含量约为 0.5%～0.7%，0～6 月婴儿的 AI 为 150mg/d。

类花生酸（eicosanoic）又称类二十烷酸，包括前列腺素（prostaglandin，PG）、凝血恶烷类（thromboxane，TX）、白三烯（leukotriene，LT）和脂氧素（lipoxins，LX）它们均由花生四烯酸衍生而来，含二十个碳且有羧基，故名类花生酸（图 4-40）。它们只在产生的器官中起作用，所以被称为自泌调控分子，有时也称之为激素。表 4-5 所示为主要类花生酸的生理作用及产生的组织和器官。类花生酸在组织局部产生，并迅速降解，如血栓烷 A（TXA2）的半衰期为 30s，前列腺素 I2（PGI）的半衰期为 5～10min。除红细胞外，所有哺乳动物细胞都能合成类花生酸。具体合成途径分为环状途径和线性途径两类。前列腺素和血栓烷合成属于环化反应。结合在细胞膜磷脂上 $sn-2$ 位的脂肪酸多为多不饱和脂肪酸，

主要通过膜磷脂酶 A_2（PLA_2）水解释放出游离脂肪酸，并用作类花生酸的原料。肾上腺素、凝血酶和缓激肽等可以通过 G 蛋白偶联受体（G protein-coupled receptor，GPCR）升高钙浓度，活化蛋白激酶 C（protein kinase C，PKC），从而激活 PLA_2。

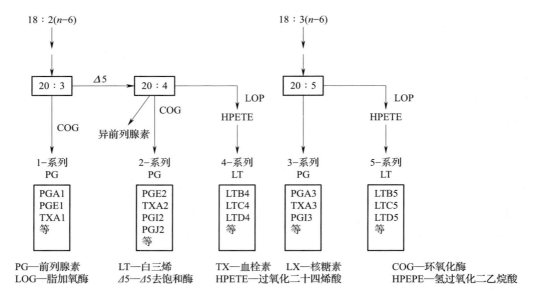

图 4-40   各类花生酸合成线性途径

表 4-5   主要类花生酸的作用

类花生酸名称	基质脂肪酸	生理作用	产生的组织、器官
TXA2	花生四烯酸	血小板凝集	血小板
		血管收缩	
		支气管收缩	
TXA3	EPA	与 TXA2 同样的作用，活性弱	与 TXA2 相同
PGI2	花生四烯酸	抑制血小板凝集	血管内皮细胞
		血管扩张	血管中膜平滑肌细胞
		支气管松弛	
PGI3	EPA	与 PGI2 同等作用	与 PGI2 相同
PGE2	花生四烯酸	胃黏膜保护	胃黏膜细胞
		免疫抑制	精囊腺
		血管扩张	巨噬细胞
		子宫肌收缩	成纤维细胞
		骨吸收	成骨细胞
			癌细胞

续表

类花生酸名称	基质脂肪酸	生理作用	产生的组织、器官
PGE1	γ-亚麻酸	血小板凝集抑制 血管扩张 抗炎症	与 PEG2 相同
PGD2	花生四烯酸	催眠	脑
LTB4	花生四烯酸	白细胞诱引	白细胞
LTB5	EPA	与 LTB4 同样的作用，活性弱	白细胞
LTC4	花生四烯酸	过敏反应诱发	白细胞
LTD4		支气管肌收缩	
LTE4		血管透过性亢进 炎症 黄体生成激素	
LTC5 LTD5 LTE5	EPA	与 LTC4、LTD4、LTE4 同等作用	白细胞

注：类花生酸名称的最后数字表示序列，按照双键数量分类。
TX—血栓素　PG—前列腺素　LT—白三烯

（1）前列腺素　天然的前列腺素（prostaglandin，PG）共 19 种，由一个五元环和两条侧链构成。根据五元环的结构可分为 A~I 等 9 类，根据双键数可分为 1、2、3 三类，其中含有 2 个双键的 2 系最为常见。PG2 类前列腺素是人类中最重要的前列腺素。PG 根据其来源的脂肪酸种类产生三种不同的 PG，即 PG1，PG2，PG3。1 系列 PG（PG1）是衍生自二高 $-\gamma-$ 亚麻酸（$C18：3n-6$）的 PG，体内产生较少。2 系列 PG（PG2）是从花生四烯酸（$C20：4n-6$）衍生的，是体内产生的主要 PG，脂肪酸环加氧酶（cyclooxygenase，COX）在 9 位和 11 位引入过氧化物，再环化，生成 PGG2，随后将其还原为 PGH2。PGH2 是多种类花生酸的前体，在不同细胞中可由特异性的前列腺素合成酶催化，形成 PGI2、PGD2、PGE2 和 TXA2 等。3 系列 PG（PG3）是由 EPA（$C20：5n-3$）生成的，当大量摄入含鱼油的海洋食品时，PG3 系列在生物体内的生成量增加。COX 在类花生酸生成过程中，涉及多种环化产物的生成和调控，细胞内 COX 有 3 种同工酶。通常情况下 COX-1 是体内的主要形式，在组织内普遍表达并参与体内稳态调节，而 COX-2 在炎症刺激下表达增加，COX-3 在大脑皮层中含量最高。

前列腺素参与许多生理过程的调节控制，主要功能有两种，一是影响平滑肌的收缩，强烈作用于肠道、血管、支气管、子宫等；二是改变腺苷酸环化酶的活性，参与炎症反应的调节等。

（2）凝血恶烷类　凝血恶烷类（thromboxanes，TX）也是花生四烯酸的衍生物，由血小板合成。与其他类二十烷酸不同的是，凝血恶烷类具有含氧的六元杂环（环醚）的结构。凝血恶烷 A2（TXA2）是该类化合物中最重要的一种，具有强烈促进血管收缩和血小板凝集的作用，所以又称血栓烷或血栓素，与 PGI2 相拮抗。

（3）白细胞三烯　白细胞三烯（leukotriene，LT）是花生四烯酸的羟基脂肪酸衍生物。最初是在白细胞中发现的，并且有三烯结构，故名白细胞三烯（白三烯）。虽然称白三烯，但其实可以有多个双键，只是其余双键不构成共轭双键。具体结构又可分为 A、B、C、D、E 等类。白三烯可由几种不同的细胞合成，包括巨噬细胞、单核细胞、嗜中性粒细胞、嗜酸性粒细胞、肥大细胞、肺、脾、脑和心脏。白三烯的功能主要与化学趋化性、炎症和变态反应有关，是一种促炎性类花生酸。LT4 是过敏性反应的慢反应物质的组分，在炎症反应中起积极作用，促进白细胞趋向受损组织。其中 LTB4 是最有效的炎症介导脂类之一。

白三烯的合成不需要成环，所以称线性途径。催化线性途径的是花生四烯酸脂加氧酶（LOX），共有三种：5-LOX，12-LOX 和 15-LOX，其中 5-LOX 产生白三烯，而 12-LOX 和 15-LOX 则用于合成脂氧素。

不同系列的 LT 来源于不同种类的脂肪酸，LT4 来源于 n-6 系列的花生四烯酸，LT5 则来源于 n-6 系列的 EPA，不同系列的白细胞三烯的生理功能不同，甚至相反。

（4）脂氧素　花生四烯酸在脂氧合酶（lipoxygenase，LO）作用下生成脂氧素（lipoxins，LX），是含有三个羟基和四个共轭双键的线性分子。它与白三烯外形相似，但具有抗炎作用，可抵消促炎性类花生酸（如 LTB4、PGE2 和 TXA2）的作用。脂氧素通过结合 G 蛋白偶联受体 ALXR/FPRL1 蛋白起作用，抑制趋化因子和炎性细胞因子产生，抑制多形核粒细胞（PMN）聚集，促进非炎性吞噬反应，促使炎症反应快速进入消退阶段。

脂氧素的合成有三条途径：①由白细胞中的 5-LOX 催化生成 LTA4，然后再由血小板中的 12-LOX 催化生成脂氧素。②第二条主要的合成途径是先在上皮细胞中由 15-LOX 催化，然后再由白细胞 5-LOX 催化。③在内皮细胞和上皮细胞中，COX-2 乙酰化后功能发生改变，可将花生四烯酸转化为 15-R- 羟基二十碳四烯酸（15-R-HETE），在 5- 脂氧合酶（5-LOX）的作用下，在单核细胞和白细胞中代谢为脂氧素的差向异构体 – 差向脂氧素（epi-LX，也称为阿司匹林触发脂氧素，ATL）。与 LX 相比，epi-LX 更稳定，活性更强。EPA 和 DHA 也可以通过上述反应产生如消退素（resolvin，Rv）、保护素（protectin，PD）和 Maresin（MaR）等重要的抗炎活性代谢物，这些化合物的产生有利于减轻炎症和相关的血管病变。

类花生酸的类型不同，其生理功能也不相同。以睡眠和清醒的调控为例，PGD 和 PGE2 在脑蛛网膜基质中合成，脑脊液中含量丰富，当清醒时，PGD 在前脑基底表面的非常狭窄的区域中起作用，刺激睡眠中枢并抑制觉醒中枢，而 PGE2 则发挥相反的作用。TXA 在止血过程中起着重要的止血作用，而血管内皮细胞分泌的 PGI2 具有抑制血小板聚集和血管舒张的能力。另外，EPA 来源与花生四烯酸来源的 TXA 和 PGI 的生理作用完全相反。EPA 产生的 PGI 和 TXA 主要是 3 系列，表现为抗凝血活性。

因此，如果摄入过多的亚油酸，则 n–6 系列脂肪酸与 n–3 系列脂肪酸在体内的比例会增加，导致两个系列之间的类花生酸的平衡被打破，而影响正常生理稳态平衡。因此，膳食脂肪的选择性摄取，特别是食用油的 n–6 系列脂肪酸与 n–3 系列脂肪酸的比例非常重要，现代膳食中通常富含 n–6 系列脂肪酸，而缺乏 n–3 系列脂肪酸，注意在膳食中补充富含 n–3 系列脂肪酸的海洋食品是非常必要的。鉴于此，多国的膳食指南中推荐 n–3 系列与 n–6 系列脂肪酸的摄入比值在 1∶4 ~ 6 范围内比较合理。

3. 饱和脂肪酸

人体可以自身合成饱和脂肪酸（saturated fatty acids，SFA），同时也从食物中摄取大量的饱和脂肪酸。摄取的主要饱和脂肪酸为棕榈酸和硬脂酸。另外，有些食品中月桂酸（lauric acid：C12∶0）和肉豆蔻酸（myristic acid：C14∶0）含量也较多。饱和脂肪酸主要存在于动物性油脂中，过多摄取动物性油脂会增加血液中的胆固醇值，因此，膳食脂质的种类会显著影响血中胆固醇浓度。

4. 单不饱和脂肪酸

膳食摄入的单不饱和脂肪酸（monounsaturated fatty acid，MUFA），大部分是油酸。油酸是橄榄油和花生油中含有较多的脂肪酸，特别是橄榄油，目前认为以油酸（C18∶1n–9）为代表的单不饱和脂肪酸可以减少血液中的低密度脂蛋白量，而不改变高密度脂蛋白水平。地中海式饮食减肥以及降低心脏病发病率的主要原因被认为与橄榄油中含有的油酸有关。植物性来源的膳食油脂，富含亚油酸、亚麻酸等多不饱和脂肪酸，会在一段时间内降低血液胆固醇水平。

20 世纪 60 年代左右，Keys 和 Hegsted 等在人群调查研究的基础上，发现可以根据摄取的脂肪酸的种类对人类血液胆固醇浓度的波动进行预测，这就是著名的 Keys 公式［式（4–1）］和 Hegsted 公式，1993 年 Hegsted 公式又被进一步优化，分别建立了血液总胆固醇、低密度脂蛋白胆固醇和高密度脂蛋白胆固醇变化的预测公式。

$$\text{Keys 公式}\quad \Delta TC（mmol/L）=2.76\Delta S+0.05\Delta M-1.35\Delta P-1.68 \quad\quad（4–1）$$

ΔTC——血液中总胆固醇的变化量；

ΔS——饱和脂肪酸（能量百分比）的变化量；

ΔM——单不饱和脂肪酸（能量百分比）的变化量；

ΔP——多不饱和脂肪酸（能量百分比）的变化量。

5. 多不饱和脂肪酸（polyunsaturated fatty acid，PUFA）

亚油酸（linoleic acid，C18：2n-6）、α-亚麻酸（α-linolenic acid，C18：3n-3）、花生四烯酸（arachidonic acid，C20：4n-6）的主要生理功能如前"必需脂肪酸"中所述。

（1）γ-亚麻酸　一些特殊的植物种子中富含γ-亚麻酸（γ-linolenic acid，C18：3n-6），如月见草。与亚油酸相比，它具有更强的降血脂作用，对异位性皮肤炎具有较好的效果。

（2）二十碳五烯酸　二十碳五烯酸（eicosapentaenoic acid，EPA，C20：5n-3）是在鱼类和贝类中含量丰富的脂肪酸，来源于海洋生物食物链底端的下层的浮游生物。EPA的生理功能除了前述的代谢为3系列前列腺素和TX，以及5系列LT而发挥重要生理调节活性外，EPA还具有很强的抗炎症作用、提高红血球膜变形能力、降低血液中的TG、转化为DHA等营养生理功能。

（3）二十二碳六烯酸　二十二碳六烯酸（docosahexaenoic acid，DHA，C22：6n-3）也是鱼类虾贝等海洋食品中富含的脂肪酸。DHA也可通过EPA的链延长反应和β-氧化生成。DHA在视网膜和脑神经系统中含量最高，对神经系统的正常发育以及功能维持非常重要。另外，DHA还具有降低血中胆固醇的作用。我国成年人EPA+DHA的宏量营养素可接受范围（acceptable macronutrient distribution ranges，AMDR）被设定为0.25～2g/d，0～6月婴儿DHA的AI为100mg/d。

6. 其他脂肪酸

（1）反式脂肪酸　虽然广义上的反式脂肪酸（trans fatty acid）是指含有一个或多个反式双键的不饱和脂肪酸的总称，但是不同结构反式脂肪酸、特别是含有共轭双键的反式多不饱和脂肪酸的生理功能却不尽相同。通常所说的反式脂肪酸主要是指不含有共轭双键的反式脂肪酸，因为其会增加血液中LDL胆固醇而减少HDL水平，被认为是不利于脂质代谢和心血管健康的有害脂肪酸。特别是在以人造黄油的形式大量摄入反式脂肪酸的欧美国家，这是一个很大的问题。在我国，近年来使用了人造黄油的"奶茶"消费增加，使反式脂肪酸的摄取量成为需要关注的问题。世界卫生组织（WHO）和联合国粮食及农业组织（FAO）建议反式脂肪摄取量应少于人体每天热量摄入量的1%。以每天摄取2000kcal热量为例，应摄取少于2.2g反式脂肪。我国居民膳食营养素参考摄入量目前也遵循这一标准，提出2岁以上儿童及成年人膳食中工业加工来源的反式脂肪酸的上限应小于每天热量摄入量的1%。

（2）共轭亚油酸　共轭亚油酸（conjugated linoleic acid，CLA）是亚油酸中具有双键共轭结构的亚油酸。CLA由美国Michael W. Pariza教授首先发现其特殊生理活性而得到广泛关注，起源于对汉堡牛肉饼中抗癌物质的筛查。之后的研究还发现，除了抗癌作用外，CLA还有降低体脂肪蓄积、改善高脂血症、抑制血压升高等营养生理功能。CLA与亚油酸同样是碳原子数为18个，具有2个双键的脂肪酸，但因其共轭型结构（—C=C—C=C—）的特点，而具备不同于亚油酸的独特生理功能（表4-6）。

表 4-6　含共轭亚麻酸种子油的脂肪酸组成

	石榴	高粱	梓树	万寿菊
脂质含量 /%	23.3	41.0	21.4	19.6
脂肪酸 /%				
16 : 0	3.1	1.3	3.0	4.1
18 : 0	2.0	27.2	2.8	2.1
18 : 1n-9	4.5	5.9	6.9	7.4
18 : 2n-6	5.1	3.8	43.4	42.5
18 : 3n-3	—	—	0.7	1.0
9c,11t,13c-18 : 3	71.1	0.6	0.2	—
9c,11t,13t-18 : 3	2.8	60.2	0.1	—
9t,11t,13c-18 : 3	5.1	—	37.8	—
9t,11t,13t-18 : 3	1.6	0.3	0.8	—
8t,10t,12c-18 : 3	—	—	—	33.4
8t,10t,12t-18 : 3	—	—	—	4.7

CLA 体脂肪降低作用的研究始于 1990 年代后半段，Pariza 等研究发现 CLA 的抗癌作用的同时发现体脂肪量的明显减少。其作用机制与肝、肌肉、脂肪组织中的脂肪酸合成系统的抑制和脂肪酸 β- 氧化系统的亢进以及能量代谢亢进有关。

确立了精制各 CLA 异构体的方法后，CLA 异构体的研究发现各异构体具有不同的营养生理作用。与亚油酸相比，10t,12c 型共轭亚油酸降低内脏脂肪蓄积、肝脂和血脂的效果更显著。发现 10t,12c-CLA 可以降低遗传性肥胖动物的高胰岛素血症和高血糖，明显改善脂肪肝和高 TG 血症，而 9c,11t-CLA 的效果不明显，因此 CLA 的抗肥胖及抗高脂血症作用的活性主体可能为 10t,12c-CLA。使用呼气测量装置的能量代谢研究结果也显示，与亚油酸相比，CLA 的能量代谢量明显增加，并证实了 CLA 的能量代谢亢进作用是由 10t,12c-CLA 的作用引起的。

研究发现，CLA 对自发性高血压及肥胖引发的高血压均具有改善作用。机制研究发现 CLA 不直接抑制血管紧张素转换酶（ACE）的活性，其抑制血压升高的机制与脂联素和胰岛素抵抗的改善有关。

有研究发现，在小鼠的低脂膳食中高剂量 CLA（膳食添加 4%）的长期饲养，会出现体内脂肪急剧消失的现象，同时并发类似脂肪营养不良症（lipodystrophy）的脂肪肝和高胰岛素血症。后续研究表明这些不良反应主要是因为体脂肪的过度减少造成的。

（3）其他共轭长链脂肪酸　除了共轭亚油酸以外，膳食中也含有少量的含有3个以及上"碳－碳"共轭双键的脂肪酸，可统称为共轭多烯酸，主要是共轭亚麻酸、以及含有20以上碳原子的超长链的共轭多烯酸。一些植物的种子含具有共轭双键的亚麻酸，统称为共轭亚麻酸（CLNA），石榴籽油、香瓜籽油、樱桃籽油、苦瓜籽油、桐油中含量较高。

共轭亚麻酸也具有诱导癌细胞凋亡、抗癌和改善脂质代谢的营养功能，其作用机制可能与其在体内主要被代谢生成共轭亚油酸（CLA）有关。也有报告指出，具有共轭双键的四烯酸和五烯酸有抗癌作用，但研究较少。

二、甘油酯的生理功能

普通的食用油脂大多是甘油与各种脂肪酸在甘油的 sn-1、sn-2、sn-3 位上连接的混合物。植物油、人造黄油、牛油、黄油等是由数百种不同的甘油三酯分子组成，再加上 sn-1 和 sn-3 位的光学异构体，膳食来源油脂的分子种类将达数千种。鉴于这种复杂的情况，人们在讨论油脂的营养和生理作用时，通常只考虑其含有的脂肪酸种类和数量，而不考虑其分子内的分布。然而，众所周知，甘油三酯（TG）结构的差异对油脂的熔化、凝固、质地、风味和外观都有显著影响，也影响着 TG 的消化吸收，同样会影响脂质的代谢和生理活性。

1. 甘油三酯

（1）结构脂质　结构脂质一词是指含有特定位置结构或特定结构位置上含有特定脂肪酸的脂质的总称，在广义上，磷脂、糖脂也属于结构脂质的范畴。狭义上的结构脂质主要是指具有特殊结构特征的酰基甘油酯，特别是指具有特殊结构特征和功能的 TG。早期的结构脂质研究目的主要是为了提高脂质的物理性能和氧化稳定性，现在结构脂质的研究更多偏向于其消化、吸收和生理功能，通过改变脂肪酸在甘油骨架的特定位置（1、2、3 位），增强脂肪酸的营养生理功能。

通常的膳食 TG 在肠道内最终被脂肪酶水解为 2- 甘油一酯和脂肪酸，生成的游离脂肪酸和 2- 甘油一酯溶解到胆汁酸和磷脂的混合胶束中，被吸收。进入小肠上皮细胞后，2- 甘油一酯被单甘酯酰转移酶再酰化为 1,2- 甘油二酯和 2,3- 甘油二酯，其中 1,2- 甘油二酯比 2,3- 甘油二酯更容易生成（约 3 倍）。但是，用于酰化的脂肪酸（脂肪酰 –CoA）的特异性很低，1 位和 3 位之间没有选择性。用于再酰化的脂肪酸一部分来源于肠道内（食源性，原来结合在 TG 的 sn-1,3 位的脂肪酸），另一部分则来源于小肠上皮细胞（新合成的）。新合成的 1,2- 甘油二酯和 2,3- 甘油二酯进一步被二甘酯酰转移酶酰化，形成新的甘油三酯。此时，小肠黏膜中活化的脂肪酸随机结合在甘油三酯的 1、3 位上，2 位上约 80% 的脂肪酸保留了膳食脂肪的特征，因此脂肪酸位于甘油骨骼的位置特点在消化吸收和肠道上皮细胞内的 TG 在合成过程中的变化显著不同，膳食 TG 消化吸收后进入循环系统时 sn-2 位脂肪酸基本得以保留。

结构性 TG 的研究始于其结构与其消化率之间相关关系的关注。对母乳中结构脂质的研究是代表性的例子。虽然母乳和牛乳的脂肪酸组成没有显著差异，但喂食牛乳的婴儿比喂食母乳的婴儿的脂肪吸收率低，其原因与 TG 中脂肪酸的位置分布有关。母乳中 79% 的棕榈酸（P）结合在第 2 位，而牛乳中 39% 的棕榈酸结合在第 2 位，母乳中含有大量的 OPO 型 TG，其中油酸（O）在第 1 和第 3 位，棕榈酸（P）在第 2 位，OPO 第 2 位的棕榈酸具有高吸收率的特点。

棕榈油和猪油的脂肪酸组成差别也不大，但脂肪酸在 TG 上的分布却差异很大，棕榈油的主要 TG 结构为 POP，猪油的主要甘油三酯结构为 PPO。消化吸收实验结果表明，PPO 棕榈酸的吸收率明显高于 POP，这也说明了 TG 第二位的脂肪酸具有高吸收率。另外，由 1 分子 DHA（D）和 2 分子棕榈酸组成的 PPD 和 PDP 的吸收率结果表明 DHA 在 PDP 中比 PPD 的吸收速度快 1.5 倍，因此多不饱和脂肪酸的吸收同样遵循此规律。但是，另一方面，TG 的消化过程影响因素众多，长链饱和脂肪酸因其熔点较低的原因，在消化道内生理温度条件下的物理性质与不饱和脂肪酸差异很大。含有饱和脂肪酸的 TG 的消化吸收难易程度不仅受脂肪酸在甘油骨骼上的空间位置影响，而且受初级消化产物及终极消化产物的物理性质的影响也很大。例如，无论是 OPO 和 POO 的组合，还是 PPO 和 POP 的组合，棕榈酸在 2 位的吸收被认为比在 1 位或 3 位的吸收高。但是，在两分子油酸和一分子硬脂酸（S）结合的情况下，OSO 中硬脂酸的吸收率高于 OOS，但在 SOS 和 OSS 结合两分子硬脂酸的情况下，OSS 中硬脂酸的吸收率低于 SOS。其原因与消化过程中当 1 位脂肪酸被水解，SOS 生成熔点相对较低的甘油二酯，而由 OSS 生成熔点较高的甘油二酯，从而影响了胰脂肪酶的活性有关。另外考虑到消化道食物由来的 Ca^{2+} 等二价难溶性金属离子对长链饱和脂肪酸的影响，结构 TG 的消化吸收及营养功能特性就变得更加复杂，还需要开展更多的研究。

在上述研究的基础上，一些新型的结构脂质研究与开发备受关注。例如，结合中链脂肪酸的特殊代谢过程和健康功效，开发出了既含有中链脂肪酸（M）又含有长链脂肪酸（L）的中长链脂肪酸甘油酯（MLCT），另外只含有两个脂肪酸的结构性甘油酯也被开发出来，这些结构脂质在应对当前膳食脂质摄入过多而带来系列健康问题方面具有良好的前景。

（2）中长链甘油三酯（MLCT）　脂肪酸大致分为短链脂肪酸、中链脂肪酸、长链脂肪酸三种，一般来说碳数 6～12 为中链脂肪酸，14 以上是长链脂肪酸。通常，碳数在 6 以下的脂肪酸在天然食物中含量很少，碳数 12 的月桂酸在吸收过程与长链脂肪酸相似，因此，这里将碳数 8 和 10 的脂肪酸定义为中链脂肪酸，而由中链脂肪酸所构成的甘油三酯称为中链甘油三酯（MCT），既含有中链脂肪酸又含有长链脂肪酸的甘油酯称为中长链甘油酯（MLCT）。单纯的 MCT 会引起必需脂肪酸的缺乏，并且发烟点较低，不利于作为烹调用油使用，因此，含有亚油酸等长链脂肪酸（2 位）和中链脂肪酸（1 位和 3 位）的结构脂

MLCT 可以解决该问题。含有中链脂肪酸的 TG 的主要油脂有：黄油约含 3%，鲜奶油中大约含 2%，在牛乳和母乳的脂肪总量中含 1% ~ 3%，椰子油中约含 14%，棕榈仁油中约含 7%。

中链脂肪酸（MCFA）不同于普通油脂中的长链脂肪酸（LCFA），它可经门静脉吸收，直接进入肝脏进行快速氧化。因此，MCFA 导致较高的食物热效应。MCFA 几乎不提高餐后血浆甘油三酯，可用于 I 型和 V 型高脂血症患者的食用油中。中链脂肪酸的餐后血液中甘油三酯降低作用，可能与其消化吸收后肠黏膜的乳糜颗粒生成减少有关。

临床试验表明，与其他食用油脂相比较，中链甘油三酯（MCT）和中长链甘油三酯（MLCT）可以抑制体脂肪的蓄积。连续 16 周每天摄取 18 ~ 24g 的 MCT，受试者的体重、体脂肪量、腹部内脏脂肪量都有明显的减少。利用人体能量代谢检测研究表明，与对照组人群相比，食用 MCT 后体内氧耗量增加，非蛋白性呼吸商（RQ）降低，而且食物的诱导性产热效应（DIT）在食用后 30min 显著增加，并且此高产热效应一直持续 6h。这一研究证明摄取 MCFA 后可以提高人体的能量代谢水平，促进脂肪分解。

另外，MCT 也可用于严重营养不良者如癌症、结核等末期衰竭的辅助改善，也可应用于改善吸收不良综合征，包括乳糜泻、脂肪痢、慢性胰腺功能不全、胆管阻塞、胃切除、淋巴代谢异常、肠切除等相关疾病。最近的研究表明，MCT 可以用于癫痫患者的膳食，其机制可能与 MCT 快速氧化生成酮体有关。富含 MCT 的脂肪乳剂，用于临床营养不良病人的营养支持，明显优于普通长链脂肪甘油三酯制作的脂肪乳剂，很少引起肝功能异常和对网状内皮系统的不良影响。

2. 甘油二酯

1997 年报道的人体试食实验证明，与食用甘油三酯比较，食用甘油二酯（DG）后，6h 和 8h 血中 TG 水平明显降低，并且这种抑制作用在基线血清 TG 水平较高的人中更为明显。DG 食用后 4h，血液中载脂蛋白 C II 和 C III 水平明显低于 TG 组。摄入 DG 后，血清中 β-脂蛋白和磷脂的浓度明显降低，而酮体和胰岛素的浓度有增加的趋势。但是，也有研究结果显示，DG 摄入对餐后血脂影响不显著。造成上述不同结果的原因目前尚不清楚。

已有多项人体试食实验观察到与摄入甘油三酯相比较，膳食摄入甘油二酯可显著抑制人体脂肪的积聚。除了正常人群以外，肥胖人群、糖尿病人群、高血脂人群同样观察到了膳食摄入甘油二酯的健康功效。另外，DG 中的脂肪酸种类会对其健康功效产生影响，有研究表明，摄取 α-亚麻酸型 DG 与亚油酸类型的 DG 相比，血清 VLDL-TG 浓度及内脏脂肪下降更为显著。这些实验表明，以 α-亚麻酸为主要成分的 DG 比不含 α-亚麻酸的 DG 具有更好的抗肥胖效果。

甘油二酯的减肥功效可能与增加了体内脂肪分解利用供给能量的比例有关。这与动物实验中发现的肝脏线粒体和过氧化物酶体的 β-氧化活性升高、脂肪酸合成酶活性降低的结果相一致。

另外与甘油三酯相比，甘油二酯的吸收速率缓慢是减少内脏脂肪蓄积的决定因素之一。

餐后血糖升高引发胰岛素分泌增加，在餐后肌肉中，相比于脂肪酸，葡萄糖优先被用作能量来源。因此，在餐后血液中胰岛素水平高时，乳糜微粒甘油三酯流入血液的数量越多，脂肪酸被脂肪组织吸收并以甘油三酯的形式存储的可能性就越大。由于 DG 的吸收比 TG 的缓慢，流入血液中的甘油三酯的量相对较小。随着血糖降低和胰岛素水平降低，乳糜微粒中甘油三酯来源的脂肪酸向脂肪组织的转运减少，脂肪酸被用作肌肉中的能量来源。这种差异的长期效应可能是导致体内脂肪蓄积减少的主要原因。另外，动物和人群的研究已表明延迟膳食脂肪吸收的食品成分会抑制体内脂肪的积累，这些研究结果也支持这一结论。

3. 磷脂

磷脂（PL）是细胞膜的主要组成成分，其缺乏会造成细胞膜结构受损，毛细血管的脆性和通透性增加，细胞内外的物质交换发生紊乱。另外，与 TG 相同，膳食磷脂同样可以为机体提供脂肪酸。不饱和脂肪酸主要结合在 PL 的 sn-2 位上，PL 不仅是生物膜的组成部分，而且还是生物活性物质（如类花生酸）前体的脂肪酸库，并参与了生物膜的各种细胞功能。

细胞膜由 PL 和胆固醇以及镶嵌在其中的膜蛋白组成，PL 的极性基团位于外侧，脂肪酸部分位于内侧，形成有规律排列的双层分子膜（图 4-41）。PL 中因极性基团及脂肪酸的组成不同而形成不同的分布特点，从而影响了细胞膜的结构与功能。

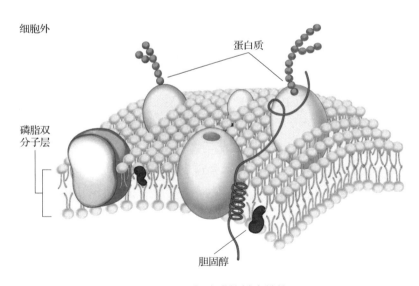

图 4-41 细胞膜的基本结构

从膜的横截面来看，内质网和红细胞的膜磷脂双分子层的外层（细胞质侧）和内层（内腔侧）的组成并不均匀，这称为磷脂不对称分布。从大鼠内质网膜的分布来看，PC 和 SPH 主要分布在外层，而带有氨基的 PE 和 PS 主要分布在内层。磷脂的不对称分布基本上不受饮食组成、禁食或激素药物的影响。参与磷脂生物合成的大多数酶都位于内质网膜的外层，在外层中合成的磷脂跨膜移动到内层与一系列的 PC、PE、PS 翻转酶（flippase）又称磷脂转位蛋白有关。

PL 的脂肪酸组成受饮食中的脂肪酸组成的影响，通常动物肝脏 PC 中富含亚油酸和油酸，而磷脂酰乙醇胺（PE）和磷脂酰肌醇（PI）富含花生四烯酸。PL 的大部分以二酰基型甘油磷脂的形式存在，除此之外，还有一种醚磷脂，其中烯基（—CH=CH—R）或烷基（—CH$_2$—CH$_2$—R）脂肪酸以醚键的形式结合在磷脂甘油骨架的 sn-1 位上，含有烯醚键的磷脂被称为缩醛磷脂（plasmalogen），主要形式为磷脂酰乙醇胺，在大脑中含量可达 10%以上，其生理功能包括造血、抗癌、抗氧化、提高学习记忆能力、促进生长和中枢神经系统抑制。在烷基型植物 PL 中，将 sn-2 位为乙酰基的 1- 烷基 -2- 乙酰基甘油 -3- 磷酸胆碱称为血小板活化因子（PAF）。它具有血小板活化，降低血压和增加血管通透性等作用，并且是过敏性炎症的化学介质。其他涉及 PL 的信号转导包括 PI（PIP2）反应，拮抗剂诱导的 PC cycle 和鞘磷脂（Sph）cycle，甘油二酯、Ca^{2+}、蛋白激酶 C 等参与的细胞内外信号传递等。磷脂是血液中脂蛋白颗粒的主要膜成分，健康的正常人血清磷脂浓度是 145~200mg/dL，其中 PC 约占 70%，其他为 SPH（17%），LPC（6%），PE（4%），PS（2%）。

（1）甘油磷脂

① 磷脂酰胆碱（phosphatidylcholine，PC）：PC 是最具代表性的 PL，是细胞膜的主要构成分子，多存在于外膜部分，影响各种膜结合酶的活性。膜流动性主要与 PL 的脂肪酸组成和胆固醇含量有关，sn-2 位结合的不饱和脂肪酸是影响膜物理性质的主要因素。另外，PC 中所含有的胆碱也是膳食胆碱的主要来源，有研究者认为胆碱和肉碱也是膳食必需营养素。

② 磷脂酰乙醇胺（phosphatidylethanolamine，PE）：PE 也是多存在于细胞膜中的 PL，其存在量仅次于 PC，已知生物膜中的 PE 分布在细胞膜内侧（细胞质侧），这与 PC 不同。PE 可以提高葡萄糖磷酸酶的活性。另外，有报道还显示 PE 具有改善胆固醇代谢、抗氧化、预防和改善动脉粥样硬化的作用。

③ 磷脂酰丝氨酸（phosphatidylserine，PS）：PS 也是细胞膜中的主要 PL 之一，占膜结构 PL 的 5%~15%。特别是神经髓磷脂中含量很高，多存在于细胞膜的内侧。众所周知，当已经凋亡的细胞（程序性细胞死亡）被巨噬细胞吞噬时，PS 可以作为标志物，这是因为原先存在于细胞膜内的 PS 会由于凋亡而迁移到外部被识别。有研究显示，PS 对神经系统具有独特的营养功效，可显著改善脑功能。

④ 磷脂酰肌醇（phosphatidylinositol，PI）：PI 是位于细胞膜中的 PL，以肌醇磷酸为极性基团，作为蛋白激酶 C（PKC）中的信息传递物质，起着非常重要的作用。有研究显示，膳食 PI 具有改善脂质代谢和抑制体脂肪蓄积的营养功效。

甘油磷脂可以调节代谢、增强体能。人体在高强度体力活动及大运动量运动中，肌肉细胞依赖甘油磷脂的信息传递和物质传递功能获得所需要的营养和能量并排除体内代谢物，在此生理循环过程中，甘油磷脂会被大量分解，需要及时补充。

甘油磷脂可以改善脑功能、增强学习记忆能力。人体大脑中的脂质主要是磷脂，富含PC、PE、PS，其中PC是人体所需胆碱主要来源，胆碱可以随血液循环进入大脑，在人体内乙酰化酶的作用下生成乙酰胆碱，乙酰胆碱起着兴奋大脑神经细胞的作用，从而提高人体的反应能力及记忆和智力水平。大脑PS中富含DHA，膳食补充PS对治疗认知性障碍和老年记忆损害有独特的功效。PE在脑神经组织中的含量也较高，可以促进神经细胞的活化，增强大脑机能。研究报道，高纯度PE提高人体记忆力与增强大脑功能方面优于PC。

甘油磷脂可以调节血脂，防止脂肪肝和动脉粥样硬化的发生。甘油磷脂可促进肝脏中的脂质以脂蛋白形式转运到肝外，预防和改善脂肪肝。大量研究证明，摄食甘油磷脂可降低血液中的胆固醇和甘油三酯水平，有效地防治动脉粥样硬化及高血脂引起的心脑血管疾病。

甘油磷脂的营养生理功能与其结构关系密切，最近的研究表明，水产品来源的DHA、EPA等 $n-3$ 多不饱和脂肪酸的磷脂较甘油三酯更容易消化吸收，且DHA、EPA等 $n-3$ 系列多不饱和脂肪酸与磷脂可起到双重作用，在预防神经退行性疾病、改善睡眠、改善代谢综合征等增进健康方面具有更显著的营养功能。另外，富含DHA的甘油磷脂与富含EPA的甘油磷脂在营养功效方面显著不同，并且甘油磷脂的 $sn-1$ 位如存在烯醚键（缩醛磷脂）其生物活性更为突出。

（2）鞘脂　鞘磷脂（SM）是一种典型的鞘脂，是一种PL，与PC相似，大量存在于细胞膜的外膜中，多见于周围神经纤维鞘内的脂肪状物质髓磷脂中。鞘磷脂不含甘油部分，而是含有一个长链的不饱和醇－鞘氨醇，其为神经酰胺的前体，经过代谢可产生神经酰胺。当细胞受到各种外界条件的刺激，例如紫外线照射、热击、化疗药物等，内源性的神经酰胺便开始合成并诱导细胞衰老、生长抑制、细胞死亡等一系列生理反应，因此具有抗肿瘤、抗病毒、抗肝毒、抗菌和抗炎等作用。

三、脂质介导的信息传递

脂质是构成生物膜的主要成分，且不同的膜脂在脂双层内外两侧差异分布，这种膜脂的不对称性对于细胞的信号转导具有十分重要的作用。近年来，脂筏被作为细胞膜上细胞信号跨膜转导的工作平台，引起了人们的广泛兴趣。

1. 脂锚定蛋白

脂质的疏水尾端可以与一些膜蛋白通过与共价结合锚定到细胞膜上（图4-42）。脂质与脂锚定蛋白的共价结合可视为蛋白质脂酰基修饰，一定程度上是可逆的。根据脂质的种类和性质，脂锚定蛋白可分为四类：①第一类通过N末端Gly残基的氨基与脂肪酸的羧基形成酰胺键，脂肪酸一般是C14的豆蔻酸。②第二类通过Cys的巯基或Ser/Thr的羟基与脂肪酸缩合，形成硫酯键或酯键而锚定在细胞膜上，脂肪酸一般是C16的软脂酸。③第三类是通过硫醚键相连的异戊二烯基蛋白（prenylated protein）。④第四类称为糖基化磷脂酰肌醇锚定蛋白（glycosyl phosphatidylinositol anchor，GPI），其 C 末端的氨基酸残基与磷酸化的乙醇胺相连，后者再与膜上糖基化的磷脂酰肌醇共价相连。

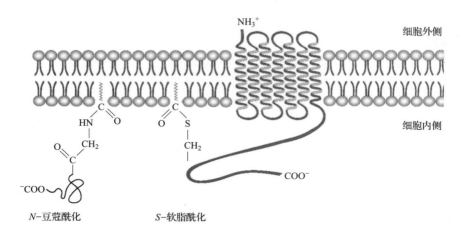

图 4-42　通过酰胺键或酯键相连的脂锚定蛋白

2. 第二信使

构成细胞膜的 PL 也起着信号传输器的作用，特别是磷脂酰肌醇（PI）的信号转导系统涉及多种途径的细胞内外信号传导过程。该过程在磷脂酰肌醇特异性磷脂酶 C（PI-PLC）的作用下产生甘油二酯和肌醇磷酸（inositol-phosphates，IPs）作为小分子化合物，起到第二信使的作用，如图 4-43 所示。Ca^{2+} 浓度的变化可改变细胞内多种蛋白质或酶的活性，调节如细胞分泌、肌肉收缩、细胞周期控制和细胞分化等生理功能。

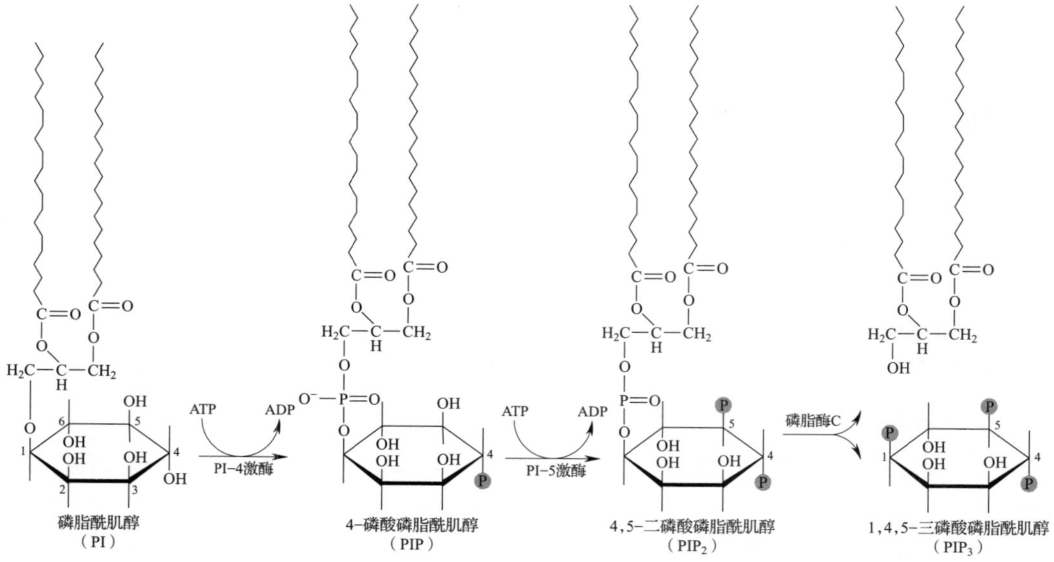

图 4-43　IPs 的生成及 Ca^{2+} 浓度变化

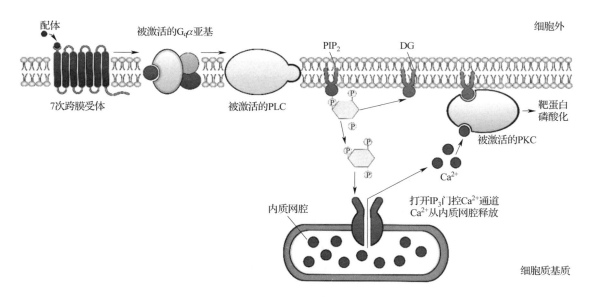

图 4-43　IPs 的生成及 Ca^{2+} 浓度变化（续）

第七节　酒精的代谢

乙醇又称酒精，虽然其结构和物理特性是不同于脂类，但是因其在体内迅速代谢成乙酸，与脂肪酸的代谢具有一定的共性，故在本章中进行描述。膳食来源主要是各种酒类或含酒精饮料。各种不同酒类的酒精含量差别巨大，从不足 1% 到超过 90% 都有相应的产品，一般而言非蒸馏酒的酒精含量不超过 20%，啤酒中酒精含量一般在 3% 左右，葡萄酒 12% ~ 16%，蒸馏酒的酒精含量高，大多在 20% ~ 60%。酒类中的酒精含量采用体积百分比表示，通常称之为"度"，值得注意的是，啤酒的"度"有两种，一种是"糖度"表示的是麦芽糖含量，另一种是"酒精度"，表示酒精含量。酒类中的酒精来源于微生物（酵母菌）的乙醇发酵，其底物是各种糖类，根据发酵的原料不同而不同，如果酒、乳酒的酒精主要来源于水果或乳中的单糖和双糖，而粮食酒则主要来源于淀粉。

非蒸馏酒的营养成分含量高，成分复杂，除了酒精以外，还含有大分子的蛋白、肽、脂质、可溶性的多糖和寡糖，小分子化合物如植物化学物、有机酸、醛、酮等，其营养成分的组成取决于原料的特性。与非蒸馏酒相比，蒸馏酒的营养成分相对比较单一，主要成分是乙醇，还含有少量的有机酸、醛、酮、酯等小分子化合物，赋予蒸馏酒特殊的风味特征。

一、酒精的吸收与代谢

酒精是小分子化合物，很容易被人体吸收，饮酒后，少量酒精到达胃部，可以在 1min 内被迅速吸收进入血液，但 80% 的酒精是在小肠内吸收的。血液中酒精浓度在 1～1.5h 即达到高峰，之后逐渐下降，分布在身体组织中的乙醇主要在肝脏内代谢（90%），10% 还可以通过血液循环由肺部通过呼气排出体外。胃内的食物会延缓酒精的胃内吸收速度，但随胃排空进入肠道后，酒精的吸收速度与是否伴随食物无关。

进入体内的酒精在肝脏中的代谢主要有三套机制：一是乙醇脱氢酶（alcohol dehydrogenase，ADH）和乙醛脱氢酶（acetaldehyde dehydrogenase，ALDH）组成的，最终代谢产物是乙酸（图 4-44）。第二套系统是被称之为微粒体乙醇氧化系统（microsomal ethanol oxidizing system，MEOS）的乙醇代谢系统，产物是乙醛。第三套系统是过氧化物酶体能够在过氧化氢存在的情况下氧化乙醇，称为过氧化物酶途径。ADH 是一种含锌金属酶，具有广泛的底物特异性，以烟酰胺腺嘌呤二核苷酸（NAD）为辅酶，催化由乙醇生成乙醛的反应过程。ADH 的活性因人而异，受遗传背景和性别影响，一般年轻女性较男性活性弱，欧洲人高于亚洲以及美洲人。膳食营养状态也会影响 ADH 的酶蛋白量，禁食时间越长 ADH 的蛋白量越低。

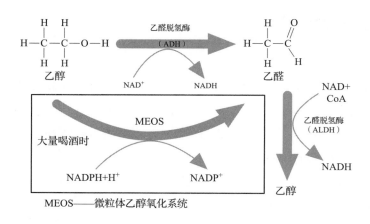

图 4-44　酒精在肝脏中的代谢机制

ALDH 则负责催化乙醛氧化为乙酸的反应过程，乙醛毒性高于乙醇，是造成宿醉的主要原因之一。ALDH2 是该过程的主要同工酶。该酶的非活性变异体无法正常代谢乙醇的氧化产物乙醛，血液乙醛浓度增高，造成一系列饮酒后的不良反应，如脸红、头晕、心跳加快等。有研究显示，这种遗传背景的差异可能与亚洲人酒精肝高发有关。最近的研究还发现，酒精代谢相关酶与胆固醇代谢及动脉粥样硬化、部分癌症的风险增加具有相关性。戒酒药物双硫仑（disulfiram）就是 ALDH1 抑制剂，服药后所摄入乙醇的代谢产物乙醛无法被代谢掉，蓄积在体内从而造成类似严重醉酒的不适症状，使酒瘾者无意继续饮酒，用作戒酒的嫌恶疗法。

微粒体乙醇氧化系统（MEOS）是肝脏中参与乙醇代谢的氧化酶体系。乙醇氧化酶是乙醇 –P450 单加氧酶，催化的产物是乙醛，当血中乙醇浓度很高时，此系统被诱导激活，但是该系统不能使乙醇氧化产生 ATP，还会消耗 ALDH 系统产生的 NADPH，造成肝内能量的耗竭。正常情况下该系统在肝脏内对乙醇的代谢量为 20%，当激活后，可增加到 50%。

二、酒精对健康的影响

1. 短期影响

血液中的乙醇浓度与组织中的乙醇含量线性相关，不同组织器官对乙醇的代谢和耐受不同。一般而言，血液中乙醇浓度超过 40mg/100mL 就会产生明显的不良反应，特别是对中枢神经系统的影响更为明显（表 4–7）。

表 4–7　体液乙醇浓度与对应症状

体液乙醇浓度 / （mg/100mL）			症状
血液	尿	脑脊液	
20			头胀、愉快而健谈
40			精神振作、说话流利、行动稍笨、手微震颤
60 ~ 80	100	70 ~ 90	谈话絮絮不休、行动笨拙
80 ~ 100	100	100 ~ 120	情感冲动、自言自语、反应迟钝、步履蹒跚
120 ~ 160	135 ~ 250	130 ~ 175	嗜睡、呈明显酒醉状态
200 ~ 400	250 ~ 500	220 ~ 440	意识蒙眬、言语含糊，多呈木僵状
400 ~ 500	500 ~ 700	450 ~ 550	深度麻醉，少数致死亡

饮酒后对中枢神经系统活动的抑制作用是非常明显的，饮酒后的兴奋反应其实是酒精对起抑制作用的神经抑制。因此，酒精并不是兴奋剂，而是所有神经活动的抑制剂。当酒精进入大脑后，负责推理功能的脑前叶神经受到抑制，从而使大脑的推理和判断能力下降，之后酒精会影响大脑的语言和视觉中枢，持续的酒精摄入会进一步影响到脑的运动相关中枢，严重的如果影响到脑干和心跳中枢，会造成脑意识完全丧失，甚至死亡（表 4–8）。

表 4-8　过量饮酒引起的健康问题

心血管系统	消化系统	肝脏	内分泌系统	神经系统	营养	事故
血压升高	胃炎	脂肪变性	皮质醇过剩	记忆力减退	营养不良	工作事故及交通事故危险性增大
心肌受损	消化道出血	肝炎	血糖控制异常	大脑损伤	肥胖	
卒中	食管疾患	肝硬化	性欲低下	韦尼克脑病		
蛛网膜下腔出血	胰腺炎	肝癌	生育能力降低	智力减退		
				神经受损		
				老年痴呆		

2. 长期影响

长期大量饮酒对人体的影响主要表现在精神方面和健康方面。精神方面的影响主要是因为中枢神经系统对酒精的依赖性，既有生理方面的依赖，也有心理方面的因素。酒精依赖的治疗非常困难，因为存在生理方面的禁断反应，但是戒酒是唯一有效的解决途径。

酒精对健康方面的长期不良反应还包括酒精性脂肪肝，持续的酒精性脂肪肝会导致肝脏纤维化，甚至导致不可逆转的肝硬化和肝癌。酒精滥用还会增加包括乳腺癌、食道癌和肺癌的风险。

对于孕妇和哺乳期女性，酒精的摄入还会影响到胎儿和婴儿，因为胎儿和婴儿对酒精的代谢能力很差，大脑神经细胞对酒精的敏感性更高，造成胎儿酒精综合征（fetal alcohol syndrome，FASD）。

三、酒精的功能特征

酒精虽然可以为机体供能，但因其对机体造成的危害，不被认为是一种营养素。饮酒通常会影响正常的饮食，因此酗酒者通常会存在营养缺乏相关的问题，如水溶性维生素（特别是包括叶酸在内的 B 族维生素）的缺乏。

酒精在体内也可以产生热量，理论值为 7kcal/g，其能量密度高于糖类碳水化合物，但低于脂肪。不同酒类的酒精含量不同，营养成分也相差较大，因此能量也差别显著（表 4-9）。另外，因酒精吸收和代谢快速的原因，在产热方面与其他营养素不同。

有关饮酒与健康的长期效应方面，目前还存在一些不确定的因素，主要是遗传背景的差异以及不同年龄阶段的"适度饮酒"问题。特别是在慢病预防的领域，饮酒对健康的影响尚存在争议。目前的主流观点认为，对老龄人群来说，"适度饮酒"可以改善晚年的生活质量，而对其他人群来说，饮酒无益。

表 4-9 常见酒的能量

名称	酒精度 /（g/100g）	100g 中的能量 /kcal
啤酒	3.4	38
葡萄酒	8.9	67
黄酒（均值）	10.2	66
38°白酒（剑南春）	31.6	222
52°白酒（五粮液）	44.4	311
56°白酒（二锅头）	48.2	338

第四章 拓展阅读

📝 思考题

1. 为什么脂肪酸的 $n\text{-}3$、$n\text{-}6$ 系列具有不同的营养生理功能？
2. 脂质的营养生理功能除了与脂肪酸的种类有关之外，还与什么结构有关？
3. 功能性脂质都包括哪些？
4. 脂质的消化吸收过程与其他宏量营养素的主要差异是什么？
5. 如何通过膳食结构满足合理的 $n\text{-}3 : n\text{-}6$ 的比值、$S : M : P$ 的比值？

第五章

蛋白质与氨基酸的代谢

学习目标

1. 掌握氨基酸的分类、结构、化学特性与营养功能。
2. 掌握蛋白质的分类与结构及其重要的食物来源和营养功能。
3. 掌握蛋白质的消化、吸收、转运与代谢机制。
4. 了解蛋白质与氨基酸与生命健康的关系。

氨基酸（amino acid）是一种含有碱性氨基和酸性羧基的小分子有机化合物，既有氨基又有羧基的化学特性，使得它们能够彼此缩合成肽。现已发现的自然界中存在的氨基酸有300多种，其中20种氨基酸经过不同长度、不同比例的排列组合，发生缩合反应后通过酰胺键或者肽键相连，形成的结构多样、功能多样的聚合物，包括寡肽、多肽和蛋白质。除了作为肽的组成单位，氨基酸本体还是生物体内许多关键活性物质的前体，且多种氨基酸也具有重要生理活性。

1839年，荷兰化学家葛哈德·穆德勒（Gerhard Mulder）发现食物中的一部分物质对所有生命体存活的重要性，用希腊语"Proteios"（"最重要"的意思）来命名这类物质。蛋白质是细胞组分中含量丰富、功能最多的高分子物质，直接参与生物体生长、发育、遗传、繁殖等一切生命活动，是生命的物质基础。蛋白质不同生理功能取决于其氨基酸的种类、数目、排列顺序和肽链空间结构的不同。蛋白质是人体必需的宏量营养素，也是重要的产能物质，在日常生活中必须注重高品质蛋白质食物的摄入。根据其形状、溶解度、化学组成和食物来源等，可将蛋白质分成不同类别，不同分类方法可以帮助我们从不同角度了解蛋白质主要特性及营养功能。食物中蛋白质的含量高低，组成蛋白质的必需氨基酸的种类和数量多少，尤其是限制氨基酸的含量是评价蛋白质质量的重要因素。

　　传统的蛋白质营养理论认为蛋白质只有被消化成游离氨基酸才能被小肠黏膜细胞吸收和转运，这一理论是 Dogman 在 1900 年提出。然而，近年来研究发现蛋白质的主要吸收形式是单个氨基酸，然而二肽、寡肽和多肽，甚至部分水解蛋白和完整蛋白质都可以和氨基酸一起被吸收到肠上皮细胞。这一过程需要多种蛋白质消化酶，以及氨基酸转运载体等蛋白质的参与，其消化过程的激素调节也非常复杂。吸收进入人体的氨基酸可进一步通过代谢转变成糖、脂类或再合成某些非必需氨基酸，也可以经过三羧酸循环氧化成二氧化碳和水，并释放出能量。最终分解代谢过程中生成的氨，在体内可以以氨、尿素或尿酸等形式排出体外，也通过特殊代谢途径转变成其他含氮物质如嘌呤、嘧啶等。因此，由于遗传缺陷所导致的氨基酸代谢障碍，会对人体健康产生危害，需要注意控制相应的饮食摄入及治疗。

第一节　氨基酸的分类、结构与营养功能

　　氨基酸（amino acid）包括蛋白质氨基酸和非蛋白质氨基酸。蛋白质氨基酸又称编码氨基酸，是蛋白质的基本组成单位。非蛋白质氨基酸不能直接参与肽链合成，又称非编码氨基酸。一般情况下，蛋白质由 50 个及以上蛋白质氨基酸构成，而低于 50 个氨基酸组成的化合物则为寡肽（oligopeptide）或者多肽（polypeptide）。作为生物体重要组成成分之一，氨基酸序列构成蛋白质分子骨架，其个体结构的独特性赋予蛋白质特定的结构形态，与蛋白质生物活性关系紧密。

一、蛋白质氨基酸

　　早在 19 世纪，科学家们陆续发现并分离出氨基酸：1806 年法国科学家首次在芦笋里面分离出了天冬氨酸，1810 年 Wollasto 发现胱氨酸，1820 年 Braconnot 从鱼的酸水解液中分离出甘氨酸，1846 年 Liebig 从酪蛋白中分离出酪氨酸，1889 年 Drech-sel 从酪蛋白上分离出赖氨酸，1935 年 W.C.Rose 在纤维蛋白水解物中发现苏氨酸。目前已知的可从蛋白质水解产物中分离出来的氨基酸有 22 种（表 5-1），包括人体中常见的 19 种氨基酸，1 种亚氨基酸——脯氨酸，1 种只存在于含硒蛋白中的硒代半胱氨酸（selenocysteine，Sec），以及 2002 年在产甲烷菌的甲胺甲基转移酶中发现的吡咯赖氨酸（pyrrolysine，

Pyl）。这些氨基酸均是由基因编码区的密码子所编码，有特异的转运 RNA（tRNA）与其结合，在蛋白质合成时以首尾相连的方式进行聚合反应形成肽链，统称为蛋白质氨基酸。

1. 蛋白质氨基酸的分类与结构

根据营养功能不同可将常见的蛋白质氨基酸分为必需氨基酸（essential amino acid）、半必需氨基酸（semi-essential amino acid）和非必需氨基酸（non-essential amino acid）。能够维持生物体基本生理功能，但生物体不能合成或合成量远不能满足机体需要，因此必须由食物供给的氨基酸称为必需氨基酸，一般包括赖氨酸（lysine，Lys）、色氨酸（tryptophan，Trp）、苯丙氨酸（phenylalanine，Phe）、甲硫氨酸（methionine，Met）、苏氨酸（threonine，Thr）、亮氨酸（leucine，Leu）、异亮氨酸（isoleucine，Ile）和缬氨酸（valine，Val）8 种。组氨酸（histidine，His）已经被确认是婴儿的必需氨基酸，但由于成年人肌肉和血红蛋白中组氨酸储存量较大，且完成生理功能所需消耗量小，因此不能确定组氨酸是否为成年人的必需氨基酸。另一类氨基酸在体内能够由生物体自身有效合成，且合成量和合成速度满足生物体需要，不必靠食物补充，属于非必需氨基酸（non-essential amino acid），包括丙氨酸（alanine，Ala）、天冬酰胺（asparagine，Asn）、天冬氨酸（aspartic acid，Asp）、谷氨酰胺（glutamine，Gln）、谷氨酸（glutamic acid，Glu）、脯氨酸（proline，Pro）、丝氨酸（serine，Ser）、半胱氨酸（cysteine，Cys）、酪氨酸（tyrosine，Tyr）和甘氨酸（glycine，Gly）。精氨酸（arginine，Arg）和组氨酸可由生物体合成，但合成量在特定阶段不足以满足自身的需要（尤其是在孕期、幼儿生长期和青少年发育期），长期摄入不足或需求增加会导致缺乏，严重危害人类健康，必须要从食物中摄取一部分，这一类氨基酸则属于半必需氨基酸。另外，甲硫氨酸和苯丙氨酸可转化生成半胱氨酸和酪氨酸，当膳食中半胱氨酸和酪氨酸充裕时，能节省对甲硫氨酸和苯丙氨酸的需要。因此，半胱氨酸和酪氨酸也属于半必需氨基酸。从营养学角度分析，不同食物中蛋白质氨基酸组成和含量差异显著，可作为评价食物营养价值的重要指标之一。

常见的蛋白质氨基酸结构相似，除了脯氨酸含有亚氨基（—NH—）和羧基以外，其他 19 种氨基酸都含有一个中心 α- 碳原子，同时与一个羧基、一个氨基和一个氢原子共价结合，因此均称为 α- 氨基酸。不同的 α- 氨基酸其侧链化学基团（R）各异，除了 R 基为氢离子的甘氨酸以外，其他常见氨基酸都具有旋光性，且都为 L 型。组成蛋白质的 20 种常见氨基酸结构的主要差别在于侧链 R 基团，对 α- 氨基酸的化学特性和结构，以及对蛋白质空间结构和理化性质都有重要影响。

常见的基于 R 基团的化学结构和性质实现对蛋白质氨基酸的分类方法有三种，分别是根据 R 化学结构差异分类、根据 R 在 pH=7 时的极性差异分类和根据 R 对水分子的亲和性分类（表 5-1）。

表 5-1　蛋白质氨基酸的名称、结构和性质

名称	化学式	化学结构式	球棍结构	pI	pK_a
必需氨基酸					
亮氨酸 [a] leucine Leu/L	C₆H₁₃NO₂ 131.17			5.98	α- 羧基：2.4 α- 氨基：9.6 R 基团：—
异亮氨酸 [a] isoleucine Ile/I	C₆H₁₃NO₂ 131.17			6.02	α- 羧基：2.4 α- 氨基：9.7 R 基团：—
缬氨酸 [a] valine Val/V	C₅H₁₁NO₂ 117.15			5.96	α- 羧基：2.3 α- 氨基：9.6 R 基团：—
苯丙氨酸 [a] phenylalanine Phe/F	C₉H₁₁NO₂ 165.19			5.48	α- 羧基：1.8 α- 氨基：9.1 R 基团：—
赖氨酸 [b] lysine Lys/K	C₆H₁₄N₂O₂ 146.19			9.74	α- 羧基：2.2 α- 氨基：9.0 R 基团：10.5
色氨酸 [d] tryptophan Trp/W	C₁₁H₁₂N₂O₂ 204.23			5.89	α- 羧基：2.4 α- 氨基：9.4 R 基团：—
甲硫氨酸 [d] methionine Met/M	C₅H₁₁O₂NS 149.21			5.74	α- 羧基：2.3 α- 氨基：9.2 R 基团：—
苏氨酸 [d] threonine Thr/T	C₄H₉NO₃ 119.12			5.60	α- 羧基：2.1 α- 氨基：9.6 R 基团：13.6
非必需氨基酸					
丙氨酸 [a] alanine Ala/A	C₃H₇NO₂ 89.09			6.00	α- 羧基：2.3 α- 氨基：9.7 R 基团：—
脯氨酸 [a] proline Pro/P	C₅H₉NO₂ 115.13			6.30	α- 羧基：2.0 α- 氨基：11.0 R 基团：—

续表

名称	化学式	化学结构式	球棍结构	pI	pKa
甘氨酸 [a] glycine Gly/G	C₂H₅NO₂ 75.07			5.97	α−羧基：2.4 α−氨基：9.8 R 基团：—
天冬氨酸 [c] aspartic acid Asp/D	C₄H₇NO₄ 133.10			2.97	α−羧基：1.9 α−氨基：9.6 R 基团：3.9
谷氨酸 [c] glutamic acid Glu/E	C₅H₉NO₄ 147.13			3.22	α−羧基：2.2 α−氨基：9.7 R 基团：4.1
天冬酰胺 [d] asparagine Asn/N	C₄H₈N₂O₃ 132.12			5.41	α−羧基：2.2 α−氨基：8.8 R 基团：—
谷氨酰胺 [d] glutamine Gln/Q	C₅H₁₀N₂O₃ 146.15			5.65	α−羧基：2.2 α−氨基：9.1 R 基团：—
丝氨酸 [d] serine Ser/S	C₃H₇NO₃ 105.09			5.68	α−羧基：2.2 α−氨基：9.2 R 基团：13.6

半必需氨基酸

名称	化学式	化学结构式	球棍结构	pI	pKa
精氨酸 [b] arginine Arg/R	C₆H₁₄N₄O₂ 174.20			10.76	α−羧基：2.2 α−氨基：9.0 R 基团：12.5
组氨酸 [b] histidine His/H	C₆H₉N₃O₂ 155.00			7.59	α−羧基：1.8 α−氨基：9.3 R 基团：6.0
半胱氨酸 [d] cysteine Cys/C	C₃H₇NO₂S 121.16			5.07	α−羧基：2.0 α−氨基：10.3 R 基团：8.4
酪氨酸 [d] tyrosine Tyr/Y	C₉H₁₁NO₃ 181.19			5.66	α−羧基：2.2 α−氨基：9.1 R 基团：10.5

续表

名称	化学式	化学结构式	球棍结构	pI	pK_a
其他蛋白质氨基酸					
硒代半胱氨酸 selenocystine Sec/U	$C_3H_7NO_2Se$ 168.05			α-羧基：1.9 α-氨基：10.0 R 基团：5.7	
吡咯赖氨酸 pyrrolysine Pyl/O	$C_{12}H_{21}N_3O_3$ 255.31			α-羧基：未知 α-氨基：未知 R 基团：未知	

注：a 表示非极性氨基酸，b 表示带正电荷的极性氨基酸（碱性氨基酸），c 表示带负电荷的极性氨基酸（酸性氨基酸），d 表示不带电荷的极性氨基酸（极性中性氨基酸）。pI：等电点。pK_a：解离常数。

根据 R 化学结构差异将常见蛋白质氨基酸分为脂肪族、芳香族和杂环族三类。例如，含有烷基侧链的 Gly、Ala、Val、Lue 和 Ile，以及在烷基侧链上带有羟基或者硫氨基的 Ser、Thr、Cys 和 Met 均属于脂肪族氨基酸。Phe、Tyr 和 Trp 侧链带苯环，属于芳香族氨基酸。组氨酸和 Pro 没有自由的 α-氨基，它们的结构可以看成是侧链取代了自身氨基上的氢原子而形成的杂环，属于杂环族氨基酸。

根据 R 在 pH=7 时的极性差异可分为非极性氨基酸、带正电荷的极性氨基酸（又称碱性氨基酸）、带负电荷的极性氨基酸（又称酸性氨基酸）和不带电荷的极性氨基酸（又称中性氨基酸）。非极性氨基酸包括 Gly、Ala、Val、Leu、Ile、Pro、Phe、Trp 和 Met，它们的结构共同点是侧链 R 基团都不能与水分子形成氢键，所以是非极性的化合物。其中，Met 和 Gly 的极性比其他非极性氨基酸要差。原因是 Gly 侧链为氢（—H）而非碳氢链，Met 侧链含有与氧原子性质相似的硫基（—S）。相反，Ala 的 R 基团是甲基，其极性大于其他非极性氨基酸。在 pH=7 时，Lys、Arg 和 His 分别携带—NH_3^+、含有一个正电荷的胍基以及一个弱碱性咪唑基，均带有两个碱基，顾名思义为带正电荷的极性氨基酸。而 Asp 和 Glu 因含有两个羧基，且第二个羧基在 pH=7 左右时可以完全解离，带负电荷，是带负电荷的极性氨基酸。在常见的 20 种蛋白质氨基酸中有 7 种氨基酸属于极性中性氨基酸，包括 Ser、Thr、Tyr、Asn、Gln、Cys 和 Met，它们的结构共性是在侧链中含有不能解离的极性基团，能与水形成氢键，其中，Cys 和 Tyr 的 R 基极性最强。

根据 R 基团对水分子亲和性的差异可分为亲水氨基酸和疏水氨基酸。由于都含有亲水的氨基和羧基，所有氨基酸都可以溶于水，只是水溶性有高低之分。侧链 R 基有极性、对水分子有亲和性、能和水分子形成氢键的，即为亲水氨基酸，包括 Ser、Thr、Tyr、Cys、Asn、Gln、Asp、Glu、Arg、Lys 和 His。相反地，剩下的 9 种氨基酸 R 基呈非极性，对脂溶性物质亲和力较高，是疏水氨基酸。值得注意的是，亲水氨基酸通常分布在球状蛋白质表面，疏水氨基酸通常分布在球状蛋白质内部。氨基酸侧链的疏水性对驱动及稳定蛋白质的折叠有重要生理意义。另外在酶和基质、抗体和抗原间的相互作用等各种非共价键的分子结合以及维持生物膜结构方面，疏水氨基酸也具有重要作用。

2. 蛋白质氨基酸的营养功能

蛋白质氨基酸不仅是蛋白质重要组成部分，其本身还具有广泛的生理功能，在维系正常生命活动中举足轻重。本节详细介绍几种对维持机体生命健康具有关键生理和营养作用的蛋白质氨基酸。

（1）赖氨酸 赖氨酸为碱性必需氨基酸，也被称为生长性氨基酸，其最主要的生物学功能是参与合成机体蛋白，包括骨骼肌、多肽、激素、血浆蛋白以及酶等多种关键蛋白质。赖氨酸不仅能促进儿童的生长发育，还具有参与能量代谢、促进矿物质的吸收和骨骼生长、增强免疫、缓解焦虑等其他生理功能。世界卫生组织和联合国粮农组织（WHO/FAO）专家委员会提出成年人赖氨酸需要量为 30mg/（kg·d），而新生儿对赖氨酸的需求量可高达 100mg/（kg·d）左右。禽肉类、蛋、乳和乳制品、水生动物类、豆类、黑芝麻等食物中富含赖氨酸。《中国居民营养与健康状况调查报告（2021）》中指出，我国居民膳食结构以植物性为主，谷类食物是能量的主要食物来源，且谷物以精制米面为主，全谷物和杂粮豆类摄入不足，仅有 20% 左右的成年人能达到每日推荐摄入量 50g 以上。然而，谷物食品中的赖氨酸含量甚低，且在加工过程中易被破坏而更为稀缺，故为谷类的第一限制性氨基酸（详见本章第三节蛋白质的食物来源和营养功能）。我国食品安全国家标准中指明 L- 赖氨酸可以作为营养强化剂使用，例如，在大米、小麦、杂粮和面包等制品中可添加 1 ~ 2g/kg L-赖氨酸。

（2）色氨酸 色氨酸是人体不可或缺的芳香族必需氨基酸。牛乳等乳制品、小米、豆类、南瓜子仁和黑芝麻等食物富含色氨酸。除参与蛋白质的生物合成和生物体血浆蛋白质的更新外，色氨酸也是多种生物活性化合物的前体。色氨酸在体内可经过微生物直接参与的芳香烃受体代谢途径、犬尿氨酸代谢途径和血清素代谢途径从而产生如 5- 羟色胺、犬尿酸和多种吲哚类化合物等代谢产物，广泛参与生物体免疫、神经元功能和维系肠内稳态等，与肥胖、2 型糖尿病、肿瘤、炎症性肠病以及肾病等多种疾病的病理过程有关，并且在许多疾病调控中发挥生物学效应。例如，5- 羟色胺是人体大脑中的一种重要神经传递物质，可改善睡眠的持续时间。色氨酸的吲哚类代谢产物，可作为配体，通过芳香烃受体（aryl hydrocarbon receptor，AhR）、孕烷 X 受体（pregnane X receptor，PXR）信号抑制肠上皮细胞内炎症反应的发生，增强肠屏障功能。色氨酸经常作为营养增补剂被添加在食品和饲料中，对提高植物蛋白利用率有重要作用。临床上也将色氨酸用作抗痉挛剂、胃分泌调节剂、胃黏膜保护剂和抗昏迷剂等。

（3）支链氨基酸　支链氨基酸（branched chain amino acid，BCAA），包括亮氨酸（Leu）、缬氨酸（Val）和异亮氨酸（Ile），是对人体健康非常重要的必需氨基酸。肉、鱼、乳制品和鸡蛋是 BCAA 最丰富的食物来源。肌肉中 BCAA 代谢限速酶活性较强，是 BCAA 的主要代谢场所。从 1980 年开始，BCAAs 就成为健身者钟爱的营养补充剂，它们在骨骼肌和心肌细胞中能够促蛋白质合成，减少肌肉分解，其中亮氨酸是肌肉蛋白质合成的首要驱动力。然而，近年来越来越多的研究发现 BCAA 在血液中的浓度与肥胖、2 型糖尿病、心血管病和高血压等疾病之间的紧密关联。2019 年，杜克大学营养与代谢中心 Christopher B. Newgard 博士在国际顶级期刊 *Science* 上发表了关于"BCAA 是心血管疾病生物标志物，还是致病因子"的见解，深入探讨 BCAA 分解代谢影响代谢疾病发病的潜在机制。例如，肥胖人群血液中 BCAAs 水平增加部分归因于 BCAA 分解代谢酶的转录受到抑制，脂肪组织中 BCAAs 氧化速率的降低，肝脏中支链酮酸脱氢酶（BCKDH）复合物的磷酸化和失活的增加。高糖饮食通过抑制心肌细胞中环腺苷单磷酸反应元件结合蛋白（CREB）介导的转录因子 Kruppel 样因子 15（KLF15，编码 BCAA 分解代谢酶基因的全局激活因子）的表达，抑制其分解代谢，可激活 mTORC1，促进不健康的心肌肥厚，进而驱动心血管代谢疾病发生发展。

（4）甲硫氨酸　甲硫氨酸是含硫必需氨基酸，在肉类、鸡蛋、乳制品、豆类和坚果中含量丰富，而在燕麦、黑麦、大米、玉米、小麦、花生粉、大豆、马铃薯、菠菜等植物性食品中属于限制氨基酸。甲硫氨酸是体内最重要的甲基供给体之一，在甲硫氨酸腺苷转移酶的作用下活化为 $S-$ 腺苷甲硫氨酸，在甲基转移酶的作用下将甲基转移给甲基受体上，参与机体重要调控和代谢作用。很多含氮物质在生物合成时都需要甲硫氨酸提供甲基，如肌酸、松果素、肾上腺素、肉碱、肌碱、胆碱、甲基组胺等。作为一种含硫氨基酸，甲硫氨酸自身就具有抗氧化能力，可作为内源性氧化剂。另外，甲硫氨酸还可以在机体内通过转硫途径生成谷胱甘肽、胱氨酸、硫酸盐和牛磺酸等具有抗氧化活性的代谢产物，能提高超氧化物歧化酶活性，减少自由基对机体组织的损害。值得注意的是，近年来，在甲硫氨酸的研究中还发现低水平的甲硫氨酸对于一些特殊疾病具有缓解和预防的作用，限制饮食中甲硫氨酸的摄入已经在动物体内证实具有延缓衰老和预防肥胖发生的重要生物学和医学意义：2019 年美国杜克大学医学院 Jason Locasale 发表在国际顶级期刊 *Nature* 上的实验研究发现甲硫氨酸饮食限制广泛影响人来源结肠癌小鼠机体的代谢状态，可有效抑制肿瘤生长；降低膳食中含硫氨基酸（甲硫氨酸和半胱氨酸）的含量可延长包括线虫、酵母菌、果蝇和大小鼠等多种模式生物的寿命；甲硫氨酸限制饮食显著影响肠道微生态，对肠屏障功能、机体炎症反应、氧化应激、机体脂肪积累等具有积极调控作用。在挪威开展的一项针对超重女性的双盲随机对照试验研究中发现，饮食中甲硫氨酸和半胱氨酸的限制降低血液中纤维细胞生长因子 –21（FGF 21），影响皮下脂肪组织基因的表达。甲硫氨酸限制食品和膳食模式逐渐得到重视，是当下肥胖、2 型糖尿病、阿兹海默症等疾病防治研究的热点之一。

和甲硫氨酸类似，半胱氨酸也是含硫氨基酸，是唯一具有活性巯基（—SH）的氨基酸，参与合成谷胱甘肽、蛋白质和牛磺酸，具有多种生理功能及作用，广泛应用于食品添加剂（香精、香料）。《食品安全国家标准　食品添加剂 L- 半胱氨酸盐酸盐》（GB 1886.75—2016）规定：用于发酵面制品，0.06g/kg。参考用量：具体使用时可加入面粉中混匀，或在和面时加入。通常用于面包的添加量为 0.02 ~ 0.045g/kg；用于天然果汁，可防止维生素 C 的氧化和褐变，用量为 0.2 ~ 0.8g/kg。

（5）组氨酸　1896 年，德国生物学家 Kossel 首次从精子细胞蛋白质中将一个含咪唑基的碱性氨基酸，即组氨酸，分离出来。组氨酸主要存在于香蕉、葡萄、肉类和牛乳等食物中，对成年人而言为非必需氨基酸，但对幼儿是必需氨基酸，具有多种生理功能，应用广泛，涉及医药、饲料及食品等领域，特别是在医药领域的应用越来越受到重视。世界卫生组织推荐成年人正常组氨酸需要量为 8 ~ 12mg/kg/d。组氨酸是动物体内血红蛋白等的重要组成部分，也是动物合成肌肽等功能性二肽的前体物质。组氨酸特有的官能团咪唑基能与 Fe^{2+} 或其他金属离子形成配位化合物，促进铁的吸收，用于防治贫血。不仅如此，组氨酸的咪唑基在 pH=7 附近有明显缓冲能力，可维持细胞内 pH 和细胞液稳定。组氨酸可在组氨酸脱羧酶作用下转化为重要的神经胺组胺，参与神经系统的调节，与焦虑、压力相关垂体激素的释放、抑制摄食等中枢神经系统的多种功能均有关。2020 年 11 月 10 日，欧盟动物饲料添加剂和产品（FEEDAP）研究专家小组认定 L- 组氨酸盐 – 水合物（L-histidine monohydrochloride monohydrate）可作为所有动物饲料添加剂，可作为非反刍动物必需氨基酸 L- 组氨酸的有效来源。临床上组氨酸可作为药剂治疗胃及十二指肠溃疡。研究表明，2 型糖尿病患者不健康的肠道细菌会把食物中的组氨酸代谢成咪唑丙酸，通过激活 mTORC1 降解胰岛素受体的底物，抑制胰岛素信号通路，造成胰岛素抵抗，诱发 2 型糖尿病，该研究结果进一步明确组氨酸代谢对人体健康的重大影响。

（6）谷氨酰胺　谷氨酰胺是血液中含量最丰富的半必需氨基酸。在剧烈运动、受伤、感染等应激情况下，动物对谷氨酰胺消耗超过了机体的合成速度，需要从食物中获得补充，以防止体内谷氨酰胺含量降低造成的蛋白质合成障碍、小肠黏膜萎缩和免疫功能低下等生理问题。瘦肉、鱼肉、豆类、乳制品富含谷氨酰胺。谷氨酰胺作为一种具有多种生理功能的营养类药物，已广泛应用于重症、创伤、消化道功能紊乱等疾病的治疗中，在维护肠黏膜屏障、减轻骨骼肌消耗、维持机体酸碱平衡和免疫稳态等方面发挥了重要作用。谷氨酰胺也是体内快速生长和分化细胞如肠黏膜上皮细胞、淋巴细胞、血管内皮细胞及成纤维细胞等的重要能源物质，可以促进免疫细胞复制，维持免疫细胞功能。谷氨酰胺是合成谷胱甘肽的原料，促进谷胱甘肽合成，减少氧自由基，减轻炎症反应。中华医学会肠外肠内营养学分会肠外肠内营养临床指南（2023 版）建议需要肠外营养支持的外科术后患者、危重症患者以及严重烧伤患者可添加谷氨酰胺双肽维护肠黏膜屏障功能和免疫功能，减少感染性并发症（证据 A，强推荐，97.8%）。但是，多器官功能障碍的重症患者，尤其是肝、肾功能衰竭者，不宜补充谷氨酰胺。在监测谷氨酰胺浓度下实现个体化补充有助于患者获得更好的临床结果。美国食品和药物管理局（FDA）将谷氨酰胺列入一般公认安全物质（generally regarded as safe，GRAS）范畴，可作为安全的食品添加剂和膳食补充剂。

（7）精氨酸　精氨酸是条件必需氨基酸，在诸如创伤、烧伤、手术、癌症、脓毒症等代谢应激等病理状态下，是机体必须补充的重要营养素。精氨酸是鸟氨酸循环中的一个组成成分，具有极其重要的生理功能。精氨酸具有参与肌酸合成、伤口愈合、免疫调节等多种生理功能及作用，安全性较高。精氨酸与免疫功能关系密切，为淋巴细胞增殖、分化及合成细胞因子所必需，还能维持巨噬细胞、中性粒细胞、单核细胞及淋巴因子激活的杀伤细胞的活性。精氨酸对人的肾上腺及垂体系统有较大影响，精氨酸可刺激垂体分泌生长激素，对儿童生长发育产生影响。《食品安全国家标准　食品添加剂　L-精氨酸》（GB 28306—2012）规定 L-精氨酸为允许使用的食品用香料，需配制成香精后方可用于食品生产，用量不超过 250mg/kg。干酪、蛋类、鱼类等日常食物和燕窝、阿胶等滋补食品中富含精氨酸。

此外，《食品安全国家标准　特殊医学用途配方食品通则》（GB 29922—2013）中则明确了 21 种可用于特殊医学用途配方食品的氨基酸，其中包括 19 种蛋白质氨基酸，以及瓜氨酸和鸟氨酸这 2 个非蛋白质氨基酸，充分体现出氨基酸的重要营养和生理功能。

二、非蛋白质氨基酸

除上述常见的蛋白质氨基酸外，还有一些含有氨基和羧基的化合物，在蛋白质生物合成时不能直接参入到肽链之中，属于非蛋白质氨基酸（non-protein amino acid），也称为非编码氨基酸。目前从生物体内分离获得的非蛋白质氨基酸已达 700 多种，在动物中发现的有 50 多种，植物中发现的约 250 种，其余大多数在微生物中被发现。虽然不参与蛋白质合成，但是非蛋白质氨基酸可作为代谢中间产物和许多生理活性物质的前体，具有蛋白质氨基酸没有的独特功能，在抗肿瘤、抗菌、调节代谢和护肝等方面发挥极其重要的作用。

部分非蛋白质氨基酸是已合成的肽链上由常见氨基酸经过专一酶催化化学修饰转化而成。例如，羟脯氨酸（hydroxyproline，Hyp），是胶原蛋白质特有的氨基酸，约占胶原氨基酸总量的 13%，由胶原蛋白质中脯氨酸部分羟化形成。羟脯氨酸在生物体血液和尿液中的含量可反映出体内胶原蛋白分解代谢情况，可作为结缔组织分解情况指标，与许多胶原性疾病相关。3-甲基组氨酸（3-methylhistidine）是由肌球蛋白和肌动蛋白肽链上的组氨酸形成组氨酰-tRNA 后甲基化产物，是肌肉收缩蛋白降解的特征性代谢产物。

以游离或小肽的形式存在于生物体的各种组织或细胞中的非蛋白质氨基酸也非常常见，

这一类化合物在代谢上作为重要的前体或中间产物，具有广泛生理活性。例如，β- 氨基丙酸（3-aminopropanoic acid）是维生素泛酸的前体。瓜氨酸（L-citrulline）存在于水果和蔬菜之中，一些瓜果蔬菜的瓜皮是很好的瓜氨酸的来源。鸟氨酸（L-ornithine）存在于短杆菌酪肽、短杆菌肽 S 等的抗菌性肽中，它和瓜氨酸是合成精氨酸的前体，也是尿素循环的中间物。牛磺酸（taurine），又称 β- 氨基乙磺酸，广泛分布于动物组织细胞内，海生动物含量尤为丰富。尽管人体可以通过含硫氨基酸（半胱氨酸、甲硫氨酸等）经一系列酶促反应转化自身合成，但由于合成牛磺酸的半胱氨酸亚硫酸羧酶活性较低，尤其是新生儿、早产儿必须要依靠摄取食物中的牛磺酸来满足机体需要，因此，牛磺酸是胎儿和婴幼儿的条件必需营养素。动物性食品，尤其是海生动物是膳食牛磺酸的主要来源。牛磺酸明显促进神经系统的生长发育和细胞增殖、分化，在脑神经细胞发育过程中起重要作用，也可以改善内分泌状态、增强人体免疫力、抗氧化和影响糖代谢。我国于 1993 年批准牛磺酸为食品添加剂和婴幼儿食品强化剂。《食品安全国家标准　食品营养强化剂使用标准》（GB14880—2012）规定允许在乳制品、婴幼儿食品及豆粉制品和饮料等食品中使用。γ- 氨基丁酸（γ-aminobutyric acid）是谷氨酸代谢的重要产物，广泛分布于动植物体内，是目前研究较为深入的一种重要的抑制性神经递质。2009 年我国批准 γ- 氨基丁酸为新资源食品，允许应用于饮料、可可制品、巧克力和巧克力制品、糖果、焙烤食品、膨化食品中，但不包括婴幼儿食品，规定每日食用量应当小于 500mg。

许多植物次生代谢物也属于非蛋白氨基酸，如茶叶中特有的游离氨基酸茶氨酸（L-theanine）、从葫芦科植物中发现的南瓜子氨酸（cucurbitine）、从刀豆中分离纯化得到的刀豆氨酸（canaline）、从黎豆豆类植物中发现的含硫氨基酸黎豆氨酸（L-djenkolic acid）和存在于蚕豆、野豌豆种子中的一种有神经毒性的 β- 氰丙氨酸（3-cyano-L-alanine）等。

第二节　蛋白质的分类、结构与分析技术

蛋白质（protein）是极其重要的生物功能大分子和活性物质，约占人体质量的 16%~20%。根据蛋白质的元素分析，蛋白质由碳（组成百分比约为 50%~55%）、氢（6%~8%）、氧（19%~24%）和氮（13%~19%），以及少量的硫原子（0%~4%）组成，是生物体氮的唯一来源。蛋白质是氨基酸的高聚物，相对分子质量约 6000~1×10^6，其化学结构非常复杂，且大多数蛋白质的化学结构尚未阐明。形态各异的蛋白质具有多种生理功能，对维持身体健康、促进生长发育等都有着举足轻重的作用。

一、蛋白质的分类

蛋白质的种类繁多，结构复杂，根据其形状、溶解度、化学组成、生物学功能和来源等，可将蛋白质分成不同类别。

根据蛋白质形状和溶解度分为：① 纤维状蛋白质（fibrous protein）：在生物体内主要构成生物结构，如胶原蛋白、弹性蛋白、角蛋白、丝蛋白，肌球蛋白、血纤维蛋白等；② 球状蛋白质（globular protein）：如血清球蛋白、乳球蛋白、血红蛋白、肌红蛋白还有体内多种酶和抗体等；③ 膜蛋白（membrane protein）：参与细胞的增殖和分化、能量转换、信号转导及物质运输等生理功能，是生物膜功能的主要承担者，包括糖蛋白，载体蛋白和酶等。

根据蛋白质化学组成的复杂程度分为：简单蛋白质（simple protein）和结合蛋白质（conjugated protein）。简单蛋白质仅由氨基酸组成，其水解最终产物只能是氨基酸，根据其溶解性质又可分为清蛋白（albumin）、球蛋白（globulin）、谷蛋白（glutelin）、谷醇溶蛋白（prolamine）、组蛋白（histone）、精蛋白（protamine）和硬蛋白（scleroprotein）。结合蛋白含有除氨基酸以外其他化学成分作为辅基或者配体，依据辅基不同可分为糖蛋白（glycoprotein）、色蛋白（chromoprotein）、脂蛋白（lipoprotein）、磷蛋白（phosphoprotein）、血红蛋白（hemoglobin）、黄素蛋白（flavoprotein）和金属蛋白（metalloprotein）。

根据蛋白质生物学功能分为：活性蛋白质（active protein），包括酶等调节蛋白，肌球蛋白、肌动蛋白等参与收缩过程的收缩蛋白，免疫球蛋白等构成机体抗体的抗体蛋白等；非活性蛋白质（inactive protein），指结构蛋白如胶原蛋白、角蛋白等。

根据蛋白质食物来源分为：动物蛋白、植物蛋白和微生物蛋白。

根据蛋白质的氨基酸组成和营养价值分为：完全蛋白质、半完全蛋白质和不完全蛋白质。

二、蛋白质的分子结构

人体内的蛋白质一般是由上述 20 种常见蛋白质氨基酸以不同的种类、数量及排列顺序组成。很显然，氨基酸结构各异，排序组成千变万化，且蛋白质的分子质量均较大，可形成数万种具有特定序列和空间排布的蛋白质，其特定组成和空间结构决定了蛋白质特有性质和独特生理功能。1952 年丹麦科学家 Linderstrom Lang 建议将蛋白质复杂的分子结构分成 4 个层级（图 5-1），包括一级结构 [primary structure，也称共价结构（covalent structure ）] 和 3 个高级空间结构，即二级结构（secondary structure）、三级结构（tertiary structure）和四级结构（quaternary structure）。需要注意的是并不是所有蛋白质都具有三级或者四级结构，由一条肽链形成的蛋白质只有一级结构、二级结构和三级结构，由两条或两条以上肽链形成的蛋白质才有四级结构。

（1）一级结构：多肽链

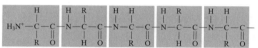

（2）二级结构：β-折叠，α-螺旋和卷曲无规则卷曲

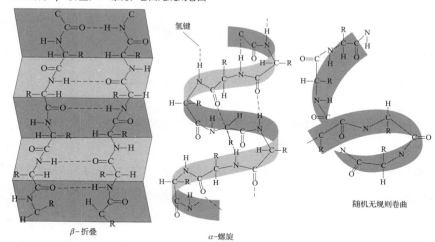

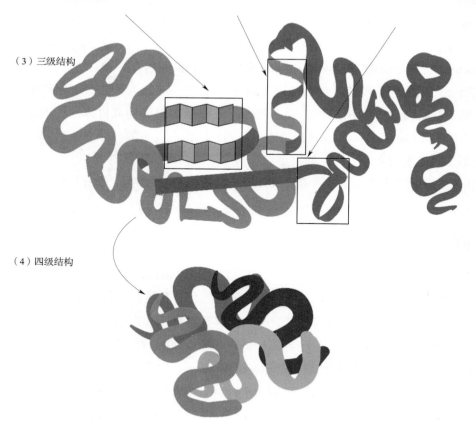

图 5-1　蛋白质的层级结构

资料来源：Tropp，B. E. Biochemistry：Concepts and Applications. Brook/Cole Publishing Company，1997。

1. 蛋白质的一级结构

1969 年国际纯化学与应用化学委员会（IUPAC）规定蛋白质的一级结构指蛋白质多肽链中氨基酸的排列顺序，包括二硫键的位置。蛋白质的一级结构也称蛋白质的共价结构，是蛋白质空间构象和生理作用机制的基础。氨基酸分子中的 α-氨基与相邻另一个氨基酸分子中的 α-羧基缩水而成的肽键是一级结构的主要化学键。二硫键是由两个半胱氨酸巯基（—SH）脱氢氧化而成的化学键。不同的氨基酸通过肽键相互连接形成蛋白质分子，每种蛋白质都有唯一确切的氨基酸序列。

组成蛋白质的氨基酸序列不同，一级结构不相同，生物学功能也大有不同。例如，催产素（oxytocin）与加压素（vasopressin），均是由神经垂体分泌的九肽，分子中均有一对二硫键，仅有两个氨基酸的差异，生理功能却大不相同。不仅如此，一级结构中参与关键功能活性部位的氨基酸残基或处于特定结构关键部位的氨基酸残基相同，其生理功能相似。英国化学家 Frederick Sanger 因在 1953 年首次测定了牛胰岛素（insulin）的一级结构获得 1958 年诺贝尔化学奖，牛胰岛素是第一个被测定一级结构的蛋白质，也是目前发现的最小的蛋白质之一（分子质量为 5733.49u）。相比而言，肌细胞中发现的肌巨蛋白是目前已知的最大的蛋白质分子，含有 27000 个氨基酸残基，分子质量高达 3000ku，横跨肌节，对肌肉组织的超级结构组装以及肌肉的收缩和弹性起重要作用。不同哺乳类动物的胰岛素都由 A 链和 B 链组成，分别含有 21 和 30 个氨基酸残基（图 5-2）。其中有 24 个氨基酸残基是恒定不变的，且都是胰岛素行使调节血糖功能的关键结构。而其他氨基酸残基的差异并不影响胰岛素的生物活性。1965 年，我国科学家根据胰岛素的一级结构人工合成了具有与天

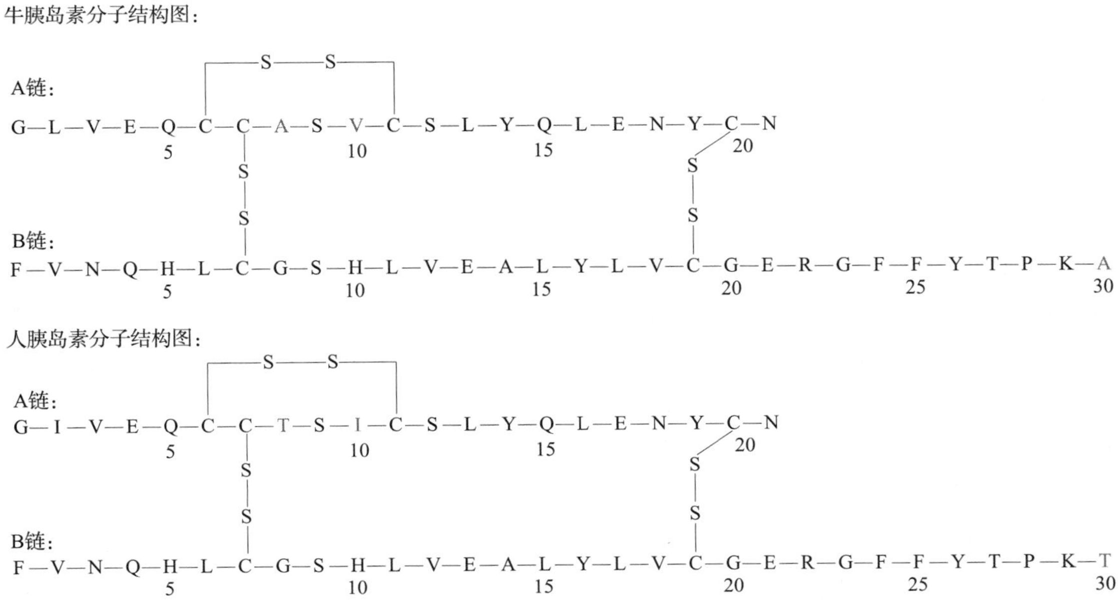

牛胰岛素分子结构图：

人胰岛素分子结构图：

图 5-2　牛胰岛素和人胰岛素分子结构示意图

然胰岛素完全相同的比活性和抗原性的、具有正常生理活性的人工合成牛胰岛素，是世界上第一种人工合成的蛋白质。不同生物来源的胰岛素化学结构大体相同。与牛胰岛素相比，人胰岛素 A 链的第 8 位由 Thr 代替 Ala、第 10 位由 Ile 代替 Val；B 链的第 30 位由 Thr 代替 Ala。但是，当蛋白质关键氨基酸残基被改变，甚至仅仅一个氨基酸残基异常，也会导致蛋白质空间结构改变，继而致使蛋白质功能异常。实际上，很多遗传性疾病就是生物体内某种蛋白质一级结构异常引起的分子病（molecular disease）。例如，镰刀型红细胞贫血症患者血红蛋白（HbS）就是正常血红蛋白（HbA）在 β 链第六位的 Glu 突变为 Val；血红蛋白中的 α 血红蛋白链有缺损，肽链合成速率异常引起的 α 地中海贫血症。分子病除了血红蛋白病以外，还有各种血浆白蛋白异常、球蛋白异常、脂蛋白异常、受体蛋白异常等。

2. 蛋白质的空间结构

一级结构是蛋白质空间结构和特异生物学功能的基础，但一级结构并不是决定蛋白质空间结构的唯一因素。多肽链在一级结构的基础上，可自身绕曲折叠，形成由肽链内或肽链间的氢键维系的有规律的结构或构象，即为蛋白质的二级结构。常见的二级结构有 α- 螺旋（α-helix）、三股螺旋（triple helix）、β- 折叠（β-pleated sheet）、β- 转角（β-turn）、β- 凸起（β-bulge）、自由绕曲（又称有序非重复结构，random coil）以及环（loop）。一个蛋白质分子的不同肽段可含有不同形式的二级结构，反映出该段肽链主链骨架原子的相对空间位置，但不涉及氨基酸残基侧链的构象。蛋白质的三级结构则反映出整条肽链中全部氨基酸残基的相对空间位置，也就是整条肽链所有原子的三维空间排布。三级结构的形成和稳定主要靠肽链间疏水键、离子键（盐键）、氢键和范德华力等。其中疏水键在维持蛋白质的三级结构上有突出作用。

蛋白质分子中二个或二个以上的二级结构常常在空间折叠中彼此靠近、相互作用，形成规则的二级结构聚集体，称为模体（motif）。目前发现的模体基本形式有 α- 螺旋组合（$\alpha\alpha$）、α- 螺旋 β- 折叠组合（$\beta\alpha\beta$）、β- 折叠组合（$\beta\beta$）等，其中以 $\beta\alpha\beta$ 组合最为常见。此外，分子质量大的蛋白质三级结构常可分割成多个具有特定功能的球状或纤维状的区域，被称之为结构域（domain）。结构域由 $100 \sim 200$ 个氨基酸残基组成，是多肽链中折叠得较为紧密的区域，常有一些结构特点，像是富含一些特殊的氨基酸，如富含甘氨酸或脯氨酸的结构域。结构域常与一些特定功能有关，如同催化活性有关（激酶结构域）；或同结合功能有关（如膜结合域、DNA 结合域）等。模体和结构域都是蛋白质构象中二级结构与三级结构之间的层次。纤维状蛋白质一般只有二级结构，而球状蛋白质在二级结构的基础上，经过超二级结构和结构域，进一步形成三级结构。

生物体内还有许多大分子蛋白质含有二条或二条以上多肽链，每一条多肽链都有其完整的三级结构，被称为蛋白质的亚基（subunit）。亚基与亚基之间具有特定的三维空间排布，并通过非共价键（主要是疏水键、氢键和离子键）连接。这种蛋白质分子中各个亚基的空间排布及亚基接触部位的布局和相互作用，称为蛋白质的四级结构。由两个或两个以上的亚基或单体组成的蛋白质称为寡聚蛋白。大多数寡聚蛋白质中亚基的排列符合晶体学的点群对称原则。最常见的是环状对称、二面体对称、立方体对称和螺旋对称。亚基间次级键的结合比二、三级结构疏松，在一定的条件下，四级结构的蛋白质中的亚基可在本身构象基本不变的情况下相互分离，而单独存在的亚基一般没有生物学功能，只有完整的四级结构寡聚体才具有生物学功能。

　　蛋白质肽链的正确折叠对其空间构象和生理功能发挥至关重要。大量研究表明，具有完整一级结构且折叠形成正确的三维空间结构的蛋白质才能发挥正常的生物学功能。因肽链折叠错误或者不能折叠而导致构象异常变化引起的疾病，称为蛋白质构象病（protein conformational diseases）。生物体内正常的细胞约有30%蛋白质发生错误折叠，因清除机制的存在，通常情况下细胞内出现少量蛋白质异常折叠不会影响细胞的生理功能。疯牛病（mad cow disease）就是典型的由朊病毒蛋白（prion protein）错误折叠引发的致命性神经性疾病。不仅如此，阿尔茨海默病（Alzheimer's disease，AD）、帕金森病（Parkinson's disease，PD）、肌萎缩性侧索硬化症（amyotrophic lateral sclerosis，ALS，又称渐冻症）等神经退行性疾病也与错误折叠蛋白质的聚合和沉积有关。充分解析蛋白质复杂空间结构，明晰错误折叠的蛋白机制和治疗靶点，有望开发出治疗阿尔茨海默病等神经退行性疾病的新药物，建立靶点明确、效果显著的营养干预策略。蛋白质折叠问题的解决也会对生物工程大规模生产作用明确的蛋白质以及揭示构象病机制和设计防治策略作出贡献。

三、蛋白质氨基酸翻译后修饰

　　对蛋白质氨基酸残基侧链的修饰可以在蛋白质中形成众多不同的氨基酸衍生物，改变蛋白质分子结构，影响蛋白质分子间相互作用和蛋白质性质，对于蛋白质发挥生理功能具有重要作用，进一步增加了生物体细胞通路机制和生命活动的多样性和复杂性。蛋白质修饰可以是永久性的，也可以是可逆的。2004年诺贝尔化学奖授予以色列科学家 Aaron Ciechanover、Avram Hershko 和美国科学家 Irwin Rose，以表彰他们突破性地发现了泛素调节的蛋白质降解机制，揭示了人类细胞对无用蛋白质的"废物处理"过程。

　　目前已经有300多种蛋白质修饰被发现，本节重点阐述如泛素化（ubiquitination）、磷酸化（phosphorylation）、乙酰化（acetylation）和糖基化（glycosylation）及其重要的生理功能。

1. 泛素化

　　泛素化是细胞中最常见、多样化和多功能的蛋白质修饰，指一个或多个泛素分子在泛素活化酶 E1（ubiquitin-activating enzyme）、泛素结合酶 E2（ubiquitin-conjugation enzyme）、泛素蛋白连接酶 E3（ubiquitin-protein ligase）、去泛素化酶（deubiquitinase）等多种酶作用下与底物蛋白质分子共价结合。泛素（ubiquitin）是一种由76个氨基酸构成的在真核生物中广泛存在的球形热稳定蛋白质，分子质量约 8.5ku。泛素化修饰直接影响蛋白质的活性和定位，调控包括细胞周期、细胞凋亡、转录调控、DNA 损伤修复以及免疫应答等在内的多种细胞活动，与多种疾病发生密切相关。泛素 – 蛋白酶体系统介导了真核生物体内 80%~85% 的蛋白质降解。2020 年，我国科学家聚焦泛素化与类泛素化（small ubiquitin-related modifier，SUMOylation）前沿研究热点，首次阐明 SUMO 修饰靶向泛素连接酶 Slx5p-Slx8p 在减数分裂过程中介导蛋白质泛素化与 SUMO 化修饰交互作用，调控联会复合体蛋白的降解进而促进同源染色体的正确分离，为进一步理解蛋白质翻译后修饰的复杂调控提供了新思路。

2. 磷酸化

磷酸化是生物界最普遍的一种蛋白质修饰方式。蛋白质的磷酸化和去磷酸化这一可逆过程对细胞的增殖、发育、分化、细胞骨架调控和凋亡、神经活动、肌肉收缩、新陈代谢及肿瘤发生等生物学过程发挥重要的调控功能，并且可逆的蛋白质磷酸化是目前所知道的最主要的信号转导方式之一。现有研究发现磷酸化修饰异常与许多疾病发生发展有着密切关系，如阿尔茨海默病与 Tau 蛋白的异常磷酸化导致其聚集形成神经纤维缠结有关；帕金森病与 α– 核突触蛋白（α–Synuclein，α–Syn）的沉积和异常磷酸化有关；肌萎缩性侧索硬化症与超氧化物歧化酶 1（SOD1）、TAR DNA 结合蛋白 43（TDP–43）等蛋白质在不同位点的磷酸化异常密切相关。

3. 乙酰化

乙酰化修饰是原核和真核生物所共有的一种可逆转的蛋白质翻译后修饰类型。乙酰化修饰是指在乙酰基转移酶的催化作用下，将乙酰辅酶 A 的乙酰基转移并添加在蛋白质赖氨酸残基上。蛋白质乙酰化修饰参与包括转录调控、信号通路调控、代谢调控、蛋白质稳定性调控以及病原微生物感染调控等多个重要生理功能，调控蛋白质的多种性质，例如 DNA– 蛋白质相互作用、亚细胞定位、转录活性、蛋白质稳定性等。除了这些重要的生物学功能外，赖氨酸乙酰化蛋白质及其调控酶与衰老、癌症、神经变形紊乱、心血管疾病等重大疾病紧密相联。蛋白质甲基化经常与乙酰化并列，都是常见的表观遗传修饰，经常发生在组蛋白上。组蛋白中 Lys 发生乙酰化和甲基化（methylation）可调节蛋白与 DNA 间相互作用。

4. 糖基化

糖基化指的是蛋白质氨基酸残基在糖基转移酶的调控下与糖基通过糖苷键连接起来，形成糖蛋白，通常发生于内质网（endoplasmic reticulum）和高尔基体（Golgi apparatus）等部位。目前已知蛋白序列有半数以上属于糖基化蛋白，包括酶、免疫球蛋白和激素等，其功能涉及免疫系统调节、代谢、细胞识别等多个方面。糖化血红蛋白（HbA1c）是我们熟知的一种糖蛋白。1969 年，科学家发现糖尿病患者中糖化血红蛋白浓度较正常人显著增高。与空腹血糖测试结果不同，血液中糖化血红蛋白浓度可以反映人体近 2~3 个月内的血糖控制平均水平，单次血糖临时突然升高或降低对它的影响不大。目前临床上将糖化血红蛋白测定值用作糖尿病诊断新标准和治疗监测的新标准。美国糖尿病学会建议糖化血红蛋白控制在 < 7%，国际糖尿病联盟建议糖化血红蛋白控制标准为 < 6.5%，目前我国将糖尿病患者糖化血红蛋白的控制标准同样定为 6.5% 以下。定期监测糖化血红蛋白可有助于血糖控制，预防糖尿病及其并发症的发生发展。此外，蛋白质糖基化在免疫及自身免疫反应中的调节作用及功能机制是当前免疫学的研究热点。例如，在多种炎性自身免疫性疾病如多发性硬化症等的研究中发现，效应 T 细胞表面的糖链结构 N– 乙酰葡萄糖胺及其分支聚糖与相应凝集素受体结合，可调节 T 细胞（Treg）信号传导，抑制促炎 T 辅助细胞 Th1/Th17 分化。免疫球蛋白连接不同的糖基化修饰可以显著调节其自身生物学功能，对机体免疫应答和自身免疫反应进行调控。

其他蛋白质修饰，包括羟基化（hydroxylation）、核糖基化（ribosylation）等也广泛影响机体生物功能。例如，蛋白质中脯氨酸经脯氨酸 –3 羟化酶和脯氨酸 –4– 羟化酶催化形成的羟脯氨酸对胶原蛋白三股螺旋结构的稳定性至关重要；ADP– 核糖基化在许多癌症中高发，过量的 ADP– 核糖基化也会导致帕金森病，阿尔茨海默病和其他形式的神经变性，靶向 ADP– 核糖基化测定，可为癌症和其他疾病提供快速、精准的诊断和干预方法。

四、蛋白质结构分析技术

1. 蛋白质一级结构分析技术

蛋白质的一级结构是蛋白质生物学功能的基础，测定蛋白质的一级结构是理解蛋白结构和功能的基础。蛋白质一级结构的确定需要明确多肽链的数目，每条肽链中氨基酸的种类、残基数目和排列次序，以及键内或者键间二硫键的位置和数目，可以采用直接测定法和间接测定法。蛋白质一级结构直接测定通常需要 9 个步骤：① 纯化蛋白质使得蛋白质样本纯度在 97% 以上，且测定蛋白质的相对分子质量（常见的测定蛋白质相对分子质量的方法有：聚丙烯酰胺凝胶电泳（SDS–PAGE）、凝胶过滤层析法、超速离心法和质谱法）；② 多肽链数目的确定；③ 多肽链拆分；④ 拆分后各单个肽链的氨基酸组成；⑤ 末端氨基酸残基（N 末端和 C 末端）的鉴定；⑥ 断裂多肽链内的 S—S 二硫键；⑦ 采用 Edman 降解和质谱测定肽链片段的氨基酸序列；⑧ 确定肽段在多肽链中的次序；⑨ 确定二硫键的位置。蛋白质序列决定结构，这是分子生物学中心法则一个重要组成部分。因此，蛋白质一级结构的间接测定法则是基于"中心法则"，先得到某一种蛋白质基因的核苷酸序列，然后根据通用的遗传密码表间接推导出由其决定的氨基酸序列。

自 1975 年 O'Farrell 建立双相凝胶电泳技术以来，现代分析技术和生物信息学的高速发展推进对蛋白质结构和功能的研究，逐渐形成了以双相凝胶电泳、质谱分析技术和生物信息学技术为核心骨架，联合蛋白质芯片技术、差异凝胶电泳、同位素标记亲和标签技术、同重同位素标签技术、质谱显像技术等多分析手段支持的蛋白质组学研究体系。蛋白质组（proteome）的概念最先由澳大利亚科学家 Marc Wilkins 提出，蛋白质组学则是以蛋白质组为研究对象，定位蛋白质在生物体内的水平，整体、动态和定量定性地阐明蛋白质在生物体内的表达模式和功能模式，分析内容包括蛋白质的表达、翻译后的修饰、结构与功能，以及各个蛋白质之间的相互作用等。根据研究的目的和手段不同，蛋白质组学研究可以分为 3 类。

① 表达蛋白质组学（expression proteomics）：又称定量调节蛋白质组学（quantitative regulation proteomics），是目前应用最为广泛的蛋白质组学研究模式。它通过将细胞、组织和体液中蛋白建立定量表达图谱或者扫描表达序列标签 EST 图，监测机体细胞、组织或者体液中蛋白质表达状况，聚焦研究细胞转导通路、疾病、外界环境、饮食、药物作用等刺激引起的蛋白质表达差异和功能紊乱，对识别疾病特异蛋白、饮食用营养干预和药物作用靶点、食品成分和食品安全监管、解析营养物质体内代谢和调控机制等具有重要作用。

② 结构蛋白组学（structural proteomics）：又称细胞图谱蛋白质组学（cell-map proteomics），针对有基因组或转录组数据库的生物体或组织、细胞，通过绘制蛋白复合物结构或者存在于一个特殊细胞器中的蛋白，研究蛋白质在细胞内的行为、运输功能和相互作用。

③ 功能蛋白组学（functional proteomics）：把对蛋白质组学的研究定位于对个别蛋白质的传统蛋白质研究和以全部蛋白质为研究对象的蛋白质组研究之间的层次，主要研究细胞内与某个功能有关或者在特定时间、特定环境和实验条件下基因组活跃表达的蛋白质，可以提供特定蛋白质翻译后修饰、蛋白信号转导通路、蛋白与基因间的紧密关联、蛋白质之间以及外界刺激（如药物、饮食和环境刺激）与蛋白之间相互作用的详细信息。

生物科技领域发展日新月异，已成为全球科技竞争焦点之一。2014 年国家科技部全面启动"中国人类蛋白质组计划"，作为国际蛋白质组计划的重要参与者，我国科学家团队历经十几年，将蛋白质组研究推到了世界顶级水平，使其更好的为全面提升生物科技综合实力，奠定生命学科基础，助力提升全民健康服务。目前，蛋白质组学在生物、医药、环境等各个领域已经得到广泛应用。在医学应用方面，蛋白质组学的相关技术已经应用到肿瘤的早期诊断及肿瘤标志物的筛选。在农业应用领域，尤其是营养领域，有些学者采用蛋白质组学技术进行营养学研究，由此诞生了营养蛋白质组学（nutritional proteomics）。营养蛋白质组学的研究成果将有助于人类对营养素作用分子机制的揭示、分子生物标志物的发现、个性化营养参考摄入量的研究、营养与人类健康以及营养相关疾病的预防、诊断与治疗。目前，蛋白质组学技术在营养健康领域的应用主要包括食物营养成分的分析，营养物质代谢与调控及营养相关疾病的检测等。

2. 蛋白质空间结构分析技术

"结构决定性能"，明确蛋白质的一级结构和空间结构对其生物功能的挖掘至关重要。蛋白质链氨基酸扭曲、折叠并交织成独特且非常复杂的三维空间结构，蛋白质结构取决于几千个氨基酸各个原子间的相互作用力，极大程度上增加了结构解析工作的难度，"蛋白质折叠问题"一直是生物学界的重大挑战。破译蛋白质空间结构最常用的方法有 X 射线晶体衍射、二维核磁共振（2D-NMR）和低温冷冻电镜。但是通过 X 射线晶体学技术来绘制蛋白质的三维结构需要耗费数年时间，而且每个结构图的成本高达数十万美元。高昂的时间和测试费用严重限制了对人体数十万种蛋白质分子结构和生理功能的探索。

早在 1972 年，生物化学家克里斯蒂安·安芬森（Christian Boehmer Anfinsen）在诺贝尔奖获奖感言中曾提出愿景，希望可以根据氨基酸序列实现预测任何蛋白质的三维结构。科学家们在 20 世纪 70 年代开始创建计算机模型来预测蛋白质的折叠方式，经过近50 年的努力，谷歌 DeepMind 公司在国际顶级期刊 *Nature* 上发表了人工智能（AI）系统 AlphaFold 根据氨基酸序列预测蛋白质三维结构的"划时代"研究成果，美国华盛顿大学的 David Baker 团队开发的 RoseTTAFold 紧随其后，在生命科学领域掀起了前所未有的 AI热潮，"人工智能预测蛋白质结构"更是位居 2021 年 *Science* 评选的十大科学突破榜首。截至 2021 年 10 月，AlphaFold 已经预测出 98.5% 的人类蛋白结构（图 5-3），以及 20 种模式生物（如小鼠、果蝇和大肠杆菌）的蛋白结构，将近 40 万个 AI 预测蛋白结构存放到与欧洲生物信息研究所（EMBL-EBI）合作构建的公开数据库中，将数据库储存的蛋白结构数量推至接近 100 万个。人工智能预测蛋白质结构技术成为探索蛋白质功能，揭开各种生命现象的金钥匙，推进生命科学、药物研发、合成生物学方面的发展。非常令人振奋的是，2022 年，我国科学家建立数据驱动模型实现自动搜索蛋白质主链结构空间，产生高可设计性骨架，从而突破只能用天然片段来拼接产生新主链结构的限制，显著扩展从头设计蛋白的结构多样性，在蛋白质空间结构解析和设计这一前沿科技领域实现了关键核心技术的原始创新，为工业酶、生物材料、生物医药蛋白等功能蛋白的设计奠定了坚实的基础。

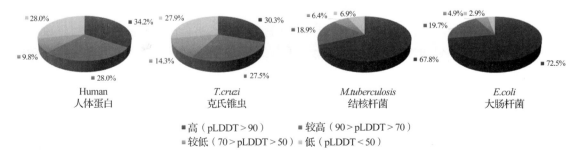

图 5-3 AlphaFold 对人体蛋白和其他三种常见模式生物蛋白质预测数目和精确程度

资料来源：Thornton et al.,（2021）. AlphaFold heralds a data-driven revolution in biology and medicine. Nature Med。

第三节 蛋白质的食物来源和营养功能

动物蛋白质主要来源于禽、畜及鱼类等的肉、蛋和乳制品，其氨基酸组成比例与人体中氨基酸比例构成接近，被称为优质蛋白。例如，哺乳动物肌肉中的蛋白质与人类骨骼肌蛋白质非常相似，包括肌球蛋白、肌动蛋白、肌钙蛋白和其他蛋白质，它也是肌酸、肌肽和 β- 丙氨酸最好的食物来源之一。

食物中蛋白质的含量高低，组成蛋白质的必需氨基酸的种类和数量多少，尤其是限制氨基酸（limiting amino acid）的含量是评价蛋白质质量的重要因素。现有许多方法可用来评估食物蛋白质的营养价值，最常用的指标包括食物蛋白质的消化率、食物蛋白质生物价、氮平衡指数和蛋白质效能比值，还有以充分考虑必需氨基酸含量为基础建立的评价方法——氨基酸评分法等。对蛋白质食物营养价值评价需要同时考虑"量"和"质"两个方面。

一、食物中蛋白质的含量

食物中蛋白质含量是评定蛋白质食物营养价值的一个重要标准。在日常食物中，蛋白质含量以乳制品、大豆类和肉类较高（表 5-2），花生（21.7g/100g）、核桃（12.8g/100g）、杏仁（22.5g/100g）等坚果类蛋白质含量也较高的植物类食品也是人体蛋白质的良好来源。对中国人乃至亚洲人而言，传统膳食结构中谷粮类食物的蛋白质约占日摄入总蛋白质的 60%～70%，对我国国民健康尤为重要。《中国居民膳食指南》（2022）指出，我国居民动物性食物摄入量增加，优质蛋白摄入量增加，全国城乡居民来源于动物蛋白质的比例从 1992 年的 18.9% 增加到 2015 年的 35.2%。但我国居民乳类平均摄入量一直处于较低水平。大豆类食品是中国传统健康食品，但目前消费量明显不足，约 40% 的成年人不常吃大豆类食品。此外，来自 2015 年中国成年人慢性病与营养监测数据和 2016—2017 年中国儿童与乳母营养健康监测数据显示，中国 65 岁及以上老年人，尤其是农村高龄老人和儿童膳食摄入不合理，普遍存在蛋白质摄入不足的情况。因此，开展营养知识宣教，提高该人群营养知识的认知水平任务艰巨，迫在眉睫。

尽管动、植物食物蛋白质的含氮量有一定差异，但大部分食物蛋白质含氮量在 16% 左右，即每克氮相当于 6.25g 蛋白质，因此由氮计算蛋白质的折算系数为 6.25。1883 年丹麦化学家 Johan Kjeldahl 建立了一种快速测定氮含量的方法，以确定食物中蛋白质含量，称为凯氏定氮法，至今仍被作为测定蛋白质的标准方法。通常用凯氏定氮法测定食物含氮量，再乘以相应的蛋白质折算系数，得到食物蛋白质大致含量。

$$\text{蛋白质（g/100g）} = \text{总氮量（g/100g）} \times \text{折算系数} \tag{5-1}$$

表 5-2 常见食物的蛋白质含量　　　　单位：g/100g 可食部分

植物源蛋白质食物来源					
谷物及制品		薯类、淀粉及制品		干豆类及制品	
食物名称	蛋白质含量	食物名称	蛋白质含量	食物名称	蛋白质含量
小麦	11.9	马铃薯	2.6	黄豆	35.0
麸皮	15.8	马铃薯（烤）	1.8	黑豆	36.0
小麦胚粉	36.4	马铃薯（蒸）	3	青豆	34.5
面条	8.9	马铃薯（煮）	3.2	绿豆	21.6
馒头	7.0	马铃薯全粉	8.4	赤小豆	20.2
稻米	7.9	甘薯	1.4	蚕豆	21.6
黑米	9.4	木薯	2.1	扁豆	25.3
香米	12.7	蚕豆淀粉	0.5	豌豆	20.3
糯米	7.3	豌豆淀粉	0.6	荆豆	43.6
小米	9.0	玉米淀粉	1.2	豆腐	6.6
河粉	7.7	藕粉	0.2	豆乳	2.4
玉米	4.0	魔芋精粉	4.6	豆浆	3.0
大麦	10.2	煎炸粉	12.1	腐竹	44.6
燕麦	10.1	粉丝	0.8	豆腐干	14.9
荞麦	9.3	粉条	0.5	豆腐皮	51.6
植物源蛋白质食物来源					
蔬菜类及制品		菌藻类		水果类及制品	
食物名称	蛋白质含量	食物名称	蛋白质含量	食物名称	蛋白质含量
白萝卜	0.7	草菇	2.7	苹果	0.4
胡萝卜	1.0	金针菇	2.4	梨	0.3
茄子	1.1	蘑菇	2.7	桃	0.6
番茄	0.9	木耳	12.1	西瓜	0.5
辣椒	1.3	平菇	1.9	火龙果	1.1
黄瓜	0.8	香菇	2.2	枣	1.1

续表

植物源蛋白质食物来源					
蔬菜类及制品		菌藻类		水果类及制品	
食物名称	蛋白质含量	食物名称	蛋白质含量	食物名称	蛋白质含量
大蒜	4.5	白蘑菇	3.5	樱桃	1.1
葱	1.6	银耳	10.0	葡萄	0.4
韭菜	2.4	茶树菇	23.1	石榴	1.3
大白菜	1.6	杏鲍菇	1.3	柿	0.4
娃娃菜	1.9	发菜	20.2	桑葚	1.7
西兰花	3.5	海带	1.2	猕猴桃	0.8
菠菜	2.6	苔菜	19.0	橙	0.8
山药	1.9	紫菜	26.7	荔枝	0.9
野苋菜	5.5	螺旋藻	64.7	芒果	0.6
动物源蛋白质食物来源					
畜肉类及制品		禽肉类及制品		乳类及制品	
食物名称	蛋白质含量	食物名称	蛋白质含量	食物名称	蛋白质含量
猪肉	15.1	鸡	20.3	纯牛乳	3.3
猪蹄	22.6	鸡爪	23.9	鲜牛乳	3.4
猪肚	15.2	鸡腿	20.2	羊乳	1.5
叉烧肉	20.9	鸡翅	19.0	人乳	1.3
酱排骨	21.7	鸡胗	19.2	全脂乳粉	19.9
香肠	24.1	鸭	15.5	酸乳	2.8
火腿肠	14.0	鸭胸脯肉	15.0	干酪	25.7
腊肠	22.0	鸭肠	14.2	奶油	0.7
牛肉	20.0	鸭翅	16.5	黄油	1.4
牛肉干	45.6	鸭舌	16.6	酥油	1.5
牛肚	14.5	鹅	17.9	酥油茶	3.0
羊肉	18.5	鹅肝	15.2	炼乳	8.0
羊肉串	26.0	烧鹅	19.7	奶片	13.3
狗肉	16.8	鸽	16.5	脱脂甜炼乳	10.3
兔肉	19.7	乳鸽	11.3	蛋白粉	50.0

续表

动物源蛋白质食物来源					
蛋类及制品		水产海鲜类		动物油及其他	
食物名称	蛋白质含量	食物名称	蛋白质含量	食物名称	蛋白质含量
鸡蛋	13.1	草鱼	16.6	牛油	Tr
鸡蛋白	11.6	黄鳝	18.0	鸭油	Tr
鸡蛋黄	15.2	鲫鱼	17.1	羊油	Tr
鸡蛋粉	43.4	丁桂鱼	29.7	猪油	Tr
毛蛋	14.2	鲈鱼	18.6	牛蛙	15.7
荷包蛋	13.5	鳕鱼	20.4	燕窝	57.9
鸭蛋	12.6	海虾	16.8	蜂王浆	14.6
鸭蛋白	9.9	河虾	16.4	蛤蚧	70.8
鸭蛋黄	14.5	龙虾	18.9	阿胶	73.0
海鸭蛋	12.7	虾米	43.7		
松花蛋	14.2	河蟹	17.5		
鹅蛋	11.1	蟹肉	11.6		
鹅蛋白	8.9	鲍鱼	12.6		
鹅蛋黄	15.5	生蚝	10.9		
鹌鹑蛋	12.8	扇贝	11.1		

注：①引自《中国食物成分表 标准版》(第6版)。
②Tr 表示微量，低于检测方法的检出限或未检出。

二、食物中蛋白质营养价值的评定

蛋白质的氨基酸组成很大程度上决定蛋白质的功能，致使蛋白质的营养价值也各不相同。凡是蛋白质氨基酸模式与人体蛋白质氨基酸模式接近的食物，其氨基酸在人体内的利用率就高，反之则低。动物蛋白，特别是蛋、乳制品、肉、鱼的蛋白质，相对与人类的营养结构比较吻合，其蛋白质的种类和结构更加接近人体的蛋白结构和数量，一般都含有必需氨基酸（表5-3）。其中鸡蛋蛋白质的氨基酸模式与人体蛋白质氨基酸模式最为接近，其在比较蛋白质营养价值时通常作为参考蛋白质（reference protein）。另一个常用的参考蛋白质是牛乳中的酪蛋白。植物蛋白取材来源广泛，但其蛋白质的种类和相对数量与人体的要求有一定差距。所谓氨基酸模式，是指某种蛋白质中各种必需氨基酸的构成比例。

表 5-3　常见食物的必需氨基酸含量　　单位：g/100g 可食用部分

分类	食物	Ile	Leu	Lys	Met	Phe	Thr	Trp	Val
谷物类	小麦粉	402	837	271	174	611	337	123	510
	稻米	319	611	260	162	421	262	124	426
	玉米	319	1016	265	154	421	266	81	443
薯类	马铃薯	—	—	—	24	—	—	29	87
	甘薯	49	80	80	20	71	57	24	71
豆类	黄豆	1853	2819	2237	385	1844	1435	455	1726
	黑豆	1463	2681	1955	398	1690	1363	370	1704
	豌豆	831	1440	1398	218	938	719	197	942
蔬菜类	胡萝卜	38	50	47	19	29	34	10	54
	茄子	32	47	55	7	46	29	10	46
	番茄	13	20	23	6	20	20	5	15
菌藻类	金针菇	69	92	71	32	58	75	41	85
	木耳	63	Tr	Tr	Tr	54	63	19	58
	海带	64	79	64	49	44	40	7	57
水果类	苹果	12	15	15	5	17	11	11	21
	梨	6	7	6	7	7	7	9	10
	橙	17	26	28	6	17	15	3	20
坚果类	核桃	505	915	389	—	543	461	151	612
	杏仁	923	Tr	730	—	1192	716	—	Tr
	花生	307	693	453	—	497	236	114	388
畜肉类	猪肉	632	1221	1322	347	611	704	125	727
	牛肉	850	1563	1722	248	789	893	125	936
	羊肉	835	1541	1713	389	755	932	143	992
禽肉类	鸡	866	1620	1760	428	706	882	206	912
	鸭	673	1242	1289	319	623	687	213	766
	鹅	764	1390	1420	379	711	742	222	864
乳类	纯牛乳	146	291	230	70	140	132	54	178
	酸乳	122	225	185	11	111	106	57	136
	人乳	52	112	70	17	36	45	17	57

续表

分类	食物	Ile	Leu	Lys	Met	Phe	Thr	Trp	Val
蛋类	鸡蛋	649	1047	846	327	652	588	187	636
	鸭蛋	583	1062	864	500	711	694	210	722
	鹅蛋	636	994	976	313	671	555	—	815
水生类	草鱼	751	1310	1474	413	667	687	170	899
	河虾	—	1573	1406	492	683	694	—	846
	河蟹	676	1184	1101	351	563	733	244	820
其他	阿胶	1333	3149	2755	930	1824	1657	557	2194
	蛤蚧	2081	4843	4940	1412	2191	2409	671	2914
	燕窝	1602	3778	2070	418	3365	3513	928	3927

注：① 引自《中国食物成分表　标准版》(第 6 版)。
② Tr 表示微量，低于检测方法的检出限或未检出。

根据食物蛋白质的氨基酸组成，分为完全蛋白质、半完全蛋白质和不完全蛋白质三类。

完全蛋白质（complete protein）又称高生物价蛋白，所含必需氨基酸种类齐全、数量充足、比例适当，不但能维持成年人的健康，还能促进儿童生长发育，如乳类中的酪蛋白、乳白蛋白，蛋类中的卵白蛋白、卵磷蛋白，肉类中的白蛋白、肌蛋白，大豆中的大豆蛋白，小麦中的麦谷蛋白，玉米中的谷蛋白等。

半完全蛋白（semi-complete protein）所含必需氨基酸种类齐全，但有的氨基酸含量不足，比例不适当，可以维持生命，但不能促进生长发育，如小麦中的麦胶蛋白等。

不完全蛋白（incomplete protein）又称低生物价蛋白，所含必需氨基酸种类不全，既不能维持生命，也不能促进生长发育。绝大多数植物蛋白缺乏赖氨酸、甲硫氨酸、苏氨酸和色氨酸，属于不完全蛋白。动物结缔组织和肉皮中的胶质蛋白也属于不完全蛋白。

不同种类的食物必需氨基酸含量差异巨大（表 5-3）。食物蛋白质中一种或几种必需氨基酸含量相对较低，导致其他的必需氨基酸在体内不能被充分利用而浪费，造成其蛋白质营养价值较低，这种含量相对较低的必需氨基酸称限制氨基酸（limiting amino acid）。

蛋白质营养价值评价主要参考氨基酸评分，以及采用以消化吸收利用为基础的蛋白质质量评价指标，包括蛋白质的生物价值、蛋白质的消化率、蛋白质效能比值和净蛋白质利用率。

1. 氨基酸评分

采用氨基酸评分（amino acid score，AAS，又称氨基酸化学评分）反映被测食品蛋白质氨基酸构成和利用率的重要指标，评分越高，其蛋白质营养价值越高。氨基酸评分是食物蛋白质中第一限制氨基酸含量与等量参考蛋白质中该氨基酸含量的比值，可用下式表示：

$$AAS = \frac{每克待测蛋白质中氨基酸含量(mg)}{每克参考蛋白质中氨基酸含量(mg)} \times 100\% \qquad (5-2)$$

计算氨基酸评分的方法 1946 年由 Mitchell 等首先提出，它的原理是基于当身体合成蛋白质时，缺少任何一种氨基酸都会影响合成速度。将膳食蛋白质的氨基酸模式与参考蛋白质的氨基酸模式对比，最缺乏的必需氨基酸的缺乏程度，决定该膳食蛋白质的营养价值，此时，最缺乏的必需氨基酸称为该食物蛋白质的第一限制氨基酸。例如，植物蛋白质中，赖氨酸、甲硫氨酸、苏氨酸和色氨酸含量相对较低，为植物蛋白质的限制氨基酸。谷类食物的第一限制氨基酸为赖氨酸，其次是甲硫氨酸和苯丙氨酸。大豆、花生、牛乳、肉类相对不足的限制氨基酸为甲硫氨酸，其次为苯丙氨酸。此外，小麦、大麦、燕麦和大米还缺乏苏氨酸（第二限制氨基酸），玉米缺乏色氨酸（第二限制氨基酸）。

尽管氨基酸评分是目前广为应用的一种食物蛋白质营养价值评定方法，但它不能反映蛋白质在生物体内的利用情况。1991 年，FAO/WHO 专家们提出用蛋白质吸收率校正的氨基酸评分表示食物蛋白质的营养价值，即为蛋白质吸收率校正的氨基酸评分（protein digestibility corrected amino acid score，PDCAAS）。

2013 年 FAO 膳食蛋白质质量评估专家咨询会认为蛋白质消化率和氨基酸消化率存在较大差别，提出用可消化必需氨基酸评分（digestible indispensable amino acid score，DIAAS）代替 PDCAAS 来评价蛋白质营养价值。

$$DIAAS = \frac{每克待测蛋白质中可消化的必需氨基酸含量(mg)}{每克参考蛋白质中相同的可消化的必需氨基酸含量(mg)} \times 100\% \qquad (5-3)$$

公式中必需氨基酸消化率应该来自人体回肠必需氨基酸的消化率，但当人体资料缺乏时，可采用以生长期的猪为研究对象获得回肠必需氨基酸的消化率，其次可采用生长期的大鼠为研究对象。不同年龄的人蛋白质消化率和氨基酸消化率差异显著，因此其 DIAAS 的评分模式也会有不同（表 5-4）。

2. 蛋白质的生物价值

蛋白质的生物价值（biological value，BV）系指食物蛋白质被吸收后，在体内储留的氮与被吸收氮的比值，可反映食物蛋白质消化吸收后被机体利用程度，它也取决于食物蛋白质的氨基酸成分满足机体需要的程度。优质食物蛋白质所含的氨基酸和机体蛋白质成分越接近，其生物价值就越高。

计算蛋白质生物价的公式：

$$生物价 = \frac{吸收氮}{存留氮} \times 100 = \frac{摄入氮 - (粪氮 - 内源粪氮) - (尿氮 - 内源尿氮)}{摄入氮 - (粪氮 - 内源粪氮)} \times 100\%$$

$$(5-4)$$

表 5-4 不同人群 DIAAS 的评分模式　　　　　　单位: mg/g 蛋白质

必需氨基酸	婴儿	儿童	学龄前儿童 /学龄儿童 / 成年人
	出生 ~6 个月	6 个月 ~3 岁	
组氨酸	21	20	16
异亮氨酸	55	32	30
亮氨酸	96	66	61
赖氨酸	69	57	48
甲硫氨酸 + 胱氨酸	33	27	23
苯丙氨酸 + 酪氨酸	94	52	41
苏氨酸	44	31	25
色氨酸	17	8.5	6.6
缬氨酸	55	43	40

注: 引自《中国营养科学全书》(第 2 版)。

测定时可用动物作为实验对象,将待测蛋白质氮作为饲料中的唯一氮源,因为氮存留百分数随饲料蛋白质含量增加而下降,所以一般在维持水平下(10% 蛋白质水平)进行测定。在实验期之前可先喂一期接近无蛋白质饲料,测此期排出的粪、尿含氮量,即代表内源粪氮和内源尿氮。蛋白质的生物价值受很多因素影响。对不同食物的生物价值进行比较时,实验条件应该一致,否则即使用一种食物也会得出不一致的结果。例如,鸡蛋蛋白的能量占总能量的 8% 时,BV 为 94;占总能量 16% 时,BV 则为 62。一般情况下,实验动物多采用断乳大鼠,饲料中蛋白质含量占 10%。

3. 净蛋白质利用率

净蛋白质利用率(net protein utilization,NPU)考虑了被测食物蛋白质消化和吸收两个方面,更为全面地反映出被测食物蛋白质的实际利用程度,其计算公式为:

$$NPU = 生物价 \times 消化率 = \frac{摄入氮 - (粪氮 - 代谢粪氮) - (尿氮 - 内源尿氮)}{摄入氮} \times 100\%$$

$$(5-5)$$

如果 NPU 的测定在标准状况下进行,即蛋白质摄入量在 10%,此时的 NPU 值称为标准 NPU(NPUst)。如所用饲料不加稀释和补充,即为原来的待测食物,则测出为实际 NPU(NPUop)。需要注意的是,BV 和 NPU 的测定都要收集和分析大量粪尿样品,费时费事。用生长大鼠为对象时,其氨基酸的需要量高于人的需要量。

4. 蛋白质的消化率

食物蛋白质的消化率(digestibility)是吸收的氮量和总氮量的比值,能够反映蛋白质在消化道内被分解的程度,也能反映消化后的氨基酸和多肽被吸收的程度。粪氮绝大部分来自未能消化、吸收的食物氮，但也含有消化道脱落的肠黏膜细胞和代谢废物中的氮，称为粪代谢氮。粪代谢氮是在人体进食足够热量，但完全不摄取蛋白质的情况下在粪便中测得的氮含量。如果在测定粪氮时忽略粪代谢氮不计，所得的结果即称为表观消化率（apparent digestibility，AD）；若将粪代谢氮计算在内的结果则称为真消化率（true digestibility，TD）。

$$AD = [(摄入氮量 - 粪氮量) / 摄入氮量] \times 100\% \tag{5-6}$$

$$TD = \{[摄入氮量 - (粪氮量 - 粪代谢氮)] / 摄入氮量\} \times 100\% \tag{5-7}$$

一般采用普通的烹调工艺加工时，动物类食物蛋白质的平均消化率高于植物类食物蛋白质，因此动物蛋白质一般被称为优质蛋白质。例如，乳类及乳制品中的蛋白质消化率为97%～98%，肉类中的蛋白质为92%～94%，蛋类约为97%～98%，而米饭及面制品的为80%左右，马铃薯的为74%，玉米面窝头的为66%。植物类食物蛋白质消化率较动物蛋白偏低。整粒大豆中含有的抗胰蛋白酶是妨碍蛋白质充分消化的重要因子，其所含蛋白质的消化率仅为60%，若加工成豆腐，即可提高至90%。采用高温煎炸的方法就可能破坏食物蛋白质中的部分氨基酸，反而会降低蛋白质的消化率。

5. 蛋白质效能比值

蛋白质效能比值（protein efficiency ratio，PER）是摄入单位质量蛋白质时的体重增长，可用下式表示：

$$PER = \frac{动物增加的体重(g)}{待测蛋白质消耗量(g)} \tag{5-8}$$

$$校正的\ PER = PER \times \frac{2.5}{酪蛋白的实测\ PER\ 值} \tag{5-9}$$

PER 值测定的标准方法是选用在生长阶段的幼年断乳大鼠，以9%～10%蛋白质（质量计）的饲料喂养28d，按上述公式计算实验周期内动物体重增加的克数和摄入受试蛋白质的克数之比。已有的数据报道酪蛋白的 PER 值为2.8，大豆蛋白为2.4，小麦蛋白为0.4，酪蛋白促进动物生长明显优于谷蛋白。由于不同实验室所测得的同一种蛋白质 PER 值重复性不佳，为了减少不同实验室间的数据差异，通常用酪蛋白作为参考标准组，此组大鼠的饲料为基础饲料加入酪蛋白并以标准酪蛋白的 PER 值2.5加以校正，则得校正的 PER 值。

三、蛋白质摄入原则

从20世纪40年代起营养学家就开始根据相关知识建议营养素的参考摄入量，以预防营养素摄入不足或过多的危险。我国自1955年开始制订了每日膳食中营养素供给量（recommended dietary allowance，RDA），开始建议中国居民的膳食营养素摄入水平，作为计划食物供应和评价膳食质量的依据。随着科学研究和社会实践的发展，特别是营养素补充剂的发展，国际上自 20 世纪 90 年代初期，逐渐开展了关于 RDA 的性质和适用范围的讨论，逐步形成了膳食营养素参考摄入量（dietary reference intakes，DRIs）的概念。参照中国营养学会发布的《中国居民膳食营养素参考摄入量》（2023 版），不同年龄人群蛋白质推荐摄入量见表 5-5。

表 5-5　不同年龄人群蛋白质推荐摄入量

年龄 / 岁	RNI/（g/d）		年龄 / 岁	RNI/（g/d）	
	男	女		男	女
0 ~	9（AI）	9（AI）	8 ~	40	40
0.5 ~	17（AI）	17（AI）	30 ~	65	55
1 ~	25	25 ~	50 ~	65	55
2 ~	25	25 ~	65 ~	72	62
3 ~	30	30 ~	75 ~	72	62
4 ~	30	30 ~	孕早期	—	+0
5 ~	30	30 ~	孕中期	—	+15
6 ~	35	35 ~	孕晚期	—	+30
7 ~	40	40 ~	乳母		+25

注："+"表示在相应年龄段的成年女性需要量基础上增加的需要量。
资料来源：引自《中国居民膳食营养素参考摄入量》（2023 版）。
AI—adequate intakes，适宜摄入量　RNI—recommended nutrient intake，推荐摄入量

蛋白质是人体必需宏量营养素，但是蛋白质摄入量并非越多越好。蛋白质摄入量显著高于需求量对机体健康的影响一直存在争议。美国科学院在 1989 年出版的《膳食与健康》建议人们每日摄入的蛋白质以不超过推荐供给量的两倍为宜，这是目前广泛认同的参考标准。当每日膳食中蛋白质的质和量适宜时，摄入的氮量由粪、尿和皮肤排出的氮量相等，称之为氮的总平衡。实际上是蛋白质和氨基酸之间不断合成与分解之间的平衡。正常人每日食进的蛋白质应保持在一定范围内，突然增减食入量时，机体尚能调节蛋白质的代谢量维持氮平衡。食入过量蛋白质，超出机体调节能力，增加肝脏、肾脏等代谢器官的负担，平衡机制就会被破坏。蛋白质摄入不足会使机体处于负氮平衡状态，蛋白质分解持续大于合成，机体蛋白质缺乏，免疫力降低，严重影响身体健康，对生长发育期的儿童青少年影响更甚。当人体蛋白质丢失超过 20%，生命活动将被迫停止。普通成年人每天平均摄入 50g 肉、1 个鸡蛋、300g 牛乳、50g 鱼、25g 豆类，即能保证身体所需的优质蛋白质的数量。体重较重或处于生长发育期的青少年，应适当增加优质蛋白质的摄入。

选择合适的食物补充蛋白质很重要。尽管动物源蛋白通常被认为是优质蛋白，但是猪

肉、牛肉、羊肉等动物性食物中的脂肪含量也较高。过量食用动物源高蛋白食物的同时，也有可能造成脂肪的过多摄入，能量密度高，容易造成能量摄入过剩，影响身体健康。近年来，越来越多的研究结果证明植物蛋白质对人类健康的有益作用，尤其是在调节机体胆固醇等脂质代谢方面，植物蛋白质的营养价值和合理利用受到广泛关注。不同食物中的蛋白质中所含的必需氨基酸种类、含量都有不同。若将两种或两种以上的食物混合食用，能产生取长补短的效果，营养学将其称为"蛋白质的互补作用"。为充分发挥食物蛋白质互补作用，在调配膳食时，应遵循三个原则：食物的生物学种属越远越好，如动物性和植物性食物之间的混合比单纯植物性食物之间混合要好；搭配种类越多越好；食用时间越近越好，同时食用最好，因为单个氨基酸在血液中的停留时间约4h，然后到达组织器官，再合成组织器官的蛋白质，而合成组织器官蛋白质的氨基酸必须同时到达才能发挥互补作用，合成组织器官蛋白质。例如，在日常饮食中荤素搭配、多种植物类食物混合（如大豆与米、面搭配）等，都能有效提高食物蛋白质的营养价值。

四、蛋白质的生理功能

蛋白质是细胞组分中含量最为丰富、功能最多的生物大分子。人类细胞含有数十万种不同的蛋白质，性质、功能各异，在体内不断进行代谢和更新，在细胞、器官乃至整体水平上几乎参与生物体所有的生理过程，对维持生命和健康发挥重要的生理功能，主要包括：① 构成和修复组织器官；② 构成体内生理活性物质，如以酶的形式作为化学反应的加速器，以激素形式作为信号传递和机体调节物质，构成抗体参与机体免疫反应，构成神经组织与神经递质，构成结缔组织行使黏合、连接、支撑、负重、防御等功能，还可以作为载体运送营养等；③ 蛋白质分子中含有羧基和羟基，基于其两性特性，维持体液的渗透压平衡和酸碱平衡；④ 蛋白质体内降解为氨基酸，经过脱氨基作用生成 $\alpha-$ 酮酸，参与三羧酸循环给机体供给能量；⑤ 机体的免疫反应、遗传信息的传递和表达等复杂的生理过程都与蛋白质有关。

膳食蛋白需要消化成氨基酸或寡肽、多肽继而被机体吸收利用，具有多种营养和生物学功能。不同食物来源、不同种类的蛋白质会对生物体代谢产生显著差异，本节我们着重对三种关注度较高且日常生活中常见的食物中蛋白质（包括乳蛋白、植物蛋白和胶原蛋白）的营养功能进行阐述。

1. 乳蛋白

乳汁在食物营养学上历来享有"完全食物"的美誉，富含多种生物活性物质，如乳蛋白、肽类、糖类、维生素、微量元素等，能满足分娩出生的幼体动物在其生命最初时期的生长发育所需的全部营养，直到幼体动物发育到有能力利用其他食物资源来维持生存的程度。乳制品在骨骼健康、心脏健康、免疫防御、消化系统健康、口腔健康等多个方面发挥重要作用。乳蛋白含有人体生长发育的一切必需氨基酸和其他非必需氨基酸，属于完全蛋白质，其消化率可达98%~100%。乳蛋白主要包括酪蛋白（约占乳蛋白的80%）和乳清蛋白（约占乳蛋白的20%）。

酪蛋白是乳中含量最高的蛋白质，属于优质动物蛋白，其水解后形成的多种生物活性肽，如免疫调节肽、金属结合肽、酪蛋白糖肽等，具有调节血压、预防骨质疏松、促进矿物元素吸收等多种生理功效。天然乳汁中酪蛋白主要是以"团聚"的方式，形成酪蛋白胶束大颗粒（casein micelles）而稳定存在，它本身是一种由 α_{S1}-酪蛋白、α_{S2}-酪蛋白、β-酪蛋白、κ-酪蛋白、无机盐和柠檬酸组成的大型、坚硬、致密、消化分解极困难的凝乳。其中 β-酪蛋白是母乳的主要蛋白质成分。母乳中含有多种来源于 β-酪蛋白的天然乳源生物活性肽，对新生儿具有免疫调节、抗氧化和饱腹等多种生理功能，对新生儿生长发育至关重要。不仅如此，从牛乳中分离的酪蛋白磷酸肽（caseinphospopeptides，CPPs），具有很强的促钙吸收活性，是当前功能性食品添加剂的开发和研究热点。乳清蛋白也有广泛的生物学功能及疾病预防潜力。研究表明乳清蛋白可改善肥胖人群的体质水平，减少体脂含量，维持肌肉量，调节肠促胰岛素分泌、产生较高的餐后饱腹感。乳清蛋白摄入同样可以降低糖尿病大鼠氧化应激水平。此外，乳铁蛋白也是一类广泛存在于哺乳动物体液中的天然糖蛋白，牛乳中含量为 0.02~0.35mg/mL。乳铁蛋白安全性高，可广泛应用于食品、保健食品等。我国允许调制乳品和婴儿配方乳粉等食品中添加乳铁蛋白，添加量允许范围 ≤ 1.0g/kg。乳铁蛋白通过螯合 Fe^{3+}，稳定还原状态的铁离子，提高肠细胞对铁的生物利用度，减少铁对消化道的刺激作用，阻断氧自由基生成，抑制由铁引起的脂质过氧化反应和其后的组织损伤，进而发挥抗氧化作用。研究表明乳铁蛋白的生理功能还包括抗炎、抗肿瘤作用、促进细胞生长、抗血小板聚集、抑制胆固醇积累和调控基因转录等功能。

2. 植物蛋白

植物蛋白是人类膳食蛋白质的重要来源，易被人体消化吸收，具有多种生理保健功能。谷类含蛋白质6%~10%，薯类含蛋白质2%~3%。某些坚果类如花生、核桃、杏仁和莲子等则含蛋白质15%~30%（详见第五章第二节）。豆科植物如某些干豆类的蛋白质含量可高达40%左右，特别是大豆在豆类中更为突出。

大豆蛋白氨基酸组成与牛乳蛋白质相近，除甲硫氨酸略低外，其余必需氨基酸含量均较丰富，是植物源完全蛋白质，具有多种生理功能及作用，安全性高，可广泛应用于食品、保健食品等。各国政府和国际组织均对其进行评价且认为安全。我国《食品安全国家标准　食品加工用植物蛋白质》（GB 20371—2016）对"食品加工用植物蛋白质"制定了标准，《大豆蛋白粉》（GB/T 22493—2008）对"大豆蛋白粉"制定了标准。大规模临床试验荟萃分析结果表明，吃大豆蛋白比吃动物蛋白者血清总胆固醇平均低9.3%，低密度脂蛋白及胆固醇低12.9%，甘油三酯低10.5%。由于高胆固醇、血脂紊乱是导致心脏病、动脉粥样硬化的主要因素，因而大豆蛋白对防治心血管疾病和保证心脏健康意义重大。1999年，美国食品药品监督局发表声明：每天摄入 25g 大豆蛋白可降低患心脑血管疾病的风险。研究发现，摄食大豆提取蛋白的患肾疾病动物成活率高，肾受损程度低。也有研究表明，大豆蛋白有减肥、降血糖、抗氧化、预防更年期骨质疏松、抗癌防癌等作用。

3. 胶原蛋白

胶原蛋白广泛存在于动物的骨、足、软骨和皮肤及其他结缔组织中，约占哺乳动物总蛋白的 30%，是哺乳动物体内含量最多的蛋白质，具有独特的组织分布和生理功能。胶原蛋白是纤维状蛋白质，其基本组成单位是三条链组成的原胶原（tropocollagen）。胶原蛋白作为一种已经被世界各国认可的天然产品，具有丰富的营养性、功能性和良好的安全性，在食品、医疗保健品领域得到了大量应用，它的生产主要集中在美、日、欧和我国的台湾，最具代表性的是法国罗赛洛（rousselot）和日本新田（nitta）。我国已批准用胶原蛋白制作肠衣，在保健食品中常有使用。胶原蛋白富含除色氨酸和胱氨酸外的 18 种常见蛋白质氨基酸，具有许多方面的生理调节功能，如防治骨关节炎和骨质疏松症，改善皮肤水分、肤质和抗老化，抗过敏、免疫作用，保护胃黏膜以及抗溃疡作用，抑制血压上升作用，胶原蛋白中一些特殊氨基酸还具有防癌等功效。此外，胶原蛋白溶液还有很强的抗辐射作用，减少阳光照射对皮肤的影响。天然的胶原聚集体是良好的止血剂。不仅如此，胶原蛋白是细胞外基质的主要成分，作为细胞生长的依附与支架，能诱导上皮细胞等的增殖、分化、移植和凋亡，起支撑器官和保护机体的重要功能。例如，胶原蛋白 Ⅵ（collagen Ⅵ，COL6）是一种广泛分布的细胞外基质蛋白，存在于骨骼肌、皮肤、肺、血管、肠、周围神经和脂肪组织中，可通过不同的信号传导方式激活转录因子、生长因子和激酶，从而促进肿瘤发生和发展。动物蛋白质氨基酸的组成中羟脯氨酸约占 4%，主要存在于胶原蛋白中。脯氨酸羟基化是一种常见的翻译后修饰。胶原蛋白脯氨酰 4- 羟化酶的表达上调参与了缺氧诱导的细胞外基质重塑，是多种恶性肿瘤发生浸润和转移的重要信号分子，对其进行生物标记并作为靶向治疗的目标对于肿瘤检测和治疗具有重大价值。

第四节　蛋白质的消化、吸收与转运

一、蛋白质的消化

相较碳水化合物和脂质的消化而言，蛋白质的消化更复杂，在蛋白质分解为最终产物的过程中会涉及多种酶和器官，其消化过程的激素调节也更加复杂。

胃是参与蛋白质消化的第一个主要器官。壁细胞分泌出富含盐酸的液体，其 pH 为 0.8 ~ 0.9，在消化过程中当与胃液的其他成分混合时，会形成强酸性环境（pH 为 1.5 ~ 2.5）。

在蛋白质的消化过程，胃酸有两个主要功能：一方面，它将胃蛋白酶从酶原形式激活成活性酶形式，并为其蛋白水解活性提供适宜的 pH 环境；另一方面，胃液的酸度使蛋白质变性，将蛋白质拉直、解卷曲，使得蛋白结构更多地暴露于蛋白酶。同时，盐酸也可以直接水解蛋白质，但其水解程度可能并不充分，蛋白胨是胃内蛋白质的初步消化产物之一。

胃蛋白酶是一种关键的蛋白酶，当盐酸在一定程度上将蛋白线性化或解卷曲后，开始蛋白质的水解过程。黏膜的主要细胞分泌胃蛋白酶原，在盐酸作用下其丢失一部分 N 末端氨基酸序列从而转化为有酶活性的胃蛋白酶。胃蛋白酶的酶活性最适 pH 小于 3.5。当 pH 高于 5.0 时，胃蛋白酶活性迅速下降。胃蛋白酶与其他消化蛋白水解酶一样，在特定的肽键处裂解蛋白质和肽。胃蛋白酶主要催化断裂芳香族氨基酸的羧基，如苯丙氨酸、色氨酸和酪氨酸（表 5-6）。一些证据表明，亮氨酸和酸性氨基酸也可能是它的酶切位点。

表 5-6　蛋白质消化酶

酶	来源	肽链内切酶 / 肽链端解酶	水解位点的氨基酸名称
胃蛋白酶	胃	肽链内切酶	精氨酸，苯丙氨酸，色氨酸，酪氨酸
胰蛋白酶	胰腺	肽链内切酶	精氨酸，赖氨酸
胰凝乳蛋白酶	胰腺	肽链内切酶	苯丙氨酸，色氨酸，酪氨酸
羧肽酶 A	胰腺	肽链端解酶	苯丙氨酸，色氨酸，酪氨酸和脂肪族氨基酸
羧肽酶 B	胰腺	肽链端解酶	精氨酸，赖氨酸
氨肽酶	小肠	肽链端解酶	所有氨基酸

老年人中常有分泌盐酸能力缺乏（胃酸缺乏症）或分泌减少（胃酸过少）的问题，由此导致蛋白质水解和消化的减少，其可能产生一些临床问题，导致该类人群需要一些特殊的饮食措施。

当部分分解的蛋白质进入小肠时，进一步消化的主要酶是胰蛋白水解酶，包括胰蛋白酶、胰凝乳蛋白酶和羧肽酶 A 和羧肽酶 B。与胃蛋白酶相同，这些酶都是由胰腺以无活性酶原的形式分泌出来的，最后成为具有蛋白酶活性的胰蛋白酶、胰凝乳蛋白酶和羧肽酶 A 和羧肽酶 B。黏膜肠细胞分泌肠激酶，胰蛋白酶原经肠激酶作用后切下六肽，使其形成有活性的胰蛋白酶。胰蛋白酶是一种内肽酶，主要催化断裂精氨酸或赖氨酸羧基端，胰蛋白酶的激活是蛋白质消化的关键步骤，其可进一步将更多的胰蛋白酶原切割成活性胰蛋白酶形式，从而产生更多的胰蛋白酶。

胰蛋白酶还可将胰凝乳蛋白酶原切割以产生活性胰凝乳蛋白酶。与胰蛋白酶类似，胰凝乳蛋白酶可降解蛋白酶、变性蛋白质、蛋白胨和大分子质量的肽，从而产生小分子质量多肽、肽和氨基酸。胰凝乳蛋白酶原是一种内肽酶，主要催化断裂苯丙氨酸，酪氨酸和色氨酸的羧基端。

　　到达小肠的非活性形式的羧肽酶原可被胰蛋白酶活化成羧肽酶，羧肽酶有两种形式，包括羧肽酶 A 和羧肽酶 B。两种羧肽酶都是外肽酶，它们在多肽的羧基末端切割氨基酸。羧肽酶 A 中含有锌，主要催化断裂肽链羧基末端的芳香族和脂肪族氨基酸。羧肽酶 B 主要催化断裂肽链羧基末端的精氨酸或赖氨酸。

　　通过系列消化酶酶解消化后的多肽，最终被肠微绒毛膜上的外肽酶——氨肽酶酶解成氨基酸和寡肽（三肽或者四肽）。最终蛋白质在小肠腔内消化为寡肽、二肽和氨基酸。

二、蛋白质的吸收与转运

　　蛋白质的主要吸收形式是单个氨基酸，然而二肽、寡肽和多肽，甚至部分水解蛋白和完整蛋白质都可以和氨基酸一起被吸收到肠上皮细胞。但是完整蛋白可通过肠上皮细胞的胞吞作用被成年人、青少年和儿童所吸收，对于这几类人群，该过程并没有显著的作用，但在婴儿期该过程却具有生理意义。因为胎儿无法合成抗体，初乳中的 γ- 球蛋白可能会被新生儿的小肠吸收，以便在新生儿期获得来自母亲的被动免疫，该作用在出生后的几个小时内即可发生。同样婴儿母乳中的乳铁蛋白也可通过胞吞作用被吸收，与母乳中的铁结合，促进婴儿对铁的吸收。

　　游离氨基酸的大部分吸收发生在小肠的上部，类似于单糖的吸收，氨基酸的吸收是需要能量和载体的。氨基酸有多种运输载体，如酸性氨基酸转运载体 xCT、碱性氨基酸转运载体 CAT1、中性氨基酸转运载体 ASCT2 等。所有这些运输载体具有以下共同特征：① 转运过程为逆浓度梯度；② 转运载体具有立体专一性，对于 L 型氨基酸的亲和力更高，不会转运 D 型氨基酸；③ 过程需要 ATP 能量、钠和维生素 B_6 等。这些氨基酸载体存在于微绒毛膜中，可以运输中性氨基酸（如芳香氨基酸、脂肪族氨基酸等）、碱性氨基酸（包括赖氨酸、精氨酸和鸟氨酸）、二元羧酸（包括谷氨酸和天冬氨酸）、亚氨基酸（包括脯氨酸和羟脯氨酸）。甘氨酸除中性载体外还可以使用亚氨基酸载体，其他氨基酸如牛磺酸和 γ- 氨基丁酸也可以通过亚氨基酸载体被吸收。同时，脯氨酸和羟脯氨酸也可以通过中性载体被机体吸收，但是该过程可被其他氨基酸竞争性抑制。

　　以上所有氨基酸转运系统（图 5-4）都与钠的吸收耦合有关，该过程类似于葡萄糖和半乳糖单糖吸收过程。各种氨基酸主要通过需钠耗能的主动转运方式而吸收。肠黏膜细胞膜上具有转运氨基酸的载体，能利用细胞内外的 Na^+ 浓度梯度，将肠腔中的氨基酸和 Na^+ 转入细胞内。钠钾泵通过分解 ATP 获得能量，从而进行 Na^+、K^+ 的主动转运，胞内的 Na^+ 则借钠钾泵主动排出细胞。同时氨基酸从肠上皮细胞进入血液同样由具有钠依赖性的转运氨基酸载体介导。

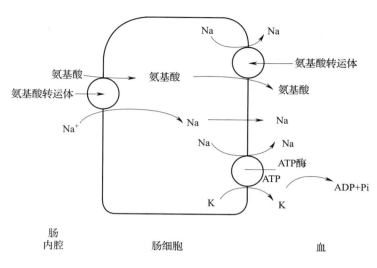

图 5-4　氨基酸转运系统

　　除了游离氨基酸的吸收外，二肽、三肽也可被小肠黏膜上皮细胞转运吸收，且其转运效率可能比游离氨基酸的转运效率更高。对于四肽，小肠黏膜刷状缘四肽酶可将四肽水解为三肽和游离氨基酸，从而被小肠吸收。进入细胞的二肽、三肽可被细胞内的二肽酶和三肽酶进一步分解为氨基酸，再转运至血液中。但是有证据表明某些肽也可以通过细胞旁过程吸收，这意味着多肽能够进入相邻的肠上皮细胞之间，随后被血液中的蛋白酶水解，特别是在小肠受损的情况下，例如在腹腔疾病或炎症的情况下。

第五节　蛋白质的代谢

　　我们摄入的蛋白质或是机体合成的蛋白质，都必须先在酶的参与下分解成氨基酸后才进行代谢。氨基酸可通过脱氨作用、转氨作用、联合脱氨或脱羧作用分解成 α- 酮酸、胺类及二氧化碳。氨基酸分解所生成的 α- 酮酸可以转变成糖、脂类或再合成某些非必需氨基酸，也可以经过三羧酸循环氧化成二氧化碳和水，并释放出能量。分解代谢过程中生成的氨，在体内可以以氨、尿素或尿酸等形式排出体外。某些氨基酸可以通过特殊代谢途径转变成其他含氮物质如嘌呤、嘧啶、卟啉、某些激素、色素、生物碱等。

一、转氨基作用与脱氨基作用

　　与其他能量营养素有所不同，氨基酸含有氮元素，无论其是作为能量物质被利用，还是生成非必需氨基酸和其他分子，氨基酸中氮的去除或转移都是必要的。转氨基作用（transamination）是氨基酸脱氨基作用的途径之一，是指 α- 氨基酸的 α- 氨基在氨基转移酶的催化下转移到 α- 酮酸的酮基上，生成相应的 α- 氨基酸，而原来的 α- 氨基酸则转变为相应的 α- 酮酸，并且该反应是可逆的。例如，吡哆醛磷酸是由维生素 B_6 衍生形成的。转氨酶与底物氨基酸结合后，将氨基传递给吡哆醛磷酸，其随后将氨基传递到与酶结合的受体 α- 酮酸上。每种氨基转移酶专一作用于一种 α- 酮酸和一种氨基酸。丙酮酸和 α- 酮戊二酸是转氨化反应中最常用的两种 α- 酮酸。

脱氨基作用（deamination）是指移除分子上的一个氨基。人类的肝脏经由脱氨作用将氨基酸分解，当氨基酸的氨基被去除之后，会转变成氨。由碳及氢所组成的残余部分，则回收或氧化产生能量。对人体而言，氨具有毒性，因此在尿素循环中将氨转变成尿素或尿酸，由尿液排出体外。例如，谷氨酸在谷氨酸脱氢酶催化作用下氧化脱氨生成 α- 酮戊二酸和游离氨（图 5-5）。谷氨酸脱氢酶是一种以烟酰胺腺嘌呤二核苷酸（nicotinamide adenine dinucleotide，NAD）或烟酰胺腺嘌呤二核苷酸磷酸（nicotinamide adenine dinucleotide phosphate，NADP）作为电子受体的酶。而在过氧化物酶体中，D 型氨基酸被氨基酸氧化酶脱除氨基，其氨基酸氧化作用是以黄素腺嘌呤二核苷酸（flavin adenine dinucleotide，FAD）和黄素单核苷酸（flavin mononucleotide，FMN）作为电子受体。谷氨酰胺酶、天冬酰胺酶和氨基酸氧化酶都能通过催化相关反应产生氨，但谷氨酸脱氢酶产生的氨最多，该酶介导的氨基酸的分解代谢主要在肝脏中进行，最终氨基酸脱掉的氨基通过尿素得以排泄。

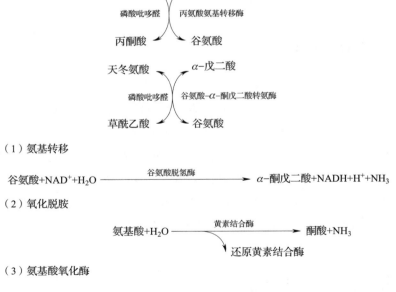

图 5-5　转氨基作用与脱氨基作用

二、氨基酸的合成

　　根据氨基酸的合成途径将其分为 5 类：谷氨酸类型、天冬氨酸类型、丙酮酸衍生物类型、丝氨酸类型和芳香族氨基酸类型。各种类型中有些步骤简单，有些很复杂，例如谷氨酸类型都是由 $\alpha-$ 酮戊二酸衍生而来，包括谷氨酸、谷氨酰胺、脯氨酸和精氨酸。谷氨酸提供了合成非必需氨基酸所需的大部分氮。两种非必需氨基酸可通过必需氨基酸的代谢产生，其中酪氨酸是由苯丙氨酸羟基化作用合成的，半胱氨酸的合成则需要甲硫氨酸的帮助。许多氨基酸来源于糖酵解和三羧酸循环的中间产物，例如，丝氨酸可以由糖酵解中间体甘油酸 $-3-$ 磷酸合成，而后丝氨酸可以作为甘氨酸和半胱氨酸的前体。虽然半胱氨酸的碳骨架和氮来自丝氨酸，但其所含硫元素则来自于甲硫氨酸。此外，丙氨酸则是通过丙酮酸的转氨基作用产生的。

　　三羧酸循环中间产物可生成非必需氨基酸，包括天冬氨酸、天冬酰胺、谷氨酸、谷氨酰胺、脯氨酸和精氨酸。其中天冬氨酸由草酰乙酸通过转氨基作用得到，然后通过酰胺化反应合成天冬酰胺。谷氨酸可由 $\alpha-$ 酮戊二酸通过转氨基作用或通过谷氨酸脱氢酶催化加氨生成。进一步由谷氨酸代谢可生成谷氨酰胺、脯氨酸和精氨酸，其中谷氨酰胺是谷氨酸通过酰胺化产生的，而脯氨酸和精氨酸则是由谷氨酸还原产物——谷氨酸半醛代谢得到。其中脯氨酸经谷氨酸半醛环化后产生，而精氨酸的产生则需要谷氨酸半醛首先转化为鸟氨酸，鸟氨酸最终通过尿素循环反应转化为精氨酸。

　　一些蛋白质含有修饰后的非必需氨基酸如羟脯氨酸、羟赖氨酸和高半胱氨酸。这些修饰发生在蛋白质的核糖体合成之后，被称为翻译后修饰。羟赖氨酸和羟脯氨酸几乎只存在于胶原中，在铁、维生素 C 和 $\alpha-$ 酮戊二酸的参与下，由脯氨酸生成。3- 甲基组氨酸由组氨酸翻译后修饰形成，这种氨基酸几乎只存在于肌动蛋白中，虽然从数量上讲，大部分肌动蛋白存在于肌肉中，但也有一些存在于其他组织中，如小肠等。在这些组织中，肌动蛋白作为微绒毛的成分，起到稳定微绒毛的作用。此外在血小板中也发现了一些肌动蛋白。当蛋白质水解时，3- 甲基组氨酸从这些细胞中释放出来，并且不会重新结合成新的蛋白质，而是扩散到细胞外，从尿液中排出体外。由于与其他含有肌动蛋白的组织相比，肌肉的相对含量更大，因此尿中的大部分 3- 甲基组氨酸是在禁食、饥饿或长时间活动期间，由肌肉的分解代谢产生的。

三、氨基酸的降解

　　脱氨基后的氨基酸碳骨架的降解产物主要为丙酮酸、乙酰辅酶 A、三羧酸循环的中间产物和酮体（图 5-6）。某些氨基酸的碳骨架降解后形成的丙酮酸和三羧酸循环中间产物可以通过糖异生作用在肝脏中形成葡萄糖，因此这些氨基酸被称为生糖氨基酸。而某些氨基酸的碳骨架降解后变成乙酰辅酶 A 和乙酰乙酸，这些氨基酸则被称为生酮氨基酸。另外有少数氨基酸为生酮兼生糖氨基酸，其在体内既能转变成糖，又能转变成酮体，包括色氨酸、苯丙氨酸、苏氨酸、酪氨酸和异亮氨酸。其中氨基酸碳骨架可形成丙酮酸的氨基酸包括丝氨酸、甘氨酸、半胱氨酸、羟脯氨酸、苏氨酸、色氨酸和丙氨酸。其中丝氨酸由丝氨酸脱水酶脱去水分后转化为丙酮酸，然后进行水解反应除去氨。甘氨酸则首先转化为丝氨酸，然后代谢形成丙酮酸，而其他氨基酸通过转氨基反应直接形成丙酮酸。

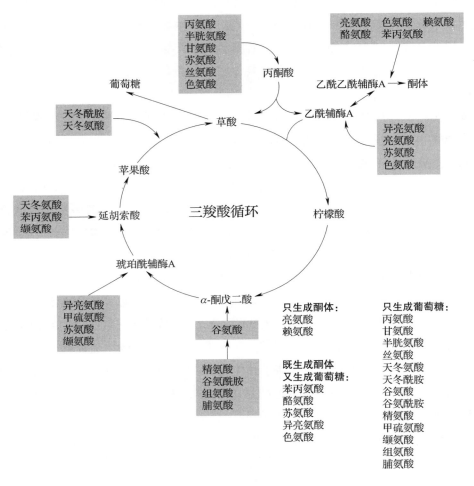

图 5-6　氨基酸的降解

　　羟脯氨酸是胶原蛋白中的主要成分，而其他的大多数蛋白质不含有此种氨基酸。羟脯氨酸可通过一系列反应，最终代谢为丙酮酸和乙醛酸。羟脯氨酸的氮是通过转氨基作用除去的。半胱氨酸的碳骨架可通过两种机制形成丙酮酸：第一种机制是半胱氨酸先通过转氨基作用生成硫代丙酮酸，然后除去硫生成丙酮酸；第二种机制是半胱氨酸先脱除硫，然后在半胱氨酸脱水酶的催化下经水解反应除去氨，最后形成丙酮酸。在以上两种机制中，硫被去除后都会被转化为硫酸。

　　苏氨酸通过初始的分解代谢反应生成甘氨酸和乙醛，而甘氨酸可进一步转化为丙酮酸，而乙醛则生成乙酰辅酶 A（图 5-6）。因此，苏氨酸和色氨酸一样，为生酮兼生糖氨基酸，色氨酸分解代谢后的产物为丙酮酸和乙酰乙酸。

　　可由氨基酸的碳骨架转化为三羧酸循环中间体的氨基酸包括谷氨酸、谷氨酰胺、脯氨酸、精氨酸、组氨酸、天冬酰胺、天冬氨酸、苏氨酸、甲硫氨酸、高半胱氨酸、缬氨酸和异亮氨酸。天冬氨酸可通过转氨基作用转化为草酰乙酸，并在此过程中生成谷氨酸。天冬酰胺首先被天冬酰胺酶的脱氨基作用转化为天冬氨酸，进一步其碳骨架也可转化为草酰乙酸。

　　精氨酸、组氨酸、脯氨酸和谷氨酰胺的碳骨架都可以转化为 α- 酮戊二酸。此反应过程中这些氨基酸首先转化为谷氨酸，接着谷氨酸通过氧化脱氨作用转化为 α- 酮戊二酸。谷氨酸也可通过转氨基作用生成丙氨酸和 α- 酮戊二酸。

　　部分甲硫氨酸、异亮氨酸和缬氨酸被机体用于生成琥珀酰辅酶 A。这些氨基酸的分解代谢可以生成丙酰辅酶 A 或甲基丙二酰辅酶 A，而在奇数链脂肪酸的氧化反应中同样会生成琥珀酰辅酶 A。甲硫氨酸的分解代谢首先产生 S- 腺苷甲硫氨酸（S-adenosylmethionine，SAM），随后 S- 腺苷甲硫氨酸失去甲基，产生 S- 腺苷高半胱氨酸（S-adenosyl homo-cyteine，SAH）。进一步的酶反应导致腺苷的裂解和丝氨酸的加入，产生胱硫醚。胱硫醚随后被裂解形成半胱氨酸和高丝氨酸。如前所述，半胱氨酸最后转化为丙酮酸。同时，高丝氨酸的氧化脱氨反应也会产生 α- 酮戊二酸，进一步发生脱羧反应，形成丙酰辅酶 A，进一步羧化为甲基丙二酰辅酶 A，随后分子重排产生琥珀酰辅酶 A。

　　经延胡索酸进入柠檬酸循环的氨基酸有苯丙氨酸和酪氨酸。苯丙氨酸分解的第一步是生成酪氨酸（图 5-7），第一个反应由苯丙氨酸羟化酶催化，有些遗传因素可导致这种酶活性降低，使得苯丙氨酸不能转变成为酪氨酸，增加其他苯丙氨酸代谢物的生成，如苯乙醇胺、苯丙酮酸、苯乙酸，从而导致生长和发育不良，影响大脑发育，这种疾病被称为苯丙酮尿症（phenylketonuria，PKU）。酪氨酸在酪氨酸转氨酶催化下将氨基转移到 α- 酮戊二酸，其本身转变为 4- 羟苯丙酮酸，后者被酶催化代谢为尿黑酸，再代谢形成延胡索酰乙酰乙酸，最终分解为延胡索酸和乙酰乙酸。

　　赖氨酸、亮氨酸、苯丙氨酸、酪氨酸和色氨酸这五种氨基酸可最后转化为乙酰乙酸。亮氨酸和赖氨酸是仅有的生酮氨基酸，它们代谢过程不产生葡萄糖中间体。亮氨酸的代谢产物与异亮氨酸和缬氨酸的类似，区别在于亮氨酸分解代谢产生乙酰乙酸和乙酰辅酶 A，而赖氨酸分解代谢只产生乙酰乙酸。

四、谷氨酰胺代谢

　　谷氨酰胺是一种非必需的氨基酸，对生物体内氮和碳的转运起到关键作用。它几乎存

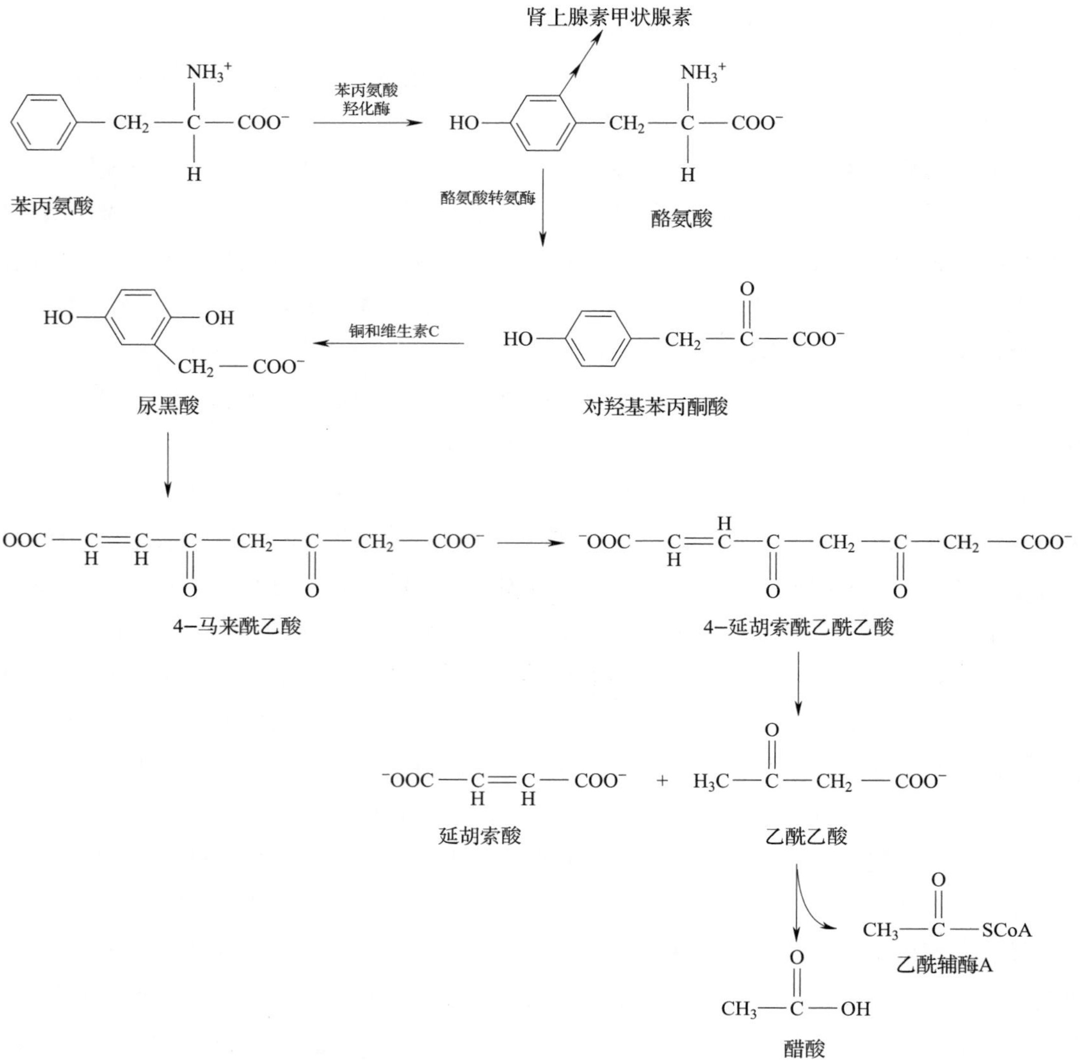

图 5-7 苯丙氨酸的分解代谢

苯丙氨酸和酪氨酸通过一系列反应，可以转化为延胡索酸和乙酰乙酸。乙酰乙酸酯可以转化为乙酸酯和乙酰辅酶 A。

在于所有的器官组织中，包括小肠、骨骼肌、肝脏、肾脏、肺和血液。合成的主要部位是骨骼肌、肺和脂肪组织，但其他组织也能合成谷氨酰胺。肝脏中的氨可以被转入至尿素循环，而其他组织则需要其他的机制来去除氨，因为氨的大量积累对机体是有毒的。其中一种处理氨的方法则是通过谷氨酰胺的生成去除。这个反应需要谷氨酸和谷氨酰胺合成酶，同时需要 ATP、镁离子或锰离子的参与（图 5-8）。细胞和组织对谷氨酰胺具有渗透性，因此它可以到达身体的其他部分。在分解代谢方面，谷氨酰胺酶去除谷氨酸的酰胺基，进一步被谷氨酸脱氢酶代谢为 α- 酮戊二酸和氨，而此时氨则被转入至尿素循环。

谷氨酰胺广泛存在于肠黏膜细胞，它可以刺激细胞增殖，也可以被小肠降解并用作能量来源。小肠的完整性被认为是由谷氨酰胺维持的，从而防止细菌侵入黏膜细胞。如前所述，小肠中的谷氨酰胺可以随着氨的释放而转化为谷氨酸，谷氨酸可以进一步生成丙氨酸和 α- 酮戊二酸，而 α- 酮戊二酸可以进入三羧酸循环产生能量。

谷氨酰胺的一个重要功能是作为嘌呤和嘧啶的前体，为细胞合成 DNA 和 RNA 提供嘌呤和嘧啶，为核苷酸的生物合成提供前体。它也是氨基葡萄糖、天冬酰胺和烟酰胺腺嘌呤二核苷酸（NAD）的前体。对于促进核苷酸的生成方面，谷氨酰胺的代谢反应发生于肝脏。其中嘧啶合成的第一步是在氨基甲酰磷酸合成酶 II 的催化作用下，由谷氨酰胺、二氧化碳和 ATP 生成氨甲酰磷酸，同时此过程会释放出谷氨酸（图 5-9）。第二步反应是天冬氨酸与氨基甲酰磷酸在天冬氨酸转氨甲酰酶催化作用下生成氨甲酰天冬氨酸，再通过多步酶催化反应产生尿苷一磷酸（uridine monophosphate，UMP）。此时，UMP 可以作为其他嘧啶核苷酸的前体，生成尿苷二磷酸（uridine diphosphate，UDP）和尿苷三磷酸（uridine triphosphate，UTP），用于 RNA 合成。UTP 能与谷氨酰胺、ATP 和水在胞嘧啶核苷三磷酸合成酶的催化作用下生成可用于 DNA 和 RNA 合成的胞嘧啶核苷三磷酸。UDP 可以在还原酶和还原型烟酰胺腺嘌呤二核苷酸磷酸（nicotinamide adenine dinucleotide phosphate，

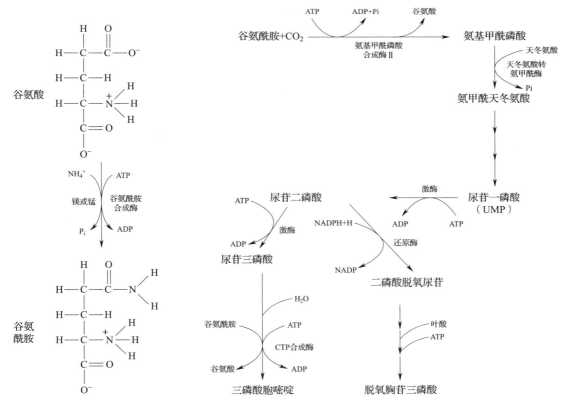

图 5-8　谷氨酰胺生成　　　　　　　　　　图 5-9　谷氨酰胺代谢

NADPH）的参与下通过另一条途径产生尿嘧啶脱氧核苷二磷酸。尿嘧啶脱氧核苷二磷酸通过一系列涉及叶酸的反应，生成胸腺嘧啶脱氧核苷三磷酸，最终用于 DNA 合成。

　　嘌呤的产生依赖于谷氨酰胺，并涉及磷酸己糖旁路途径。磷酸己糖旁路途径生成核糖 -5- 磷酸，其进入嘌呤合成途径合成次黄嘌呤核苷酸（hypoxanthine nucleotide，IMP）（图 5-10），而谷氨酰胺是这两个反应所必需的。在产生次黄嘌呤核苷酸后有两条路径，一条途径是次黄嘌呤核苷酸与天冬氨酸反应，最终产生腺嘌呤脱氧核苷三磷酸和腺嘌呤核苷三磷酸，用于合成

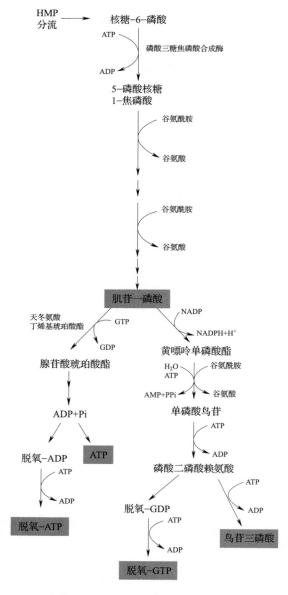

图 5-10　腺嘌呤核苷三磷酸和鸟嘌呤核苷三磷酸的生成

DNA 和 RNA。或者通过谷氨酰胺参与的反应合成鸟嘌呤脱氧核苷三磷酸（deoxyguanosine triphos-phate，dGTP）和鸟嘌呤核苷三磷酸（guanosine triphosphate，GTP），用于合成 DNA 或者 RNA。

五、丙氨酸 – 葡萄糖循环

前面章节已经介绍了谷氨酰胺通过氨基酸降解作用在组织间转移氨基的重要性，而丙氨酸也有类似的重要作用，因为丙氨酸 – 葡萄糖循环可以起到骨骼肌和肝脏之间的丙氨酸交换作用（图 5–11）。在肌肉组织中通过转氨基作用由丙酮酸生成丙氨酸，丙氨酸离开肌肉组织后被肝脏吸收。当丙氨酸进入肝脏时，会通过丙氨酸转氨酶作用生成丙酮酸，通过糖异生途径生成葡萄糖，生成的葡萄糖则由肝脏释放到血液中，回到肌肉中作为能量使用。同时生成的谷氨酸可进一步进入尿素循环。

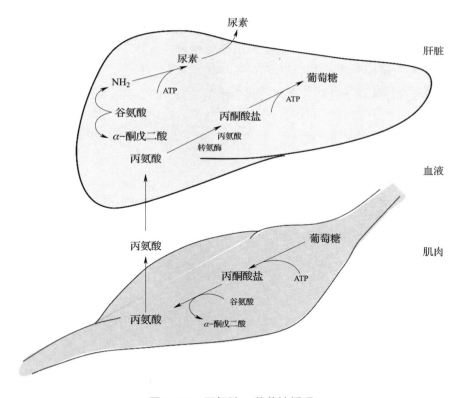

图 5–11　丙氨酸 – 葡萄糖循环

六、氨基酸和神经递质

氨基酸在神经信号传递中也起到重要作用，其中谷氨酸就是一种重要的神经递质，就其生理作用而言，它具有兴奋作用，分布在大脑的各个区域。另一种具有兴奋作用的氨基酸是天冬氨酸。在神经轴突末端都存在谷氨酸和天冬氨酸，大脑中已经发现了这两种氨基酸的特定受体，并且在大脑中这两种氨基酸的合成水平似乎与摄入水平无关。谷氨酸在谷氨酸脱羧酶和维生素 B_6 的作用下可转化为另一种神经递质 γ- 氨基丁酸（γ-aminobutyric acid，GABA），并同时产生二氧化碳（图 5-12），GABA 对神经元有抑制作用。

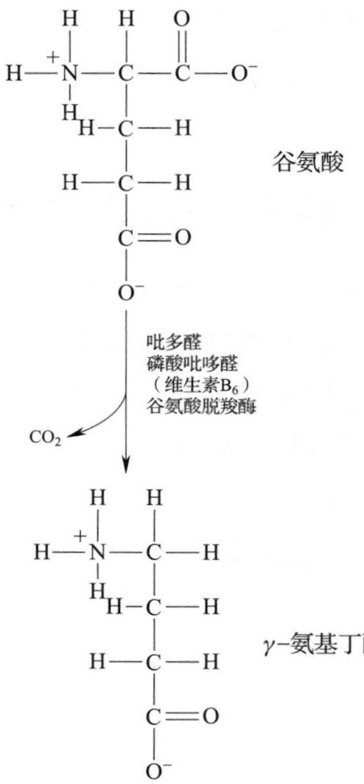

甘氨酸也是一种抑制性神经递质，主要存在于脑干和脊髓中。牛磺酸在神经系统中含量丰富，也被认为是中枢神经系统的抑制性神经递质，可用于癫痫疾病的治疗，因为它可以降低神经活性，被用作为一种温和的镇静剂。

参与神经传导过程的最重要的氨基酸是酪氨酸和色氨酸。酪氨酸由苯丙氨酸合成，其可进一步代谢成儿茶酚胺类神经递质（图 5-13）。具体过程为酪氨酸首

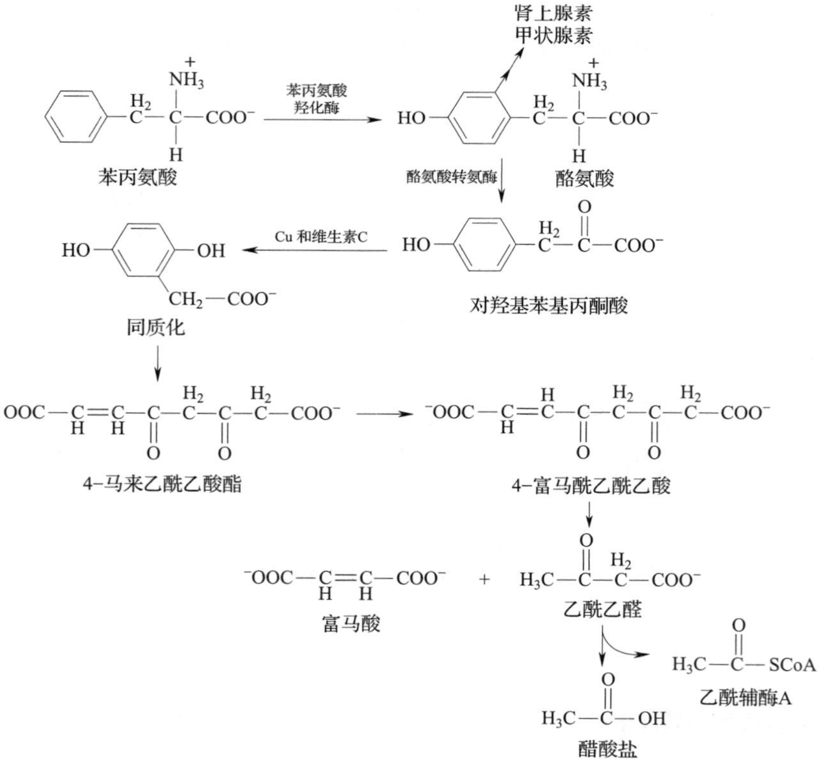

图 5-12　神经递质 γ- 氨基丁酸的生成

图 5-13　儿茶酚胺类神经递质的生成及降解

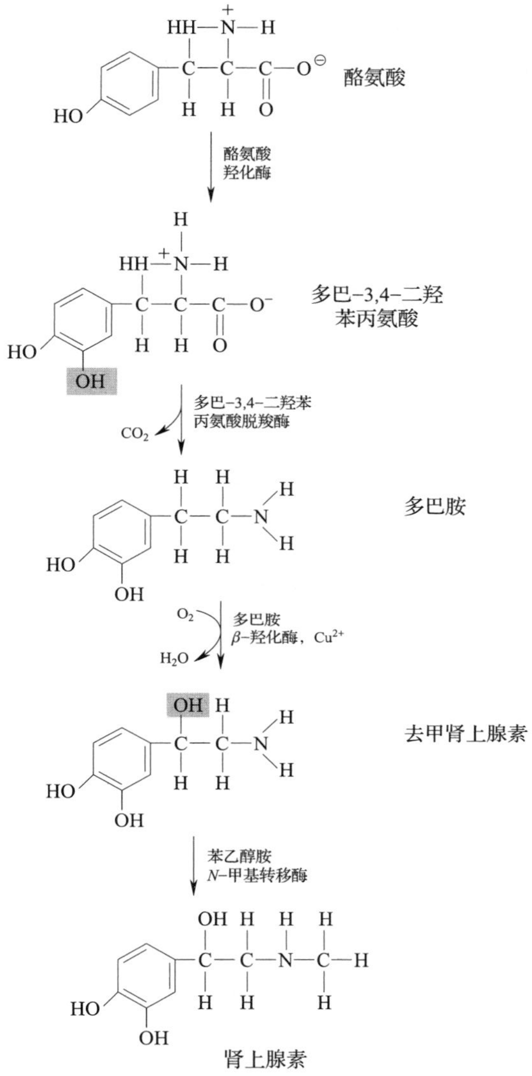

图 5-13 儿茶酚胺类神经递质的生成及降解（续）

先在酪氨酸羟化酶的作用下转化为多巴 -3,4- 二羟苯丙氨酸（3,4-dihydroxyphenyl-L-ala-nine，DOPA）。第二步是多巴的脱羧反应，通过芳香族氨基酸脱羧酶催化，合成产生多巴胺。这些儿茶酚胺对代谢有重要的影响，包括促进糖原分解和脂类分解，增加代谢率。在儿茶酚胺对目标细胞产生作用后，被线粒体中的单胺氧化酶（monoamine oxidase，MAO）降解、失活，该反应发生在脑组织中，然而在肝脏也可以通过儿茶酚胺氧位甲基转移酶降解儿茶酚胺类神经递质。

色氨酸可转化为褪黑素和 5- 羟色胺（图 5-14）。首先色氨酸被色氨酸羟化酶催化产生 5- 羟色胺酸，接着 5- 羟色胺酸脱羧生成 5- 羟色胺。5- 羟色胺可兴奋神经，并可引起血管和平滑肌的收缩。人体大约 90% 的总 5- 羟色胺位于肠胃道中的嗜铬细胞中，用于调节肠

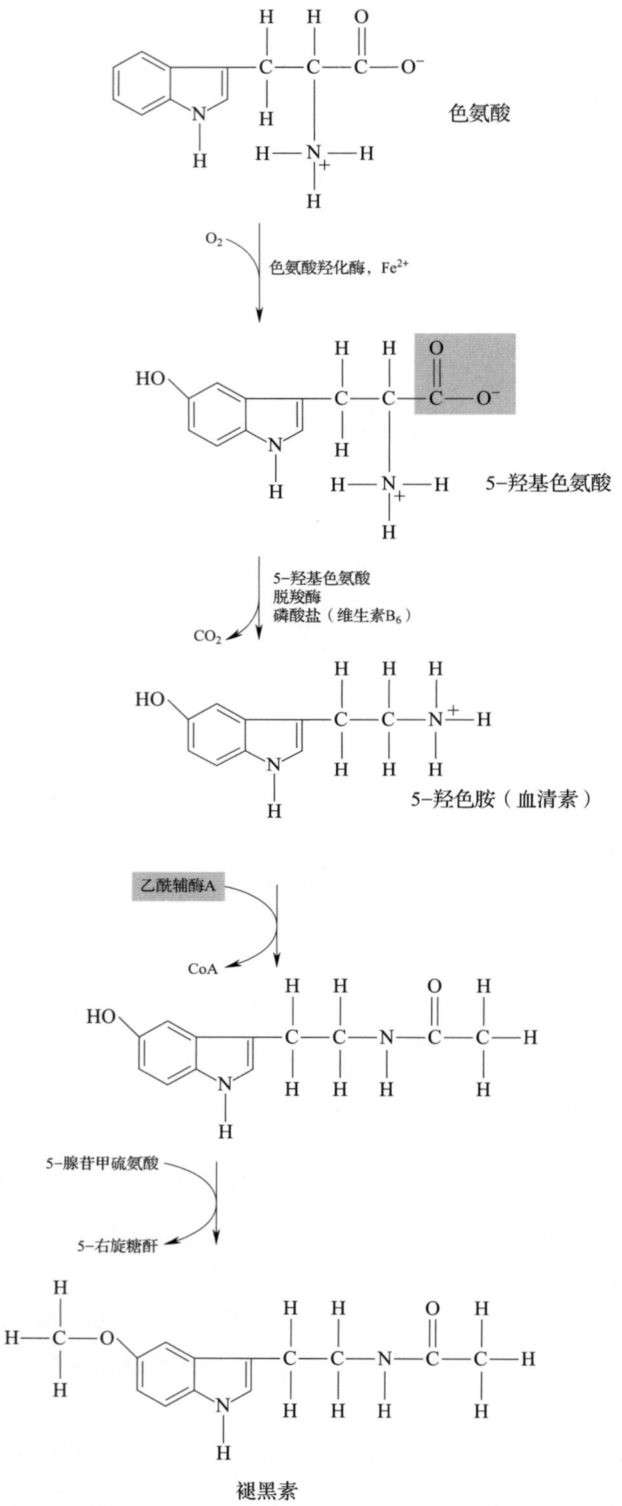

图 5-14　色氨酸转化为褪黑素和 5- 羟色胺

的蠕动。5- 羟色胺的生理功能包括控制食欲、记忆、睡眠、情绪、行为、体温、心血管和内分泌功能、肌肉收缩等。像儿茶酚胺类物质一样，5- 羟色胺也可被单胺氧化酶所降解。

未被降解的 5- 羟色胺会在乙酰辅酶 A 的作用下转化成 $N-$ 乙酰基 $-5-$ 羟色胺，最终被甲基化生成 $N-$ 乙酰基 $-5-$ 甲氧基色胺，即褪黑素。褪黑素主要是晚上在大脑的松果体中合成，可调节睡眠模式和昼夜节律。

七、氨基酸中氮的清除

以氨的形式清理氨基酸衍生氮对人类的生存至关重要。血清中氨的水平升高会导致毒性综合征，特别是影响大脑功能。血液中的氨是由细胞中的氨基酸、核酸的降解和肠道细菌的代谢产生。谷氨酰胺酶、天冬酰胺酶、组氨酸酶、丝氨酸脱氢酶、半胱氨酸脱氢酶和氨基酸氧化酶都能产生氨，但其中主要来源为谷氨酸脱氢酶，其是一种线粒体酶，通过氨基酸转氨酶反应去除谷氨酸中的氮，同时由于尿素的合成主要发生在肝脏的线粒体内，其次在肾脏的线粒体内，由于肝脏和肾脏能合成尿素，因此释放出来的氨可以立即被后续反应所使用。

在细胞中代谢所释放的氨可用于将谷氨酸转化为谷氨酰胺，谷氨酰胺可以通过血液循环运送至肝脏。肌肉组织通过丙氨酸和谷氨酰胺转化组织中的氮，肌肉中的丙酮酸在丙氨酸转氨酶的作用下产生丙氨酸。在禁食状态下，丙氨酸和谷氨酰胺从骨骼肌释放到血液循环中，其比例占到释放氨基酸的 50%。

在禁食和长时间的有氧运动状态下，肌肉中的支链氨基酸被氧化，部分碳骨架被转化为丙氨酸和谷氨酰胺。丙氨酸循环到肝脏并转化为糖异生前体——丙酮酸，而谷氨酰胺则作为肠道的能量来源和肾脏中的糖异生前体。

八、尿素循环

尿素循环包括五个步骤，由氨、二氧化碳和天冬氨酸的 $\alpha-$ 氨基氮转化成尿素。其中有两步反应发生在线粒体内，其余的反应发生在细胞质内（图 5-15）。在最初的反应中，尿素循环的前两步在线粒体进行，以避免氨的毒性作用。第一步是由氨甲酰磷酸合成酶 I（carbamoyl phosphate synthetase I，CPS I）将氨和二氧化碳合成氨甲酰磷酸（carbamyl phosphate，CP），此过程消耗 2 个 ATP。第二步是氨基甲酰磷酸在鸟胺酸氨甲酰基转移酶的作用下与鸟氨酸缩合形成瓜氨酸。随后瓜氨酸进入细胞质，在精氨琥珀酸合成酶的催化作用下与天冬氨酸缩合形成精氨琥珀酸。精氨琥珀酸被精氨琥珀酸酶裂解为延胡索酸和精氨酸。最后精氨酸酶催化精氨酸水解生成鸟氨酸和尿素。

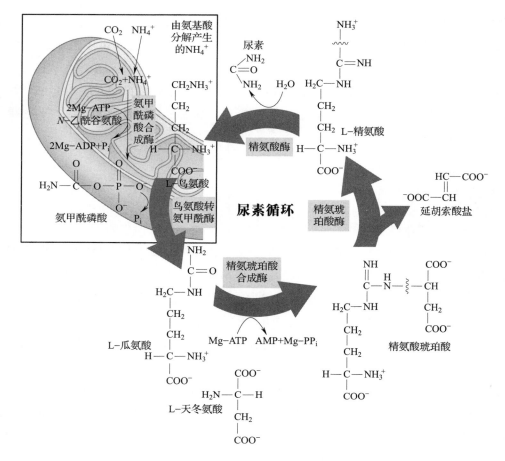

图 5-15 尿素循环

第六节 氨基酸代谢失衡相关疾病

　　许多遗传性疾病都与某些氨基酸不能正常代谢有关。这种无法代谢氨基酸的现象通常是由于限速酶的缺陷所造成，限速酶对氨基酸的代谢或作为其他重要化合物的前体以维持最佳健康状态至关重要。这些酶的缺陷是在基因水平上的，个体间不同的基因突变点可能导致相同结果。同时有些基因突变对酶的活性没有影响，不会造成任何重大的健康问题。在本章节中我们关注的是那些导致氨基酸代谢异常，对人体健康产生危害，影响酶功能的遗传缺陷。

一、苯丙氨酸代谢障碍：苯丙酮尿症

苯丙酮尿症（phenylketonuria，PKU）是最为人所知的氨基酸代谢病。这种疾病可由多种遗传变异导致，是白种人最常见的氨基酸代谢病。苯丙酮尿症是隐性遗传病父母双方都有基因缺陷才会使这种疾病显性发生，每 20000 个新生儿中就有 1 个患有苯丙酮尿症。

苯丙酮尿症患者由于缺失苯丙氨酸羟化酶，不能将苯丙氨酸代谢为非必需氨基酸酪氨酸。随着苯丙氨酸的积累，它可通过不同途径的转氨反应转化为苯丙酮酸，最终导致尿液中苯丙酮酸积累。如果这种疾病在新生儿时期未诊断出，体内就会积累高水平的苯丙酮酸，导致智力低下、异常易怒、癫痫发作和皮肤损伤。通过摄入足量的酪氨酸及其代谢物，如多巴、多巴胺、去甲肾上腺素和肾上腺素可能会减少苯丙酮酸的积累，而这种疾病的标准治疗为限制苯丙氨酸的摄入，患者的蛋白质需求可通过无苯丙氨酸特殊医疗膳食满足，并且终生坚持。

二、酪氨酸代谢障碍

此章节前面介绍过，酪氨酸在一些重要神经递质的合成中具有重要作用。酪氨酸也可通过代谢，最后生成乙酰辅酶 A（图 5-16）。有两种疾病可能是由于这条途径的代谢酶缺陷引起的。酪氨酸可以在维生素 B_6 依赖性酪氨酸转氨酶的催化作用下转化为对羟基苯丙酮酸，酪氨酸转氨酶的缺陷会造成酪氨酸的积累，导致 II 型酪氨酸血症。患有这种疾病的人需要限制对苯丙氨酸和酪氨酸摄入。如果不治疗，会造成智力和发育障碍，损害皮肤和眼睛。在相同代谢途径中，如果尿黑酸二加氧酶存在缺陷，可导致尿黑酸症。尿黑酸双加氧酶参与将酪氨酸分解过程中产生的代谢物——尿黑酸转化为马来酰乙酰乙酸的过程，尿黑酸双加氧酶的遗传缺陷会导致血液中的尿黑酸含量增加，这种色素可扩散进入富含胶原纤维的组织中，沉淀在胶原纤维上导致组织呈黑褐色，以及结缔组织退化。

三、缬氨酸、亮氨酸和异亮氨酸代谢障碍——枫糖尿病

枫糖尿病（maple syrup urine disease，MSUD）是一种遗传性支链氨基酸代谢障碍的疾病，因为未经治疗的新生儿的尿、粪便具有枫糖味而得名。受影响的婴儿在出生后第一天的血浆支链氨基酸水平升高，表现出酮尿症，易怒、嗜睡和营养不良，可能会导致婴儿呼吸困难、昏迷，如果抢救不及时，患病婴儿极易死亡。

枫糖尿病不仅可以通过临床症状来诊断，还可以通过支链 α- 酮酸脱氢酶复合物活性的降低得以诊断。该复合体中包含支链 α- 酮酸脱羧酶（E1）、双氢脂酰转环酶（E2）、特异性激酶（E3）和特异性磷酸酶。特异性激酶和磷酸酶通过可逆性磷酸化以调节支链 α-

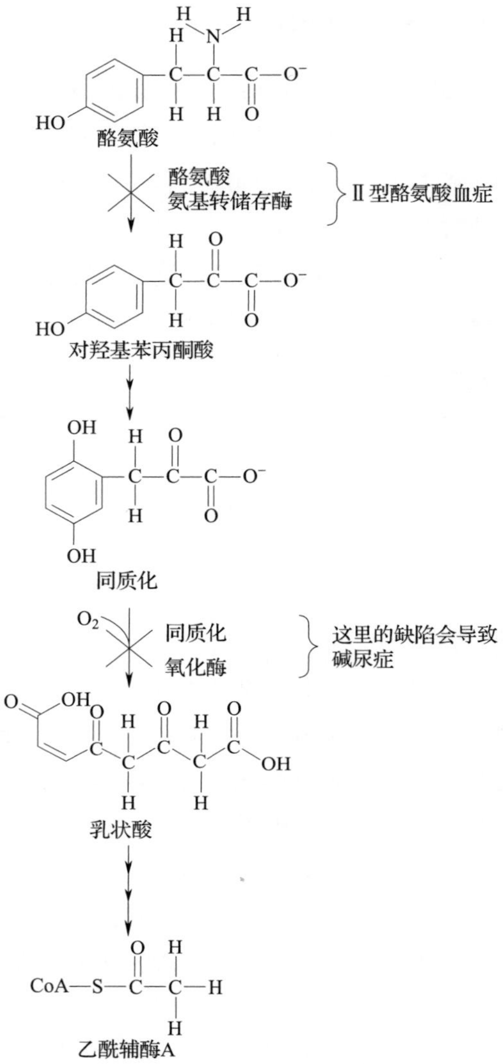

图 5-16　酪氨酸代谢障碍

╳—酶可能导致基因缺陷

酮酸脱氢酶复合物活性。任何亚基的两个等位基因的突变都会导致酶复合物活性降低，进而导致组织和血浆中支链氨基酸和相应的支链酮酸的积累（图 5-17）。

　　其中亮氨酸是这种疾病中最大的问题氨基酸。老年人出现亮氨酸不耐受和中毒的神经症状各不相同，包括认知障碍、多动、厌食、睡眠障碍、幻觉、情绪波动、局限性肌张力障碍、舞蹈手足徐动症和运动失调。在治疗中需要限制支链氨基酸，特别是亮氨酸的摄入。在急性发作期间，需限制蛋白质摄入，摄入支链氨基酸含量较少的食物，或无蛋白质饮食，甚至需要通过静脉注射营养素，血液透析或腹膜透析，直至血液中的氨基酸水平恢复正常。

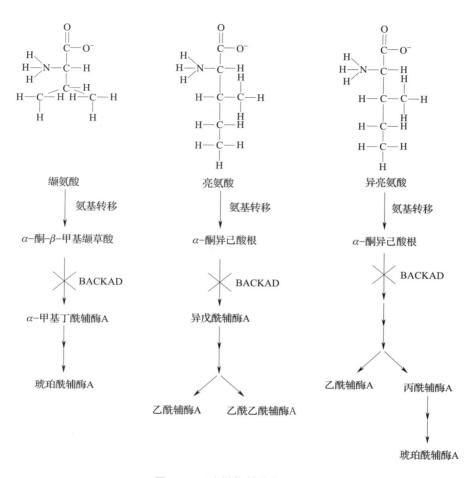

图 5-17 支链氨基酸代谢障碍

BACKAD—支链α-酮酸脱氢酶   ✕ —可能存在遗传缺陷的酶

四、其他氨基酸代谢障碍

甲硫氨酸是一种重要的氨基酸，因为其是另一种关键含硫氨基酸半胱氨酸的前体。高半胱氨酸在增加心血管疾病风险方面有重要作用。胱硫醚合成酶的基因突变可能导致高半胱氨酸水平升高，增加心脏病的患病风险。甲硫氨酸的另一个主要作用是作为甲基供体，由甲硫氨酸生成的 S- 腺苷甲硫氨酸（S-adenosyl methionine，SAM）可进一步合成肉毒碱、肌酸、褪黑素和肾上腺素。甲硫氨酸腺苷基转移酶可催化甲硫氨酸与 ATP 合成 S- 腺苷甲硫氨酸，如果该酶有遗传突变，会导致血液甲硫氨酸水平增加，患有高甲硫氨酸血症的人需要限制甲硫氨酸的摄入，以及额外补充半胱氨酸。甲硫氨酸的代谢障碍还可能引发丙酸血症和甲基丙二酸血症，其发病机制为在甲硫氨酸分解代谢为琥珀酰辅酶 A 的过程中，丙酰辅酶 A 羧化酶和甲基丙二酰辅酶 A 变位酶可能存在缺陷，这两种酶的缺陷分别会导致丙酸血症和甲基丙二酸血症，导致新生儿出现许多临床缺陷症，如发育停滞、酮症和呼吸困难，因而对于任何一种酶缺陷的婴儿，都需要限制甲硫氨酸的水平。

色氨酸可通过代谢途径合成产生乙酰辅酶 A，在此过程中的 $\alpha-$ 酮己二酸脱氢酶基因突变，可导致色氨酸、赖氨酸和代谢酸的积累，临床表现为婴儿神经运动发育迟缓、癫痫等问题。有此方面的基因突变时需限制色氨酸和赖氨酸的摄入，因为当赖氨酸被降解时，它也可转化为 $\alpha-$ 酮己二酸。另一种色氨酸代谢障碍疾病为戊二酸血症 I 型（glutaric aciduria type I），戊二酰辅酶 A 脱氢酶基因突变可造成戊二酸在血液中积累，从而导致癫痫、酸中毒和头部肿大的发生。其治疗方案也是需要限制色氨酸和赖氨酸的摄入，有时也可以摄入维生素 B_2，因为其是戊二酰辅酶 A 脱氢酶的辅助因子。

苏氨酸也为生酮兼生糖氨基酸，可以生成琥珀酰辅酶 A 或者丙酮酸。当它生成琥珀酰辅酶 A 时，催化此过程的丙酰辅酶 A 羧化酶和甲基丙二酰辅酶 A 变位酶如果产生突变，则会分别导致丙酸血症和甲基丙二酸血症。

甘氨酸也可能由于基因缺陷影响分解代谢，然而当复合物中编码酶的基因存在突变时，就会导致血甘氨酸水平升高（高甘氨酸血症，hyperglycinemia）。婴儿血甘氨酸水平升高可能导致神经损伤和癫痫。治疗时需要保持低蛋白摄入，因为甘氨酸几乎存在于所有的蛋白质中。

第五章   拓展阅读

📝 **思考题**

1. 简要阐述不同种类氨基酸的生理和营养功能。
2. 蛋白质结构分析技术有哪些？简要阐述鉴定蛋白质结构的科学意义。
3. 如何评价食物蛋白质的营养价值？
4. 简要阐述蛋白质在肠道中的吸收和转运过程。
5. 简要阐述氨基酸转氨基作用过程。

第六章
能量代谢与运动

学习目标

1. 掌握人体能量消耗的去向以及各类能量消耗的定义。
2. 掌握各类型细胞和组织器官的代谢特征。
3. 熟悉空腹、饱腹、禁食、饥饿状态下的能量代谢规律。
4. 掌握机体能量代谢的调节中神经调节和激素调节的特征。
5. 掌握运动中的营养、能量需求及机体代谢特征。
6. 了解运动对骨骼肌形态和机能的影响及运动后的营养补充。

为了维持机体内平衡运作和其他生理功能及活动，人体每分钟都在进行着无数的代谢反应。代谢分为分解代谢和合成代谢，由许多代谢途径组成，每一条代谢途径又包含一系列前后有关的酶促反应。有些不同的代谢途径会分享某些共同的酶促化学反应，所以，各种代谢途径相互联系、相互作用、相互协调和相互制约，形成一个网状的整体，即代谢具有整体性。

对于成年人来说，每天的代谢成本或能量消耗是非常大的，相当于 1500 ~ 3500kcal。人体的细胞一直维持相对恒定的三磷酸腺苷（adenosine triphosphate，ATP）的水平，以维持机体能量平衡和其他功能稳定进行。此外，许多细胞在产生 ATP 能量底物的选择上通常是无选择性的。细胞是否倾向于代谢产生能量，取决于能量底物的可用性以及激素和中枢神经系统对代谢途径的影响。为了适应不断变化的内、外环境，机体需要不断调节各种物质的代谢方向、流量和速率，从而使体内物质的代谢有条不紊地进行，即代谢具有可调节性。机体各组织、器官除了具有一般的基本代谢外，还具有各自不同的代谢特点，以适应相应的功能需要。这是由于这些组织、器官的细胞中形成了特定的酶谱，即不同的酶系种类和含量。

国际通用的能量单位是焦耳（joule，J）、千焦耳（kilojoule，kJ）或兆焦耳（megajoule，MJ）。1J 是指用 1N 的力把 1kg 物体移到 1m 的距离所消耗的能量。营养学领域常使用的能量单位是卡（calorie，cal）和千卡（kilocalorie，kcal）。1kcal 是指在 1 个标准大气压下，1kg 纯水由 15℃上升到 16℃时所需要的能量。能量单位换算关系如下：1kJ=0.239kcal，1kcal=4.184kJ。

每克碳水化合物、脂肪和蛋白质在体内氧化分解（或在体外燃烧）时所产生的能量值称之为能量系数或食物的热价（energy coefficient/calorific value）。碳水化合物和脂肪在体内氧化分解与在体外燃烧的热能是相等的，最终产物均为 CO_2 和 H_2O。因此，碳水化合物和脂肪的物理热价和生物热价相等。但蛋白质在体内不能完全氧化，除了 H_2O 和 CO_2 外，还产生一些不能继续被分解利用的含氮化合物（如尿素、尿酸、肌酐和氨），每克蛋白质产生的这些含氮物质在体外继续完全燃烧，可产生 5.44kJ 的能量。如果采用体外测试热量试验推算体内氧化产生的能量值时，1g 碳水化合物、脂肪和蛋白质在体内氧化时平均产生的能量分别为 17.15kJ、39.54kJ 和 23.65kJ。一般情况下，食物营养素在人体消化道不能全部被吸收，且消化率也不相同。混合膳食中碳水化合物、脂肪和蛋白质的吸收率分别为 98%、95% 和 92%；因此，在实际应用中，将产能营养素产生的能量多少按照如下关系进行换算：

1g 碳水化合物：17.15kJ×98%=16.81kJ；lg 脂肪：39.54kJ×95%=37.56kJ；1g 蛋白质：（23.64−5.44）×92%=16.74kJ/g。

从宏观尺度上了解人体的能量需求及消耗对于维持能量平衡（energy balance）和机体健康十分重要。人体通过摄取食物中的产能营养素（包括碳水化合物、脂肪和蛋白质）来获取能量，以维持机体的各种生理功能和生命活动。人体每日能量消耗主要包括基础代谢、体力活动和食物热效应和适用性产热四方面。机体能量需要量与年龄、性别、生理状态、体重以及身体活动有关；人体能量摄入量与能量消耗量构成的能量平衡既受到内环境因素如细胞因子、受体、激素或神经 - 体液系统等的影响，又受到外环境因素如温度、食物摄入等的影响。任何原因导致的能量失衡均会引起一系列的健康问题。能量代谢可以通过直接测量身体热量的散失或氧气的消耗来进行评估，每日的能量需求和消耗也可通经验公式计算和膳食调查进行评估。

本章概述了总水平、组织水平和细胞水平的能量代谢，并讨论了代谢状态、能量平衡、体重和组成，并重点讨论了代谢的整合和调节，饥饿饱腹状态下的代谢特征，运动过程中的能量消耗及能量的消耗与测定。

第一节　能量代谢的整合与关联

一、能量代谢的整合

1. 能量代谢的整体性与动态平衡

机体内各类营养素的代谢反应不是孤立进行的。人体摄取的食物，无论动物性或植物性食物均同时含有蛋白质、脂质、碳水化合物、矿物质及维生素等营养素，从消化吸收开始，经过中间代谢，到代谢废物排出体外，这些物质的代谢都是同时进行的，且互有联系、相互依存，各种物质的代谢之间相互联系构成统一的整体。如糖、脂肪在体内氧化释出的能量可用于核酸、蛋白质等的生物合成，各种酶蛋白合成后又催化糖、脂质、蛋白质等物质代谢按机体的需要顺利进行。

人体主要营养素既可以从食物中摄取，多数也可在体内自身合成。在进行中间代谢时，自身合成的内源性营养物质和食物中摄取的外源性营养物质共同组成为共同的代谢池（metabolic pool），根据机体的营养状态和需要，同样地进入各种代谢途径进行代谢。例如，血液中的葡萄糖，无论是从食物中消化吸收的、肝糖原分解产生的、氨基酸转变产生的或是由甘油转化生成的，都共同构成了血糖。在机体需要能量时，这些葡萄糖分子又均可在各组织进行有氧或无氧代谢分解，释放出能量供机体利用。体内各种营养物质的代谢总是处于一种动态的平衡之中。在正常生理状态下，体内碳水化合物、脂质、蛋白质等物质面临多条代谢途径，或合成或分解，有获取则随之被转变或消耗，有消耗则适时获得补充，使其中间代谢物不会出现堆积或匮乏的现象。例如，血糖浓度虽然维持一定浓度范围，但其中的葡萄糖分子实际处于不断更新之中。体内其他物质也均如此处于动态平衡之中。体内许多生物合成反应是还原性合成，需要还原当量，这些生物合成反应才能顺利进行。体内合成代谢所需的还原当量的主要提供者是 NADPH，它主要来源于葡萄糖的磷酸戊糖途径。所以，NADPH 能将氧化反应和还原反应联系起来，将物质的氧化分解与还原性合成联系起来，将不同的还原性合成联系起来。如葡萄糖经磷酸戊糖途径分解生成的 NADPH，既可为乙酰辅酶 A 合成脂肪酸，也可为乙酰辅酶 A 合成胆固醇提供还原当量。

2. 三大供能营养素的代谢转化与联系

体内碳水化合物、脂质、蛋白质和核酸等的代谢不是彼此孤立的，而是通过共同的中间代谢物、三羧酸循环和氧化还原反应等彼此联系、相互转变（图 6-1）。一种物质的代谢障碍可引起多种其他营养素的代谢紊乱，如糖尿病患者糖代谢的障碍，可引起脂质代谢、蛋白质代谢甚至无机营养素的代谢紊乱。

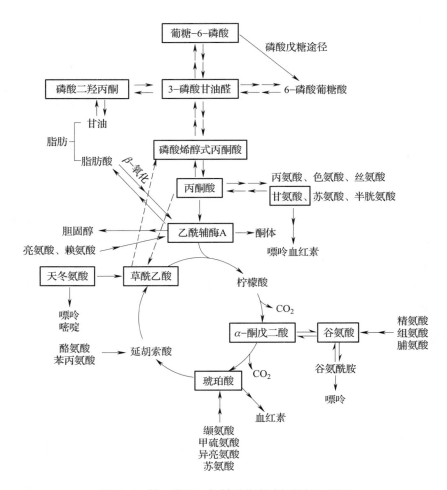

图 6-1 糖、脂质、氨基酸代谢途径的相互联系

（1）葡萄糖转化为脂肪酸　当摄入的葡萄糖超过体内需要时，除合成少量糖原储存在肝脏及肌肉外，葡萄糖氧化分解过程中生成的柠檬酸及最终产生的 ATP 增多，可别构激活乙酰辅酶 A 羧化酶（ACC），使葡萄糖分解产生的乙酰辅酶 A 羧化成丙二酰辅酶 A，进而合成脂肪酸及脂肪，将葡萄糖转变成脂肪储存于脂肪组织。所以，即使摄取的脂肪含量不高，但摄入高糖的膳食过多时，也能使人血浆甘油三酯升高，并导致肥胖。但是，脂肪分解产生的脂肪酸不能在体内转变为葡萄糖，因为脂肪酸分解生成的乙酰辅酶 A 不能逆向转变为丙酮酸。尽管脂肪分解产生的甘油可以在肝、肾、肠等组织甘油激酶的作用下转变成磷酸甘油，进而转变成葡萄糖，但相较于脂肪中大量脂肪酸分解生成的乙酰辅酶 A 相比，其量极少。此外，脂肪酸分解代谢能否顺利进行及其强度，还依赖于糖代谢状况。当饥饿、糖供给不足或糖代谢障碍时，尽管脂肪可以大量动员，并在肝经氧化生成大量酮体，但当糖代谢不能满足相应的需求时，即草酰乙酸生成相对或绝对不足，会导致大量酮体不能进入三羧酸循环氧化，在血中蓄积，造成高酮血症。这也是糖尿病患者会并发出现高酮血症

的主要原因之一。

（2）葡萄糖可与大部分的氨基酸相互转化　组成人体蛋白质的 20 种氨基酸中，除生酮氨基酸（亮氨酸、赖氨酸）外，都可通过脱氨作用，生成相应的 $\alpha-$ 酮酸。这些 $\alpha-$ 酮酸可转变成某些能进入糖异生途径的中间代谢物，循糖异生途径转变为葡萄糖。如丙氨酸经脱氨基作用生成的丙酮酸，可异生为葡萄糖。精氨酸、组氨酸、脯氨酸可先转变成谷氨酸，进一步脱氨生成 $\alpha-$ 酮戊二酸，再经草酰乙酸、磷酸烯醇式丙酮酸异生为葡萄糖。葡萄糖代谢的一些中间代谢物，如丙酮酸、$\alpha-$ 酮戊二酸、草酰乙酸等也可氨基化生成某些非必需氨基酸。但苏氨酸、甲硫氨酸、赖氨酸、亮氨酸、异亮氨酸、缬氨酸、组氨酸、苯丙氨酸及色氨酸等 9 种氨基酸不能由糖代谢中间物转变而来。总之，20 种氨基酸除亮氨酸及赖氨酸外均可转变为葡萄糖，而糖代谢中间代谢物仅能在体内转变成 11 种非必需氨基酸。

（3）氨基酸可转化为多种脂质，但脂质几乎不能转化为氨基酸　体内的氨基酸，无论是生糖氨基酸、生酮氨基酸（亮氨酸、赖氨酸），还是生酮兼生糖氨基酸（异亮氨酸、苯丙氨酸、色氨酸、酪氨酸、苏氨酸），均能分解生成乙酰辅酶 A，经还原缩合反应可合成脂肪酸，进而合成脂肪。氨基酸分解产生的乙酰辅酶 A 也可用于合成胆固醇。氨基酸还可作为合成磷脂的原料，如丝氨酸脱羧可变为乙醇胺，乙醇胺经甲基化可变为胆碱。丝氨酸、乙醇胺及胆碱分别是合成丝氨酸磷脂、脑磷脂及卵磷脂的原料。所以，氨基酸能转变为多种脂质。但脂肪酸、胆固醇等脂质不能转变为氨基酸，仅脂肪中的甘油可异生成葡萄糖，转变为某些非必需氨基酸，但量很少。

（4）一些氨基酸、磷酸戊糖是合成核苷酸的原料　嘌呤碱从头合成需要甘氨酸、天冬氨酸、谷氨酰胺和一碳单位为原料；嘧啶碱从头合成需要天冬氨酸、谷氨酰胺和一碳单位为原料。一碳单位是一些氨基酸在分解过程中产生的。这些氨基酸可直接作为核苷酸合成的原料、也可转化成核苷酸合成的原料。核苷酸中的另一成分磷酸戊糖是葡萄糖经磷酸戊糖途径分解的重要产物。所以，葡萄糖和一些氨基酸可在体内转化为核酸分子的组成成分。

二、机体组织的能量分布与代谢特征

供能营养素相互转化的能力对于维持机体内稳态至关重要。一个组织中发生的代谢将显著影响其他组织的代谢。在机体代谢条件下，供能营养素通过血液循环不断在组织之间进行相互转换和运输，并为需要的地方提供能量。以下将详细介绍参与能量分布的各组织间独特的代谢特征与主要差异。

1. 肝脏

肝脏在能量代谢中发挥核心作用。小肠吸收的大部分营养物质首先通过肝脏，而肝外组织释放的许多营养素会进入肝脏进行额外的处理。肝脏是三种宏量营养素的代谢枢纽。

葡萄糖从肝门静脉进入肝细胞，一部分通过体循环被葡萄糖激酶磷酸化为 6- 磷酸葡萄糖。肝脏利用相对较少的 6- 磷酸葡萄糖以满足自身的能量需求。当葡萄糖供应不足时，肝脏会分解储存的糖原；当血糖水平高且肝脏吸收较多的葡萄糖时，肝脏会合成糖原。在糖原合成中，约三分之二的 6- 磷酸葡萄糖来自小肠吸收的葡萄糖，剩余的 6- 磷酸葡萄糖则来源于糖异生中新合成的葡萄糖。另外，肝脏还会将血液循环中的乳酸转化为 6- 磷酸葡萄糖以控制血液乳酸水平。乳酸来自肝外组织，尤其在骨骼肌和红细胞中含量较高，肝脏合成葡萄糖这一过程消耗能量，葡萄糖会重新释放到血液中供给肌肉等其他组织利用（科里循环，Cori cycle）。

肝脏在氨基酸代谢中所发挥的重要作用。肝脏是将氨基酸合成蛋白质的场所，如合成各种结构蛋白和血浆蛋白。肝脏还可以将氨基酸转化为非蛋白质产物，例如，核苷酸和卟啉。另外，氨基酸的分解代谢也可以在肝脏中进行，其中大部分经过转氨后降解为乙酰辅酶 A 和其他 TCA 循环的中间体。这些物质可以被彻底氧化分解获得能量或转化为葡萄糖或脂肪酸。通过糖异生形成的葡萄糖可以运输到肌肉、大脑、神经细胞、红细胞和其他组织中进行代谢。而新合成的脂肪酸可以运输到脂肪组织储存或作为心肌和骨骼肌的主要能量物质。此外，肝细胞也是将氨基酸代谢为尿素的唯一场所，而尿素是氨基酸中氮的主要排泄形式。

肝脏中的脂肪酸来源于乳糜微粒和从头合成（de novo synthesis）。值得注意的是，人体中大多数脂肪酸合成发生在肝脏当中而非脂肪组织。脂肪酸可在肝脏中重新组装成甘油三酯并以血浆极低密度脂蛋白（VLDL）的形式释放到体循环后，VLDL 与肌肉和脂肪组织的脂蛋白脂肪酶相互作用。脂肪细胞能够储存甘油三酯，而肌肉能够水解甘油三酯产生脂肪酸的同时生成 ATP。在多数情况下，脂肪酸是通过 TCA 循环和氧化磷酸化向肝脏提供能量的主要物质。在长时间禁食期间，乙酰辅酶 A 可以转化为酮体，而酮体则可在禁食期间作为脑及心肌等组织的重要供能物质。

2. 肌肉

脂肪酸和葡萄糖是骨骼肌和心肌的主要供能营养素。当脂肪酸和葡萄糖不足时，肌肉也可以使用酮体作为能量物质。心肌需要持续供应能量，而骨骼肌在休息时对供能营养素的需求很低，但会随着肌肉收缩的增加而增加。骨骼肌中脂肪酸和葡萄糖利用的相对比例会根据身体活动的持续时间和强度发生显著变化。

富含碳水化合物的膳食使得葡萄糖和胰岛素的血液浓度升高，骨骼肌和心肌会在细胞表面表达葡萄糖转运蛋白 4 型（glucose transporter type 4，GLUT4），从而肌肉细胞可以吸收大量的葡萄糖，并通过己糖激酶迅速将其磷酸化为 6- 磷酸葡萄糖。由于心肌合成糖原的能力有限，因此主要利用了 6- 磷酸葡萄糖作为能量物质。但骨骼肌可大量储存糖原以备后用。骨骼肌和心肌也可表达其他类型的 GLUT 蛋白，当机体处于禁食期间或碳水化合物摄入不足时，它们可以从体循环中吸收来自于肝糖原分解或糖异生产生的葡萄糖。同时肝脏通过 6- 磷酸葡萄糖酶将 6- 磷酸葡萄糖去磷酸化后生成的葡萄糖释放到循环中，而肌肉细胞缺乏这种酶，不能向外输出葡萄糖。因此，此时作为糖原储存在肌肉中的葡萄糖只能用于原位的糖酵解。

脂肪酸是心肌和静止骨骼肌的主要能量来源。脂肪酸 $\beta-$ 氧化是有氧代谢，正因如此心肌具有极高数量的线粒体。当葡萄糖充足时，心肌会增加对葡萄糖的利用，但仍倾向将脂肪酸作为主要的能量来源。同样，当有充足的葡萄糖、胰岛素和 GLUT4 时，静止骨骼肌可以增加在饱腹状态下对葡萄糖的利用。肌肉线粒体附近储存适量甘油三酯，这可增强骨骼肌活跃时对脂肪酸的充分利用。然而，随着身体活动的增加，骨骼肌将越来越依赖葡萄糖以获取能量。被肌肉用作能量的脂肪酸大多数来自血液循环。心肌和骨骼肌在细胞表面表达有脂蛋白脂肪酶，该酶会与血液循环中的乳糜微粒（来自餐后肠道）和 VLDL（来自肝脏）结合。由乳糜微粒和极低密度脂蛋白转运的甘油三酯会被脂蛋白脂肪酶水解成脂肪酸和甘油，同时肌肉细胞还可以利用从脂肪组织释放并由血清白蛋白转运的游离脂肪酸。

3. 脂肪组织

脂肪组织具有储存大量甘油三酯的能力，是体内能量储存的主要场所。来自饮食的甘油三酯通过乳糜微粒运输到脂肪组织，脂蛋白脂肪酶在脂肪组织中水解甘油三酯，促进脂肪酸转移到细胞中。以类似的方式，源自肝脏的甘油三酯通过 VLDL 转运到脂肪组织。肝脏分泌的甘油三酯来自乳糜微粒残余物的分解代谢以及非脂质前体（包括过量的葡萄糖和果糖）的脂肪酸肝脏合成。脂肪酸被脂肪细胞吸收后会立即与 3- 磷酸甘油酯化形成甘油三酯。脂蛋白脂肪酶不会促进甘油转移到细胞中，因此脂肪细胞依赖葡萄糖作为 3- 磷酸甘油的来源。游离甘油可被转运至肝脏并用作糖异生的前体。

脂肪细胞的细胞表面表达有 GLUT4，因此在血糖水平升高时可促进葡萄糖摄取进入细胞。葡萄糖转化为 6- 磷酸葡萄糖并迅速进入糖酵解途径。糖酵解途径为合成甘油三酯和丙酮酸转化为乙酰辅酶 A 提供了甘油 -3- 磷酸。一些乙酰辅酶 A 可能通过 TCA 循环被彻底氧化以满足细胞的能量需求，而其余的则用于脂肪酸合成。脂肪的生成需要 NADPH 的还原能力。一些 6- 磷酸葡萄糖进入戊糖磷酸途径以提供必要的 NADPH。肝脏中的脂肪生成率高于脂肪组织中的脂肪生成率。然而，在肥胖个体中脂肪组织的质量可能比肝脏大很多倍，这表明过多的碳水化合物会显著导致肥胖。

当膳食中能量物质供应不足时，脂肪组织中的甘油三酯会水解并以游离脂肪酸的形式释放到血液循环中，在血液循环中它们与白蛋白结合以运输到其他组织。身体中的许多组织都可以使用脂肪酸作为能量，尤其是心肌和骨骼肌。

4. 脑

葡萄糖是大脑和神经细胞利用的最主要供能营养素。在正常情况下，葡萄糖是唯一的能量来源，但在卡路里限制的饮食或饥饿时等长时间的能量缺乏期间，大脑可以适应性地利用酮体供能。大脑不能直接利用脂肪酸，以往研究认为是因为脂肪酸作为大分子难以穿过血脑屏障。但目前大量研究证实，脂肪酸可以通过简单扩散和依赖转运体形式穿过血脑屏障进入脑内。目前理论认为，脑之所以不利用能量密度更高的脂肪酸原因可能包括，脂肪酸氧化大量耗氧且会产生大量的活性氧（ROS）使得脑部缺氧并引起氧化损伤。还有理论为脑内进行 β- 氧化的酶活力较低，氧化速率低，无法满足脑神经高速的能量消耗。脑倾向于利用葡萄糖供能的机制尚待进一步研究，但值得注意的是，与能量需求高度可变的骨骼肌不同，复杂的脑力劳动并不会增加大脑的能量利用。

由以上可知，维持机体正常的血糖水平对于维持正常的脑功能是必不可少的。如短期内饮食不能提供足够量的葡萄糖时，肝脏会将来源于糖原的分解和非碳水化合物前体（乳酸、甘油和某些氨基酸）的糖异生产生的葡萄糖释放到血液循环中。长时间的供能不足会导致脂肪组织中的甘油三酯加速分解，从而导致肝脏中的脂肪酸氧化成乙酰辅酶 A 并转化为酮体，而大脑和其他组织可以将酮体转化回为乙酰辅酶 A，并通过 TCA 循环和氧化磷酸化产生 ATP。

5. 肾脏

肾脏的主要功能是产生尿液，并在此过程移除血浆中的代谢废物，其能量需要量约占身体总能量的 10%。肾脏每天大约滤过血浆 60 次，经肾脏滤过后血浆中的大部分成分都是可重新利用的，例如葡萄糖和水，而在肾小管中重吸收这些成分时需要消耗大量的能量。

肾脏在维持能量稳态方面的作用尚未像其他主要器官那样被研究清楚。目前通常认为肾脏具有两个独立的代谢部位，即葡萄糖的利用主要发生在肾髓质，而葡萄糖的合成和分泌发生在肾皮质。这些相对独立的活动可能是由于位于肾脏不同区域内酶的表达有所不同的结果。肾髓质与大脑相似，需要葡萄糖作为能量，而肾皮质在正常情况下利用脂肪酸作为主要能量来源。肾髓质细胞能够将葡萄糖转化为 6- 磷酸葡萄糖以进行糖酵解；然而，它们缺乏糖异生的酶，无法合成葡萄糖并释放到血液循环中。相比之下，肾皮质细胞可以表达糖异生过程所需的酶，因此可以制造和释放葡萄糖。但它们缺乏磷酸化能力，因此不能合成糖原。在长期饥饿期间，肾皮质会增加葡萄糖的合成，并可能贡献血液循环中多达一半的葡萄糖。另外值得注意的是，肾髓质中由糖酵解产生的乳酸可被肾皮质用于糖异生。

6. 红细胞

在任何代谢条件下，葡萄糖都是红细胞胞浆的唯一能量来源。在红细胞的发育过程中，红细胞会失去包括线粒体在内的多种细胞器，因此，无氧糖酵解是红细胞产生 ATP 的唯一手段。其优势是红细胞不会消耗它们运输的氧气，而缺点是糖酵解是一种低效的 ATP 产生方式。糖酵解的最终产物丙酮酸会迅速转化为乳酸，释放到血浆中，并被肝脏吸收。乳酸则将通过糖异生合成葡萄糖重新进入血液循环中。

以上内容主要阐述了不同器官利用供能营养素的特征，可以发现组织器官之间存在着较为明显的差异，而且组织器官之间还通过循环系统存在着密切的联系。供能物质可以通过循环系统在组织器官之间转运、转化，以满足机体的内稳态。

三、人体组织细胞的能量代谢特征

在一天当中，人体的能量代谢会不断发生变化，一般这些变化是由进食、禁食以及锻炼运动引起的，在这些时间里，不同组织的能量代谢状态受底物的可用性（表 6-1）以及激素水平的影响（图 6-2）。细胞必须具有恒定的能量物质供应才能得到可利用的 ATP，在代谢途径中，碳水化合物、蛋白质（氨基酸）、脂肪、乙醇以及其代谢的中间分子（例如丙酮酸、乳酸）被分解，它们所载有的能量会转移到 ATP 的高能磷酸键上（少部分能量转移到 GTP 上）。这些能量物质可以直接从饮食中获取，或者是禁食期间从体内存储的碳水化合物、蛋白质和脂肪中获取。

表 6-1 特定器官和组织的能量物质来源

组织或细胞类型	可利用的能量物质底物	代谢特点[①]
红细胞（RBCs）	葡萄糖	缺少线粒体 仅可利用葡萄糖 产生乳酸
肝细胞	葡萄糖、脂肪酸、氨基酸、乳酸、果糖、半乳糖、乙醇	酮体合成的主要场所 脂肪酸合成的主要场所 糖异生作用的主要场所
骨骼肌	葡萄糖、脂肪酸、特定氨基酸、酮体、部分果糖	受底物可用性影响 受代谢状态影响
心肌	葡萄糖、脂肪酸、特定氨基酸、酮体、乳酸	受底物可用性影响 受代谢状态影响
平滑肌	主要是葡萄糖	可产生乳酸
消化道	主要是葡萄糖、特定氨基酸（尤其是谷氨酰胺）	可产生乳酸
视网膜	主要是葡萄糖	可产生乳酸
肾脏	主要是葡萄糖、少量乳酸、甘油、酮体	可产生葡萄糖
中枢神经系统	葡萄糖、乳酸、酮体	在禁食和生酮饮食引起的酮体产生期间可利用酮体
脂肪组织	葡萄糖、脂肪酸、部分果糖	受代谢状态影响

注：① 代谢条件受激素调节。营养物质（例如葡萄糖，脂肪酸，氨基酸和甘油）的可用性将影响某些细胞用作能量来源的物质。

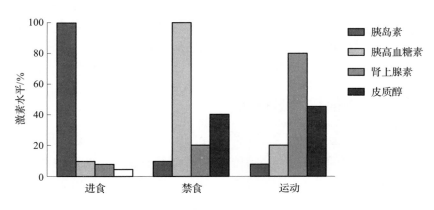

图 6-2　不同代谢状态下的激素水平

1. 细胞与组织能量代谢

　　能量物质的利用形式因细胞类型而异，主要基于能量的可及性、细胞构造、细胞生理状态和是否有激素参与调节等因素（表 6-2）。在某些细胞中，能量物质消耗仅限于单一营养素，如红细胞只能利用葡萄糖。而在其他类型细胞中，例如肝细胞和骨骼肌细胞，在一天内可能会利用不同的供能营养素，这取决于营养素的利用率，激素、线粒体、酶和转运蛋白的表达速率和别构效应，细胞的能量和氧化还原状态。除此之外，还有一些类型的细胞也能使用其他能量物质来适应更极端的代谢情况，例如，饥饿状态下大脑对酮体的利用。

表 6-2　胰岛素、胰高血糖素、皮质醇和肾上腺素在一般能量代谢系统中的作用

代谢过程	胰岛素	胰高血糖素	皮质素	肾上腺素
细胞中的糖酵解	√			
肝和骨骼肌中糖原的合成[①]	√		√	
肝和骨骼肌中糖原的分解[②]		√		√
肝脏（和肾脏）中的糖异生[③]		√	√	
脂肪组织中的脂肪分解		√	√	√
骨骼肌、肝脏和脂肪组织中的 β- 氧化		√	√	√
肝脏和脂肪组织中的脂肪酸合成	√			
骨骼肌和肝脏中的蛋白质合成	√			
骨骼肌和肝脏中的蛋白质分解[④]		√		

续表

代谢过程	胰岛素	胰高血糖素	皮质素	肾上腺素
肝脏中酮体的形成		√	√	
酮体在大脑中的利用		√	√	

注："√"表示代谢激素的调节作用

① 皮质醇促进肝脏（非肌肉）中肝糖原的合成。

② 肌肉细胞没有胰高血糖素受体，因此胰高血糖素可促进肝糖原分解。

③ 肾脏中的糖异生是其他肾脏细胞的葡萄糖来源。

④ 胰岛素减少骨骼肌中的肌肉蛋白质分解，从而促进净蛋白质的产生。

营养状态是决定能量使用的最重要因素。人体中产生或储存能量的主要器官包括肝脏、脂肪组织和骨骼肌，心脏也是其中之一。这些器官通过存储能量来容纳超出当前需求的能量摄入。其他的组织也可以储存能量，但不能达到肝脏、骨骼肌和脂肪组织所能储存的容量程度。

2. 葡萄糖利用的专一性

葡萄糖是红细胞（red blood cells，RBCs）唯一利用的能源，红细胞一直从葡萄糖中获取能量。在正常情况下，大脑会以极高的比例利用葡萄糖作为能量物质。由于大脑和红细胞都需要稳定的葡萄糖供给（肾小管系统的某些部分可能也需要葡萄糖），因此，在日常营养状态变化期间，机体主要代谢目标之一是保持正常的血糖水平。此外，在持续数天的长期禁食期间，保持正常的血糖可能是代谢最重要的目标。而对于血糖调控发挥关键作用的胰岛素/胰高血糖素激素比例变化，对于机体整体的代谢调节也发挥着重要作用。

3. 代谢状态的过渡与交叉

通常来说，代谢状态是很容易区分的，但在某些过渡时期，多种"代谢状态"会交叉重叠影响，其中一个重要因素是胰岛素与胰高血糖素的浓度比值以及这些激素的残留影响。例如，在禁食结束后进餐的 1h 左右，机体既在发生进餐后营养素摄入的响应变化，但同时禁食的残留效应仍然存在。但是，从饱食状态到禁食状态之间的代谢变化过渡机制尚不十分清楚。

位于代谢路径交叉点的某些能量通路的中间产物为能量通路的平衡与转换提供了基础。尽管每一个能量通路是独立的过程，但它们也是相互联系的。例如，乙酰辅酶 A，由丙酮酸通过氧化产生酮体或柠檬酸，进一步通过三羧酸循环（TCA）用于供能或脂肪酸合成。丙酮酸是另一种代谢交叉的中间产物，它可以通过糖酵解途径生成，又或是由乳酸和某些氨基酸的分解代谢产生，丙酮酸可以继续在线粒体中产生乙酰辅酶 A 或草酰乙酸，也可以在胞浆中合成丙氨酸或乳酸。

第二节 能量代谢的调节

人体主要是通过调节能量摄入和能量消耗来维持能量平衡。当机体长期处于能量摄入大于能量消耗时，过剩的碳水化合物以糖原的形式储存在肝脏和肌肉中或转化为脂肪以甘油三酯的形式储存于脂肪组织中。当摄入能量低于消耗能量时，机体将动员储存的糖原或脂肪。目前认为，饥饿和饱腹、摄食的启动和终止等食欲变化与机体能量平衡的调节是生理因素（如感官刺激、胃肠信号、内分泌、神经与体液等）和非生理因素（如环境、摄食行为等）相互作用的复杂过程。以下将从酶水平、激素、神经-体液和非生理因素方面对机体能量代谢调节进行阐述。

一、细胞内酶活性调节

1. 各种代谢酶在细胞内的区隔分布是物质代谢及其调节的亚细胞结构基础

细胞内有多种物质的代谢会同时发生。参与同一代谢途径的酶，相对独立地分布于细胞特定区域或亚细胞结构，形成所谓区隔分布，有的甚至结合在一起，形成多酶复合体（表6-3）。酶的这种区隔分布，能避免不同代谢途径之间彼此干扰，使同一代谢途径中的系列酶促反应能够更顺利地连续进行，既提高了代谢途径的进行速度，也有利于调控。

表6-3　各种代谢在细胞内区隔分布是物质代谢及其调节的亚细胞结构基础

组织或细胞类型	能量底物
DNA、RNA合成	细胞核
蛋白质合成	内质网、细胞质
糖原合成	细胞质
脂肪酸合成	细胞质
胆固醇合成	内质网、细胞质
磷脂合成	内质网
血红素合成	细胞质、线粒体
尿素合成	细胞质、线粒体
糖酵解	细胞质

续表

组织或细胞类型	能量底物
戊糖磷酸途径	细胞质
糖异生	细胞质、线粒体
脂肪酸氧化	细胞质、线粒体
多种水解酶	溶酶体
柠檬酸循环	溶酶体
氧化磷酸化	溶酶体

2. 关键调节酶活性决定整个代谢途径的速度和方向

每条代谢途径由一系列酶促反应组成，其反应速率和方向由其中一个或几个具有调节作用的关键酶活性决定。这些关键酶的特点包括① 常催化一条代谢途径的第一步反应或分支点上的反应，速度最慢，其活性能决定整个代谢途径的总速度，其通常被称为限速酶；② 常催化单向反应或非平衡反应，其活性能决定整个代谢途径的方向；③ 酶活性除受底物控制外，还受多种代谢物或效应剂调节。改变关键酶活性是细胞水平代谢调节的基本方式，也是激素水平代谢调节和整体代谢调节的重要环节。

代谢调节可按速度分为快速调节和迟缓调节。前者通过改变酶的分子结构改变酶活性，进而改变酶促反应速度，在数秒或数分钟内发挥调节作用。快速调节又分为别构调节和化学修饰调节。迟缓调节通过改变酶的基因表达、蛋白合成，或者通过改变蛋白降解速度进而改变细胞内酶的含量，进而改变酶促反应速度，一般需数小时甚至数天才能发挥调节作用。

3. 别构调节通过别构效应改变关键酶活性

别构调节是生物界普遍存在的代谢调节方式。一些小分子化合物能与酶蛋白分子活性中心外的特定部位特异结合，改变酶蛋白分子构象、从而改变酶活性。别构调节在生物界普遍存在。

别构效应剂能与别构酶的调节位点或调节亚基非共价键结合，引起酶活性中心构象变化，改变酶活性，从而调节代谢。别构效应的机制有两种。其一，酶的调节亚基含有一个"假底物"（pseudosubstrate）序列，当其结合催化亚基的活性位点时能阻止底物的结合，抑制酶活性；当效应剂分子结合调节亚基后，"假底物"序列构象变化，释放催化亚基，使其发挥催化作用。cAMP 激活 cAMP 依赖的蛋白激酶通过这种机制实现。其二，别构效应剂与调节亚基结合，能引起酶分子三级和（或）四级结构在"T"构象（紧密态、无活性 / 低活性）与"R"构象（松弛态、有活性 / 高活性）之间互变，从而影响酶活性。氧对脱氧血红蛋白构象变化的影响便可通过该机制实现。

别构调节具有重要的生理意义。别构效应剂可能是酶的底物，也可能是酶促反应的终产物，或其他小分子代谢物（表6-4）。它们在细胞内浓度的改变能灵敏地反映相关代谢途径的强度和相应的代谢需求，并使关键酶构象改变影响酶活性，从而调节相应代谢的强度、方向，以协调相关代谢、满足相应代谢需求。

表6-4　一些代谢途径中的别构酶及其效应剂

代谢途径	别构酶	别构激活剂	别构抑制剂
糖酵解	磷酸果糖激酶 -1	F-2,6-BP、MP、ADP、F-1,6-BP	柠檬酸、ATP
	丙酮酸激酶	F-1,6-BP、ADP、AMP	ATP、丙氨酸
	己糖激酶		葡萄糖 -6- 磷酸
丙酮酸氧化脱羧	丙酮酸脱氢酶复合体	AMP、CoA、NAD+、ADP、AMP	ATP、乙酰 CoA、NADH
柠檬酸循环	柠檬酸合酶	乙酰 CoA、草酰乙酸、ADP	柠檬酸、NADH、ATP
	α- 酮戊二酸脱氢酶复合体		琥珀酰 CoA、NADH
	异柠檬酸脱氢酶	ADP、AMP	ATP
糖原分解	磷酸化酶（肌）	AMP	ATP、葡萄糖 -6- 磷酸
	磷酸化酶（肝）		葡萄糖、F-1,6-BP、F-1-P
糖异生	丙酮酸羧化酶	乙酰 CoA	AMP
脂肪酸合成	乙酰辅酶 A 羧化酶	乙酰 CoA、柠檬酸、异柠檬酸	软脂酰 CoA、长链脂酰 CoA
氨基酸代谢	谷氨酸脱氢酶	ADP、GDP	ATP、GTP
嘌呤合成	PRPP 酰胺转移酶	PRPP	IMP、AMP、GMP
嘧啶合成	氨基甲酰磷酸合成酶 II		UMP

代谢终产物堆积表明其代谢过强，超过了需求，常可使其代谢途径的关键酶受到别构抑制，即反馈（feedback）抑制，从而降低整个代谢途径的强度，避免产生超过需要的产物。如长链脂酰辅酶 A 可反馈抑制乙酰辅酶 A 羧化酶，使代谢物的生成不致过多。别构调节可使机体根据需求生产能量，避免生产过多造成浪费。如 ATP 可别构抑制磷酸果糖激酶、丙酮酸激酶及柠檬酸合酶，从而抑制糖酵解、有氧氧化及三羧酸循环，使 ATP 的生成不致过多，以免造成浪费。

一些代谢中间产物可别构调节相关的多条代谢途径的关键酶，使这些代谢途径之间能协调进行。如在能量供应充足时，葡萄糖 6- 磷酸抑制肝糖原磷酸化酶，阻断糖原分解以抑制糖酵解及有氧氧化，避免 ATP 产生过多；同时葡萄糖 6- 磷酸激活糖原合酶，使过剩的磷酸葡萄糖合成糖原储存。再如，三羧酸循环活跃时，异柠檬酸增多，ATP/ADP 比例增加，ATP 可别构抑制异柠檬酸脱氢酶、异柠檬酸别构激活乙酰辅酶 A 羧化酶，从而抑制三羧酸循环，增强脂肪酸合成。

4. 化学修饰调节通过酶促共价修饰调节酶活性

（1）共价修饰的位点　酶蛋白肽链上某些氨基酸残基侧链可在另一酶的催化下发生可逆的共价修饰，从而改变酶活性。酶的化学修饰主要有磷酸化与去磷酸化、乙酰化与去乙酰化、甲基化与去甲基化、腺苷化与去腺苷化及—SH 与—S—S—互变等，其中磷酸化与去磷酸化最多见（图 6-3）。酶蛋白分子中丝氨酸、苏氨酸及酪氨酸的羟基是磷酸化修饰的位点，在蛋白激酶（protein kinase）催化下，由 ATP 提供磷酸基及能量完成磷酸化；去磷酸化是磷酸酶（phosphatase）催化的水解反应。酶的磷酸化与去磷酸化反应是不可逆的，分别由蛋白激酶及磷酸酶催化。酶的磷酸化和去磷酸化对酶的激活或抑制在不同酶中是不同的，常见的磷酸化 / 去磷酸化对酶活性的调节见表 6-5。

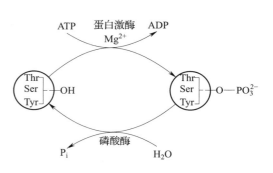

图 6-3　酶的磷酸化与去磷酸化

表 6-5　磷酸化 / 去磷酸化修饰对酶活性的调节

酶	化学修饰类型	酶活性改变
细胞中的糖酵解	磷酸化 / 去磷酸化	激活 / 抑制
磷酸化酶 b 激酶	磷酸化 / 去磷酸化	激活 / 抑制
糖原合酶	磷酸化 / 去磷酸化	抑制 / 激活
丙酮酸脱羧酶	磷酸化 / 去磷酸化	抑制 / 激活
磷酸果糖激酶	磷酸化 / 去磷酸化	抑制 / 激活
丙酮酸脱氢酶	磷酸化 / 去磷酸化	抑制 / 激活
HMG-CoA 还原酶	磷酸化 / 去磷酸化	抑制 / 激活
HMG-CoA 还原酶激酶	磷酸化 / 去磷酸化	激活 / 抑制
乙酰 CoA 羧化酶	磷酸化 / 去磷酸化	抑制 / 激活
乙酰 CoA 羧化酶	磷酸化 / 去磷酸化	激活 / 抑制

（2）酶修饰中的级联放大效应　化学修饰调节具有如下特点：① 绝大多数受化学修饰调节的关键酶都具无活性（或低活性）和有活性（或高活性）两种形式，即抑制或激活两

种状态，它们可分别在两种不同酶的催化下发生共价修饰，互相转变。催化互变的酶在体内受上游调节因素如激素控制；② 酶的化学修饰是另一酶催化的酶促反应，一分子催化酶可催化多个底物酶分子发生共价修饰，特异性强，有放大效应；③ 磷酸化与去磷酸化是最常见的酶促化学修饰反应。酶的 1 分子亚基发生磷酸化常需要消耗 1 分子 ATP，比合成酶蛋白所消耗的 ATP 要少得多，且作用迅速，又有放大效应，是调节酶活性经济有效的方式；④ 催化共价修饰的酶自身也常受别构调节、化学修饰调节，并与激素调节偶联，形成由信号分子（激素等）、信号转导分子和效应分子（受化学修饰调节的关键酶）组成的级联反应，使细胞内酶活性调节更精细协调。通过级联酶促反应，形成级联放大效应，只需少量激素释放即可产生迅速而强大的生理效应，满足机体的需要。

5. 通过改变细胞内酶含量调节酶活性

除改变酶分子结构外，改变酶含量也能改变酶活性，是重要的代谢调节方式。酶含量调节通过改变其合成或（和）降解速率实现，消耗 ATP 较多，所需时间较长，通常要数小时甚至数日，属迟缓调节。

（1）诱导或阻遏酶蛋白编码基因表达调节酶含量　酶的底物、产物、激素或药物可诱导或阻遏酶蛋白编码基因的表达。诱导剂或阻遏剂在酶蛋白生物合成的转录或翻译过程中发挥作用，影响转录较常见。体内也有一些酶，其浓度在任何时间、任何条件下基本不变，几乎恒定。这类酶称为组成（型）酶（constitutive enzyme），如甘油醛 -3- 磷酸脱氢酶（glyceraldehyde 3-phosphate dehydrogenase，GAPDH），常作为基因表达变化研究的内参（internal control）。

酶的诱导剂经常是底物或类似物，如蛋白质摄入增多时，氨基酸分解代谢加强，鸟氨酸循环底物增加，可诱导参与鸟氨酸循环的酶合成增加。鼠饲料中蛋白质含量从 8% 增加至 70%，鼠肝精氨酸酶活性可增加 2 ~ 3 倍。酶的阻遏剂经常是代谢产物，如 HMG-CoA 还原酶是胆固醇合成的关键酶，在肝内的合成可被胆固醇阻遏。但肠黏膜细胞中胆固醇的合成不受胆固醇的影响，摄取高胆固醇膳食，血胆固醇仍有升高的危险。很多药物和毒物可促进肝细胞微粒体单加氧酶（或混合功能氧化酶）或其他一些药物代谢酶的诱导合成，虽然能使一些毒物解毒，但也能使药物失活，产生耐药。

酶的诱导和阻遏普遍存在于生物界，但高等动物和人体内，由于蛋白质合成变化与激素调节、细胞信号传递偶联在一起，形成复杂的基因表达调控网络，单纯的代谢物水平诱导或阻遏不如微生物体内重要。

（2）改变酶蛋白降解速度调节酶含量　改变酶蛋白分子的降解速度是调节酶含量的重要途径。细胞内酶蛋白的降解与许多非酶蛋白质的降解一样，有两条途径。溶酶体（lysosome）蛋白水解酶可非特异降解酶蛋白质，酶蛋白质的特异性降解通过 ATP 依赖的泛素 - 蛋白酶体（proteasomes）途径完成。凡能改变或影响这两种蛋白质降解机制的因素均可主动调节酶蛋白的降解速度，进而调节酶含量。

二、能量代谢的激素调节

目前常见的能够调节机体能量稳态的激素主要包括胰岛素、胃饥饿素、胆囊收缩素和瘦素等。激素能与特定组织或细胞（即靶组织或靶细胞）的受体特异结合，通过一系列细胞信号转导反应，引起代谢改变，发挥代谢调节作用。由于受体存在的细胞部位和特性不同，激素信号的转导途径和生物学效应也有所不同。激素对于能量代谢的调节主要是通过调节膜受体、跨膜信号转导，以及对基因的表达调控来实现的。

膜受体是存在于细胞膜上的跨膜蛋白质，与膜受体特异结合发挥作用的激素包括胰岛素、生长激素、促性腺激素、促甲状腺激素、甲状旁腺素、生长因子等蛋白质、肽类激素，及肾上腺素等儿茶酚胺类激素。这些激素亲水，不能透过脂双层构成的细胞膜，而是作为第一信使分子与相应的靶细胞膜受体结合后，通过跨膜传递将所携带的信息传递到细胞内，由第二信使将信号逐级放大，产生代谢调节效应。

有些受体则可以透过细胞膜进入细胞内发挥调节作用，这些激素称之为胞内受体激素，包括类固醇激素、甲状腺素、$1,25(OH)_2$-维生素及视黄酸等。这些激素多为疏水激素，可透过脂双层的细胞膜进入细胞，与相应的胞内受体结合。大多数胞内受体位于细胞核内，与相应激素特异结合形成激素受体复合物后，作用于 DNA 的特定序列即激素反应元件（hormone response element，HRE），改变相应基因的转录，促进（或阻遏）蛋白质或酶的合成，调节细胞内酶含量，从而调节细胞代谢。存在于细胞质的胞内受体与激素结合后，形成的激素受体复合物进入核内，同样作用于激素反应元件，通过改变相应基因的表达发挥代谢调节作用。

以下将针对不同类型的激素对代谢的调节分别进行描述。

1. 胰岛素

胰岛素（insulin）是由胰腺胰岛 β 细胞分泌的蛋白类激素，主要作用方式是和细胞膜表面的受体（insulin receptor，IR）相结合。除了在前面章节中描述的对于细胞内能量代谢的调节作用之外，胰岛素还会影响食欲和食物摄入量。胰岛素可通过透过血脑屏障，并可能通过抑制神经肽 Y（neuropeptide Y，NPY）的表达、增强胆囊收缩素（cholecystokinin，CCK）的作用和抑制神经元去甲肾上腺素的再摄取，从而降低食欲、减少摄食。

2. 胰高血糖素

胰岛高血糖素（glucagon）是由胰腺胰岛 α 细胞分泌的蛋白类激素，在循环中的半衰期为 $3\sim6\text{min}$，其主要作用是刺激机体血糖水平升高。如第三章所述，胰高血糖素引起的代谢反应与胰岛素引起的代谢反应是相反的，因此，胰高血糖素在非进食状态下是一种重要的激素，它在血液中的浓度会随着饥饿感而逐渐升高。肝脏和脂肪组织是胰高血糖素受体表达的主要组织位置。在肝脏中，胰高血糖素促进糖异生和糖原分解反应，同时抑制糖原的合成，因此导致更多的葡萄糖释放到血液循环中，从而拮抗胰岛素的作用。胰高血糖素还会产生其他影响，包括脂肪组织中的脂肪分解增加（用于将游离脂肪酸释放到循环中），以及伴随饥饿增加肝脏中的脂肪酸氧化和酮体产生。此外，为了在不饱食或禁食期间维持正常体温，胰高血糖素还可刺激棕色脂肪组织产热。骨骼肌不产生胰高血糖素受体并且对激素不产生反应。肾脏中含有胰高血糖素受体，胰高血糖素可能有助于增加在饥饿期间的糖异生反应。

3. 瘦素

瘦素（leptin）是由 167 个氨基酸组成的蛋白链，单词来源于希腊语 leptos，意思是"瘦"。在瘦素基因突变的肥胖模式动物 ob/ob 小鼠中发现了两种较为明显的瘦素基因突变，这些突变导致 mRNA 表达缺乏或产生无效蛋白，使得 ob/ob 小鼠食欲失调，体重增加。瘦素已经被证明可以抑制食欲、减少食物摄入、增加其能量消耗。人类的脂肪细胞也会根据体内所储存的脂肪量合成和分泌瘦素。瘦素受体分布于身体各个组织器官，如肾脏、肝脏、心脏、骨骼肌、下丘脑、胰腺和垂体前叶。瘦素主要作用于脑部的弓状核和腹内侧核下丘脑等上的瘦素受体，减少 NPY 的合成和释放，同时增加下丘脑促肾上腺皮质激素释放因子（corticotropin-releasing factor，CRF）的表达和释放，从而抑制食欲产生饱腹感。2 型糖尿病模式动物 db/db 小鼠属于瘦素受体缺失小鼠，动物同样表现出食欲增加、体重增加、糖脂代谢异常的症状。在人类横断面研究中发现，肥胖人群可能存在瘦素水平升高的现象。然而近期研究并没有发现这些个体的下丘脑瘦素受体存在缺陷，推测他们可能存在瘦素抵抗，但其具体机制尚不明确。

有研究表明瘦素与能量摄入、脂肪摄入、静息能量消耗、碳水化合物氧化和呼吸商呈负相关关系。因此，具有瘦素抵抗的个体可能存在两种代谢障碍：① 中枢神经系统和食欲调节之间的联系紊乱；② 静息能量消耗减少而导致体重的增加。另外也有证据表明，瘦素水平会随着体重减轻而下降，并且只要体重持续减轻，瘦素水平就会持续下降。此外，肥胖女性体内瘦素水平显著高于肥胖男性，这与女性体脂含量高于男性可能存在相关性。瘦素的表达在餐前低，餐后较高。

4. 胃饥饿素

胃饥饿素（ghrelin）是一种主要由胃和胰腺产生的并可参与刺激饥饿反应的激素。与瘦素相反，胃饥饿素在餐前升高，在餐后降低。胃饥饿素可刺激消化道对食物消化做好准备，并且可以通过刺激下丘脑来增加食物摄入和脂肪量，该作用也受到瘦素和胰岛素的调节。有趣的是，尽管胃饥饿素和肥胖抑制素（是在人类和动物的胃和小肠的特殊上皮细胞中产生的一种激素，被确定为厌食肽）是由同一个基因编码的，但肥胖抑制素却是由胃细胞产生的一种能够促进厌食反应的激素，因此其与胃饥饿素具有相反的作用。此外，胃饥饿素还与动物的认知、记忆、睡眠和觉醒、奖赏反馈等相关。

5. 胆囊收缩素

胆囊收缩素（CCK）是小肠近端 I 分泌细胞对食物中脂肪和蛋白质成分发生相应反应

而分泌的激素。人们就餐后血液中的 CCK 水平与饱腹感和进食有关。CCK 受体有两种类型（A 和 B），它们都参与调节食物摄入。CCK-A 受体存在于消化道系统中，而 CCK-B 受体存在于大脑中。CCK 通过与幽门（胃与十二指肠相通的部分）内的 CCK-A 受体的相互作用，促进幽门括约肌（分布在人体某些管腔壁上的一种环形肌肉）的收缩，从而增加胃扩张，抑制饥饿感的产生。这种反应由迷走神经传入，终止于脑干的孤束核（一种感觉神经核，位于迷走神经背侧核的腹外侧，是面神经、舌咽神经和迷走神经的感觉核，负责味觉及一般内脏的感觉）。然后信号被传递到臂旁核（环绕在脑桥结合臂周围的灰质结构，主要由谷氨酸、γ- 氨基丁酸和脑啡肽神经元组成），连接至腹内侧核下丘脑（下丘脑内侧区靠腹侧面的核团），最终导致食物摄入减少，增加饱腹感。而这种信号传导在迷走神经切断术后会有所减弱。虽然 CCK-B 受体存在大脑中，但血液中的 CCK 并不能透过血脑屏障。因此有人认为神经传入信号会导致脑脊液中一些 CCK 的释放，并与 CCK-B 受体结合从而减少进食。

6. 肾上腺素

肾上腺素（adrenaline，或 epinephrine）是肾上腺髓质中由氨基酸苯丙氨酸和酪氨酸产生的儿茶酚胺，它既可作为神经系统中的神经递质，又可作为循环系统中的应激激素。肾上腺素在血液循环中的半衰期为 $1 \sim 2min$。它可与细胞膜上的两类肾上腺素受体 α 和 β 受体受体结合，这些受体作为 cAMP 信号转导级联的一部分发挥作用。肾上腺素作为一种应激激素，应激是机体或细胞为应对内、外环境刺激作出一系列非特异性反应。这些刺激包括中毒、感染、发热、创伤、疼痛、大剂量运动或恐惧等。应激反应可以是"一过性"的，也可以是持续性的。应激状态下肾上腺素、胰高血糖素分泌增加，激活糖原磷酸化酶，促进肝糖原分解。在骨骼肌中，它会促进糖酵解。同时，肾上腺素与胰腺中的 β 受体结合会刺激胰高血糖素的分泌；肾上腺皮质激素、胰高血糖素又可使糖异生加强；肾上腺皮质激素、生长激素使外周组织对糖的利用降低。这些激素的分泌改变均可使血糖升高，对保证大脑、红细胞的供能有重要意义。应激通过激素释放激活激素敏感性脂肪酶即 HSL，使脂肪动员增强，血浆游离脂肪酸升高，成为心肌、骨骼肌及肾脏等组织主要能量来源，并抑制脂肪酸合成。应激使还可使蛋白质的分解加强。骨骼肌释出丙氨酸等增加，氨基酸分解增强，尿素生成及尿氮排出增加，机体呈负氮平衡。

7. 皮质醇

皮质醇（cortisol）是一种在肾上腺皮质中由胆固醇产生的皮质类固醇激素，它在低血糖水平时从肾上腺皮质释放，在血液循环中的半衰期约为 1h。皮质醇在循环中与白蛋白和皮质类固醇结合球蛋白（也称为皮质素转运蛋白）相结合。当皮质醇被递送至靶细胞后可自由地通过质膜，然后与位于胞液中的细胞内皮质醇受体结合。在肝脏中，皮质醇可促进糖异生和糖原分解，提高葡萄糖 -6 磷酸酶的活性，从而促进游离葡萄糖释放到血液循环中。在骨骼肌中，皮质醇可促进糖原分解并抑制 GLUT4 在细胞膜的易位。皮质醇还促进脂肪组织中的脂肪分解，从而为肝脏、肾脏、心肌和骨骼肌提供游离脂肪酸作为能量使用。长期禁食（饥饿）和剧烈运动都会使皮质醇的分泌维持在较高的水平，这会促进骨骼肌中的蛋白质分解，产生的氨基酸可用于糖异生。

8. 生长激素

生长激素（growth hormone，GH），是一种由腺垂体产生的蛋白质激素，它在血液循环中可与 GH 结合蛋白结合，半衰期为 12～16min。GH 是响应各种刺激（如禁食和剧烈运动）而分泌的激素。GH 的受体位于肝脏、脂肪组织、心脏、骨骼肌、肾脏、大脑和胰腺中。在脂肪组织中，GH 刺激脂肪分解并将脂肪酸释放到循环中，该过程主要发生在内脏脂肪组织中，在皮下脂肪组织中发生较少。GH 还刺激骨骼肌中的脂蛋白脂肪酶，从而促进从循环的极低密度脂蛋白中摄取甘油三酯。但 GH 具有组织特异性，它对脂肪组织中的脂蛋白脂肪酶没有任何影响。在肝脏中，GH 通过诱导脂蛋白脂肪酶和肝脂肪酶表达的增加，提高从极低密度脂蛋白中摄取的甘油三酯水平。GH 还通过抑制蛋白质分解同时刺激蛋白质合成来维持蛋白质水平。

9. 神经肽 Y

神经肽 Y（NPY）是一种由下丘脑弓状核神经元合成和分泌的肽类激素。外周系统也可产生部分 NPY 但不能进入血脑屏障。NPY 的主要生理作用是增加食欲，同时有报道其还具有减少焦虑、压力、疼痛感等作用。动物研究表明，在能量缺乏期间，NPY 释放相关神经元的活动会增加。因此，肥胖可能是这些神经元异常活跃、刺激食欲增加的结果。NPY 可刺激富含碳水化合物的食物摄入。脑室旁核对 NPY 特别敏感。将 NPY 直接注射到饱食动物的内侧下丘脑时，摄食反应仍可被激活，并且更偏向摄入富含碳水化合物的食物。此外，NPY 似乎在增加呼吸熵的同时减少了能量消耗。有报道称 NPY 可促进碳水化合物的利用，从而使机体产生更多的乙酰 –CoA 用于脂肪生成。NPY 可能也可促进白色脂肪组织中脂肪的储存，同时降低棕色脂肪组织的活性。

10. 甘丙肽

甘丙肽（galanin）是一种神经肽因子，在下丘脑中有更高浓度和更多的受体。甘丙肽能增加食物摄入，尤其是碳水化合物和脂肪。虽然甘丙肽对呼吸交换率（respiratory exchange rate，RER）没有影响，但它与能量消耗的减少有关，因为它可以抑制交感神经系统的活动。目前在小鼠体内发现了两种甘丙肽受体亚型，但在人体内只发现了一种。与瘦素和 NPY 不同，血浆甘丙肽浓度和活性可能不会受体重的影响，并且它对胰岛素的分泌具有抑制作用。

11. 其他调节性因子

机体中甲状腺素、胰多肽、增食因子（orexin）A 和 B 等激素和调节因子都会对机体的能量代谢、食欲，及其相关的情绪、节律等产生调控作用。

三、能量代谢的神经调节

由于涉及的因素复杂，进食过程中的生理学关联十分复杂。下丘脑负责食物的摄入和体重调节的局部区域（包括背囊区域的脑室旁核；球状体区域中的弓形核、视交叉上核、腹膜内侧核和内侧隆起区域；室旁核正前方的视前内侧区域）是整合身体成分、能量摄入和消耗信息的组成部分。下丘脑可接受来自迷走神经、儿茶酚胺能神经元和激素（例如胆囊收缩素、瘦素、糖皮质激素和胰岛素）的刺激获得信息。随后，下丘脑可以释放肽因子并发出影响食物摄入和能量累积的信号。此外，自主性冲动会影响能量消耗和胰岛素的释放。研究表明，下丘脑腹膜内的实验性损伤会导致动物产生高胰岛素血症，并伴有摄食过多和代谢减缓。

食欲和摄食行为主要是通过摄食系统和饱腹系统来调节摄食启动和终止，是一个短期的生理调节过程。当人体感觉器官（包括嗅觉、视觉、触觉和味觉）受到食物色、香、味的感觉刺激时，摄食信号迅速通过自主神经系统传递到下丘脑摄食中枢，启动了消化过程（包括唾液、胃酸、胆汁和胰岛素等分泌增加，胃蠕动或牵拉增强），从而引起饥饿感和食欲，表现为启动摄食过程。当食物作用于口腔、食管和胃肠壁上的物理性刺激感受器和化学感受器，通过传入神经和激素（如胰高血糖素、胆囊收缩素和生长激素抑制素），信号传递给下丘脑饱腹中枢，产生饱腹感，食欲得到满足，机体终止摄食过程。

四、营养素及其代谢产物对摄食的调节

食物经消化、吸收后，血液中营养素及其代谢产物对摄食信号因子和饱腹信号因子也具有调控作用。当血糖低于某一阈值时，会导致机体饥饿感和食欲增加，并激发摄食行为；而高血糖水平又会产生饱腹信号，则摄食停止。葡萄糖是通过葡萄糖受体调节系统或者通过血液葡萄糖的水平及其对脑组织葡萄糖水平的调节发挥摄食调节作用的。脂肪酸及其代谢产物的水平对食物摄入具有负反馈的调节作用；当体内脂肪储存增加时，过多的脂肪作为饱腹信号反馈作用于中枢神经系统，通过调节饱腹感，终止摄食行为。同时，三大产能营养素的食物热效应引起体温增高，也可抑制摄食行为。

人体中除了以糖原的形式储存能量外，过多的能量将储存为脂肪。尽管机体内的平衡机制会保持机体稳态，但是很小的失衡便会导致体重显著增加。从理论上讲，如果每天摄入的能量仅仅超过消耗的2%，则这种能量不平衡的现象可能会导致这一年内多积累2.3kg的脂肪。但是这种不平衡现象需要基于两个假设。一是假定0.5kg的脂肪含有3.89kcal能量；其次是，存储的过多能量仅会导致脂肪细胞体积的增加。关于后一种假设，在体重增加的过程中，积累的质量并非全部是甘油三酯，因为脂肪细胞的肥大，或者说是增生，必须考虑到质膜和非脂肪细胞成分的扩张，而且骨密度、肌肉和相关结缔组织的增加以保证机体承受其增

长的重力。因此，25~55岁成年人的平均体重每年增加9.1kg，表明每日平均卡路里的失衡率为0.3%。如果其中增加的质量不是由于脂肪，那么卡路里的失衡率将减小。

五、影响能量代谢的非生理因素

人们的摄食行为部分也依赖于非生理因素的作用，如进食环境和食物特性（如食物品种、包装和体积）、饮食习惯（如食物喜好和选择等）、食物信念和态度（如食物的益处、食物消耗量等）以及社会文化因素等。

所以，维持机体能量平衡是通过调节有关的各种生理信号、环境与社会因素之间相互作用来实现的。

1. 进食环境

影响能量代谢最为主要的非生理因素是生活的环境或环境温度。包括人类在内的恒温生物在正常条件下将最佳体温保持在相当窄的范围内，约为37℃。恒温动物保持的最佳体温，通常高于其环境温度。随着环境温度的降低，能量消耗和能量摄入必须增加以维持热稳态。因此，较低的环境温度会导致更高的代谢率，以满足增加的产热需求。随着温度的升高，新陈代谢的速度增加，然后在更高的温度下迅速下降。体温升高与更高的能量代谢率有关，而更高的体温也会加速代谢效率。正常人的体温每升高一个摄氏度，机体的能量代谢就会增加10%~13%，这意味着如果一个人通常每天摄入2000kcal，每天会额外消耗100~130kcal应用于体温升高的能量消耗。

2. 食物构成及饮食习惯

能量代谢可以定义为食物摄入的过程，燃烧食物中的供能营养素以释放能量，并储存多余的能量。富含蛋白质和矿物质的食物，如肉、鱼、蛋、乳制品、豆类、坚果和种子会在饮食后几个小时内增加能量代谢，因为这些食品的食物热效应更高。而某些食物成分会对机体的代谢调节产生影响。如铁和硒摄入含量过低，会降低甲状腺产激素的能力，从而减缓能量代谢。某些食源性"兴奋剂"对能量代谢也具有调节作用。研究表明，咖啡会通过增加脂质和碳水化合物氧化速率增快机体的能量代谢。辣椒素是一种在辣椒中发现的化学物质，摄入微量可提高身体燃烧卡路里的速度来促进能量代谢。除了上述的食物外，茶、生姜、可可、苹果醋、中链甘油三酯油、海藻等都会促进能量代谢。但这些食物对能量代谢的影响因人而异，取决于个体特征，如体重和年龄。

六、饥饿与饱腹状态下的能量代谢特征与调节

1. 饮食摄入后的代谢状态

饮食的成分与能量会对机体代谢造成影响，在摄入包含碳水化合物、蛋白质和脂肪的

典型混合食物后，能量物质会被吸收到肝门静脉（葡萄糖、氨基酸、单酸甘油酯、甘油、短链脂肪酸和中链甘油三酯）和淋巴循环（乳糜微粒中的甘油三酯），这两种途径中的营养素会最终流入体循环。

在第一次消化过程中，肝脏吸收了超过一半的氨基酸和葡萄糖，以及几乎所有的半乳糖和果糖，剩下的氨基酸和葡萄糖用于提高血液中血糖的水平。血糖和氨基酸水平的增加成为刺激胰岛素释放的主要因素。胰岛素与胰高血糖素比值的增加会影响之后发生的大部分代谢活动。葡萄糖、氨基酸、胃泌素、胆囊收缩素（cholecystokinin，CCK）、分泌素和胃泌素抑制多肽等消化相关激素在不同程度上刺激胰岛素的产生。随后，胰岛素促进GLUT4受体转位至肌肉和脂肪组织的质膜，单糖和氨基酸与来自胰腺的胰岛素一起从小肠被吸收进入肝门静脉（图6-4），也可促进肝脏对葡萄糖的吸收，减少肌肉蛋白质的分解。小肠中的消化酶释放出葡萄糖、果糖、半乳糖和氨基酸，单糖和氨基酸被肝门静脉吸收。肝门静脉接收从小肠吸收的单糖和氨基酸以及从胰腺吸收的胰岛素，门静脉向肝脏循环。肝脏首先注射被吸收的单糖、氨基酸和胰岛素，肝脏几乎除去了所有的果糖和半乳糖，以及大部分的葡萄糖和氨基酸，胰岛素促进酶的活性，利用 Glu、Fru 和 Gal 提供能量，并利用 Glu 形成糖原。

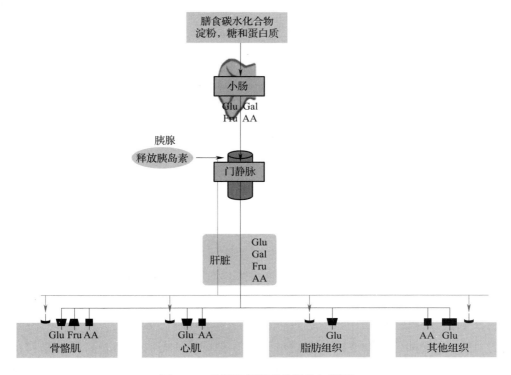

图 6-4 单糖和氨基酸的吸收与摄取

2. 空腹进食的代谢状态

空腹进食期间，肝脏仍持续进行糖异生反应。所以，空腹进食时，在肝细胞中合成的一些糖原实际上来自于糖原的前体，如肌肉中的氨基酸和乳酸（图 6-5）。饮食中摄取的葡萄糖被磷酸化生成 6- 磷酸葡萄糖，并与糖异生过程产生的 6- 磷酸葡萄糖一起被用来合成糖原。随着糖酵解酶的激活，一些 6- 磷酸葡萄糖也将继续进行糖酵解。然而，在空腹进食过程中，糖酵解产生的葡萄糖总量有限，主要原因是空腹产生的葡萄糖仍在进行糖原合成反应，并且肝细胞仍在进行氧化脂肪酸。因此，细胞中乙酰辅酶 A 数量的增加，会抑制丙酮酸脱氢酶的活性，从而更有利于糖异生反应的发生，减慢糖酵解的上游反应。

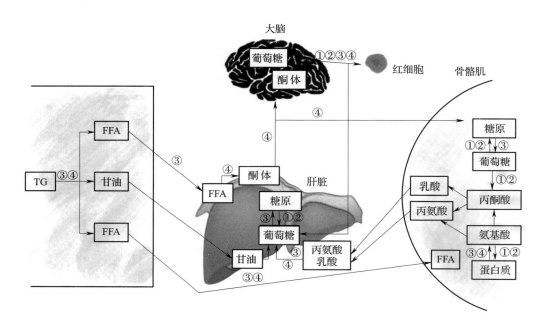

图 6-5　处于空腹进食、饱腹、空腹和饥饿时的基础代谢活动

一些来自饮食的氨基酸，以及在禁食期间输送到肝细胞的氨基酸，也被用来产生 6- 磷酸葡萄糖，随后产生糖原。研究表明，肝脏中糖原单体的来源是氨基酸。因此，在肝脏中，糖异生和糖酵解的作用同时进行了一段时间，伴随着前者的减弱，后者逐渐增强。在空腹进食期间，糖酵解速率的减慢会导致更多的 6- 磷酸葡萄糖被用作戊糖磷酸途径的反应物，该反应会产生 NADPH，随后用作脂肪酸的合成。

在空腹进食期间，骨骼肌内的脂肪酸氧化过程持续进行，并随着时间的推移逐渐减弱。同样，丙酮酸脱氢酶也会因线粒体内乙酰辅酶 A 和 ATP 水平的增加以及相对较高的 NADH：NAD^+ 水平而失活。因此，糖酵解产生的一些丙酮酸转化为乳酸。这种乳酸可以从细胞扩散，随血液循环进入肝脏，并被糖异生或其他途径所利用。此外，肌细胞内的 6- 磷酸葡萄糖被用来合成新糖原。由于肌肉组织缺乏脂肪酸和类固醇合成，所以在肌肉组织很少发生戊糖磷酸途径。

尽管脂肪细胞中存在少量的糖原，但是进入这些细胞的大部分葡萄糖都被氧化产生能量，并且生成甘油醛 -3- 磷酸盐，这些甘油醛 -3- 磷酸盐可以代谢为柠檬酸，然后生成乙酰辅酶 A 合成脂肪酸（图 6-6）。这些脂肪酸连同从血液中输送的脂肪酸都可用于合成甘油三酯。因此，这些细胞利用增加的细胞内 6- 磷酸葡萄糖来合成脂肪酸和少量糖原，并在空腹进食期间提供能量来促进细胞内的代谢合成反应和维持代谢平衡。

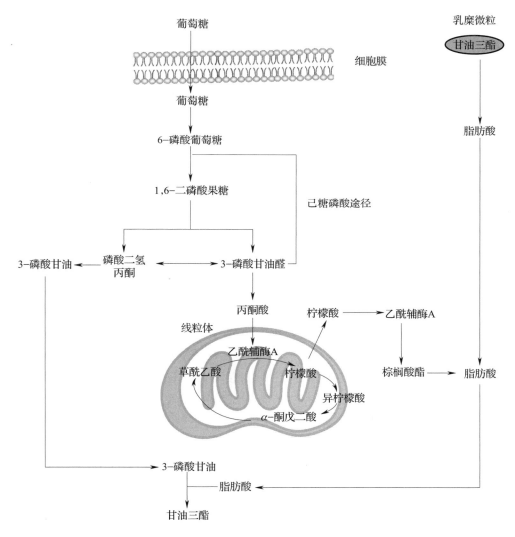

图 6-6　脂肪细胞中的葡萄糖摄取和利用

3. 饱腹的代谢状态

饱腹过程中，胰岛素 - 胰高血糖素比值的升高对合成代谢发挥着主要的调控作用。此时肝细胞中的糖异生反应受到抑制，脂肪酸氧化反应逐渐停止。与此同时，葡萄糖成为骨骼肌细胞中主要的能量来源，骨骼肌细胞也充分启动了糖原的合成（图6-5）。肌肉对于血糖的吸收能力，取决于其自身储存肌糖原的能力及其利用葡萄糖产生能量的能力。由于骨骼肌不能合成脂肪酸，因此其脂质能量代谢物质主要来源于脂蛋白［通过脂蛋白脂肪酶（LPL）］的甘油三酯和与白蛋白松散结合的游离脂肪酸。

在饱腹状态下，大多数其他类型的细胞是利用葡萄糖供能，这些葡萄糖来源于餐前血糖和食物中刚被吸收的葡萄糖。血糖浓度的升高使得胰岛素与胰高血糖素比值升高从而促进了血糖的降低。

4. 空腹的代谢状态

禁食几小时后，根据膳食摄入的总量和组成，人体的代谢状态会慢慢进入空腹状态。这时，胰岛素促进能量物质合成代谢的作用虽然持续进行，但胰高血糖素的分解代谢作用会显著增强。随着进入血液的葡萄糖越来越少，葡萄糖浓度从正常向低血糖转变，因此机体就会分泌更多的胰高血糖素。体内的动态平衡有利于从能量储存中向血液中提供葡萄糖，同时其他能量底物可用于减少整个身体组织中葡萄糖的使用。在成年人中，仅中枢神经系统和红细胞每天就分别消耗约 $100 \sim 125g$ 和 $45 \sim 50g$ 的葡萄糖。在空腹状态时能量需求仍然很高，但是随着空腹时间变长，这些需求会降低。

当血糖水平处于较低状态时，胰高血糖素水平会升高，激活肝细胞中的磷酸化酶，胰岛素水平会减轻磷酸化酶的抑制作用。胰高血糖素通过蛋白激酶A促进糖原磷酸化酶的活化和糖原合酶的抑制，从而使糖原产生葡萄糖-1-磷酸。葡萄糖-1-磷酸被转化为葡萄糖-6-磷酸，并在肝细胞中被磷酸化为葡萄糖（图6-7）。同时，胰高血糖素水平的升高和胰岛素水平的降低抑制了肝葡萄糖激酶的活性。同样，胰岛素对糖原合成酶系统酶活性的激活作用会降低。这些激素水平变化最终使血糖进入肝细胞的水平降到最低，并促进肝细胞释放贮存的糖原。同时，胰高血糖素诱导葡萄糖-6-磷酸酶，将葡萄糖从糖原和糖异生产生的6-磷酸葡萄糖释放出来。糖异生的底物包括来自肌肉的氨基酸、乳酸循环的乳酸和来自脂肪组织中甘油三酯分解的甘油。

糖异生最重要的底物来源是氨基酸，主要是骨骼肌中的丙氨酸。皮质醇是肌肉蛋白质分解代谢的主要激动剂，丙氨酸会经过脱氨基作用转化成丙酮酸。循环中的丙氨酸水平增加可刺激胰高血糖素的释放，而胰高血糖素会促进肝脏中的糖异生。丙酮酸进入肝细胞后会被重组并进入线粒体，丙酮酸羧化酶将许多丙酮酸转化为草酰乙酸，其中一些与乙酰辅酶A（由 β- 氧化衍生）缩合，以满足肝细胞对能量的需求。剩余的丙酮酸可用于糖异生。

5. 饥饿的代谢状态

随着饥饿持续超过1d，机体会发生以下反应。首先，在最初的 $24 \sim 36h$ 内肝糖原储存耗尽（图6-5）。因此，对骨骼肌氨基酸和其他糖异生前体的依赖性会增加。其次，随着肝脏中越来越多的脂肪酸被利用和氧化，酮体的产生增加。最后，随着饥饿持续数天至数周，体内的组织会适应利用更多的酮体，以节省体内的蛋白质。

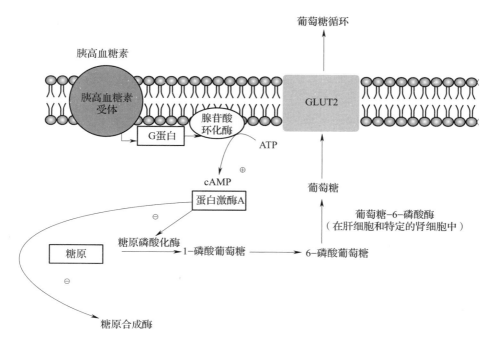

图 6-7 胰高血糖素和糖原分解

（1）短期饥饿后糖氧化供能减少而脂肪动员加强 短期饥饿通常指 1~3d 未进食。由于进食 18h 后肝糖原基本耗尽，短期饥饿使血糖趋于降低，血中甘油和游离脂肪酸明显增加，氨基酸增加；胰岛素分泌极少，胰高血糖素分泌增加。机体的代谢呈现如下特点：

① 机体从葡萄糖氧化供能为主转变为脂肪氧化供能为主：除脑组织细胞和红细胞仍主要利用糖异生产生的葡萄糖，其他大多组织细胞减少对葡萄糖的摄取利用，对脂肪动员释放的脂肪酸及脂肪酸分解的中间代谢物——酮体摄取利用增加，脂肪酸和酮体成为机体的基本能源。

② 脂肪动员加强且肝酮体生成增多：糖原耗尽后，脂肪是最早被动员的能量储存物质，被水解动员，释放脂肪酸。脂肪酸可在肝内氧化，其中脂肪动员释放的脂肪酸约 25%在肝氧化生成酮体。短期饥饿时，脂肪酸和酮体成为心肌、骨骼肌和肾皮质的重要供能物质，部分酮体可被大脑利用。

③ 肝糖异生作用明显增强：饥饿使体内糖异生作用增加，以饥饿 16~36h 增加最多，糖异生生成的葡萄糖约为 150g/d，主要来自氨基酸，部分来自乳酸及甘油。肝是饥饿初期糖异生的主要场所，小部分的糖异生在肾皮质。

④ 骨骼肌蛋白质分解加强：蛋白质分解增强略迟于脂肪动员加强。蛋白质分解加强，释

放入血的氨基酸增加。骨骼肌蛋白质分解的氨基酸大部分转变为丙氨酸和谷氨酰胺释放入血。

（2）长期饥饿可造成器官损害甚至危及生命　长期饥饿指未进食 3d 以上，通常在饥饿 4~7d 后，机体就发生与短期饥饿不同的改变。

① 脂肪动员进一步加强：释放的脂肪酸在肝内氧化生成大量酮体。脑利用酮体增加，超过葡萄糖，占总耗氧量的 60%。脂肪酸成为肌组织的主要能源，以保证酮体优先供应脑。

② 蛋白质分解减少：机体储存的蛋白质大量被消耗，继续分解就只能分解结构蛋白质，这将危及生命。所以机体蛋白质分解下降，释出氨基酸减少，负氮平衡有所改善。

③ 糖异生明显减少：与短期饥饿相比，机体糖异生作用明显减少。乳酸和甘油成为肝糖异生的主要原料。饥饿晚期肾糖异生作用明显增强，每天生成约 40g 葡萄糖，占饥饿晚期糖异生总量一半，几乎与肝相等。

按理论计算，正常人脂肪储备可维持饥饿长达 3 个月的基本能量需要。但由于长期饥饿使脂肪动员加强，大量产生酮体，可导致酸中毒。加之蛋白质的分解，缺乏维生素、微量元素和蛋白质的补充等，长期饥饿可造成器官损害甚至危及生命。

第三节　机体的能量消耗

身体每时每刻都在消耗能量。能量消耗的主要形式是将储存在 ATP 和其他高能磷酸分子中的化学能转为其他形式的能量。能量消耗方式在机体各部分不尽相同，而又相互关联。ATP 和其他高能量磷酸分子，如鸟苷三磷酸（guanosine triphosphate，GTP），可以为这些代谢反应提供动力。这些能量分子（主要是 ATP）来自能量底物分子的分解代谢，如碳水化合物、蛋白质（氨基酸）、脂肪、乙醇，及其代谢中间体，如丙酮酸和乳酸。这些底物最初是由饮食提供的，可以直接利用或以不同形式储存，如糖原、甘油三酯，甚至蛋白质。细胞中所有需要能量的反应可分为三大类，即跨膜转运，分子的合成，和机械做功。

除了在骨骼肌做功过程中将能量转移到其他物体的少量能量外，身体释放的能量最终成为热能。由于体温维持在 37℃左右，过多的热量必须散发出去。单位时间内能量的释放量称为代谢率。代谢率是对人体能量代谢的更准确的指标。例如，24h 周期内，包括低代谢时期（如睡眠）和高代谢时期（如运动期间），活动或锻炼期间是代谢率较高的时期，休息或睡眠时代谢率较低（图 6-8）。

总能量代谢是体内所有细胞活动总和的反映。在一个固定的测量周期内基于当前的活动状态、环境条件、消化、吸收以及进食，人体的能量代谢可能会存在一定波动。总能量消耗（total energy expenditure，TEE）是指人体每日所有能量消耗的总和，一般可以划分成 4 个明显不同的部分：基础代谢（basal metabolism，BM）、活动热效应（thermic effect of activity，TEA）、食物热效应（thermic effect of Food，TEF）、适应性产热（adaptive thermogenesis，AT）。人体在特殊生理阶段会产生额外的能量消耗。

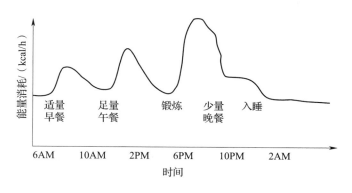

图 6-8　全天的代谢波动

一、基础代谢

基础代谢（basal metabolism）又称静息代谢，是指在进食后的 10~12h 内，处于一个环境可控、完全静息的状态时人体的能量消耗。基础代谢率（basal metabolic rate，BMR）就是某个单位时间，如 1min、1h 或 1d 内的基础代谢。基础代谢过程包括维持基本生命活动和人体稳态的过程——用于维持休息时心率和呼吸消耗的能量，产生尿液的能量，细胞更替的能量，蛋白质、核酸和其他物质合成的能量，以及调节细胞膜内外离子浓度的能量。基础代谢率高能保持机体的体型，多吃而不胖，但如长期禁食，会因消耗过多能量而影响生命健康；基础代谢率低则容易导致肥胖，但机体应对饥饿环境的能力更强，生命个体的生存能力也更强。

基础代谢率（BMR）的确定可以在不借助人体热量计或分析设备的基础上，通过经典的方程计算得出。而这些方程的局限性是计算结果往往会高估在身体脂肪比例较高的大体重个体的基础代谢。下面是三个常用的 BMR 方程。注意，在这些等式中，体重（body weight，BW）以 kg 为单位，身高（height，Ht）以 cm 为单位，年龄（age）为具体年龄数字。

经验法则

$$BMR = BW \times 24h \tag{6-1}$$

体重增加到四分之三次方

$$BMR = 70 \times BW^{0.75} \tag{6-2}$$

哈里斯 - 本尼迪克特方程（Harris and Benedict equation）

男性：$BMR = 66.5 + (13.75 \times BW) + (5.0 \times Ht) - (6.78 \times age)$ （6-3）

女性：BMR=655.1+（9.56×BW）+（1.85×Ht）-（4.68×age）　　　　（6-4）

常见的用于计算 RMR 的公式还包括米夫林 - 圣杰尔方程（Mifflin-St.Jeor Equation）、坎宁安方程（Cunningham equation）等，此处不再详述。

能量需要量（estimated energy requirement，EER），EER 是指长期保持良好的健康状态、维持良好的体型、机体构成以及理想活动水平的个体或人群，达到能量平衡时所需要的膳食能量摄入量（FAO/WHO/UNU，1985）。

目前，FAO/WHO/UNU 联合专家委员会、欧盟等组织或国家（澳大利亚、荷兰、日本以及东南亚等国家和地区）修订的能量推荐摄入量仍然是以估算基础能量消耗（BEE）为重要基础，再与身体活动水平（physical activity level，PAL）的乘积来估算成年人 TEE，推算出成年人的 EER，

目前，最为公认的推算 BEE 的公式是 Schofield 公式（表 6-6）。按照此公式计算中国人的基础代谢偏高，且我国尚缺乏人群基础代谢的研究数据，因此，中国营养学会建议将 18~59 岁人群按此公式计算的结果减去 5%，作为该人群的基础代谢能量消耗参考值。

表 6-6　按体重计算基础能量需求的公式

年龄/岁	男		女	
	kcal/ 天	MJ/ 天	kcal/ 天	MJ/ 天
18~30	15.057W+692.2	0.0629W+2.89	14.818W+486.6	0.0619W+2.03
30~60	11.472W+873.1	0.0479W+3.65	8.126W+845.6	0.0340W+3.53
>60	11.711W+587.7	0.0490W+2.457	9.082W+658.5	0.0379W+2.753

注：① W= 体重（kg）。
② 1kcal=4.18kJ。

BMR 与静息代谢率（resting metabolic rate，RMR）和静息能量消耗（resting energy expenditure，REE）概念相类似。RMR 是指在清醒和非禁食状态下，单位时间内机体维持呼吸、血液循环、交感神经系统活动等基本功能并维持内稳态所消耗的能量。REE 是指机体禁食 2h 以上，在合适温度下平卧休息 30min 后的能量消耗。其中，测量 RMR 的人不需要处于禁食状态，代谢率通常要在进食数小时后测量。因此，RMR 被认为更能代表实际情况的基础代谢。通常，BMR 占 TEE 的 50%~65%，RMR 占 TEE 的 65%~75%。

人体各组织器官都有特定的结构特征和运动规律，其基础代谢水平也具有差异。例如，代谢最活跃的心脏、肾脏、肺、大脑和肝脏等器官，总质量只占体重的 5% 左右，但这些器官消耗的能量占 REE 的 50%~60%（表 6-7）。尽管骨骼肌质量占体重的 36%~45%，但当肌肉不活动时，其代谢却不如上述器官活跃。

表 6-7　各组织的代谢率和占总代谢的百分比

	静息能量消耗	男	女
	/ [kcal/ (kg·d)]	/% 总静息能量消耗	/% 总静息能量消耗
肝脏	200	17	18
大脑	240	19	21
心脏	440	9	8
肾脏	440	8	8
骨骼肌	13	24	20
脂肪组织	4.5	4	7
其他	12	19	18
		100	100

对于不经常从事体力活动的人，静息状态下肌肉能量消耗约占 REE 的 20%~25%，而在运动员中可达到 30%~40%。相比之下，脂肪组织在 REE 方面的贡献相对较小，除非其总质量非常大。

因为大多数的 RMR 通常是静态的，增加骨骼肌与脂肪的比值可能是增加 RMR 的最重要的非药物干预手段。例如，一个体重为 90kg、体脂含量为 12% 的男性的平均代谢率要高于另一个相同体重下体脂含量为 25% 的男性。因为在静息状态下，骨骼肌的代谢（kcal/kg）大约是脂肪组织的 3 倍（表 6-7）。此外，在运动后的静息状态下，这种差异将呈指数增长。总的来说，非脂肪部分（fat-free mass，FFM）的能量消耗（静息时）约为 13~28kcal/（kg·d），而脂肪组织相对于其质量的代谢率非常低，约为 4.5kcal/（kg·d），因此脂肪组织对 BMR 或 RMR 的贡献通常小于肌肉。FFM 所占比例的差异已被证实可用于解释相同性别和体重的人之间 BMR 65%~90% 的变化或 RMR 能量消耗的差异。

男性的骨骼肌与脂肪组织的比值往往高于女性，女性和男性 O$_2$ 消耗量有所差异，平均女性消耗的 O$_2$ [mL/（min·kg）] 仅为男性的 80%，因此男性平均 RMR 高于女性的平均 RMR。婴儿时期每 kg 体重的 RMR 值最高，而后 RMR 值随着年龄增长而不断下降。同样，RMR 主要与瘦肉组织（lean body mass，LBM）有关，瘦肉组织在生命早期往往较高（kcal/kg LBM），在老年人中较低。

二、热活动效应

热活动效应（TEA）主要是指任何由骨骼肌收缩引起能量消耗的身体运动，约占人体总能量消耗 15%~30%，随人体活动量的增加，其能量消耗也将大幅度增加。影响身体活动能量消耗的因素包括：① 肌肉越发达者，活动时消耗能量越多；② 体重越重者，做相同的运动所消耗的能量也越多；③ 工作越不熟练者，消耗能量就越多。

从消耗 ATP 的角度来看，骨骼肌活动的消耗较大。肌节收缩和舒张需要 ATP 和肌球蛋白 ATP 酶的水解，并将 Ca^{2+} 泵入肌浆网和质膜，这些过程占了能量消耗的绝大部分。活动热效应不仅包括运动期间（如行走、跑步、骑自行车、爬楼梯）的骨骼肌活动，还包括与保持姿势和姿势相关的骨骼肌活动。虽然后者对骨骼肌的作用很小，但坐在没有背部支撑的凳子上会增加 3%～5% 的能量消耗，站立的能量消耗也高于静坐。肌肉与能量代谢之间的关系详见本章第五节。

TEA 通常分为非运动性产热（nonexercise activity thermogenesis，NEAT）和运动性产热（exercise activity thermogenesis，EAT）。NEAT 包括与日常生活相关的活动，如淋浴、驾驶、家务和职业活动。运动性产热包括以改善健康和体能或身体表现的有计划、有组织的身体活动。国际上身体活动强度的通用单位是能量代谢当量（metabolic equivalence of energy，MET），1MET 相当于能量消耗为 1kcal/（kg·h）或消耗 3.5mL O_2/（kg·min）的活动强度。身体活动强度一般以 7～9MET 为高强度身体活动，3～6MET 为中等强度身体活动，1.1～2.9MET 为低等强度身体活动。常见的身体活动强度和能量消耗见表 6-8。

表 6-8　常见身体活动强度和能量消耗

	活动项目	代谢当量	千步当量数	能量消耗/[kcal/（标准体重·10min）]	
				男/（66kg）	女/（56kg）
家务活动	收拾餐桌（走动），做饭	2.5	4.5	27.5	23.3
	手洗衣服	3.3	6.9	36.3	30.8
	扫地，拖地板，吸尘	3.5	7.5	38.5	32.7
步行	慢速（3km/h）	2.5	4.5	27.5	23.3
	中速（5km/h）	3.5	7.5	38.5	32.7
	快速（5.5～6km/h）	4.0	9.0	44.0	37.3
跑步	走跑结合（慢跑少于 10min）	6.0	15.0	66.0	56.0
	慢跑（一般）	7.0	18.0	77.0	65.3
球类	乒乓球	4.0	9.0	44.0	37.3
	篮球（一般）	6.0	15.0	66.0	56.0
	排球（一般）	3.0	6.0	33.0	28.0
	羽毛球（一般）	4.5	10.5	49.5	42.0
	网球（一般）	5.0	12.0	55.0	46.7
	保龄球	3.0	6.0	33.0	28.0
游泳	爬泳（慢），自由泳，仰泳	8.0	21.0	88.0	74.7
	蛙泳（一般速度）	10.0	27.0	110.0	93.3
其他	俯卧撑，舞蹈（中速）	4.5	10.5	49.5	42.0
	健身操（轻或中等速度）	5.0	12.0	55.0	46.7
	太极拳	3.5	7.5	38.5	32.7
	跳绳中速（一般）	10.0	27.0	110.0	93.3

三、食物热效应

食物热效应（thermic effect of food，TEF）是指由于进食而引起能量消耗的增加，它也被称为食物的特定动态作用（specific dynamic action，SDA）和饮食诱导产热（diet-induced thermogenesis，DIT）。食物热效应代表了由于食物成分的消化、吸收、加工和储存而导致能量代谢的增强。TEF 能够将能量代谢提高 5% ~ 15%，具体取决于一餐的分量和食物成分。一般来说，TEF 约为特定时期总能量摄入的 10%。例如，如果一个人在 24h 内摄入含有 2500kcal 热量的混合饮食，TEF 热量估计为 250kcal。然而，基于供能的营养素在体内加工利用存在差异，蛋白质比碳水化合物更易产热，不饱和脂肪酸比饱和脂肪酸更易产热。

TEF 是在食物消化吸收之前就开始进行了。当人对食物产生想象，或受到视觉、嗅觉和味觉的刺激后，就会启动消化前的初始反应。这种自主调节的前期阶段可导致机体内的多种分泌和活动。TEF 预计在进食后约 1h 达到高峰，3 ~ 5h 后减弱。在 TEF 期间机体的活动包括平滑肌伸缩、各种消化和内分泌物的主动转运和释放、肠细胞顶端和基底外侧膜的主动转运以及吸收物质的处理和储存。

四、适应性产热

环境温度和辐射能量（例如日照）的变化可以影响能量代谢的速率。人体稳态可以保持在一个恒定或者接近恒定的核心体温。人体的正常生理过程都受到温度的调控和影响，例如酶的活性。温度传感器位于皮肤层和身体核心部位，主要位于脊柱，腹部内脏以及大静脉内和周围。皮肤和深层的受体对寒冷更敏感。大部分调节身体核心温度的行为是由下丘脑后部调控的。在较舒适的温度下，体液的蒸发占热量损失的 20%，而热辐射和对流分别占热量损失的 60% 和 15%，热传导仅占 2% ~ 3%。

随着环境温度的升高，人体散热速度逐渐下降，直到达到一个较低的临界温度。在较热的环境中，对流和辐射损失的能量梯度降低，身体仍可以通过增加蒸发散热从而保持核心温度。而随着环境温度的降低，机体会启动保温的机制，产热活动增加：经由下丘脑的调节，流向外周的血液量减少，从而减少热传导、对流和热辐射过程中的热量，蒸发产生的汗液也有所减少。同时，出现体毛末端直立现象，这种现象对人类体温调控影响很小，但是对于一些动物来说，它会在靠近皮肤处形成一层隔绝热量进一步散失的空气层。对人类而言，随着环境温度持续降低，体温可以保持不变，但只能维持到一定的程度，这个点称为代谢顶峰。它被定义为在外界环境寒冷时保持体温不变时的最大代谢速率。

颤栗产热（shivering thermogenesis，ST）或者非颤栗产热（non-shivering thermogenesis，NST）可加快能量代谢。颤栗是肌肉可见的收缩和产生皮下骨骼肌肉紧张，此时体内 ATP 水解，并释放热量。哺乳动物有棕色和米色的产热脂肪细胞，它们都富含线粒体并表达解偶联蛋白 1（uncoupling protein 1，UCP1）。棕色脂肪通过 UCP1 介导的肾上腺素或非肾上腺素促进的氧化磷酸化的解偶联作用进行 NST，这些反应在细胞中的线粒体发生（代谢过程参考第四章第四节内容）。这种机制在婴儿体温调控中具有重要意义。而成年后，体内只剩下较少的棕色脂肪组织，此时的 NST 也是最小的。除此，甲状腺激素分泌通过以下步骤升高：身体的降温导致下丘脑分泌促甲状腺素释放激素（thyrotropin-releasing hormone，TRH），然后刺激腺垂体释放促甲状腺激素（thyroid-stimulating hormone，TSH），而它又反过来刺激来自甲状腺的甲状腺激素。甲状腺激素增加了许多细胞的总体代谢速率。这个负反馈调节在长期暴露在寒冷环境中可能更加重要。

五、特殊生理阶段能量消耗

特殊生理阶段包括孕期、哺乳期和婴幼儿、儿童、青少年等阶段。孕期额外能量消耗的增加主要包括胎儿生长发育和孕妇子宫、乳房与胎盘的发育及母体脂肪的储存以及这些组织的自身代谢等；哺乳期乳母产生乳汁及乳汁自身含有的能量等也需要额外的能量消耗。婴幼儿、儿童和青少年阶段生长发育额外能量的消耗，主要指机体生长发育中合成新组织所需的能量，如出生后 1～3 月龄，能量需要量约占总能量需要量的 35%；2 岁时，约为总能量需要量的 3%；青少年期约为总能量需要量的 1%～2%。

第四节　机体的能量需要量

掌握机体能量需要量（energy requirement）对于个体膳食指导、控制体重、提高生活质量十分重要。确定机体的能量需要量通常可以通过计算法和测量法。而计算法一般又可以根据一般经验结合活动水平对能量需要量进行计算，或者通过膳食调查估算人群的能量需要量。

一、计算法

1. 根据活动水平的能量需求计算

根据本章第三节内容可知，由于基础代谢和身体活动是人体能量消耗的主要去向，因此可以根据人体的基础能量代谢水平（每人每天计算的数值）和体力活动水平（physical activity，PAL）的乘积作为估算成年人能量需要量。中国营养学会专家委员会在制订 DRIs（2023 年）时，将中国人群成年人身体活动强度分为三级，即轻体力活动水平（PAL 1.4）、中等体力活动水平（PAL 1.7）和重体力活动水平（PAL 2.0）（表 6-9），但如果有明显的体育运动或重体力活动次数增加者，PAL 增加 0.3。

表 6-9　中国营养学会建议的中国成年人身体活动水平分级

活动水平	身体活动水平	生活方式	从事的职业或人群
轻度	1.4	静态生活方式/坐位工作，很少或没有重体力的休闲活动；静态生活方式/坐位工作，有时需走动或站立，但很少有重体力的休闲活动	办公室职员或精密仪器机械师、实验室助理、司机、学生、装配线工人
中等	1.7	主要是站着或走着工作	家庭主妇、销售人员、侍应生、机械师、交易员
重度	2.0	重体力职业工作或重体力休闲活动方式；体育运动量较大或重体力活动次数多且持续时间较长	建筑工人、农民、林业工人、矿工、运动员

资料来源：孙长颢.《营养与食品卫生学》（第 8 版），人民卫生出版社。

由于基础代谢率随着年龄增长而降低，中国营养学会对 50 岁以上的人群各 PAL 组的基础能量消耗进行了调整，较 18～49 岁人群组 BEE 下调 5%（按照千克体重计）（表 6-10）。

表 6-10　中国 18～79 岁成年人能量需要量

性别	年龄（岁）	体重/kg	基础能量消耗		轻体力活动水平（PAL 1.4）/（kcal/d）	中体力活动水平（PAL 1.7）/（kcal/d）	重体力活动水平（PAL 2.0）/（kcal/d）
			kcal/d	kcal/kg			
男性	18～	65	1510	23.2	2150	2550	3000
	30～	63	1481	23.5	2050	2500	2950
	50～	63	1407	22.3	1950	2400	2800
女性	18～	56	1223	22.0	1700	2100	2450
	30～	56	1209	21.6	1700	2050	2400
	50～	55	1148	20.9	1600	1950	2300

注："—"表示未制定参考值；1kcal=4.18kJ；1000kcal=4.18MJ。
资料来源：中国营养学会.中国居民膳食营养素参考摄入量（2023 版）。

2. 膳食调查

一般健康者在食物供应充足、体重不发生明显变化时，其能量摄入量基本上可反映出能量需要量。一般情况下，通过 5～7 天的膳食调查，借助中国营养学会、中国疾病预防控制中心营养与健康发布的《中国食物成分表》和食物成分分析软件等工具计算出平均每日膳食中碳水化合物、脂肪和蛋白质摄入量。值得注意的是，为了不断强化和完善国家食物成分数据库，《"健康中国 2030"规划纲要》特别提出，要根据食物消费状况加强食物成分监测工作，建立食物成分监测体系。党的十八大以来，中国食物成分监测体系已经在促进食物营养测评及质量标准的制定、带动专业队伍发展、拓展数据应用等方面初见成效，已经发展成为国家战略性数据的主要来源，为食品经济、健康政策的发展提供了有力的科学支撑。根据食物营养成分查询平台（https：//nlc.chinanutri.cn/fq/），结合调查对象的营养状况，间接估算出以中式饮食为主的人群每日的能量需要量。

二、测量法

1. 直接测量法

代谢率可以直接用人体热量计来测量，这种方法称为直接量热法。量热法的字面意思是热量的测量。简而言之，直接量热法的测量方法是在一个隔绝热量散失的房间里，一个人释放出的热量可以通过房间墙壁中用于测量的水的温度升高测量出来。为了得到准确的结果所有环境因素都将受到控制，而这种设施的维护成本昂贵，目前国内只有少数大学和研究机构拥有这种设施。

2. 间接量热法

直接量热法测量的是身体的产热量，而间接的方法常用来估计能量消耗。因为 ATP 是由能量分子消耗产生的，而且需要消耗氧气（O_2）产生二氧化碳（CO_2），因此可以根据这些气体与环境的交换来估算能量消耗。因为能量消耗是通过代谢驱动的气体交换来间接估算的，因此这种方法被称为间接量热法，通常使用代谢车等医疗设备进行评估。

碳水化合物、蛋白质和脂肪燃烧的代表性化学反应如下所示。每个反应是 O_2 作为反应物，CO_2 作为产物。通过使用直接量热法生成的数学方程，可以根据吸入和使用的 O_2 量或产生和呼出的 CO_2 量来估计在给定时间内产生的热量。间接量热法是一种可准确得到能量代谢指标的方法，也可以用来估计测量过程中消耗的能量物质。

碳水化合物：

$$C_6H_{12}O_6 + 6\,O_2 \rightarrow 6\,CO_2 + 6\,H_2O$$

甘油三酯（脂肪）：

$$2\,C_{57}H_{110}O_6 + 163\,O_2 \rightarrow 114\,CO_2 + 110\,H_2O$$

蛋白质：

$$C_{72}H_{112}N_2O_{22}S + 77\,O_2 \rightarrow 63\,CO_2 + 38\,H_2O + SO_3 + 9\,CO(NH_2)_2$$

平衡的化学方程式，例如那些可以用来计算能量底物呼吸商（Respiratory quotient，RQ）的方程式。RQ 等于呼出的 CO_2 量除以吸入的 O_2 量。

$$RQ=CO_2/O_2 \qquad\qquad (6-5)$$

例如：

RQ（葡萄糖）：6 CO_2/6 O_2=1.0

RQ（如甘油三酯）：114 CO_2/163 O_2=0.70

RQ（如蛋白质）：63 CO_2/77 O_2=0.82

RQ 也被称为呼吸交换率（Respiratory exchange rate，RER）。但是 RQ 反映了细胞或组织层面的气体交换，而 RER 更适用于评价肺部和外界环境的气体交换，且可通过肺活量计进行测量。当一段时间内的气体交换量和 RER 确定后，可以通过气体量的热当量计算出这段时间的能量消耗（表 6-11）。例如，如果某个体 1h 内消耗 15L O_2 并呼出 12L CO_2，首先可以计算出个体 1h 内的 RER：

RER = 12/15 = 0.80

当 RER 为 0.80 时，查表（表 6-11）可知该个体消耗了约 33% 的碳水化合物、66% 脂肪用于能量代谢。通常情况下，氨基酸对产生能量的贡献是最小的。蛋白质为机体供能一般认为是发生在长期禁食、运动或高蛋白膳食期间。该个体的代谢率为消耗 O_2 总量（15L）乘以当前 RER（0.80）下的单位 O_2 的能量值：

15 × 4.801=72kcal/h

表 6-11 非蛋白呼吸交换率（RER）中氧和二氧化碳的热当量

非蛋白呼吸交换率	热量值 /（kcal/L O_2）	热量值 /（kcal/L CO_2）	碳水化合物 /%	脂肪 /%
0.707	4.686	6.629	0	100.0
0.71	4.690	6.606	1.1	98.9
0.72	4.702	6.531	4.76	95.2
0.73	4.714	6.458	8.4	91.6
0.74	4.727	6.388	12.0	88.0
0.75	4.739	6.319	15.6	84.4
0.76	4.751	6.253	19.2	80.8
0.77	4.64	6.187	22.8	77.2
0.78	4.776	6.123	26.3	73.7
0.79	4.788	6.062	29.9	70.1
0.80	4.801	6.001	33.4	66.6
0.81	4.813	5.942	36.9	63.1
0.82	4.825	5.884	40.3	59.7
0.83	4.838	5.829	43.8	56.2

续表

非蛋白呼吸交换率	热量值 /（kcal/L O_2）	热量值 /（kcal/L CO_2）	碳水化合物 /%	脂肪 /%
0.84	4.850	5.774	47.2	52.8
0.85	4.862	5.721	50.7	49.3
0.86	4.875	5.669	54.1	45.9
0.87	4.887	5.617	57.5	42.5
0.88	4.899	5.568	60.8	39.2
0.89	4.911	5.519	64.2	35.8
0.90	4.924	5.471	67.5	32.5
0.91	4.936	5.424	70.8	29.2
0.92	4.948	5.378	74.1	25.9
0.93	4.961	5.333	77.4	22.6
0.94	4.973	5.290	80.7	19.3
0.95	4.985	5.247	84.0	16.0
0.96	4.998	5.205	87.2	12.8
0.97	5.010	5.165	90.4	9.58
0.98	5.022	5.124	93.6	6.37
0.99	5.035	5.085	96.8	3.18
100	5.047	5.047	100	0

资料来源：Denis M. Medeiros，Robert E.C. Wildman. Advanced Human Nutrition，2019。

3. 双标水法

双标水（doubly labeled water，DLW）指含有氢（^2H）和氧（^{18}O）两种稳定同位素的水分子。基于对水中两种同位素的定量分析，DLW 可以估计能量消耗以及能量代谢过程中 CO_2 的产生。首先，^2H_2O 和 $H_2^{18}O$ 被个体摄入，并进入血液循环。当 ^2H_2O 和 $H_2^{18}O$ 经过体液平衡后，它们会慢慢从体内消失。^2H 仍然是人体水分中的一部分，并通过正常的代谢过程排出体外（例如，排尿、排汗、呼气）。同时，来自 $H_2^{18}O$ 的 ^{18}O 成为血液中碳酸酐酶（carbonic anhydrase，CA）系统产生 CO_2 的一部分。碳酸酐酶系统可以将循环系统中大量的 CO_2 从各组织中运输到肺部，碳酸酐酶可以催化 H_2O 和 CO_2 形成碳酸，反之也可将碳酸催化分解为 H_2O 和 CO_2，图 6-9 所示为该系统的运作过程，双标水测量方法中被标记的 ^{18}O 作为测量活性的手段。体内 ^2H_2O 的消失只能通过尿液和蒸发排出。而来自 $H_2^{18}O$ 的 ^{18}O 可以通过肺部、尿液和蒸发排出。通过唾液和尿液中 ^2H_2O 和 $H_2^{18}O$ 含量的差异，可以估计一段时间内 CO_2 的产生量。之后，CO_2 的体积（V_{CO_2}）可以通过应用特定的因子估计能量消耗。

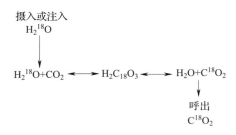

图 6-9　碳酸酐酶系统

4. 心率监测联合运动感应器法

心率与人体能量代谢及机能活动状态密切相关，因心率和间接测热法测量的 CO_2 生成量之间存在线性关系，可以通过连续（3~7d）监测实际生活中的心率，估算出总能量消耗。而以运动感应器测量的结果来验证心率改变反映能量代谢及身体活动强度的改变，则可提高估算总能量消耗的准确性，可应用于预测自由活动人群和个体的 TEE 与身体活动强度。使用该方法时，应注意控制心理和环境因素在内的干扰作用。

5. 行为记录法

对受试者进行 24h 专人跟踪观察，详细记录受试者生活和工作中各种身体活动及持续的时间，一般连续记录 3d 或 7d，然后，根据受试者身体活动强度（physical activity intensity）、持续活动时间以及体重变化，估算出一日总能量消耗量。通过查阅身体活动的 MET 表，再结合受试者身体活动持续的时间和体重改变情况，计算出受试者的总能量消耗。该方法可以估计群体水平的总能量消耗情况，但存在回忆偏倚导致的记录误差、影响身体活动的因素导致的估算误差等问题。

第五节　运动与能量代谢

人体的运动需要骨骼肌的收缩，许多生理功能都借此得以实现。运动时需要大量的能量来支持骨骼肌功能，能量代谢的过程包括人体运动过程中伴随着物质代谢过程中的能量吸收、存储、释放、转移和利用。人体从外界摄取的营养物质包括碳水化合物、脂肪、蛋白质、微量元素、水及维生素等，其中碳水化合物、脂肪和蛋白质是人体的主要能量来源。本节将从骨骼肌与运动能力、骨骼肌的能量需求、运动时的能量需求与能量来源和运动与营养补充来进行详细介绍。

一、骨骼肌与运动

肌肉收缩是机体的主要活动形式之一，人体内的肌肉组织包括平滑肌、心肌和骨骼肌三种（图6-10）。骨骼肌是体内最重的组织，约占体重的40%。人体各种形式的运动也是靠骨骼肌收缩活动来完成的。

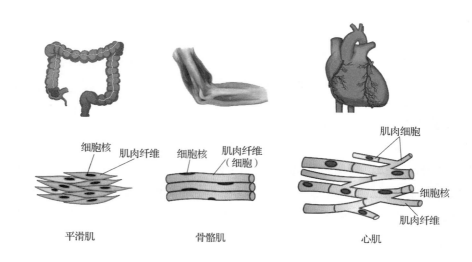

图6-10　人体肌肉组织类型

1. 肌纤维类型与运动能力

人类骨骼肌均是由不同类型的肌纤维混合而成。依据收缩速度的差异，可将骨骼肌纤维划分为"慢肌"（slow twitch，ST，Ⅰ型）和"快肌"（fast twitch，FT，Ⅱ型）。据研究发现，人类上肢肌的Ⅰ型纤维比例为40%～67%，且浅部与深部的差异并不明显，依据肌原纤维ATP酶在各种不同pH染色液中预孵育时染色程度的差异，可将骨骼肌纤维划分为Ⅰ型、Ⅱ型以及Ⅱa、Ⅱb和Ⅱc三种亚型。

运动时人体骨骼肌运动单位的募集与运动类型和强度紧密相关。低强度运动（如走路和慢跑）时，Ⅰ型肌纤维被优先募集；运动强度增大（如快跑）时，Ⅱa型肌纤维被动员参加活动；最大强度运动（如短跑）时，Ⅱb型肌纤维成为主要活动纤维（图6-11）。

参加短时间、剧烈运动的项目，如短跑、举重等项目运动员，肌肉中快肌纤维百分比明显占优；参加耐力性项目，如马拉松、长跑等项目的运动员，肌肉中慢肌纤维的百分比占优；而对有氧能力和无氧能力需求均较高的中跑运动员和自行车运动员，其两类肌纤维的分布接近相等（图6-12）。目前，已经发现优秀的马拉松运动员其小腿腓肠肌的Ⅰ型纤维比例可达93%～99%，而优秀的短跑运动员只有25%。

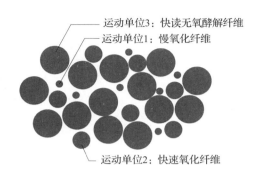

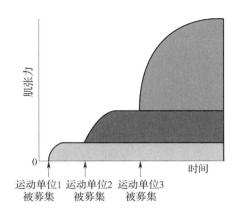

图 6–11 运动单位募集

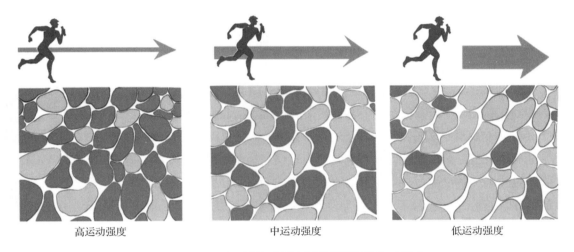

图 6–12 不同项目运动员肌纤维类型百分构成模式

2. 肌纤维代谢与运动训练

（1）运动训练对肌纤维有氧能力的影响 实验表明耐力训练可明显地使肌纤维中线粒体的数目和体积增大、容积密度增加，从而使线粒体蛋白增加，线粒体中琥珀酸脱氢酶、细胞色素 C 等酶的活性增加，肌纤维中的有氧氧化能力因而提高。相反，力量训练使肌纤维的面积大大增加，而线粒体却未有相应增加，故线粒体的容积密度降低。由于肌肉中的线粒体容积密度与肌肉的氧化能力相关，因此，以上研究结果表明力量训练不仅不能增加肌肉的氧化能力，甚至可能由于整个肌肉氧化能力的下降而限制其耐力和工作能力。耐力训练不仅使慢肌纤维的琥珀酸脱氢酶的活性明显增加，也可以造成快肌纤维中该酶的活性明显增加，说明两类肌纤维均具有提高氧化潜力的适应性，因而快肌纤维百分比高的人，通过耐力训练，仍可获得较高的氧化能力。

（2）运动训练对肌纤维无氧能力的影响 田径运动中不同项目的优秀运动员的乳酸脱

氢酶活性不尽相同，短跑运动员最高，长跑运动员最低，其他项目介于两者之间。人体的无氧能力可随运动专项或所经受的训练形式而改变。

（3）运动训练对肌纤维影响的专一性　运动训练所引起肌纤维的适应变化，具有很明显的专一性。例如，以上肢活动为主的划船运动员，臂部慢肌纤维相对面积高达 74.5%，腿部却只有 57.5%；上下肢并用的游泳运动员，其腿和臂部慢肌纤维相对面积分别为 84.4% 和 73.7%。对琥珀酸脱氢酶活性的研究亦得到相似的结果，即琥珀酸脱氢酶的活性在最活跃的肌肉中最高。无训练者腿部琥珀酸脱氢酶的活性较臂肌高 25%，自行车运动员腿肌琥珀酸脱氢酶的活性明显大于臂肌，而划船运动员臂肌的琥珀酸脱氢酶的活性明显高于腿肌。

二、骨骼肌的能量需求

骨骼肌在身体组织中有些独特，因为它对 ATP 的需求是高度可变的，并且完全取决于肌肉收缩的强度和持续时间。为了适应如此广泛的能量需求，骨骼肌拥有三个提供 ATP 的能量系统：ATP-磷酸肌酸系统（ATP-Phosphocreatine system）、乳酸系统（无氧糖酵解，anaerobic glycolysis）和氧化系统（有氧代谢，aerobic metabolism）。

1. ATP-磷酸肌酸系统

ATP-磷酸肌酸系统是肌肉细胞中利用磷酸肌酸的高能磷酸键快速再生 ATP 的协同系统。当身体处于静止状态时，骨骼肌的能量需求由葡萄糖和脂肪酸氧化来满足，因为对氧气的低需求很容易通过肺部的氧气交换和心血管系统输送到肌肉的氧气来满足。在身体活动开始时，收缩肌肉的能量需求最初由现有的 ATP 来满足。然而，肌肉纤维中的 ATP 储存量有限，只能为几秒钟的最大运动提供足够的能量。随着 ATP 水平的降低，它们会通过将高能磷酸盐从磷酸肌酸转移到 ADP 以再生 ATP 来迅速补充。磷酸肌酸的肌纤维浓度仅比 ATP 高 4~5 倍，因此该系统提供的大部分能量在最初的 15~25s 剧烈运动后会减少。随着 ATP-磷酸肌酸系统耗尽，乳酸系统（无氧糖酵解）开始产生更多的 ATP。高强度和短时间的表现需求，如举重、100m 短跑、体操和各种短时间的田间活动，最受益于 ATP-磷酸肌酸和乳酸系统。较低强度的活动可以让骨骼肌在几分钟内使用 ATP-磷酸肌酸和乳酸联合系统。

2. 乳酸系统

乳酸系统涉及糖酵解途径，该途径通过底物磷酸化厌氧产生 ATP，即骨骼肌中 1 个葡萄糖分子不完全分解成 2 个乳酸分子。磷酸果糖激酶是糖酵解中最重要的调节酶，在细胞中催化 ATP 水解快速转化为 AMP，该系统可以快速产生 ATP 进行高强度运动。从产生的 ATP 数量的角度来看，乳酸系统效率不高。然而，由于这个过程非常迅速，相对少量的 ATP 会很快产生并在短时间内提供重要的能量。该系统产生的乳酸可迅速穿过肌肉细胞膜进入血液，被其他组织（包括肝脏）清除，用于有氧产生 ATP 或糖异生。如果乳酸的产生速度超过其清除速度，血乳酸就会积累。剧烈运动开始时释放的乳酸量很少，但当乳酸积累时，它会降低血液的 pH，是疲劳的原因之一。在这种情况下，运动不能持续很长时间。

肌肉纤维与乳酸系统结合，在没有氧气的情况下提供快速的能量来源。当氧气供应不足阻止有氧系统提供足够的 ATP 来满足运动需求时，乳酸系统会在短时间内继续发挥作用，从而导致所谓的"氧债"。虽然乳酸系统在剧烈运动开始后就开始运作，但它只有在肌肉中储存的磷酸肌酸耗尽后才成为主要的能量供应者，这发生在最大运动约 15~25s。作为 ATP- 磷酸肌酸系统的备份，乳酸系统在持续约 20~75s 的高强度无氧运动中变得重要，例如高达 800m 的短跑和 100m 或 200m 的游泳项目。在此类事件中，厌氧乳酸系统和有氧氧化系统各自提供最大运动时约 50% 的能量。

3. 氧化系统

氧化系统涉及 TCA 循环和氧化磷酸化，以将葡萄糖、脂肪酸和一些氨基酸完全分解为 CO_2 和 H_2O。在最大运动量开始期间，葡萄糖和脂肪酸为 ATP 的产生提供了几乎所有的有氧能量。葡萄糖和脂肪酸的来源可以从储存在骨骼肌中的物质中提取，也可以从循环中摄取。从产生的 ATP 数量的角度来看，氧化系统是高效的。因为氧气是系统运作所必需的，所以一个人的心血管健康水平（以 $V_{O_2\,max}$ 衡量）成为运动能力的一个重要因素。最大摄氧量的影响因素包括血液向锻炼肌肉输送氧气、葡萄糖和脂肪酸的能力；肺通气；血红蛋白的氧合；以及从肌肉中的血红蛋白中释放氧气。这些代谢过程中的任何一个效率低下都会成为以最大输出量进行长时间运动的速率限制。氧化系统是持续时间超过 2 或 3min 的运动形式的主要能量供应者，具体取决于运动的强度。许多类型的耐力运动都符合这些标准，包括长跑、长距离游泳和越野滑雪。

三、运动的能量代谢特征

运动的强度和持续时间决定了使用哪种能量物质。骨骼肌主要使用葡萄糖和脂肪酸，但会在运动条件允许的情况下使用氨基酸。静息肌肉在进食状态下使用血糖作为首选的能量来源，但在禁食状态下转向使用从脂肪组织释放的循环脂肪酸。当正常的日常体力活动较少时（$V_{O_2\,max}$ 为 20%~40%），骨骼肌优先使用脂肪酸作为主要燃料，就像在非进食状态下休息时一样，以保存血糖和肌肉中糖原和甘油三酯的储存。在这种低活动水平下持续的能量消耗会导致脂肪组织将游离脂肪酸释放到循环中。休息时，脂肪分解速率可能会增加 3 倍于基础速率。甘油三酯的合成也受到抑制，进一步促进脂肪酸释放到血浆中以满足能量需求，同时保存葡萄糖。

25% $V_{O_2\,max}$ 的脂肪酸利用率提供了总能量消耗的 80%~90%，随着运动强度增加到

$65\%V_{O_2 max}$，骨骼肌严重依赖储存的糖原和甘油三酯来满足增加的能量需求。来自循环的血浆脂肪酸仍然贡献大量能量，尽管它略有减少。在肌肉甘油三酯的额外贡献下，两种来源的脂肪酸在这种运动强度水平下为骨骼肌提供了大约一半的总能量。脂肪酸是最高约$50\%V_{O_2}$最大运动强度的首选底物。在$60\%\sim75\%V_{O_2 max}$的运动范围内，由于脂肪酸向线粒体的转移率有限，脂肪酸通常以最大速率被氧化，因此随着运动强度的增加，葡萄糖成为重要的燃料。在$65\%V_{O_2 max}$的运动强度下，肌糖原而非血浆葡萄糖成为主要燃料，这相当于打篮球或以剧烈的速度游泳。尽管血浆葡萄糖利用率确实有所增加，但在这种运动水平下，它仍然是总能量消耗的次要因素。

随着运动强度增加到$85\%V_{O_2 max}$，碳水化合物氧化对总代谢的相对贡献急剧增加。肌糖原的降解，由于其立即可用，继续增加并以$85\%V_{O_2 max}$提供大部分燃料。这个水平的运动强度非常高，如越野滑雪者和中长跑运动员所见，由于糖原的消耗，不能长时间持续。由于肝糖原分解和糖异生增加，与低强度运动相比，血浆葡萄糖的贡献增加了$3\sim4$倍。维持血糖水平是当务之急，即使在高强度运动期间也是如此，并且肝脏可以使用几种糖异生底物。因为$85\%V_{O_2 max}$时肌肉的高收缩率需要更多的无氧糖酵解参与，所以当氧气水平不足以将丙酮酸完全氧化为CO_2和H_2O时，乳酸会在肌肉中积聚。乳酸被释放到循环中并进入肝脏，在那里它被转化回丙酮酸并用于葡萄糖合成。此外，脂肪组织中的脂肪分解产生甘油，肝脏将其转化为葡萄糖。一旦释放到血液中，葡萄糖就会被肌肉吸收并用作能量。最后，骨骼肌在正常代谢过程中产生丙氨酸，作为丙氨酸－葡萄糖循环的一部分，肝脏将其转化为葡萄糖。

在$85\%V_{O_2 max}$的运动强度下使用脂肪酸会减少。脂肪组织释放到血浆中的脂肪酸较少，导致血浆脂肪酸浓度降低。尽管脂肪组织中的脂肪分解率持续较高，但仍会发生这种减少，这会导致游离脂肪酸在脂肪细胞中积累。脂肪酸的积累归因于血流量不足和脂肪酸从脂肪组织进入体循环的白蛋白输送。运动停止后，血浆脂肪酸水平在恢复充足的血流和白蛋白运输后迅速升高。不同强度水平的运动持续时间也会影响骨骼肌使用的燃料来源。如前所述，正常的日常活动通常代表轻量工作（$<25\%V_{O_2 max}$），骨骼肌优先使用脂肪酸作为主要燃料。

在最初的30min内，糖原和甘油三酯的肌肉储存提供了大约2/3的能量。经过4h的高强度运动后，糖原完全耗尽，肌肉储存的甘油三酯也消耗了一半。这意味着要长时间进行高强度运动，等离子燃料至关重要。从脂肪组织中释放的血浆脂肪酸成为持续超过1h的高强度运动的主要燃料，这是马拉松运动员的典型特征。血浆葡萄糖也成为重要的燃料来源，尽管仅靠肝脏糖异生无法跟上步伐，并且摄入碳水化合物对于维持高强度运动是必要的。

骨骼肌直接利用氨基酸获取能量的能力有限。然而，由于体内蛋白质的正常更新，肌肉会释放氨基酸。骨骼肌是一个大的蛋白质库，占所有蛋白质周转的$25\%\sim35\%$。其中一些氨基酸可以转化为 TCA 循环中间体（主要是支链氨基酸），而有些可以被运送到肝脏进行糖异生（主要是丙氨酸和谷氨酰胺）。此外，运动会影响肌肉蛋白质的分解和合成。耐力运动倾向于增加肌肉蛋白质分解（可能通过皮质醇的作用），同时减少蛋白质合成。耐力运动后立即吃蛋白质可以增加蛋白质合成。运动后吃碳水化合物会导致胰岛素增加，进而刺激蛋白质合成并抑制分解。抗阻训练对运动过程中的蛋白质转换影响不大，但剧烈的抗阻训练后蛋白质合成和分解都会加快。基于这些观察，同时摄入蛋白质和碳水化合物来优化阻力训练的好处似乎是合乎逻辑的。

四、运动与营养补充

1. 糖的补充

由于人体内糖的储存量相对有限，对于持续时间超过 60 ~ 90min 的运动，糖常成为运动能力的限制因素。当体内肌糖原含量低于临界值（50mmol/kg 湿肌）或血糖浓度降低到临界值（3.3mmol/L）时常易诱发疲劳，运动的强度必然降低或运动中止。因此，适当补糖，有助于推延运动性疲劳的产生，直接或间接调节机体免疫机能，并可促进运动性疲劳的恢复，以保持运动能力，提高训练效果及比赛成绩。目前大多数学者认为，超长距离的耐力项目（如公路自行车、马拉松跑）有必要进行糖的补充。

（1）补糖时间与补糖量　研究发现，运动前或比赛前及比赛中补糖，将有助于长时间运动中保持足够的血糖和肌糖原水平，预防低血糖的发生，延长肌肉利用糖作为能源的时间。目前一般认为，运动前 2 ~ 4h 补糖可以增加运动开始时肌糖原的储量。运动前 5min 内或运动开始时补糖效果较理想。一方面，糖从胃排空→小肠吸收→血液转运→刺激胰岛素分泌释放，需要一定的时间；另一方面，运动可引起某些激素如肾上腺素的迅速释放，从而抑制胰岛素的释放，使血糖水平升高，同时可以减少运动时肌糖原的消耗。应当注意的是，在比赛前 1h 左右不要补糖，以免因胰岛素效应反而使血糖降低。进行一次性长时间耐力运动时，以补充高糖类食物作为促力手段，需在运动前 3 天或更早些时间食用。

在长时间运动中，如马拉松比赛，可以通过设立途中饮料站适量补糖。运动后补糖将有利于糖原的恢复，而且时间越早越好。理想的是在运动后即刻、运动后 2h 及每隔 1 ~ 2h 连续补糖。耐力运动员在激烈比赛或大负荷量训练期，膳食中糖类总量应占其每日能量消耗的 70%，有利于糖原的恢复。运动前或赛前补糖可采用稍高浓度的溶液（35% ~ 40%），服用 40 ~ 50g 糖。运动中或赛中补糖应采用浓度较低的糖溶液（5% ~ 8%），因为当摄入的饮料中糖浓度超过 10% 时，胃的排空速率就会明显下降。糖的补充应有规律的间歇进行，一般每 20min 给 15 ~ 20g 糖为宜。

（2）补糖种类　低聚糖是一种人工合成糖（目前多使用由 2 ~ 10 个葡萄糖单位聚合而

成），渗透压低，分子质量大于葡萄糖。研究表明浓度为 25% 的低聚糖，其渗透压相当于 5% 葡萄糖的渗透压，故可提供低渗透压高热量的液体，效果较理想。对于糖原恢复的研究发现，淀粉、蔗糖合成肌糖原的速率大于果糖，但果糖合成肝糖原的效果却比蔗糖或葡萄糖更佳。因此，补糖时应注意合理选择搭配糖的种类，同时运动员膳食中也应注意保持足够量的淀粉。

2. 蛋白质的补充

由于蛋白质在人体具有特殊的作用，在运动训练过程中，运动员特别是力量、耐力项目的运动员，其蛋白质补充非常重要。一般认为，成年人蛋白质最低生理需要量为 30～45g/d 或 0.8g/kg 体重。生长发育期的青少年由于组织增长及再建的需要，蛋白为 2.5～3g/kg 体重。运动员的蛋白质供给量比普通人高，目前认为我国运动员为 1.2～2g/kg 体重，优秀举重运动员蛋白质补充量每日 1.3～1.6g/kg 体重，耐力项目运动员蛋白质的补充量为 1.5～1.8g/kg 体重，但不能超过 2g/kg 体重，而且应该在整个耐力训练阶段中持续补充，以促进肌肉蛋白质的合成，预防运动性贫血的发生。

3. 矿物质的补充

一般认为，平衡膳食足以提供运动员所必需的无机盐。多数研究指出，即使是长跑运动员在热环境下每日跑 27.35km，由于大量出汗而丢失一定量的 Na^+、K^+、Ca^{2+}、Fe^{2+}、Mg^{2+}、Zn^{2+} 和其他微量元素，但只要摄入平衡膳食，并补充丢失的水分，仍能保持无机盐的平衡。而且，由于汗液中无机盐的浓度低于体液中的浓度，运动中没有必要补充无机盐。但是，在一些超长距离项目中，如超长马拉松跑、铁人三项比赛等，有必要适当补充无机盐。因为在这类比赛中，单纯摄入水分，可能稀释体液中的 Na^+，引起低钠血症即水中毒。此外，对那些为比赛而控制饮食，以及不能从膳食中获得充足营养供给者，可以适当补充一些无机盐。无机盐的补充一般均与补水同步进行。

4. 维生素的补充

大多数维生素，特别是 B 族维生素，能够激活能量生成过程。运动中机体对能量的需求量增大，B 族维生素的作用也就更加重要。维生素 A、维生素 C 和维生素 E 是作用很强的抗氧化剂，能防止细胞膜的脂质过氧化，防止红细胞膜受损，维持运动中细胞的正常功能。维生素 D 是钙代谢的调节剂，钙在肌肉的兴奋－收缩偶联中具有重要的中介作用，因而与运动中肌肉收缩密切相关。此外，维生素还能协助调节神经系统的功能，参与神经递质（如多巴胺、正肾上腺素等）的合成，有助于维持神经系统的正常功能。

第六章　拓展阅读

📝 **思考题**

1. 如何全面、准确估算人的能量需求？

2. 肝脏、脂肪、肌肉之间如何相互协作实现能量物质的转化？

3. 长期间歇性禁食的饮食模式可能对于能量代谢调节具有哪些调控作用？

4. 能量代谢调节过程中神经调节与激素调节之间存在哪些关联，如何相互弥补保证机体内稳态的实现？

5. 骨骼肌拥有三个提供 ATP 的能量系统之间存在何种关联，其分别适应的运动类型有哪些？

6. 运动之后如何迅速补充营养素并减缓疲劳？

第七章

脂溶性维生素的代谢

学习目标

1. 掌握脂溶性维生素的种类及生理活性。
2. 熟悉脂溶性维生素的吸收与代谢。
3. 掌握脂溶性维生素的食物来源及推荐摄入量。

维生素（vitamin）是维持机体生命活动过程所必需的一类微量低分子有机化合物。大多数的维生素在体内不能合成，少部分的维生素虽可由机体或肠道微生物合成，但合成量通常不能完全满足机体的需要；虽然维生素需要量很小，但大部分维生素必须通过食物摄入来补充。

1911年，波兰化学家 Casimir Funk 发现的维生素 B，是一种含有胺（amine）的物质，由于它是一种至关重要的（vital）胺，所以命名为维生素（vitamine）。后来发现的维生素不含胺，所以去除了"vitamine"中的"e"，统称为维生素（vitamin）。根据维生素的溶解性可将其分为两大类，即脂溶性维生素和水溶性维生素。脂溶性维生素包括维生素 A、维生素 D、维生素 E 和维生素 K。水溶性维生素包括 B 族维生素（维生素 B_1、维生素 B_2、维生素 B_3、维生素 B_6、叶酸、维生素 B_{12}、泛酸、生物素等）和维生素 C。

维生素的生理功能与其有效摄取、吸收和体内代谢关系密切。脂溶性维生素的吸收与小肠对脂肪类物质的吸收密切相关。脂质在小肠内被胰脂肪酶水解，与胆汁酸形成胶束，脂溶性维生素溶解在胶束中，与脂类物质同时被吸收。因此，脂溶性维生素的吸收必须与脂肪一起才能达到良好的摄入效果。本章总结了各种脂溶性维生素的结构、生理活性、吸收与代谢、缺乏与过量、食物来源及推荐摄入量。

第一节　维生素 A

维生素 A 是第一个被发现，也是一种极其重要、极易缺乏的，为人体维持正常代谢和机能所必需的脂溶性维生素，它是由美国科学家 Elmer McCollum 和 Margaret Davis 在 1912—1914 年发现的。1913 年，美国 Margaret Davis 等从鳕鱼肝脏中提纯出一种黄色黏稠液体。1920 年，英国科学家曼俄特将其正式命名为维生素 A。1931 年，瑞士的 Karrer 首次确定了维生素 A 的结构，并完成了化学合成。1937 年，Karrer 因对类胡萝卜素、核黄素、维生素 A 和维生素 B 的结构研究而获得诺贝尔化学奖。其实早在 1000 多年前，中国唐代医学家孙思邈（公元 581—682 年）在《千金方》中就记载了用动物肝脏治疗夜盲症。食疗药膳是我国古代科学和文化的瑰宝，在治疗疾病、养生保健方面起到重要、积极的作用，至今仍是不可替代的，有助于"健康中国"国家战略的实施。

一、维生素 A 的结构

维生素 A（vitamin A）又被称为视黄醇（retinol），与维生素 A 活性相关的还有视黄醛（retinal）和视黄酸（retinoic acid）及其酯（图 7-1）。维生素 A 根据其结构可分为维生素 A_1 和维生素 A_2。维生素 A_1 物质为视黄醇、视黄醛和视黄酸，维生素 A_2 物质（维生素 A_1 物质的脱氢形式）为 3- 脱氢视黄醇、3- 脱氢视黄醛和 3- 脱氢视黄酸（图 7-2）。此外，也有合成的视黄酸类似物。最近，"视黄素"一词被用作维生素 A 及相关化合物的总称。

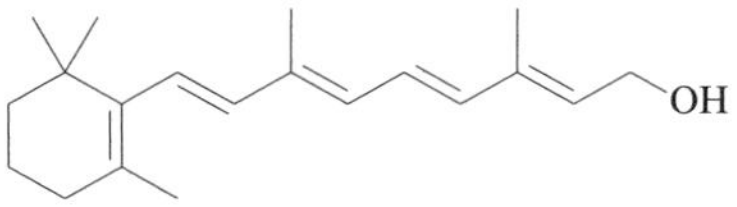

视黄醇

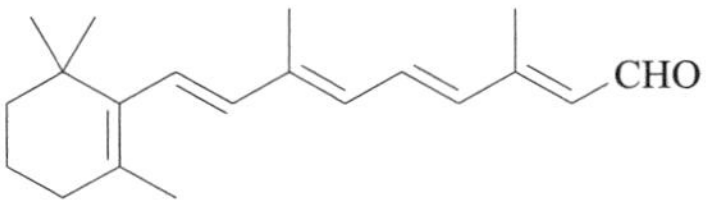

视黄醛 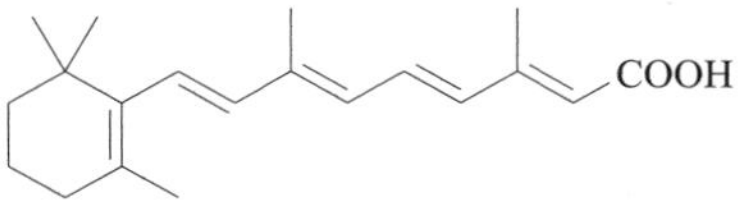　　　　　　　　　　　　　　　视黄酸

图 7-1　维生素 A_1 的化学结构式

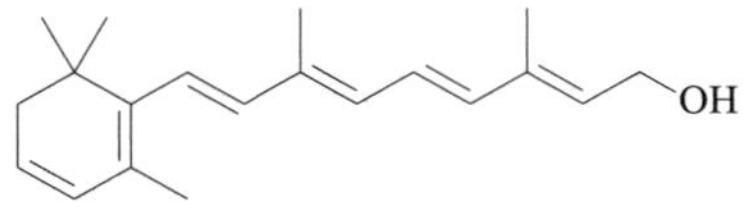

3-脱氢视黄醇

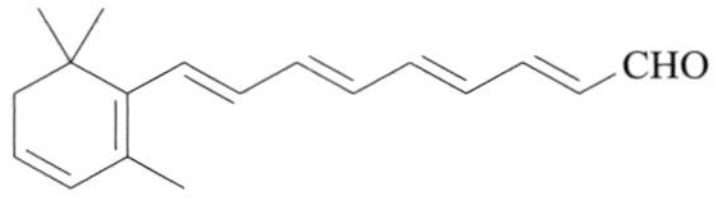

3-脱氢视黄醛

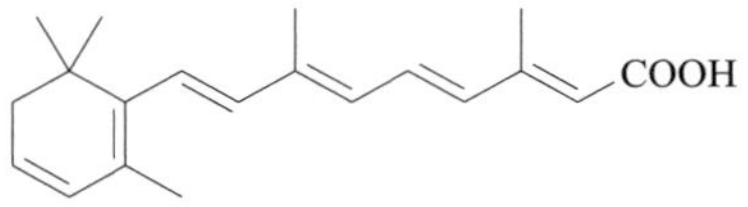

3-脱氢视黄酸

图 7-2　维生素 A_2 的化学结构式

二、维生素 A 原的结构

维生素 A 只存在于动物体内，但植物中含有多种维生素 A 原（vitamin A precursor）。维生素 A 原通常指的是预维生素 A，是绿色植物、细菌、酵母菌、霉菌、蘑菇中合成的黄色或红色脂溶性色素。典型的维生素 A 原有类胡萝卜素（carotenoids）、如 β- 胡萝卜素。类胡萝卜素是绿色植物、细菌、酵母菌、霉菌和蘑菇中合成的黄色和红色脂溶性色素。典型的类胡萝卜素有 α- 胡萝卜素（α-carotene）、β- 胡萝卜素（β-carotene）、γ- 胡萝卜素（γ-carotene）、β- 隐黄素（β-cryptoxanthin，橘子中的橙色）、番茄红素（lycopene，番茄中的红色）、虾青素（astaxanthin，虾蟹中的红色）和叶黄素（xanthophyll，蛋黄中的黄色）（图 7-3）。

β- 胡萝卜素在小肠黏膜、肾脏和肝脏中被氧化酶氧化裂解，代谢为视黄醛，再由还原酶进一步还原，其在体内能生物合成为视黄醇（图 7-4）。但番茄红素、虾青素、叶黄素等不能转化为视黄醇，因此不具有维生素 A 原的活性。目前已经发现的类胡萝卜素 700 种，仅有约十分之一是维生素 A 原，如 α- 胡萝卜素、β- 胡萝卜素、γ- 胡萝卜素、β- 隐黄素等。

维生素 A 原转化为维生素 A 的速度及转化率因维生素 A 原的种类不同而不同，摄入的维生素 A 原并非全部被人体吸收。目前，通常采用视黄醇活性当量（retinol activity equivalents，RAE）来评估膳食维生素 A 活性。膳食 RAE 的计算方法为：RAE= 膳食或补充剂来源全反式视黄醇（μg）+1/2 补充剂纯品全反式 β- 胡萝卜素（μg）+1/12 膳食全反式 β- 胡萝卜素（μg）+1/24 其他膳食维生素 A 类胡萝卜素（μg）。需要注意的是，胡萝卜素体内转化生成维生素 A 的量受体内维生素 A 含量的影响，胡萝卜素摄入量高并不会造成体内含维生素 A 过量。

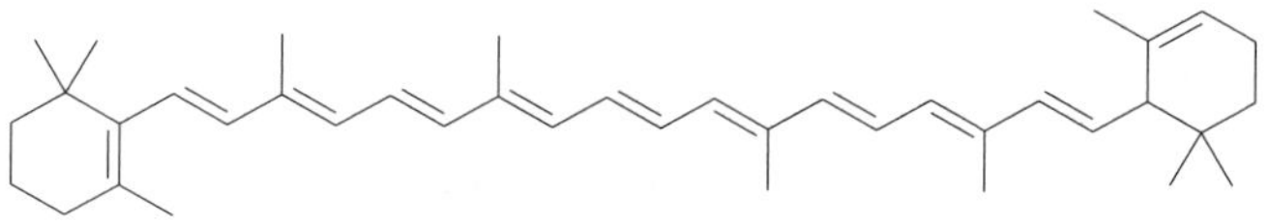

图 7-3 典型类胡萝卜素的化学结构

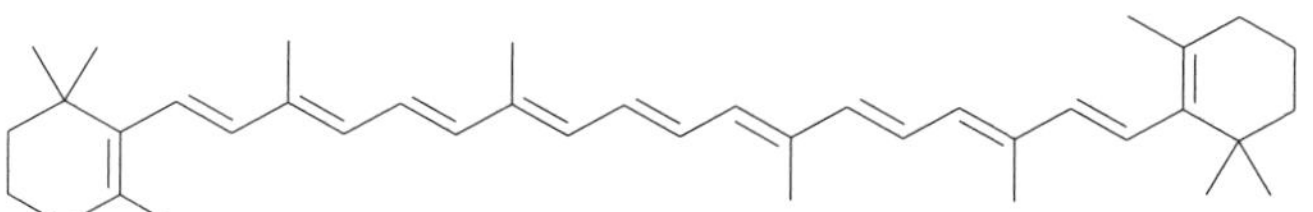

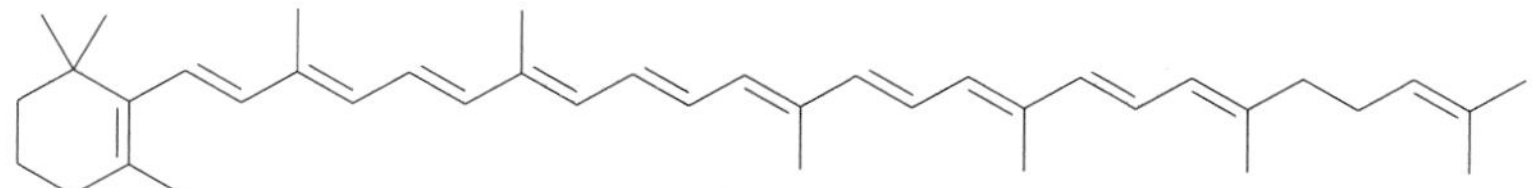

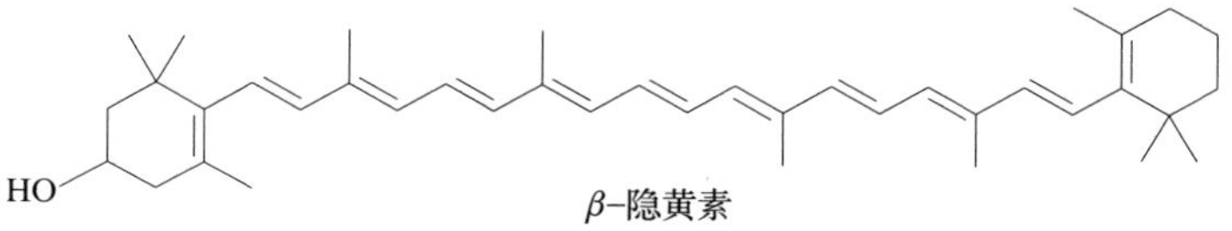

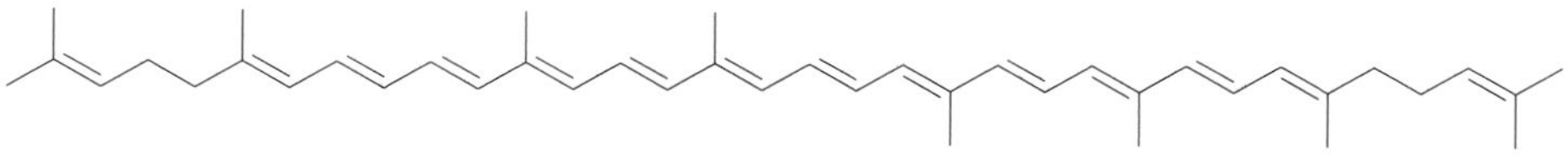

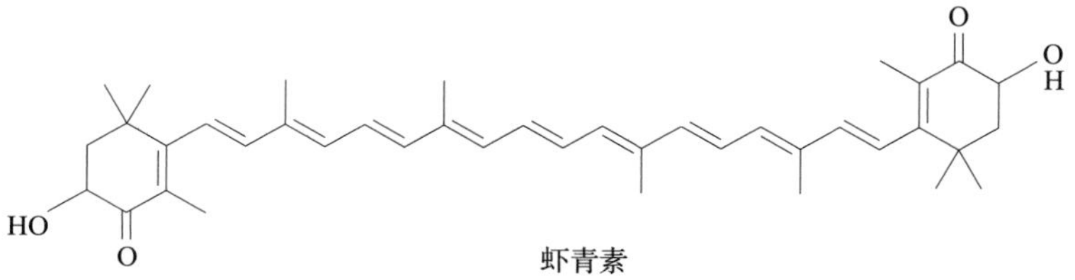

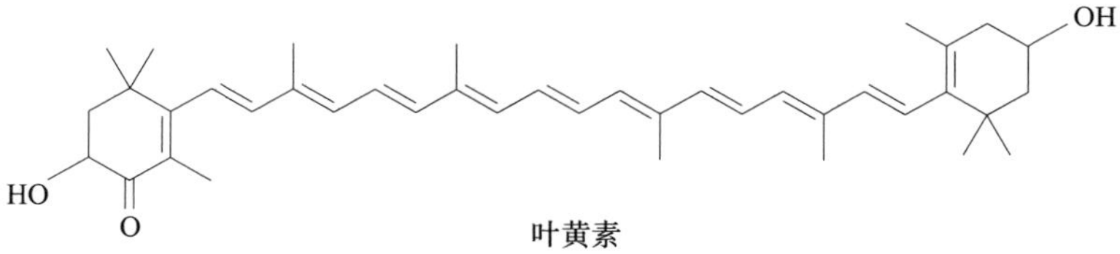

三、维生素 A 的生理活性

1. 对视觉效果的影响

维生素 A 是视觉细胞内感光物质的构成成分。人视网膜的杆状细胞内含有感光物质视紫红质，它是视蛋白和视网膜蛋白的复合物，在 498nm 处有最大的吸收峰。正常情况下，维生素 A 的双键是全反式的，但在视网膜中会发生异构化，成为 11- 顺式维生素 A（11- 顺式视黄醇再与视蛋白结合），与磷脂酰胆碱形成复合物，在可见光（400～600nm）照射下进入激发态。当视紫红质被光照射时可引起一系列的变化，释放出解离的 11- 顺视黄醛并兴奋神经传导。从视黄醛再生成视黄醇这一视觉过程在分子生物学水平上已得到阐明。全反式视黄醇变为 11- 顺式视黄醇，再到 11- 顺式视黄醛的再生是视循环的独特特征。

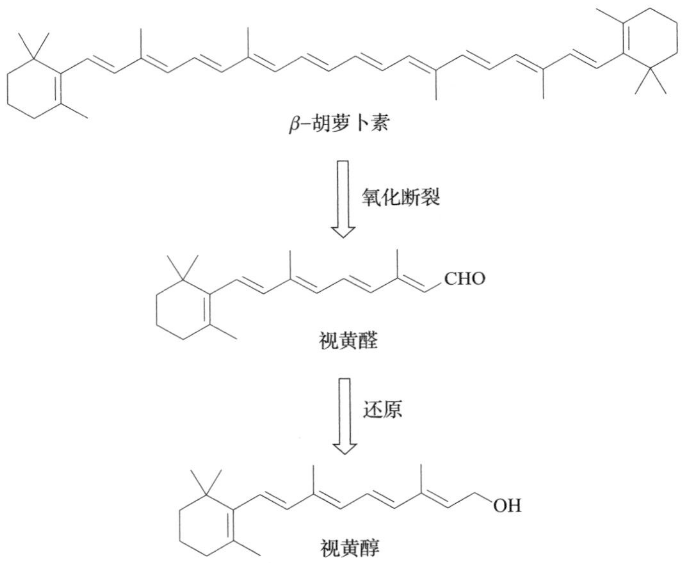

图 7-4　β- 胡萝卜素体内合成视黄醇的变化过程

缺乏视黄醇会使暗光视力减弱，导致暗处适应能力受损，造成夜盲症。视觉动作还包括对颜色的感知能力。这种能力是由人视网膜的锥状细胞中的视紫蓝质（iodopsin）介导的。视紫蓝质也是由视黄醛及视蛋白合成，在光的作用下起色觉作用。

2. 对细胞增殖和分化的影响

维生素 A 的作用之一是调节细胞及组织的分化和诱导。维生素 A 是动物正常生长和功能调节必需物，包括皮肤和黏膜上皮细胞在内的众多细胞的增殖和分化也受维生素 A 的调节。细胞内视黄酸及其代谢产物作为视黄酸受体（retinoic acid receptor，RARs）和类视黄醇 X 受体（retinoids X receptors，RXRs）的配体，与 RAR/RXR 特异性结合后，再与 DNA 特异反应元件结合，激活靶基因的转录和特异性蛋白质的合成（图 7-5）。视黄酸通过与 RAR/

RXR 的结合影响 DNA 的转录，被称为转录调节因子，参与多种基因的表达，继而影响蛋白的表达，有调节机体多种组织细胞的增殖和分化等多种功能。

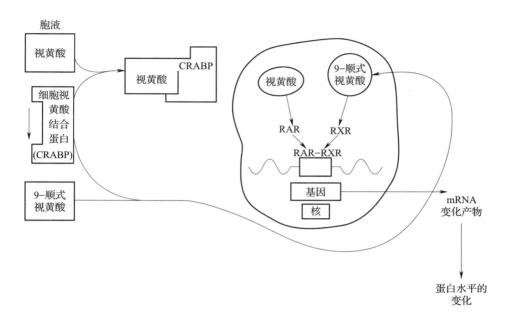

图 7-5　核黄素促进细胞增殖和分化的作用途径

3. 提高免疫功能

维生素 A 及其衍生物在免疫调节中有重要作用，可以提高机体免疫功能。维生素 A 既影响细胞免疫又影响体液免疫。维生素 A 通过提高抗原递呈细胞的作用，促进淋巴细胞的增殖、分化和成熟，调控 T 淋巴细胞的凋亡，增强巨噬细胞和自然杀伤细胞的活力，促进免疫球蛋白的产生及亚型转化。

4. 抗氧化作用

β- 胡萝卜素及维生素 A 具有很强的自由基清除和单线态氧淬灭能力。在缺氧的情况下也能表现出很强的自由基清除能力。维生素 A、β- 胡萝卜素与降低癌症罹患风险有关；但癌症的种类很多，目前该结论尚不具备充足的证据。

四、维生素 A 和维生素 A 原的吸收与代谢

1. 吸收

维持体内良好维生素 A 营养状况的因素包括：含维生素 A 食物的消化、维生素 A 和维生素 A 原经肠黏膜的吸收以及转运至机体发挥营养作用的细胞内外过程。

动物中的视黄醇以其与脂肪酸结合成的视黄基酯（retinyl esters）的形式存在，而视黄基

酯和植物性食物中的类胡萝卜素又常与蛋白质结合形成复合物。营养素从食物中有效解离和消化且本身不被破坏是非常重要的。在适宜 pH 环境中，视黄醇在胆盐、脂质和脂酶的联合作用下，形成混合胶束微粒才能被肠道吸收（图 7-6）。对于乳类和富含脂肪的果蔬，类胡萝卜素分散并乳化到食物所含油脂的微粒中，这些食物基质因素可提高维生素 A 的吸收效率。

被吸收的视黄醇在小肠上皮细胞中与脂肪酸（多为棕榈酸）发生酯化生成视黄基酯，并融入乳糜微粒释放到淋巴管，经胸导管进入血液循环，最终以乳糜微粒残体的形式被肝脏吸收（图 7-6）。

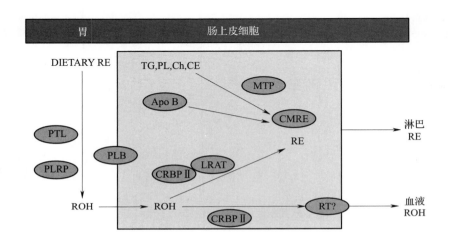

图 7-6   维生素 A 的消化和吸收概况

DIETARY RE—膳食视黄基酯   PTL—胰腺甘油三酯酶   PLRP—胰脂酶相关蛋白   PLB—刷状缘磷脂酶 B
Apo B—载脂蛋白 B   MTP—微粒体甘油三酯转运蛋白   CMRE—视黄酰酯   LRAT—磷脂酰胆碱 - 视黄醇酰基转移酶
CRBP Ⅱ—细胞类视黄醇结合蛋白 Ⅱ   RT—视黄醇转运蛋白   ROH—非酯化视黄醇

膳食视黄基酯（dietary retinyl easters，dietary REs）被胃内胰腺甘油三酯酶（pancreatic triglyceride lipase，PTL）和肠道刷状缘磷脂酶 B（recombinant phospholipase B，PLB）水解，而羧酸酯酶（carboxylesterase，CEL）被认为不参与该过程，胰脂酶相关蛋白（pancreatic lipase related proteins，PLRPs）及其他酶的功能还需要进一步研究。非酯化视黄醇（non-esterified retinol，ROH）被肠道摄取，该过程可能受视黄醇转运体的促进。一旦进入细胞，视黄醇与细胞类视黄醇结合蛋白 Ⅱ（cellular retinol binding protein type Ⅱ，CRBP Ⅱ）结合，该复合物作为磷脂酰胆碱 - 视黄醇酰基转移酶（lecithin-retinol acyltransferase，LRAT）催化反应的底物使视黄醇再次被酯化。REs 进入乳糜微粒、肠内脂蛋白和其他膳食脂类，如甘油三酯、磷脂、胆固醇、胆固醇酯和载脂蛋白 B。含有视黄酰酯（retinyl esters，CMREs）的乳糜微粒被分泌到淋巴系统，而非酯化形式的视黄醇则被吸收进入血液循环，视黄醇转运蛋白（retinol transport protein，RT）可能促进视黄醇从基底侧细胞膜向血液的释放。

　　一旦进入肠细胞，维生素A原类化合物可以不被降解而直接进入淋巴循环，或者被转化为视黄醇，或者代谢为不具有生物活性的其他产物，或一直保留在小肠上皮细胞内直至细胞脱落。β-胡萝卜素在肠黏膜细胞内被15,15'-二加氧酶（15,15'-dioxygenase）裂解成视黄醛（retinaldehyde），后者在视黄醛还原酶的作用下转变成视黄醇。一分子类胡萝卜素最多生成两分子视黄醇。

　　2. 维生素A原的生物利用率和生物转化率

　　许多外因（膳食）和内因（机体的消化和吸收能力）可以促进或抑制机体对维生素A及维生素A原的利用，并影响维生素A原转化为活性维生素A的效率。食品加工方式的影响也很大，如与脂肪一起烹调可大大提高维生素A原的吸收利用率。肠道摄取维生素A原的内因首先是受机体对维生素A的营养需求状况的影响，肠道可据此调节维生素A原类胡萝卜素转化为维生素A的效率，保持维生素A的稳态。不仅如此，衰老可能进一步降低维生素A转化效率。消化道的生理健康状况也同样影响维生素A和维生素A原的转化，脂肪吸收不良、肠细胞受损或功能异常都会对此产生影响。

　　3. 储存与转运

　　（1）细胞内代谢　机体绝大部分维生素A（高达90%）处于储备状态，其余部分在外周组织发挥活性。现已揭示，维生素A在细胞内的转运由一组不同于外周组织细胞的细胞转运蛋白调控和介导。维生素A代谢过程的主要化学物质是血液循环中的视黄醇结合蛋白（retinol-binding protein，RBP）、细胞类视黄醇结合蛋白Ⅱ（cellular retinoid binding protein type Ⅱ，CRBP Ⅱ）、细胞视黄酸结合蛋白（cellular retinoic acid binding protein，CRABP）、视黄醛脱氢酶（retinal dehydrogenase）和其他酶、视黄酸受体（retinoic acid receptors，RARs）及类视黄醇X受体（retinoids X receptors，RXRs）。视黄醇首先遇到转运蛋白中的CRBP族，将其转运给酯化或氧化酶（图7-7）。氧化为醛后，继而氧化为酸，CRABP可承担相关的调控作用。这些细胞内结合蛋白对特定类视黄醇具有极高的特异性和亲和力，并可能控制类视黄醇代谢的质和量。在质方面，这些蛋白可以保护类视黄醇防止非特异性作用；从数量上，这些蛋白可以调控转运给代谢酶的类视黄醇数量。

　　（2）肝储备　输送到肝脏的视黄基酯会被水解，生成的视黄醇主要以棕榈酸视黄酯的形式重新酯化和储存。维生素A充足的个体，肝脏维生素A主要储存在肝星状细胞和肝主细胞。积累在肝脏中的视黄酯会根据身体需要被水解，并以视黄醇的形式输送到每个细胞。肝脏是维生素A的主要储存器官。肝细胞内的维生素A可以被局部转运或远距离转运，局部转运包括向附近肝星状细胞的运输。

　　（3）血液循环中的转运　肝内维生素A的远距离转运主要是通过血液循环系统向利用维生素A的组织部位运输。维生素A向外周组织转运主要是以视黄醇结合蛋白-转甲状腺素蛋白复合物（retinol binding protein-transthyretin complex，RBP-TTR）复合物形式进行。在肝细胞内，视黄醇与RBP按照1:1结合形成holo-RBP复合物，后者继而再结合到TTR

的结合位点上，并储存到高尔基体，等待着视黄醇的转运。通过与 TTR 形成复合物，增加了视黄醇结合蛋白与视黄醇的亲和力，增加了视黄醇结合蛋白结合视黄醇的稳定性。血液中的视黄醇浓度通过调节其从肝脏的运输维持在 0.5μg/mL 左右（当血液中的视黄醇浓度低于 0.2μg/mL 时，就会出现维生素 A 缺乏症）。当这种复合物到达靶细胞时，TTR 离开细胞，成为 RBP- 视黄醇，与细胞膜上的特异性 RBP 受体结合，使视黄醇进入细胞。

4. 排泄

维生素 A 及其代谢物从机体排泄的主要途径是经胆汁。根据啮齿类动物模型的研究，维生素 A 在胆汁中以固定浓度分泌，排泄量由胆汁量决定。肝储备越高，相应的排泄量越多。通常情况下，通过尿流失的维生素 A 极少。但是，病理状态下，如毒血症、急性肾衰竭、多发性骨髓瘤和发热性感染增加了尿中维生素 A 的流失。

如图 7-7（上半部分）所示，膳食类胡萝卜素（carotenoids）裂解形成的视黄醛（retinal）与 CRBP Ⅱ结合。微粒体视黄醛还原酶识别与 CRBP Ⅱ结合的视黄醛，将其转化为视黄醇。膳食视黄基酯（retinyl esters，RE）进行水解，变成视黄醇，与 CRBP Ⅱ结合。

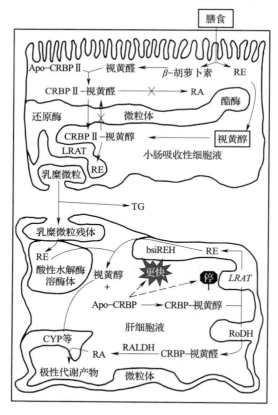

图 7-7　维生素 A 代谢示意图

CRBP Ⅱ—细胞类视黄醇结合蛋白Ⅱ　Apo-CRBP Ⅱ—载脂蛋白 - 细胞类视黄醇结合蛋白Ⅱ　RA—视黄酸
RE—视黄基酯　LRAT—卵磷脂 - 视黄醇酰基转移酶　TG—甘油三酯　bsiREH—胆盐 - 非依赖性 RE 水解酶
RoDH—视黄醇脱氢酶　CYP—细胞色素　RALDH—视黄醛脱氢酶

磷脂酰胆碱 – 视黄醇酰基转移酶（LRAT）识别这种 CRBP Ⅱ视黄醇复合物，合成 RE。结合 RE 的乳糜微粒（chylomicron）中的甘油三酯（triglycerides，TG）被组织利用后形成的乳糜微粒残体被转运到肝脏。

如图 7-7（下半部分）所示，乳糜微粒残体将 RE 转运到肝脏，肝脏溶酶体（lysosome）将 RE 吞噬，酸性水解酶将其水解释放出视黄醇与 CRBP 结合，形成 CRBP 复合物，成为 LRAT 催化视黄醇酯化反应的底物。一种中性胆盐 – 非依赖性 RE 水解酶（neutral bile salt–independent RE hydrolase，bsiREH）再进一步催化 RE。Apo–CRBP 通过抑制 LRAT 和促进 bsiREH 的水解速率控制视黄醇的代谢。CRBP– 视黄醇复合物还可作为视黄醇脱氢酶（retinol dehydro genase，RoDH）催化视黄醛合成的底物。由视黄醛脱氢酶（retinal dehydrogenase，RALDH）催化的 CRBP– 视黄醛复合物向视黄酸（retinoic acid，RA）的不可逆转化可能是视黄醛向视黄酸转化的限速过程。缺少 CRBP 会造成大量的酶与视黄醇结合，除了 LRAT 和 RoDH 外，可能还包括中链乙醇脱氢酶、细胞色素 P450（cytochrome P450，CYP450）、氧化还原酶等的参与。在缺少 CRBP 的情况下，活性氧、亲核物质和其他的细胞内活性分子可能也会与视黄醇发生反应。酶与活性小分子物质对视黄醇接触的增加，可以加速视黄醇的代谢和 RA 的损耗。

五、维生素 A 的缺乏与过量

维生素 A 具有维持正常视觉、维持皮肤黏膜完整性、提高机体免疫力、促进生长发育和维持生殖正常等功能，可以预防贫血、呼吸道感染等疾病。缺乏维生素 A 的首要症状是易患夜盲症，随后是皮肤和黏膜上皮的角化和脱皮（毕脱斑）；尤其眼球干燥是典型的症状（干眼病），如果症状严重，最终可能导致失明。这些缺乏症被认为不仅是由于维生素 A 摄入不足，而且是由于体内视黄醇结合蛋白减少造成的。

维生素 A 过量中毒可分为急性和慢性两种。急性中毒的症状包括恶心、剧烈头痛、头晕、呕吐、腹泻、浮肿、皮肤开裂脱皮、过度兴奋、面部潮红、脱发、视力模糊等。慢性中毒的症状包括体重减轻、甲状腺功能减退、糖尿病、厌食、维生素 A 在皮肤上的沉积（黄色）等。此外，孕妇维生素 A 过量会导致胎儿畸形。据报道，人体摄入 40 万视黄醇当量的维生素 A 后会发生急性中毒。但是，由于维生素 A 摄入过多而导致中毒的案例非常罕见。

关于维生素 A 缺乏和过量，只凭临床症状往往难以确定。维生素 A 营养状况应根据生化指标、临床表现，并结合生理情况、膳食摄入情况予以综合判定。血清维生素 A 水平、眼部症状检查是常用的评价方法。成年人血清维生素 A 的正常含量范围为 1.5 ~ 3μmol/L（430 ~ 860μg/L），血清维生素 A 含量低于一定界值可以用来判断维生素 A 缺乏及边缘性缺乏。根据 WHO 建议标准，成年人血清视黄醇水平 <0.35μmol/L（100μg/L），可判断为维生

素 A 缺乏；0.35μmol/L ≤ 血清视黄醇水平 <0.70μmol/L（200μg/L），可判断维生素 A 边缘性缺乏。眼部症状角膜干燥、溃疡、角化为诊断维生素 A 缺乏的有效诊断体征。但现在由于发生在角膜阶段病变的眼干燥症病例已经稀少，故依据既往史了解夜盲症发生情况，结膜表面检查及比奥斑成为最主要的评估症状和体征。特别是比奥斑常作为儿童维生素 A 缺乏的有效诊断体征。虽然暗适应能力下降及比奥斑是维生素 A 缺乏引起眼部症状的早期阶段，但此时可能已经出现中到重度维生素 A 缺乏，血清视黄醇浓度有可能已经出现极低的水平。

六、维生素 A 的食物来源及推荐摄入量

富含维生素 A 的食物有各种动物肝脏、鱼肝油、鱼卵、黄油、牛乳、干酪、禽蛋等，富含 β- 胡萝卜素的食物有南瓜、胡萝卜、番茄、菠菜、芒果、杏、柿子等深绿色或红黄橙色的蔬菜和水果（表 7-1）。维生素 A 在食品加工过程中会存在损失。维生素 A 对氧和光很敏感，在高温和有氧存在时容易损失，添加抗氧化剂可以增加维生素 A 和胡萝卜素的稳定性。如果把含有维生素 A 的食物隔绝空气进行加热，它们在高温下也比较稳定。脱水食品在储存时，维生素 A 和维生素 A 原更易氧化，因此其活性易受损失。食物加工和加热处理有助于提高植物细胞内胡萝卜素的释放，按我国的烹饪方式，胡萝卜素一般可保存70% ~ 90%。由于维生素 A 易溶于脂肪中，因而当油炸食物时，部分维生素 A 溶解于油中而损失。

《中国居民膳食营养素参考摄入量》（2023 版）中指出成年男性和女性推荐摄入量分别为 770μg RAE/d 和 660μg RAE/d；特殊人群维生素 A 的摄入量：婴儿（7 ~ 12 个月）为350μg RAE/d，怀孕中晚期孕妇为 730μg RAE/d，乳母为 1260μg RAE/d，儿童和青少年为310 ~ 630μg RAE/d。成年人每日维生素 A 的可耐受上限摄入量为 3000μg RAE/d。

表 7-1　常见食物中视黄醇活性当量（RAE）　单位：μg/100g 可食部

食物	视黄醇 /（μg/100g）	RAE/（μg/100g）	食物	视黄醇 /（μg/100g）	RAE/（μg/100g）
羊肝	20972	20972	胡萝卜	0	342
牛肝	20220	20220	菠菜	0	469
猪肝	6502	6502	南瓜	0	74
瘦猪肉	44	44	大白菜	0	7
奶油	297	306	红辣椒	0	116
鸡蛋	216	255	韭菜	0	133

续表

食物	视黄醇 / (μg/100g)	RAE/ (μg/100g)	食物	视黄醇 / (μg/100g)	RAE/ (μg/100g)
牛乳	54	54	番茄	0	31
带鱼	29	29	蜜橘	0	138
牡蛎	27	27	橙子	0	13

资料来源：《中国食物成分表 标准版》（第 6 版）。

第二节 维生素 D

佝偻病是由于骨组织内石灰化沉积导致脊柱和四肢弯曲的一种婴幼儿高发疾病，其原因是钙离子的营养缺乏导致。1890 年，英国医生 Palm 观察到，阳光充足的地方佝偻病发病率低，而阳光较少的地方发病率高。1919 年，英国的 Edward Mellanby 发现鱼肝油中含有治疗佝偻病的因子，但他错误地认为这是当时新发现的维生素 A 的作用。1922 年，美国科学家 McCollum 发现，将鱼肝油中的维生素 A 破坏后，它仍然具有预防佝偻病的效力，证明鱼肝油中存在另外一种脂溶性维生素，并称作"存放钙的维生素""阳光维生素"。直到 20 世纪 20 年代后期才确定，直接晒太阳及接受紫外线辐射可以防治佝偻病。20 世纪 30 年代，德国的科学家分析出了维生素 D_2 和维生素 D_3 的化学结构。1952 年，美国哈佛大学的伍德沃德完成了维生素 D 结构的首次全面合成，并因此获得诺贝尔化学奖。

一、维生素 D 的结构

维生素 D 又称为抗佝偻病维生素，是指含环戊氢烯菲环结构、并具有钙化醇生物活性的一大类物质（图 7-8）。维生素 D_2（麦角钙化醇）和维生素 D_3（胆钙化醇）是维生素 D 中具有代表性的两种形式。

二、维生素 D 的生理活性

骨的稳态是基于骨中钙（Ca^{2+}）的溶解（骨吸收）和骨中 Ca^{2+} 的沉积（骨形成）之间的平衡。维生素 D_3 能够调控成骨细胞的增殖和分化。目前，维生素 D 的成骨作用有以下几种机制是比较公认的（图 7-9）。① 维生素 D 的活性形式能促进破骨细胞的形成，还能激活破骨细胞，促进骨吸收；② 随着骨吸收的进行，骨中无活性的生长因子 -β（trans-forming growth factor，TGF-β）被激活；③ 活化的 TGF-β 可刺激成骨细胞，从而促进骨形成。

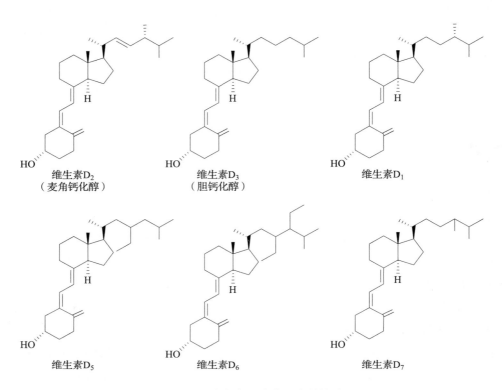

图 7-8　维生素 D 类的化学结构式

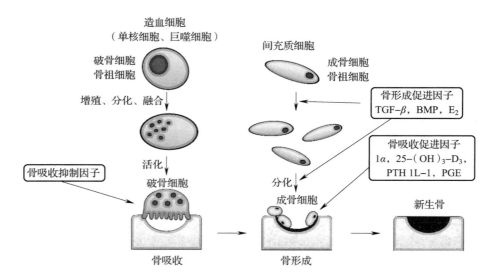

图 7-9　维生素 D 对骨平衡的调控作用

正常人血液中的钙浓度为 10mg/dL，血中钙浓度降低会引发甲状旁腺激素（PTH）分泌，PTH 与肾脏中的甲状旁腺激素受体结合，通过环磷酸腺苷（cAMP）激活 1α-羟化酶，产生 $1\alpha,25$-$(OH)_2$-D_3。$1\alpha,25$-$(OH)_2$-D_3 与小肠上皮细胞中的维生素 D 受体（vitamin D receptor，VDR）结合，促进小肠上皮细胞对 Ca^{2+}、PO_4^{2-} 的吸收。同样的机制也能促进破骨细胞的形成，促使 Ca^{2+} 从骨中溶出，增加血钙浓度（图 7-10）。α-羟化酶受血液中 Ca^{2+}、PO_4^{2-} 浓度的反馈调节。因此，当血中钙浓度高于正常值时，$24R,25$-$(OH)_2$-D_3（无活性维生素 D_3）的合成增强。

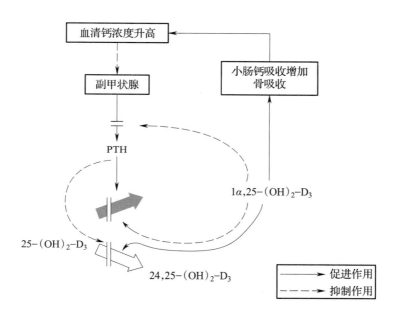

图 7-10　血中钙浓度的调节

维生素 D 还能促使骨、软骨及牙齿矿化，促进小肠钙吸收及促进肾对钙、磷的重吸收。此外，组织细胞中维生素 D 的受体分布广泛，具有调节钙磷代谢以外的诸多其他生理功能，如免疫调节、刺激胰岛素分泌、抑制肾素产生、抑制甲状旁腺激素的产生、刺激巨噬细胞抗菌肽产生等。近年来大量研究发现机体低维生素 D 水平与高血压、部分肿瘤、糖尿病、心脑血管疾病、脂肪肝、低水平的炎性反应、自身免疫性疾病等密切相关，也与部分传染病如结核和流感的发病相关。

三、维生素 D 的吸收与代谢

人类从食物中获得的维生素 D 以维生素 D_2（植物来源）或维生素 D_3（动物来源）为主，或通过体内生物合成的方式获得各自的维生素 D_2（麦角固醇）和维生素 D_3（7-脱氢胆固醇，

7–DHC）前体。然而，7–DHC 和麦角固醇在肠道中会转化为不具有维生素 D 营养作用的胆固醇等物质。

　　食物中的维生素 D 进入小肠后，胆汁促使维生素 D 与其他脂溶性物质一起通过微胶束依赖的方式被动吸收。吸收后的维生素 D 参与乳糜微粒的形成，并随之进入淋巴系统，经胸导管入血。储存于皮肤组织中的 7–DHC 在紫外光（波长为 290～330nm）的照射下，转化为维生素 D_3（图 7–11），然后缓慢扩散入血液。在血液中，部分维生素 D（约 60%）与一种特异载体蛋白 – 维生素 D 结合蛋白（vitamin D–binding protein，DBP）结合，由 DBP 携带运输。相当部分与 DBP 结合的维生素 D_3 在被肝脏摄取之前，进入肝外组织，如肌肉和脂肪。血液中未与蛋白质结合的维生素 D 随乳糜微粒进入肝脏。

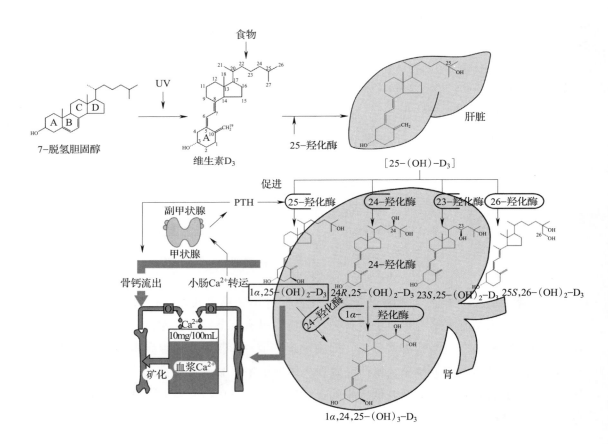

图 7–11　维生素 D_3 的代谢路径

　　无论是由乳糜微粒或由 DBP 携带进入肝脏的维生素 D_3，在肝脏微粒体中由细胞色素 P450 在 NADPH 存在的情况下，在 25 位进行羟化作用，转化为 25– 羟基维生素 D_3 [25–（OH）–D_3]。后者由肝脏分泌入血，并且与 DBP 结合被输送到肾脏。25–（OH）–D_3

在 1α- 羟化酶的作用下转化为 1α,25-（OH）$_2$-D$_3$，形成维生素 D$_3$ 的活性形式（图 7-11）。1α,25-（OH）$_2$-D$_3$ 合成后，由肾脏释放入血，大部分与 DBP 松散式结合，部分与白蛋白结合，少量以游离的形式运输至各个靶器官，发挥生物学效应。在肾脏中，除 1α,25-（OH）$_2$-D$_3$ 外，23S,25-（OH）$_2$-D$_3$、24R,25-（OH）$_2$-D$_3$、25S,26-（OH）$_2$-D$_3$ 均可生物合成，但只有 1α,25-（OH）$_2$-D$_3$ 是维生素 D 的活性形式。

维生素 D$_2$ 也是通过与维生素 D$_3$ 相同的代谢途径进行转化的。由于维生素 D$_2$ 的效力在动物间存在差异，因此常用维生素 D$_3$ 来定义维生素 D 的效力。

维生素 D 的激活取决于肾脏 1α- 羟化酶的生物学作用。1α- 羟化酶易受到多种因素的影响，主要包括甲状旁腺激素（parathyroid hormone，PTH）、1α,25-（OH）$_2$-D$_3$ 浓度、血清钙和磷的浓度。PTH、低 1α,25-（OH）$_2$-D$_3$、低钙、低磷会刺激 1α- 羟化酶的活性，反之则抑制其活性。

四、维生素 D 的缺乏与过量

如前所述，维生素 D$_3$ 可以在紫外线照射下由皮肤合成，因此在阳光照射充足的地区其缺乏症较为少见。但有研究指出，通常情况下体内合成量是不够的。维生素 D 缺乏可导致肠道钙、磷吸收减少，肾小管对钙和磷的重吸收下降，影响骨钙化，造成骨骼和牙齿的发育异常。儿童佝偻病、骨质软化症、骨质疏松症、手足痉挛症是已知的维生素 D 缺乏症。另一方面，同样的症状也可能由小肠对维生素 D 的吸收障碍和肝肾的代谢异常所致，这与肝脏和肾脏中存在的羟化酶有关。

过多的维生素 D 会促进小肠对 Ca^{2+} 的吸收，导致高钙血症，钙沉积在血管壁、肺、肾、脑中，症状包括厌食、呕吐、便秘、体重减轻、头痛、多尿、烦渴、发热等，严重时可导致死亡。

血液中 25-（OH）-D$_3$ 水平为首选评价机体维生素 D 状况的指标。通常认为，血中 25-（OH）-D$_3$<10ng/mL（25nmol/L）为严重缺乏，<20ng/mL（50nmol/L）为缺乏，21～29ng/mL（52～72nmol/L）为不足，≥ 30ng/mL（75nmol/L）为充足，其正常值上限为 100ng/mL（250nmol/L），当 >150ng/mL（375nmol/L）时，可发生中毒。

五、维生素 D 的食物来源及推荐摄入量

维生素 D 在大部分天然食物中含量较低。鱼肝油、肝脏、沙丁鱼、鲣鱼、金枪鱼、蛋黄、奶油、乳酪、干香菇中维生素 D 含量较高，是维生素 D 的主要膳食来源（表 7-2）。瘦肉、坚果、母乳和牛乳中维生素 D 含量较低，而蔬菜和谷物中几乎不含维生素 D。维生素 D 对热、氧、碱均较稳定，且不易氧化，在 130℃加热 90min 仍有生理活性。但维生素 D

对光很敏感，易受紫外线照射破坏，油脂的氧化酸败可以影响维生素 D 的含量。通常的加工和储藏或烹调不影响其生理活性。

表 7-2　常见食物中维生素 D 的含量　　　单位：μg（IU）/100g 可食部分

食物	含量	食物	含量
乳酪	7.4（296）	全蛋（生鲜）	2.0（80）
蛋黄（生鲜）	5.4（217）	黄油	1.4（56）
沙丁鱼（罐头）	4.8（193）	猪肉（熟）	1.1（44）
香菇（干）	3.9（154）	干酪	0.7（28）
猪油	2.3（92）	牛肉干	0.5（20）

资料来源：《中国居民膳食营养素参考摄入量》（2023 版）。

2023 年中国营养学会颁布的《中国居民膳食营养素参考摄入量》建议，0～64 岁和 65 岁及以上健康人群维生素 D 的推荐摄入量分别为 400IU/d（10μg/d）和 600IU/d（15μg/d）。11 岁及以上人群（包括孕妇、乳母）的可耐受最高摄入量为 2000IU/d（50μg/d），0～4 岁、4～7 岁、7～11 岁人群的可耐受最高摄入量则分别为 20、30、45μg/d。

第三节　维生素 E

维生素 E 又名生育酚，是 1922 年美国加州大学的 Evans 和 Bishop 发现的大鼠生育因子。用酸败的猪油饲养的大鼠会变得不孕，但在膳食中加入莴苣却能够恢复生殖能力，并将莴苣中的未知物质命名为 X。1924 年阿肯色大学 Sure 首次将该成分命名为维生素 E。1936 年 Evans 等从麦胚油中分离出结晶状维生素 E，并命名为生育酚。1938 年瑞士化学家 Karrer 首次完成了生育酚的合成。

一、维生素 E 的结构

维生素 E 由生育酚和生育三烯酚组成，生育酚带有饱和的侧链，生育三烯酚带有不饱和的侧链，根据甲基数目和位置，每种都有四种类型的异构体（α、β、γ、δ）。后来发现来自米糠的第九种生育酚和来自鱼油的第十种生育酚海洋源性生育酚（marine tocopherol，MDT）（图 7-12）。

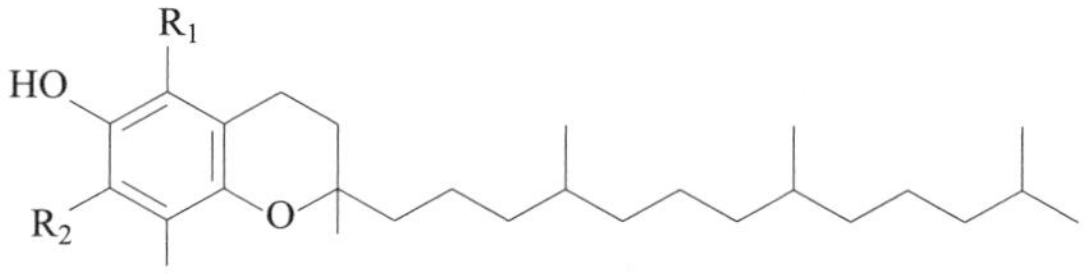

	R1	R2
α	CH_3	CH_3
β	CH_3	H
γ	H	CH_3
δ	H	H

生育酚

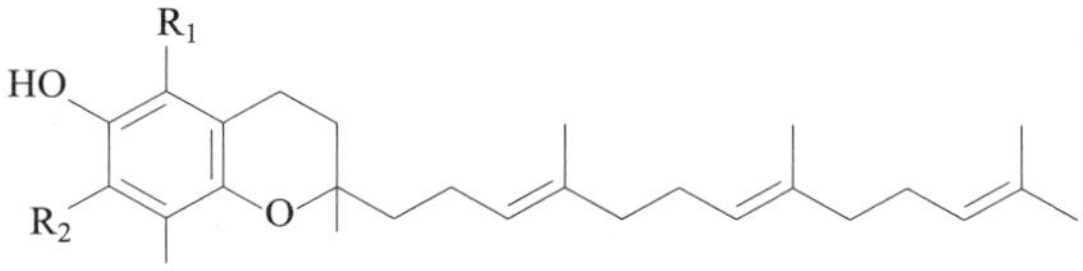

生育三酚

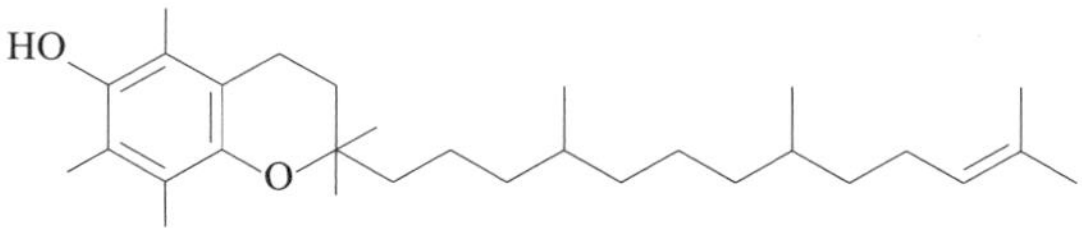

α–Tocomonenol（第9种生育酚）

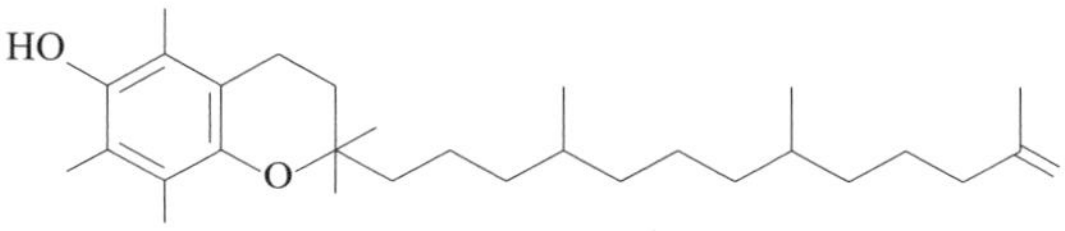

海洋源性生育酚：MDT（第10种生育酚）

图 7–12　其他维生素 E 类的化学结构式

二、维生素 E 的生理活性

维生素 E 在人体中的主要作用是抗氧化和膜稳态作用。α– 生育酚广泛分布于人体组织中，主要存在于细胞膜内，能保护细胞膜中磷脂不被自由基氧化，还能防止基因、蛋白质及其相关物质的损伤。此外，α– 生育酚与水溶性维生素 C 具有协同作用，有效抑制细胞膜氧化。

生育酚可抑制 LDL 的氧化和巨噬细胞泡沫化，抑制磷脂酶 A_2 的活性，减少血小板血栓塞 A_2 的释放，抑制血小板的聚集，降低心肌梗死及脑卒中的危险性。维生素 E 还可以减少细胞中的脂褐质的形成、改善皮肤弹性、调节免疫系统、预防衰老；维生素 E 还可以预防性腺萎缩，与动物的生殖功能和精子生成有关。

三、维生素 E 吸收与代谢

1. 小肠吸收

所有形式的维生素 E 都能和脂肪一起被吸收进入小肠细胞，并被掺入到乳糜微粒，随后被分泌进入淋巴。α– 生育酚在人体内的消化吸收率约为 50%。脂肪吸收不良综合征（如胆汁淤积性肝脏疾病）、脂蛋白合成障碍或 $\alpha-$ 生育酚转运蛋白（α–tocopherol transfer protein，α–TTP）方面的遗传缺陷都可能分别导致维生素 E 吸收不良或异常的血浆 $\alpha-$ 生育酚低水平。

2. 脂蛋白转运

维生素 E 与其他脂溶性维生素不同，没有发现其特异的血浆转运蛋白。通过血液循环到达肝脏的维生素 E，只有 $\alpha-$ 生育酚被优先地以极低密度脂蛋白（VLDL）的形式分泌到血液，这可能与肝脏 α–TTP 有关。其他生育酚随胆汁酸排出肠道（图 7–13）。VLDL 进入循环系统后转化为低密度脂蛋白（LDL），最后通过存在于每个细胞中的低密度脂蛋白受体被吸收到细胞中。所有的脂蛋白都能转运维生素 E。细胞内 $\alpha-$ 生育酚结合蛋白存在于每个细胞的细胞质和细胞核中，参与细胞内运输。

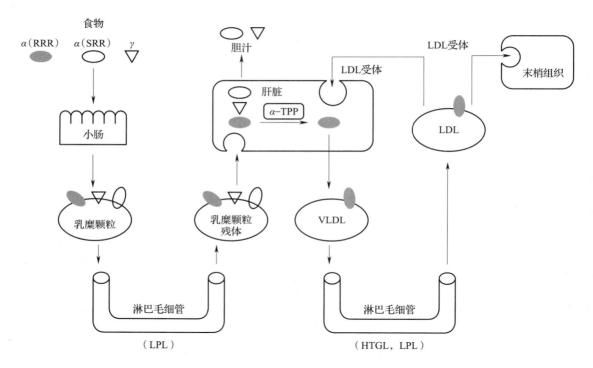

图 7–13　维生素 E 的体内转运

α（RRR）—RRR–α– 生育酚　LDL—低密度脂蛋白　α（SRR）—SRR–α 生育酚　VLDL—极低密度脂蛋白
γ–γ– 生育酚　LPL—脂蛋白酯酶　α–TPP—α– 生育酚转运蛋白　HTGL—肝脏甘油三酯酶

3. 胆汁排泄

维生素 E 不会在肝脏中聚集达到"中毒"水平，这反映出维生素 E 的排泄和代谢的重要性。$\alpha-$ 生育酚被排泄进入胆汁是受多药耐药基因 2（multi–drug resistance gene 2，MDR2），即一种也可促进磷脂排泄的 ATP 结合盒转运体（ATP–binding cassette transporter）的调节。在正常条件下，$\alpha-$ 生育酚经 HDL 转运到肝脏后被吸收进入肝池，肝中的 $\alpha-$ 生育酚最终被排泄进入胆汁。

4. 维生素 E 代谢

维生素 E 的最初代谢产物是"Simon 代谢物",这是一类被氧化和剪切的代谢物。 α-CEHC(化学结构式如图 7-14 所示)和 γ-CEHC 是维生素 E 的非氧化代谢产物,它们分别来源于 α- 和 γ- 生育酚(以及 α- 和 γ- 生育三烯酚),在尿液、胆汁和血浆以及肝匀浆中可检测到。维生素 E 的代谢受细胞色素 P450 调节,其中 CYPs 启动生育酚或生育三烯酚的 ω 氧化,然后接着 β- 氧化后,与硫酸盐或葡萄糖醛酸形成共轭物,经尿液或胆汁排出。

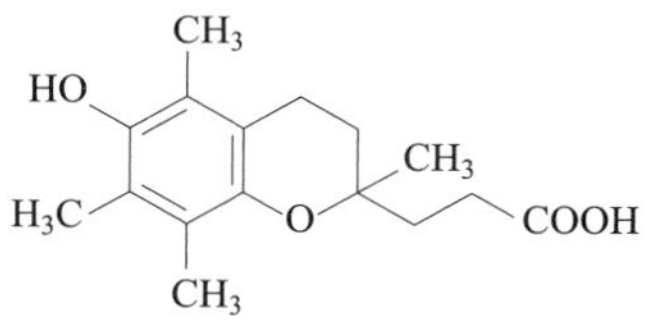

图 7-14 α-CEHC 的化学结构式

四、维生素 E 的缺乏与过量

维生素 E 缺乏症包括溶血性贫血和褐肠综合征,这与脂质过氧化物的产生有关。早产儿出生时血浆和组织中维生素 E 水平很低,而且消化器官不成熟,往往存在维生素 E 吸收障碍,容易出现溶血性贫血,且早产儿易发生新生儿皮肤硬化症。动物维生素 E 缺乏还会出现生殖障碍、营养性肌营养不良等症状。已知维生素 E 会导致啮齿类动物不孕,但在人类中尚未得到证实。此外,维生素 E 缺乏还可出现视网膜退行性病变、蜡样质色素积聚、肌无力、神经退行性病变、小脑共济失调等。

维生素 E 的毒性较低,且从肠道吸收的能力也较差;由于维生素 E 在体内储存的时间较短,所以不可能像其他脂溶性维生素一样出现维生素 E 过量的情况。但有报道称,给早产儿静脉注射维生素 E 过量时,出现了肺功能障碍、黄疸和肾脏损害。高剂量的维生素 E 补充会影响维生素 K 的代谢及血小板功能。

血中 α- 生育酚浓度可直接反映人体维生素 E 的营养状况。血脂值正常的健康成年人,血浆 α- 生育酚的范围为 $11.6 \sim 46.4 \mu mol/L$($5 \sim 20mg/L$)。血浆生育酚与血浆总脂浓度密切相关,有专家建议用每克总血脂中的 α- 生育酚水平来评价维生素 E 的营养状况。红细胞溶血试验也可以用于评价维生素 E 的营养状况。红细胞与 $2.0\% \sim 2.4\%$ H_2O_2 溶液温育后出现溶血,测得的血红蛋白量(H1)占红细胞与蒸馏水保温后的血红蛋白量(H2)的百分比可反映维生素 E 的营养状况。维生素 E 水平正常者比值 $<10\%$,偏低者为 $10\% \sim 20\%$,缺乏者 $>20\%$。当维生素 E 缺乏时,红细胞膜上的部分脂质失去抗氧化剂的保护作用,红细胞膜的完整性受到破坏,对 H_2O_2 溶血作用的耐受能力下降。

五、维生素 E 的食物来源及推荐摄入量

维生素 E 含量较高的食物有红花油、米糠油、大豆油、人造黄油等植物油,杏仁、花

生等种子，以及小麦胚芽等；而动物性产品的维生素 E 含量一般较低（表 7–3）。食物加工、储存和制备过程中可损失部分维生素 E。维生素 E 对氧敏感，特别是在碱性条件下加热食物，可以使维生素 E 完全遭到破坏。食物的维生素 E 在一般烹饪加工时损失不多，但在大量油脂中烹调食物，脂肪中所含的维生素 E 有 70%~90% 被破坏。在烹调中使用很少量的酸败油脂，就足以破坏正常油脂中或食物中大部分的维生素 E。谷物碾磨时可因物理作用脱去胚芽而使维生素 E 受到损失。凡引起类脂部分分离、脱除的任何加工、精制，或者脂肪氧化时都可能引起维生素 E 的损失。

表 7–3　常见食物中维生素 E 的含量　　　单位：mg/100g 可食部分

食物	含量	α–TE	食物	含量	α–TE
葵花籽油	54.6	38.35	花生仁	18.09	9.73
玉米油	50.94	14.42	黄豆	18.9	0.9
花生油	42.06	17.45	黑豆	17.36	0.97
核桃（干）	43.21	0.82	南瓜子仁	13.25	3.67
榛子（干）	36.43	29.22	青豆	10.09	0.4
松子仁	32.79	17.68	鸡蛋	1.14	0.7
葵花子仁	79.09	74.5	基围虾	1.69	1.4

资料来源：《中国食物成分表　标准版》（第 6 版）。

维生素 E 的活性可用 α– 生育酚当量（tocopherol equivalent，TE）来表示，规定 1mg α–TE 相当于 1mg d–α– 生育酚的活性。2023 年中国营养学会发布的《中国居民膳食营养素参考摄入量》建议成年人维生素 E 推荐摄入量男性和女性均为 14mg α–TE/d，乳母为 17mg α–TE/d，成年人（包括孕妇、乳母）可耐受最高摄入量为 700mg α–TE/d。

第四节　维生素 K

1929 年，丹麦生物化学家 Henrik Dam 用不含脂肪的饲料喂养鸡的过程中，发现皮肤、肌肉和组织会出血。当时认为一定有一种脂溶性维生素存在于食物中，能够影响凝血酶原的合成和凝血，从而造成出血，且这种物质广泛存在于植物界，尤其以绿叶蔬菜中为多。1935 年，Dam 将这种出血抑制因子命名为"维生素 K"。1939 年科学家们分离出维生素 K_1（phylloquinone，叶绿醌）和 K_2（menaquinone，甲萘醌），并确定了它们的结构。

一、维生素 K 的结构

目前已知的维生素 K（vitamin K）包括维生素 K_1（叶绿醌）、K_2（甲萘醌）、在肠道内由维生素 K_2 转化而来的 K_3 以及一些由细菌合成的同源物（图 7-15）。维生素 K_3 比维生素 K_1 和 K_2 具有更强的体内凝血活性。在体内，维生素 K_1 可转化为维生素 K_2。维生素 K 不能在人体细胞中生物合成，K_1 主要来源于绿色植物，维生素 K_2 主要由肠道细菌产生或来源于动物性食物。

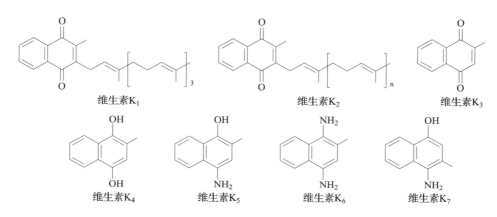

图 7-15 维生素 K 的化学结构式

二、维生素 K 的生理活性

维生素 K 在体内最重要的作用是激活血液凝固因子。因此，维生素 K 又被称为抗出血维生素。在血液的凝血因子中，凝血酶原（prothrombin，因子Ⅱ）、因子Ⅶ、Ⅸ、Ⅹ和蛋白 C 的生物合成需要维生素 K。正常情况下，这些蛋白质以无活性的前体存在，但维生素 K 可将其转化为活性形式，使其发挥作用。维生素 K 与凝血酶生物合成的关系如图 7-16 所示。无活性的凝血酶前体的谷氨酸（glutamic acid，Glu）残基在维生素 K 的作用下被存在于微粒体中维生素 K 依赖性的羧化酶羧化。在这个过程中，维生素 K 变成了维生素 K 环氧化物，Glu 残基转化为 γ- 羧基谷氨酸（γ-carboxyglutamic acid，Gla）残基，从而使凝血酶活跃，Ca^{2+} 与 Gla 残基结合，并进一步与磷脂双层结合，使血液凝固。

骨质疏松症患者的骨矿物质密度（bone mineral density，BMD）低，易发生骨折。有报道表明骨质疏松症患者与正常人相比，其血循环中维生素 K 的浓度较低。据此可认为维生素 K 在人体骨骼健康中会起到一定的作用。从膳食摄入状况的角度进行研究，也能证明维生素 K 与骨骼健康之间存在一定的相关性。维生素 K 还与神经系统有一定的关联。MK_4 主要积聚于脑内有髓鞘的部位（如脑桥髓质和中脑）。目前还发现维生素 K（主要是 MK_4）在老化的过程中可以起到保护视网膜的作用。

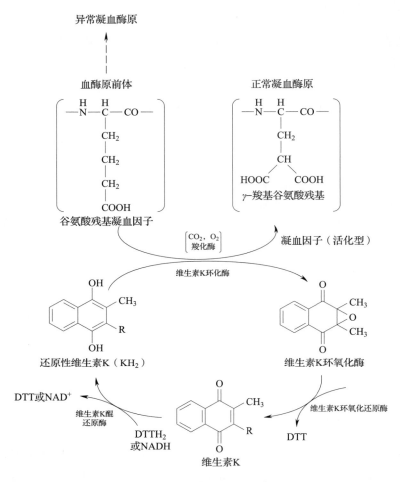

图 7-16 凝血酶原的合成途径

三、维生素 K 的吸收与代谢

维生素 K 由小肠近端吸收，溶解在乳糜微粒的甘油三酯中进入淋巴系统，这一过程与其他脂溶性维生素类相似。因此，当这一过程的任何一个环节的功能受到干扰或脂肪吸收不良时，维生素 K 的吸收都会受到影响。

维生素 K 没有明确的载体蛋白。在血液循环中，维生素 K 的载体主要是富含甘油三酯的脂蛋白（约占 50%），同时 LDL 和 HDL 在同效维生素的转运过程中各约占 15%。与其他脂溶性维生素相比，维生素 K 在血循环中的浓度很低，约 0.25 ~ 2.7nmol/L。

肝脏作为合成凝血蛋白的场所，是公认的维生素 K 的主要储存器官。因维生素 K 代谢较快，所以体内储存量较少，当膳食来源不足时，体内很快耗竭。

四、维生素 K 的缺乏与过量

由于维生素 K 在体内积存较差，所以要适当从肠道吸收。但是，健康人只要正常饮食，就不可能出现维生素 K 缺乏症。这是因为维生素 K 广泛存在于各种食物中，而且肠道细菌总能产生足量的维生素 K。但在胆道梗阻、脂肪吸收不良综合征、肝病、服用拮抗剂、长期抗生素治疗等情况下，可能会出现维生素 K 缺乏。由于母乳中维生素 K 的含量过低，新生儿和婴幼儿可能会出现维生素 K 的缺乏，严重的会导致颅内出血，甚至死亡。

维生素 K 长期服用会引起中毒。维生素 K 过量的症状包括呕吐、低血压、呼吸困难、黄疸和心脏休克。尤其是婴幼儿，不宜大剂量服用维生素 K，因为维生素 K 可导致溶血性贫血、高胆红素血症、高铁血红蛋白血症等症状，严重时还可导致死亡。

五、维生素 K 食物来源和膳食摄入量

富含维生素 K 的食物有豆类、麦麸、绿色蔬菜、动物肝脏、鱼类、蔬菜、水果等（表 7-4）。绿叶蔬菜所提供的维生素 K 约占总摄入量的 40% ~ 50%。在日常食物中，植物来源的维生素 K 为叶绿醌（K_1），动物性食物中既含有叶绿醌（K_1）又含有甲萘醌（K_2）。豆豉是中国传统特色发酵豆制品，其维生素 K_2 含量为 59μg/100g，是维生素 K_2 的良好来源。维生素 K 对酸、碱、氧化剂、光和紫外线照射都很敏感，但对热、空气和水分都很稳定。关于维生素 K 在食品加工、保藏等过程的研究报道甚少，一般的食品加工也很少损失。

表 7-4　常见食物中维生素 K 的含量　　单位：μg/100g 可食部分

食物	含量	食物	含量	食物	含量
菜籽油	830	莴苣	113	绿豆	14
黄瓜	275	猪肝	88	草莓	14
菠菜	266	麦麸	83	鸡蛋	11
大豆	200	鸡肝	80	猪肉	11
菜花	191	燕麦	63	葡萄干	6
卷心菜	149	麦芽	39	小米	5
蛋黄	149	干酪	35	苹果	4
生菜	129	黄油	30	桃	3

资料来源：引自《中国居民膳食营养素参考摄入量》2013 版。

　　维生素 K 也可从非食物来源，即肠道细菌中获得。正常情况下有数十亿细菌寄居在肠道中，其中某些细菌可以合成维生素 K。人们还不清楚这些细菌到底能合成多少维生素 K 供身体使用，但据说人可从肠道细菌获得的维生素 K 大约占日常需要量的一半。

　　《中国居民膳食营养素参考摄入量》（2023 版）中指出成年推荐摄入量为 80μg/d；特殊人群维生素 K 的摄入量：婴儿（7～12 个月）为 10μg/d，乳母为 85μg/d，儿童和青少年为 30～75μg/d。目前由于没有充分资料，维生素 K 的可耐受最高摄入量尚未确立。

第七章　拓展阅读

思考题

　　1. 脂溶性维生素包括哪几种？有何生理功能？

　　2. 脂溶性维生素的吸收及代谢特点是什么？

　　3. 有人说维生素 D 是一个激素原，对吗？为什么？

　　4. 脂溶性维生素的常见缺乏症是什么？应当如何补充脂溶性维生素？

第八章
水溶性维生素的代谢

学习目标

1. 掌握水溶性维生素的种类、别称、结构及其理化性质。
2. 了解水溶性维生素的生理活性及在体内的吸收、代谢过程。
3. 熟悉水溶性维生素的缺乏病症、食物来源及推荐摄入量。

水溶性维生素（water-soluble vitamins）主要包含维生素 C（vitamin C，又称 L- 抗坏血酸，ascorbic acid）和 B 族维生素（维生素 B_1、维生素 B_2、维生素 B_3、维生素 B_5、维生素 B_6、维生素 B_7、维生素 B_9 和维生素 B_{12}）。B 族维生素主要作为辅酶或者辅酶的构成物参与机体的物质代谢或能量代谢。例如，维生素 B_5（即泛酸）是合成辅酶 A（coenzyme A，CoA）和酰基载体蛋白（acyl carrier protein，ACP）的重要成分，而后者在体内的糖、脂肪或蛋白质代谢过程中扮演着十分重要的角色。维生素 C 虽然不具有辅酶的功能参与机体代谢，但它对其他酶系统有保护、调节与促进催化的作用。同时，维生素 C 在体内还是一种良好的抗氧化剂。尽管这些维生素在人体的代谢活动中的需求量很小，但其作用却非常重要且必不可少，缺乏任何一种水溶性维生素都会引起相应的疾病。例如，缺乏维生素 C 会导致坏血病，缺乏维生素 B_1 会导致脚气病等。

第一节　维生素 B₁

　　维生素 B₁ 又称硫胺素、抗脚气病因子、抗神经炎因子等，是最早被发现的一种维生素。维生素 B₁ 的发现与预防和治疗脚气病（beriberi）的过程密切相关。脚气病在历史上早有记载，我国古代医学典籍《黄帝内经》就曾对脚气病有过论述，唐代医学家"药王"孙思邈在其所著《备急千金要方》中也有记载治疗脚气病的方法。但人们真正认识到维生素 B₁ 是一种必需的营养物质是在 19 世纪末期。19 世纪 80 年代，日本海军水手饱受脚气病的困扰，一名日本海军军医 Takaki 报道称，在水手的膳食中加入小米、鱼、蔬菜与大麦有助于该病的防治。1897 年，荷兰医生 Christiaan Eijkman 在实验中发现，精磨米喂养会引起鸡出现多发性神经炎的症状，这和人类的脚气病很相似，并指出用糙米和米糠可以防治该病。但受限于当时的历史条件，他此时得出的结论是，精米中存在引起脚气病的"致病因子"，而米糠中则含有"解毒剂"。后来，另一位荷兰医生 Gerrit Grijns 更正了一个解释，并于 1906 年与 Eijkman 共同发表论文，提到精米中缺乏一种对健康来讲不可缺少的物质，缺乏这种物质可导致脚气病或多发性神经炎。1906—1912 年，英国生物化学家 Frederick. G. Hopkins 通过实验证实了，除了糖、脂肪和蛋白质三大营养素外，食物中还存在某种刺激生长的必需物质，他将这种物质称为食物辅助因子。1911 年，波兰生物化学家 Casimir Funk 报告称在米糠中提取到了这种治疗脚气病的活性因子。因为几乎在同一时期（即 1912—1914 年），有研究人员提出来一种物质称为"脂溶性 A"（即维生素 A），为了与之区别，这类溶于水的物质被命名为"水溶性 B"。而"水溶性 B"以后也就改称为维生素 B。后来 Funk 综合当时的研究又进一步发展了维生素理论，他认为除了脚气病外，膳食中缺乏某一类有机微量营养素很有可能也是引起坏血病、佝偻病和糙皮病的原因。1926 年，两名荷兰化学家 Barend. C. P. Jansen 和 Willem. P. Donath 从米糠中提取出真正的抗脚气病因子，并命名为硫胺素（thiamin，后被美国化学会改为 thiamine）。1936 年，美国化学家 Robert. R. Williams 确定了硫胺素的化学结构并提出了化学合成方法。而随着历史的发展，人们从维生素 B 中逐步分离出多种不同的维生素，并用脚标加以区分。Christiaan Eijkman 和 Frederick. G. Hopkins 因该发现共享了 1929 年的诺贝尔生理学或医学奖。

一、维生素 B₁ 的结构

　　维生素 B₁ 是由一个含硫的噻唑环和一个含氨基的嘧啶环组成的化合物，中间由一个亚甲基相连（图 8-1）。分子式为 $C_{12}H_{17}N_4OS \cdot HCl$，相对分子质量 265.35。因其分子中含有硫和胺，故又称硫胺素。

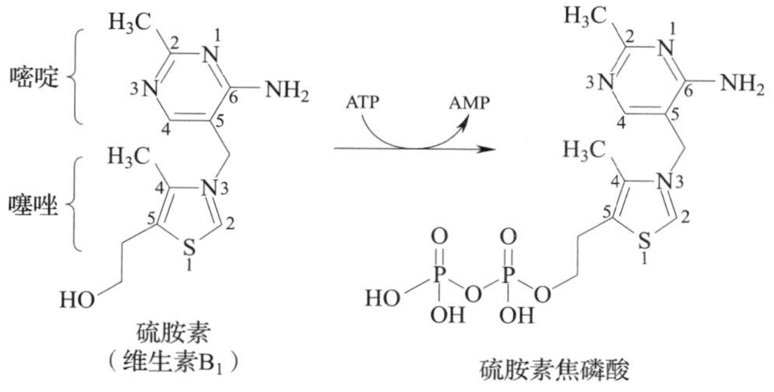

图 8-1 硫胺素和硫胺素焦磷酸

维生素 B_1 常以盐酸盐的形式出现，为白色结晶粉末，熔点 248℃，有特殊的酵母样气味，味苦，极易溶于水，微溶于乙醇，不溶于一般有机溶剂。通常 1g 硫胺素盐酸盐可溶于 1mL 的水中，但仅 1% 溶于乙醇。硫胺素盐酸盐在酸性溶液中很稳定，pH < 5 时，加热至 120℃仍可保持其生理活性；但在中性或碱性溶液中易氧化而失去生物活性，在 pH > 7 的情况下，室温储存也可逐渐被破坏。生素 B_1 在 pH 为 7 的水溶液中，在 235nm 和 267nm 处有两个紫外吸收峰，这与其含有嘧啶和噻唑结构有关。在室温下，亚硫酸盐在中性及碱性环境中会加速硫胺素的破坏，使其分解为嘧啶和噻唑两部分。在强碱溶液中，硫胺素在有氧化剂存在时（如高铁氰化钾）可被氧化成脱氢硫胺素，即硫色素（thio-chrome）。硫色素在紫外照射下可产生浅蓝色荧光，根据此反应可用来测定维生素 B_1 的含量。

二、维生素 B_1 的生理活性

1. 参与机体代谢

维生素 B_1 在机体内可以在 Mg^{2+} 的参与下，经过硫胺素焦磷酸激酶的催化，与三磷酸腺苷（adenosine triphosphate，ATP）结合形成硫胺素焦磷酸（thiamin pyrophosphate，TPP）。硫胺素焦磷酸是维生素 B_1 的活性形式（图 8-1），其最重要的功能就是作为辅酶参与机体的糖代谢。在机体糖代谢中，TPP 主要作为两种酶的辅酶，其一是酮酸脱氢酶体系，其二是转酮醇酶。

（1）α-酮酸脱氢酶体系 在葡萄糖有氧分解代谢和支链氨基酸碳骨架的氧化途径中，有三种 α-酮酸脱氢酶体系需要 TPP 作为辅酶。

① 丙酮酸脱氢酶体系：该酶体系主要催化丙酮酸氧化脱羧形成乙酰辅酶 A（acetyl

CoA），乙酰辅酶 A 可与草酰乙酸结合生成柠檬酸从而进入三羧酸循环（tricarboxylic acid cycle，TCA cycle），继续氧化分解。TPP 主要参与该过程的第一个步骤，与丙酮酸结合生成羟乙基 –TPP。

②α– 酮戊二酸脱氢酶体系：该酶体系主要在三羧酸循环中催化 α– 酮戊二酸氧化脱羧转变成琥珀酰辅酶 A。这一步反应与丙酮酸的氧化脱羧十分相似。TPP 主要参与该步反应的第一个步骤。

③ 支链 α– 酮酸脱氢酶体系：亮氨酸、异亮氨酸和缬氨酸脱氨基形成相应的酮酸后，进一步代谢需要支链 α– 酮酸脱氢酶，该酶需要 TPP 作为辅酶。

（2）转酮醇酶　戊糖磷酸途径（pentose phosphate pathway，PPP）是糖代谢中的另一个十分重要的过程，该过程产生的戊糖和 NADPH 在核酸代谢和脂肪酸合成过程中起着重要作用。转酮反应是戊糖磷酸途径中的一个重要反应，其主要涉及分子之间二碳单位的转移和重排，该反应起催化作用的转酮酶需要 TPP 作为辅酶才有活性。在戊糖磷酸途径中，有两处转酮反应：① 5– 磷酸木酮糖分子上的二碳单位被转移到 5– 磷酸核糖分子上，形成 3– 磷酸甘油醛和 7– 磷酸景天庚酮糖，该反应由转酮酶催化，需要 TPP 和 Mg^{2+} 作为辅助因子参与。② 5– 磷酸木酮糖分子上的二碳单位被转移到 4– 磷酸赤藓糖分子上，形成 3– 磷酸甘油醛和 6– 磷酸果糖，该反应也需要 TPP 和 Mg^{2+} 作为辅助因子参与。若体内维生素 B_1 缺乏，转酮酶的活性会降低，戊糖磷酸途径受阻，会影响体内的一些重要物质如脂肪酸、非必需氨基酸和核糖核酸的合成。

当维生素 B_1 缺乏时，机体内糖代谢受阻，丙酮酸积累，使体内血液、尿液和脑组织中的丙酮酸含量增多，会出现多发性神经炎、皮肤麻木、四肢无力、肌肉萎缩及下肢浮肿等症状，临床上称为脚气病。维生素 B_1 作为辅酶在体内代谢中的作用如图 8–2 所示。

2. 抑制胆碱酯酶活性

维生素 B_1 可以抑制胆碱酯酶的活性，从而减少胆碱酯酶对乙酰胆碱的水解。乙酰胆碱是一种神经递质，可以促进胃肠蠕动。当维生素 B_1 缺乏时，胆碱酯酶活性升高，乙酰胆碱水解加速，神经传导受到影响，使得胃肠蠕动缓慢，消化液分泌减少，食欲减退。

3. 对神经组织的作用

目前的研究发现，神经细胞中存在有大量的 TPP，大部分位于线粒体，10% 在细胞膜。当神经受到刺激时，细胞膜的 TPP 会释放，并很快水解，可能与膜钠离子通道有关。但维生素 B_1 对神经组织的确切作用尚不清晰，仍待研究。

三、维生素 B_1 的吸收与代谢

正常成年人体内维生素 B_1 的含量约为 30mg，其中近一半存在于肌肉中，心脏、肝脏、肾脏以及脑组织含量也相对较高。体内的维生素 B_1 中约 80% 以 TPP 的形式储存，10% 以

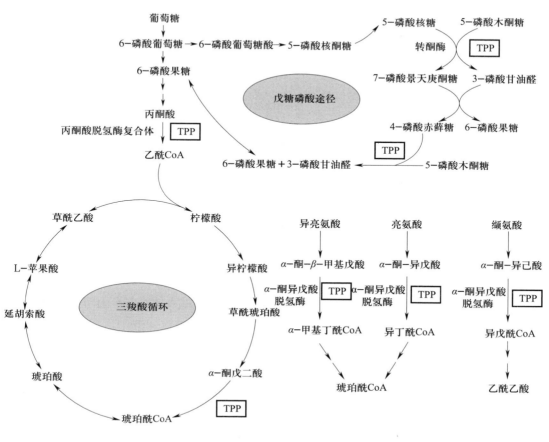

图 8-2 TPP 在代谢中的作用

硫胺素三磷酸（thiamin triphosphate，TTP）的形式存在，其他为硫胺素单磷酸（thiamin monophosphate，TMP）以及游离硫胺素。维生素 B_1 在体内的生物半衰期约为 9～20d。硫胺素的磷酸化和去磷酸化反应发生在全身组织中。硫胺素焦磷酸激酶催化硫胺素与 ATP 形成 TPP，而 TPP-ATP 磷酰转移酶催化 TPP 与 ATP 形成 TTP（图 8-3）。硫胺素焦磷酸酶催化 TPP 水解而形成 TMP。

　　食物中的维生素 B_1 主要有三种形式：游离的硫胺素、硫胺素焦磷酸酯和蛋白磷酸复合物。结合形式的硫胺素首先在消化道中被消化成游离的硫胺素，之后进入小肠被吸收。在小肠中，硫胺素吸收最迅速、吸收效率最高的位置是空肠，其次是十二指肠和回肠。硫胺素的吸收在高浓度时被动扩散，而在低浓度时则为主动吸收。主动吸收时需要钠离子及 ATP，缺乏钠离子和 ATP 酶则会抑制其吸收。

　　硫胺素在被吸收进小肠细胞后，会在酶的催化下发生磷酸化，其中约 80% 磷酸化为 TPP，10% 磷酸化为 TTP，其余为 TMP。硫胺素在小肠细胞中被磷酸化后，会经门静脉被运送至肝脏，然后再经血液循环转运至各组织。

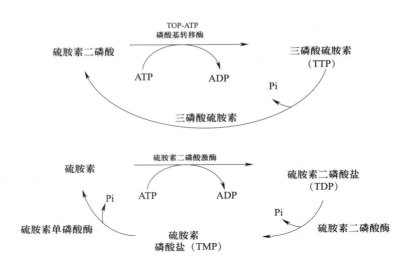

图 8-3 TPP、TTP 和 TMP 的相互转化

维生素 B_1 在代谢后通常经尿液排出，无法被肾小管重吸收，汗液中的排出量极少。有研究将大鼠采用放射性标记的方法做硫胺素的代谢实验，在尿液中可出现 25~30 种代谢产物。尿液中的维生素 B_1 的排出量通常与摄入量有关。若每天摄入的维生素 B_1 超过 0.5~0.6mg，尿液中的排出量随摄入量的增加而升高，但当维生素 B_1 摄入量高至一定量时，其排出量会呈现较平稳状态。

四、维生素 B_1 的缺乏与过量

如果维生素 B_1 的摄入不足或者机体的吸收利用存在障碍，可能会引起机体维生素 B_1 的缺乏。维生素 B_1 缺乏所引起的疾病主要是脚气病。在临床上，根据年龄差异可分为成年人脚气病和婴儿脚气病。

1. 成年人脚气病

初期症状主要表现为，常会感觉下肢软弱无力，肌肉酸痛，食欲下降，消化不良等，可伴有疲乏、头痛、失眠、焦虑、易怒和健忘等神经系统症状。根据临床表现，脚气病可分为干性脚气病、湿性脚气病以及混合型脚气病。

（1）干性脚气病　多以多发性神经炎症状为主。主要表现为肌力感觉异常，肌力下降，肌肉酸痛，脚及踝部感觉过敏灼热并有针刺感，手足下垂，肌肉萎缩及痉挛。并可伴有神经系统症状，胃肠蠕动减弱，食欲下降，消化不良，焦虑易怒易疲乏等。

（2）湿性脚气病　以心血管系统障碍的症状为主。初期可能表现为运动后心悸、气促心前区胀痛、心率过快以及水肿。如不及时治疗，短期内水肿迅速增加、气促加剧、发生心力衰竭。同时可能伴有右心室扩大，心动过速，出现端坐呼吸和发绀。

（3）混合型脚气病 其特征即表现为多发性神经炎又伴有心力衰竭和水肿。

2. 婴儿脚气病

婴儿脚气病与成年人脚气病不尽相同，常发生于2~5月龄的婴儿，多由于母乳维生素B_1缺乏所致，一般比成年人病情急与重，且发病突然。泌尿、消化、神经以及循环系统均可受到影响。初期可表现为面色苍白，急躁和浮肿。严重时，消化系统常见食欲下降，腹泻与便秘，肠蠕动减弱等症状；泌尿系统可出现尿量减少的症状；神经系统方面，则有嗜睡、呆视、眼睑下垂、声音微弱，甚至可引起深反射消失；心血管方面可见脉搏加快，气促，严重可引起心力衰竭，甚至死亡。

因为维生素B_1具有水溶性，即使过量摄入也很容易经过肾脏从尿液中排出，目前也少见有人体维生素B_1的过量中毒报道。目前的研究也尚未确定硫胺素的容许摄入量上限。但也有资料显示，如果摄入量超过推荐量的100倍，发现有头痛、抽搐、心律失常和过敏反应等症状，中国营养学会设定的维生素B_1的UL值为50mg/d。

五、维生素B_1的食物来源及推荐摄入量

维生素B_1广泛存在于天然食物中，但含量差异较大，且受贮存、烹调和加工等条件的影响。硫胺素富含于谷粒的外皮如麦麸和米糠中，动植物食品中也富含维生素B_1。水果、蔬菜、蛋、乳等食物中均含有硫胺素，但含量较少；动物内脏中含量较高（肝、心、肾等）；一些坚果类食物中含量丰富，如葵花子仁、花生仁等；肉类中，猪肉含量比较丰富；一些不过分加工的谷类、豆类也含有中等量的硫胺素。常见食物的硫胺素含量见表8-1。

表8-1 常见食物维生素B_1含量　　　　　　　　　　　单位：mg/100g 可食部分

食物	含量	食物	含量
葵花子仁	1.89	鸭蛋	0.17
花生仁（生）	0.72	小麦粉（标准粉）	0.46
芝麻（黑）	0.66	鸡蛋（代表值）	0.09
榛子（干）	0.62	杏仁	0.08
猪肉（里脊）	0.32	大白菜（代表值）	0.05
豆腐皮	0.22	柠檬	0.05
豌豆（干）	0.49	胡萝卜（黄）	0.04
鸡心	0.46	牛乳（代表值）	0.03
黄豆（大豆）	0.41	苹果（代表值）	0.02
小米	0.33	带鱼	0.02
猪肝	0.22	河虾	0.04

资料来源：中国营养学会.《中国食物成分表 标准版》（第6版）。

维生素 B_1 的日常参考摄入量见表 8-2。

表 8-2　维生素 B_1 参考推荐摄入量（RNI）及适宜摄入量（AI）　　　单位：mg/d

年龄（岁）	RNI	
0 ~	0.1（AI）	
0.5 ~	0.3（AI）	
1 ~	0.6	
4 ~	0.9	
	男	女
7 ~	1.0	0.9
9 ~	1.1	1.0
12 ~	1.4	1.2
15 ~	1.6	1.3
18 ~	1.4	1.2
孕母	—	1.2 ~ 1.5
哺乳期	—	1.5

资料来源：中国营养学会.《中国居民膳食营养素参考摄入量》（2023 版）。

第二节　维生素 B_2

自 1916 年 McCollum 等提出"水溶性维生素 B"之后，这一大类物质逐步被分离成为具有不同功能的维生素。维生素 B_2 又称核黄素（riboflavin），其发现时间最早可追溯到 19 世纪末，当时的英国化学家 Blyth 发现牛乳的上层乳清中存在一种黄绿色的荧光色素，具有预防皮肤炎症的作用，他将其称为"黄素"。但当时并没有人能将这一物质提取出来。1932 年德国科学家 Warburg 和 Cristian 从酵母粉中分离出了一种黄色的酶，并认为其在呼吸链中具有重要作用，是氧化还原系统的一部分，参与传递氧分子。后来，他们又把这种黄素酶分解成两个部分，一部分为蛋白组分，另一部分为黄色辅基，后者称为黄素。1933—1935 年，德国科学家 Kuhn 从牛乳中纯化出该物质，阐明了其化学结构，并成功地完成了人工合成。同时，瑞士化学家 Karrer 也在同年独立地完成了同样的工作，证实了这一结果。因其分子式上有一个核糖醇，之后这一物质也被称为核黄素。1935 年 Theorell 确定了简单的黄素辅酶结构为核黄素 –5– 磷酸盐（黄素单核苷酸，flavin mononucleotide，FMN）。1938 年 Warburg 和 Christian 分离出含量多且更复杂的辅基（黄素腺嘌呤二核苷酸，flavin adenine dinucleotide，FAD），并证实它为 D– 氨基酸氧化酶的辅酶。1952 年，核黄素被国际生物化学命名委员会正式采纳为维生素 B_2 的别称。

一、维生素 B_2 的结构

维生素 B_2 的结构是核糖醇与 7,8– 二甲基异咯嗪的缩合物，并有许多同系物，其结构式见图 8-4。由于异咯嗪的 1 位和 5 位 N 原子上具有两个活泼的双键，易起氧化还原反应，故维生素 B_2 有氧化型和还原型两种形式，在生物体内氧化还原过程中起传递氢的作用。

维生素 B_2 的相对分子质量为 376.4，一般游离的维生素 B_2 为弱碱性的黄棕色针状固体，味苦，熔点为 275～282℃。维生素 B_2 在水中的溶解度较低，在 27.5℃时，100mL 水可溶解 12mg，但其在碱性溶液中可形成强碱盐而易溶于水。维生素 B_2 在强酸性溶液中稳定，而在碱性溶液中不稳定，碱性条件下，维生素 B_2 经光化学反应生成无活性的光黄素。维生素 B_2 的中性和弱碱性溶液为黄色，吸收波长接近 450nm；而其强酸溶液为白色，主要吸收波长接近 385nm。维生素 B_2 的中性氧化产物溶液有强荧光，发射波长为 525nm。

维生素 B_2 在体内经磷酸化作用可转变为 FMN。FMN 能进一步转化为更加复杂的化合物，常见的有 FAD（图 8-4）。

维生素 B_2 有两个明显的化学特性，其中一个特性是可以接受一个电子，形成一个自由基，或半醌（semiquinone），它在中性时是蓝色的，在 N-1 处质子化或在 N-5 处失去一个质子则是红色的。维生素 B_2 的另一个特性是随着维生素 B_2 与蛋白质结合方式的不同，α– 氢异咯嗪环中 N-5 及 N-10 处的交联结合，使维生素 B_2 蛋白可以灵活地传递一个或两个电子。

二、维生素 B_2 的生理活性

维生素 B_2 以辅酶的形式参与多个代谢过程中的氧化还原反应，其在细胞呼吸链中能量产生的过程中发挥着重要作用，或直接参与氧化反应，或参与复杂的电子传递系统。黄素蛋白也催化不同的化学反应，有依赖于嘧啶核苷酸和不依赖于嘧啶核苷酸的脱氢反应；含硫化合物的反应、强化反应、氧化脱羧反应等。维生素 B_2 具有不同的氧化还原载体的内在能力，能与不同的蛋白质结合，参与一个或两个电子的转移。

维生素 B_2 在氨基酸、脂肪酸和糖的代谢中均起到重要作用。

（1）参与体内生物氧化与能量生成　维生素 B_2 在体内以 FMN 和 FAD 的形式与特定蛋白结合，形成黄素蛋白，通过三羧酸循环中的一些酶及呼吸链参与体内氧化还原反应与能量生成。

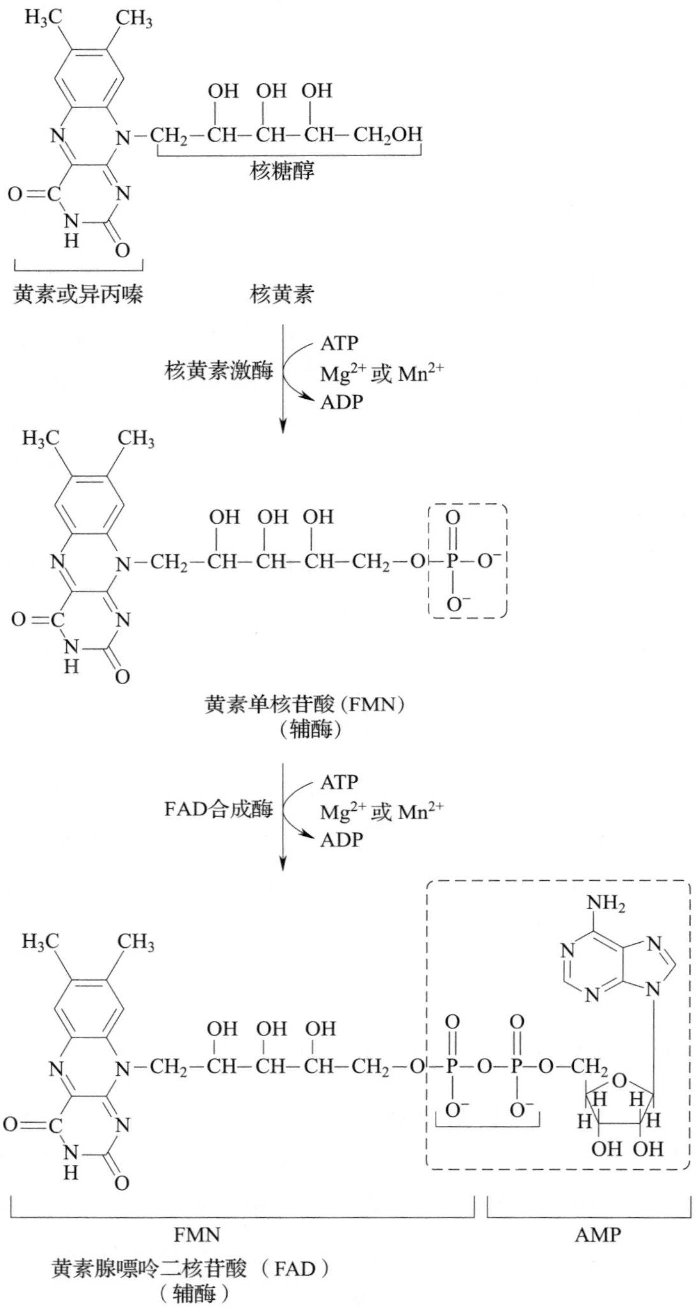

图 8-4　维生素 B_2 的结构及其辅酶形式

（2）FAD 可作为辅酶参与色氨酸转变为烟酸，FMN 可作为辅酶参与维生素 B_6 转变成磷酸吡哆醛的过程。

（3）FAD 作为谷胱甘肽还原酶的辅酶，参与机体抗氧化防御系统，维持还原性谷胱甘肽的浓度。

三、维生素 B_2 的吸收与代谢

维生素 B_2 主要通过主动转运过程在消化道上部吸收。食物中的维生素 B_2 往往与蛋白形成结合物，进入消化道后，首先被消化水解释放出黄素蛋白，然后在小肠上端磷酸酶和焦磷酸化酶的催化下，水解为游离核黄素。维生素 B_2 在小肠上端以依赖 Na^+ 的主动转运方式被吸收进入肠黏膜细胞，其中绝大部分会被黄素激酶重新磷酸化为 FMN，这一过程需由 ATP 供能。近年来使用人肠上皮细胞进行的研究发现，维生素 B_2 的吸收似乎并不需要 Na^+ 的参与，大肠也吸收一小部分维生素 B_2。一般情况下，膳食动物来源维生素 B_2 的吸收优于植物来源，胃酸、胆盐可促进其吸收，而乙醇、一些二价金属离子（Zn^{2+}、Fe^{2+}、Cu^{2+}）等会抑制其吸收。

小肠吸收的维生素 B_2 在进入血液循环后，大部分与蛋白质相结合，有小部分与免疫球蛋白 IgG 相结合转运。在生理浓度下，维生素 B_2 通过特异性载体蛋白进入哺乳动物的细胞内，但在高浓度时，也可通过扩散的方式进入人体器官细胞内。

组织细胞对维生素 B_2 的吸收具有相对专一性。许多组织细胞会将细胞质中的维生素 B_2 转变为辅酶。第一步是由依赖 ATP 的黄素激酶催化形成 FMN，虽然 FMN 也能与专一的脱辅基蛋白结合形成几种功能性黄素蛋白，但大多数 FMN 还是会经过 FAD 合成酶催化形成 FAD。组织中的黄素辅酶的主要前提是 FAD，FAD 是许多黄素蛋白脱氢酶和黄素蛋白氧化酶的成分。

一般正常成年人膳食中摄入的维生素 B_2 60%～70% 会通过尿液排出，即使维生素 B_2 摄入过量，也很少在体内储存。另外，一小部分维生素 B_2 也可以从其他分泌物如汗液中排出。

四、维生素 B_2 的缺乏与过量

人类维生素 B_2 的缺乏症的临床表现为嘴唇干裂、口角炎、舌炎、鼻及脸部脂溢性皮炎、口腔黏膜水肿充血，男性阴囊周围皮肤炎症，女性偶见外阴炎症，故有"口腔－生殖系统综合征"的名称。眼部症状包括有眼睑炎、畏光、流泪、角膜血管增生等。唇炎早期表现为红肿、纵裂纹加深，后期会出现干燥，重者出血、结痂和化脓。舌部往往可见舌色变为紫红色或洋红色，味蕾肿胀扁平呈蘑菇形，有时可发展为舌的萎缩，以致舌面有裂纹。脂溢性皮炎初期呈轻度红斑，覆盖脂状黄色鳞片，多见于鼻翼窝及耳后，中期在黄色鳞片之后有丝状霜末，晚期会出现红斑型、丘疹型湿疹至皮肤损害。

维生素 B_2 的缺乏往往伴随着其他营养素的缺乏，上述症状也往往混有其他 B 族维生素缺乏所引起的共同表现。维生素 B_2 缺乏会影响维生素 B_6 和烟酸的代谢。维生素 B_2 缺乏在小肠产生黏膜过激反应，小肠绒毛数量减少而长度增加，小肠绒毛上皮细胞的转运速度增加，这些形态学上的变化会影响肠道对膳食铁的吸收，引起继发性铁营养不良。此外，严重维生素 B_2 缺乏可引起免疫功能低下和胎儿畸形。

目前未见有从膳食中摄取高量维生素 B_2 的报道。机体对维生素 B_2 的吸收可能有上限，大剂量的摄入并不能无限增加维生素 B_2 的吸收。另外，维生素 B_2 在体内的储存量很少，过量吸收的维生素 B_2 也会很快从尿中排出。

五、维生素 B_2 的食物来源与推荐摄入量

维生素 B_2 广泛存在于动物和植物性食物中，如乳类、蛋类、各种肉类、动物内脏、谷类、蔬菜和水果中。谷类的维生素 B_2 主要分布在谷皮和胚芽中，碾磨加工会丢失一部分核黄素。绿叶蔬菜中的维生素 B_2 相较于其他蔬菜高。食物在烹调过程中维生素 B_2 也会有不同程度的丢失，如淘米会不同程度的使维生素 B_2 等水溶性维生素流失；面制品在加工中使用碱会加速加热过程对维生素 B_2 的破坏。

维生素 B_2 膳食推荐摄入量见表 8-3。

表 8-3　中国居民膳食维生素 B_2 推荐摄入量（RNI）及适宜摄入量（AI）　单位：mg/d

年龄（岁）	RNI	
0 ~	0.4（AI）	
0.5 ~	0.6（AI）	
	男	女
1 ~	0.7	0.6
4 ~	0.9	0.8
7 ~	1.0	0.9
9 ~	1.1	1.0
12 ~	1.4	1.2
15 ~	1.6	1.2
18 ~	1.4	1.2
孕母	—	1.2 ~ 1.4
哺乳期	—	1.7

资料来源：中国营养学会《中国居民膳食营养素参考摄入量》（2023 版）。

第三节　维生素 B₃

维生素 B₃ 又称烟酸（niacin）、维生素 PP、尼克酸（nicotinic acid）、抗癞皮病因子（preventive pellagra factor）等。Pellagra 为意大利文，意为皮肤粗糙，这种维生素的缺乏病，即癞皮病也曾在世界各地广泛流行。1913 年前后，美国每年有 20 万例癞皮病发生，引起成千上万人死亡。但早在 1867 年，德国科学家 Hunber 曾在烟草提取尼古丁的过程中制得过该维生素。1873 年奥地利化学家 Hugo Weidel 在研究烟草植物时提取出尼古丁，首次对烟酸进行了描述。1913 年，Funk 在寻找抗脚气病因素的过程中，从酵母菌和米糠中提取出了这种维生素，但因为它没有治疗脚气病的作用而被忽视。之后，以 Goldberger 为首的科学家对癞皮病进行了大量的调查研究，发现这种疾病并不是病菌感染或者中毒所致，而是由于膳食中缺乏某种营养素。1937 年，美国生物化学家 Elvehjem 从肝脏中分离出来了该物质，因其可以用来治疗动物的癞皮病，故将其命名为抗癞皮病因子。之后，Goldsmith 和 Horwitt 证实了色氨酸可以在体内转化为烟酸，并在人体实验中证明 60mg 色氨酸相当于 1mg 烟酸。而后的研究又证明，并非是烟酸本身在体内发挥作用，而是其氨基化合物烟酰胺在发挥作用。

一、烟酸的结构

烟酸通常以烟酰胺（nicotinamide）的形式存在。烟酸和烟酰胺都是吡啶的衍生物，在体内可以相互转化（图 8-5）。

烟酸为不吸湿的无色针状晶体，味苦；烟酰胺晶体呈白色粉状，二者均溶于水和乙醇。25 ℃ 时，1g 烟酸可溶于 60mL 水或 80mL 乙醇中，但不溶于乙醚。烟酰胺的溶解度大于烟酸，1g 烟酰胺可溶于 1mL 水或 1.5mL 乙醇，但也不能溶解于乙醚。烟酸和烟酰胺的性质稳定，不受酸、碱、光、加热和氧化等条件的影响。

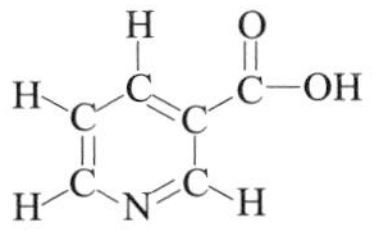

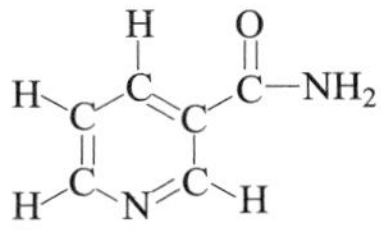

图 8-5　烟酸和烟酰胺的结构

二、烟酸的生理功能

1. 参与机体的能量代谢

烟酸在体内主要以烟酰胺的形式存在，烟酰胺是构成烟酰胺腺嘌呤二核苷酸（nicotinamide adenine dinucleotide，NAD⁺，辅酶Ⅰ）和烟酰胺腺嘌呤二核苷酸磷酸（nicotinamide adenine dinucleotide phosphate，NADP+，辅酶Ⅱ）的重要成分。烟酰胺在体内与腺嘌呤、核糖和磷酸结合构成 NAD+ 和 NADP+（图 8-6）。这两者都是机体内某些脱氢酶的辅酶，在生物氧化过程中起着电子载体或传递氢的作用。而烟酸的生理功能也主要是与其作为辅酶的作用有关。机体大部分的合成代谢过程用 NADP+，而分解代谢过程则往往用 NAD+。

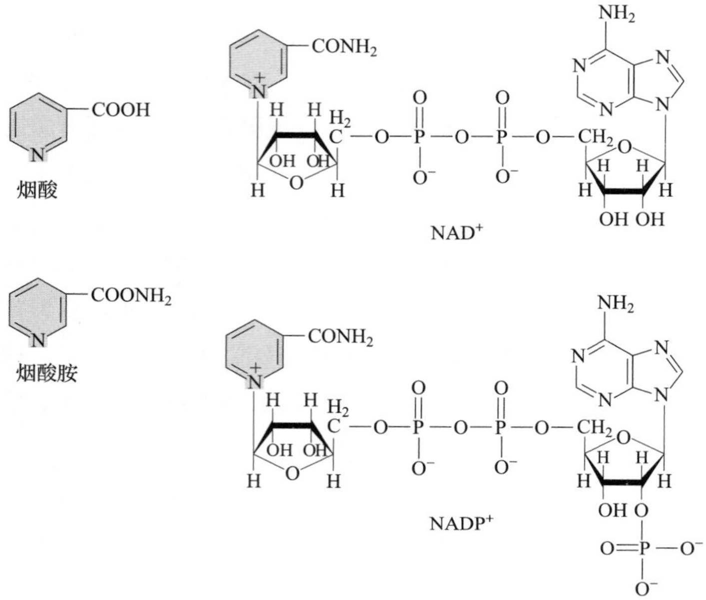

图 8-6　辅酶Ⅰ（NAD+）和辅酶Ⅱ（NADP+）的化学结构

　　NAD+ 和 NADP+ 之所以能够起到这种作用，主要有赖于其分子结构中的烟酰胺部分，烟酰胺在吡啶环中第 4~5 碳间的双键可以被还原，故其具有氧化型和还原型两种形式（图 8-7）。因此，烟酰胺的吡啶环具有可逆地加氢加电子和脱氢脱电子的特性。所以由烟酰胺构成的 NAD+ 和 NADP+，可以在氧化还原酶促反应中传递氢和电子。

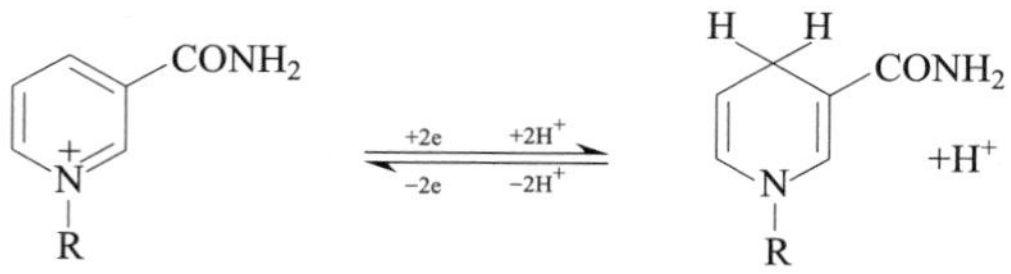

图 8-7　烟酰胺的氧化还原作用

2. 葡萄糖耐量因子的重要组成部分

　　葡萄糖耐量因子（glucose tolerance factor，GTF）是一种高活性的铬补充物，其主要是由三价铬、烟酸和谷胱甘肽组成的一种复合体，三价铬是其重要活性中心。GTF 能提高胰岛素的活性，促进胰岛素与细胞膜受体结合，利于机体组织对葡萄糖的吸收以及促使葡萄糖转化为脂肪。但烟酸作为其组成部分的作用尚不清晰。

3. 保护心血管

有研究报道称，大剂量服用烟酸能降低胆固醇、甘油三酯和低密度脂蛋白的浓度以及扩张血管，对复发性非致命心肌梗死有一定的保护作用。

三、烟酸的吸收与代谢

食物中的烟酸主要以辅酶的形式存在，进入消化道经消化后，释放出烟酸，然后在小肠中被吸收。烟酸吸收后经门静脉进入肝脏，并在肝脏中转化为 NAD^+ 和 $NADP^+$。在肝脏中未经代谢的烟酸和烟酰胺会进入血液被运送到其他组织，从而再形成辅酶。口服的烟酸或烟酰胺仍然按其本来的结构吸收，但摄入的烟酸出现在血液之后可转变为烟酰胺。

机体内，烟酸主要以辅酶的形式广泛存在于各组织中，肝脏中的含量最高，而血液中相对较少。血液中的烟酸近九成以辅酶的形式存在于红细胞。

过量的烟酸大部分会经甲基化后从尿液中排出，其代谢物形式主要为 $N1-$ 甲基烟酰胺和 $N1-$ 甲基 $-2-$ 吡咯酮 $-$ 甲酰胺。也有少量烟酸和烟酰胺直接由尿液排出。此外，不同于其他维生素，烟酸还可随乳汁分泌，每 100mL 乳汁中含 $126 \sim 338\mu g$ 烟酸；烟酸也可从汗液中排出，估计每 100mL 汗液含有 $20 \sim 100\mu g$ 烟酸。

四、烟酸的缺乏与过量

当人体缺乏烟酸时往往会产生的症状是皮肤症状，即癞皮病（pellagra）。癞皮病发病缓慢，常有前兆症状，如体重减轻，疲劳乏力，记忆力差，出现日晒烧伤红斑等。若不及时治疗，则可出现皮炎（dermatitis）、腹泻（diarrhoea）和痴呆（dementia）。因为这三类症状的英文字首都是"D"，故又称为 3D 症状。

（1）皮肤最典型的症状常见于肢体暴露部位，如手背、腕部、前臂等出现对称性皮炎。此外，也见于常受摩擦的部位，如肘部膝盖等。皮炎刚开始发生时很像过度晒太阳引起的灼伤，随之可有水泡形成，皮肤破裂，并出现渗出性创面。病情好转后，皮肤变粗并脱屑，色素沉着而变深色。皮肤受损部位与周围皮肤界限分明，边缘略高起。病变有时可影响阴囊、阴唇及肛门周围皮肤。

（2）消化系统症状主要有口角炎、舌炎和腹泻等。早期舌边缘充血水肿；其后全舌、口腔黏膜以及食管均可产生红肿的现象，上皮脱落，并伴有表浅溃疡。随着病程进展，舌面变灰白，表观光滑，呈牛肉样外观。口角炎以口角湿白糜烂为主。腹泻是该病的典型症状，早期多患便秘，其后常有腹泻，大便呈水样或糊状，量多而有恶臭，也可带血。

（3）神经系统症状一般继皮肤和消化系统症状明显后出现。轻者可有全身乏力，烦躁，健忘和失眠等。重者则有狂躁，幻视，神志不清甚至痴呆。

目前尚未见到因膳食中摄入烟酸过多而引起中毒的报道。所见烟酸的毒副作用多为临床大剂量使用烟酸治疗高脂血症所致。当口服剂量 30~1000mg/d，有些人出现血管扩张的症状，还可伴随消化道反应。当口服剂量 3~9g/d 时，可引起黄疸和血清转氨酶升高，严重者可出现肝炎和脂肪肝等。烟酸毒副作用的机制尚不十分清楚。

五、烟酸的食物来源与推荐摄入量

烟酸及烟酰胺广泛存在于食物中，植物性食物以烟酸为主，动物性食物以烟酰胺为主，在肝脏、肾脏、瘦肉、鱼以及坚果类中含量丰富；乳类、蛋中的含量虽然不高，但色氨酸较多，可转换为烟酸。谷物中的烟酸绝大多数存在于他们的种子皮中。常见食物中烟酸含量见表 8-4，烟酸的推荐摄入量见表 8-5。

表 8-4　常见食物中烟酸含量　　　单位：每 100g 可食用部分

食物	烟酸当量 /mg NE	食物	烟酸当量 /mg NE
香菇（干）	20.50	鲳鱼	2.10
花生仁（生）	17.90	小麦粉（标准粉）	1.91
猪肝	10.11	海虾	1.90
牛肉（代表值，瘦）	4.92	玉米（鲜）	1.80
鸡（代表值）	7.54	粳米（标一）	1.30
猪肉（里脊）	6.37	马铃薯（土豆、洋芋）	1.10
羊肉（代表值）	4.41	大白菜（代表值）	0.65
带鱼	2.80	甘薯（白心）	0.60
黑木耳（干）	2.50	鸡蛋（代表值）	0.20
黄豆（大豆）	2.10	牛乳（代表值）	0.11

注：NE 为膳食烟酸当量。mg NE ＝烟酸（mg）+1/60 色氨酸（mg）。
资料来源：中国营养学会.《中国食物成分表　标准版》（第 6 版）。

表 8-5　中国居民膳食烟酸推荐摄入量（RNI）及适宜摄入量（AI）单位：mgNE/d

年龄（岁）	RNI		
0~	1（AI）		
0.5~	2（AI）		
	男		女
1~	6		5
4~	7		6
7~	9		8

续表

年龄（岁）	RNI	
9 ~	10	10
12 ~	13	12
15 ~	15	12
18 ~	15	12
30 ~	15	12
50 ~	15	12
65 ~	15	12
75 ~	15	12
孕母	—	12
乳母	—	16

资料来源：中国营养学会.《中国居民膳食营养素参考摄入量》（2023 版）。

第四节 维生素 B$_5$

维生素 B$_5$，即泛酸，因其广泛存在于自然界，故被命名为泛酸。1931 年 Ringrose 发现用特定的食物喂小鸡时，小鸡皮肤会出现类似癞皮病的损伤，用猪肝提取物可防治此病。因该化合物在分离提取时不能被漂白土吸附，仍留在滤液中，故称之为"滤过因子"。1933 年，Williams 发现，存在一种物质能够刺激酵母菌生长，由于该物质分布广泛而被称之为泛酸。直到 1939 年，Williams 从肝中分离出此种化合物，随后还证明了"滤过因子"中含有泛酸。1940 年，泛酸成功被人工合成。1950 年研究证明泛酸是辅酶 A 的一个组成部分。

一、泛酸的结构及理化性质

泛酸是由泛解酸和 β- 丙氨酸通过酰胺键缩合而成的一种化合物，分子式为 $C_9H_{17}ON$，相对分子质量为 219（图 8-8）。

泛酸为淡黄色黏性油状物，溶于水和醋酸，但不溶于氯仿和苯。泛酸在中性溶液中比较稳定，但在酸、碱和长时间干热的条件下，易被分解为 β- 丙氨酸和其他氧化物。常用

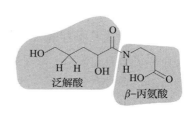

图 8-8 泛酸的结构

的泛酸是其钙盐，为白色的粉状晶体，微苦，可溶于水，对光和空气都比较稳定，但在 pH 为 7 的水溶液中遇热可被破坏。泛酸广泛分布于体内各个组织，以肝、肾、脑、心和睾丸中含量最高。

二、泛酸的生理功能

泛酸最主要也最重要的生理功能就是用来构成辅酶 A（coenzyme A，CoA）和酰基载体蛋白（ACP），并通过他们在代谢中发挥作用。

泛酸以辅酶 A 的形式参与机体的代谢过程，是二碳单位的载体，也是体内乙酰化酶的辅酶。其在糖类、脂肪和蛋白质代谢过程的乙酰转移作用中发挥着重要的作用。辅酶 A 是由泛酸、巯基乙胺、腺嘌呤、核糖和 3 分子磷酸组成（图 8-9）。

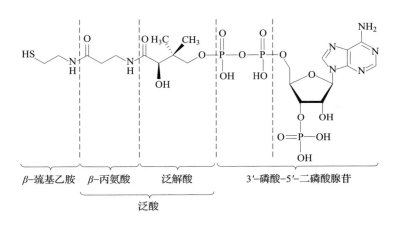

图 8-9　辅酶 A 的结构

泛酸是通过先形成泛酰巯基乙胺进而转变为辅酶 A 的（图 8-10）。这种辅酶含有 β- 巯基乙胺，在其末端的硫氢基团，是其分子中产生生物学作用的部位。辅酶 A 的主要作用是传递酰基，是酰基的受体和供体，参与体内任何一个有乙酰形成或转移的反应。除此之外，其他酰基如琥珀酰基、脂肪酰基等形成或转移的反应也需要辅酶 A（表 8-6）。

辅酶 A 在糖类、脂肪和蛋白质的代谢中具有重要作用。如糖代谢中，丙酮酸氧化脱羧，必须形成乙酰辅酶 A 才能进入三羧酸循环；脂类代谢中，脂肪酸必须酰化为脂酰辅酶 A 才能进行 β- 氧化；蛋白质代谢中，有不少氨基酸转变成相应的酮酸后，必须有辅酶 A 参与其后面的代谢过程。此外，体内一些重要的物质如乙酰胆碱、胆固醇、卟啉、固醇类激素和肝糖原的合成都需要辅酶 A 的参与。

酰基载体蛋白（ACP）作为脂肪酸合酶复合体的组成部分参与脂肪酸的合成。酰基载体蛋白是一种低分子质量蛋白质，其辅基为 4- 磷酸泛酰巯基乙胺，其 4- 磷酸端与 ACP 蛋白部分的丝氨酸残基通过磷酸酯键相连，另一端含有巯基，可与脂酰基形成硫酯键，从而可以携带合成的脂酰基从一个酶到另一个酶参加反应，使脂肪酸链不断延长（图 8-11）。

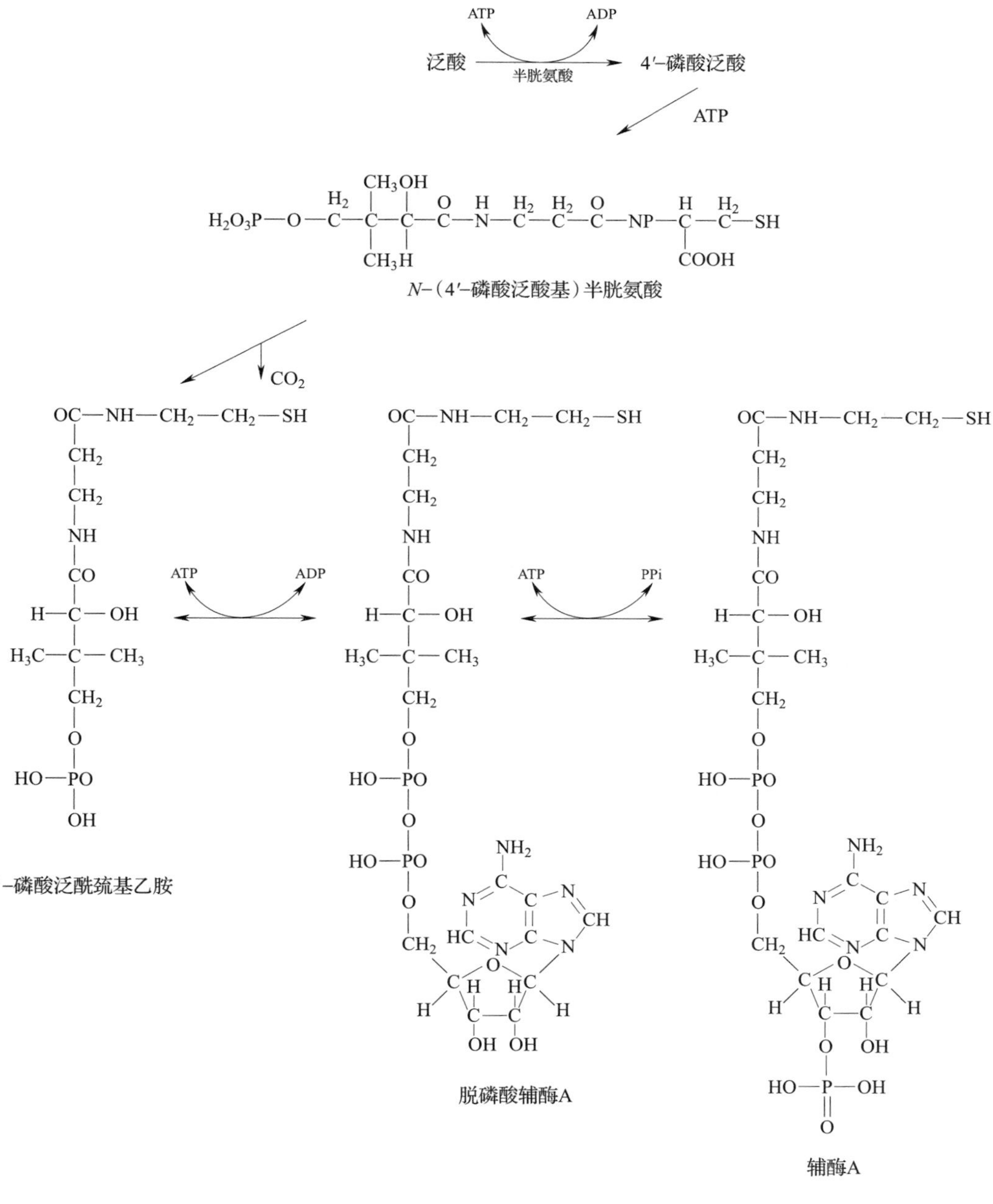

图 8-10　辅酶 A 的合成过程

表 8-6　CoA 参与的重要生物化学反应

酶	泛酸衍生物	反应物	产物	反应部位
丙酮酸脱氢酶	CoA	丙酮酸	乙酰 CoA	线粒体
α-酮戊二酸脱氢酶	CoA	α-酮戊二酸	琥珀酰 CoA	线粒体
脂肪酸氢化酶	CoA	脂肪酸	乙酰 CoA	线粒体
脂肪酸合成酶	ACP	乙酰 CoA 丙二酰 CoA	乙酰 CoA	线粒体
HMG-CoA 合成酶	CoA	乙酰 CoA 乙酰乙酰 CoA	脂肪酸	线粒体
丙酰 CoA 羧化酶	CoA	丙酰 CoA CO_2	HMG-CoA	线粒体
脂酰 CoA 合成酶	CoA	脂肪酸	脂酰 CoA	细胞质基质

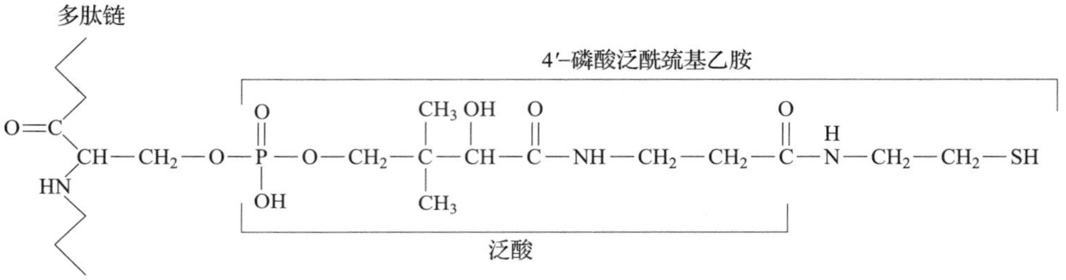

图 8-11　酰基载体蛋白

除了构成辅酶参与机体代谢外，泛酸还具有抗自由基能力和帮助细胞形成和修复、有助于机体抗压力激素的分泌、有助于保护皮肤和毛发健康、维持肾上腺的正常机能等重要作用。此外，泛酸也是抗体合成的必需物质。

三、泛酸的吸收与代谢

食物中的泛酸大多以辅酶 A 或酰基载体蛋白的形式存在。它们首先在肠内消化，释放出 4'-磷酸泛酰巯基乙胺，之后再脱磷酸产生泛酰巯基乙胺，在肠内巯基乙胺酶的作用下，迅速转变为泛酸。

泛酸的吸收主要存在两种形式：低浓度时，通过主动转运吸收；高浓度时通过简单的扩散吸收。吸收的泛酸在门静脉中运输。在血液中，血浆中的泛酸主要为游离型，而红细胞内则以辅酶 A 的形式存在。

泛酸主要通过肾经尿液排出体外，排出形式包括游离型泛酸和 4'-磷酸泛酸盐，也有部分泛酸被完全氧化为 CO_2 由肺排出。

四、泛酸的缺乏及过量

因为泛酸在食物中广泛存在，故泛酸缺乏症很少发生。但由于泛酸在食物中的含量差异较大，且加工、烹调中损失明显，故膳食搭配不合理加之烹调加工不当，可能会引起泛酸摄入不足，引起缺乏病。

泛酸缺乏可引起机体代谢障碍，常见的影响是脂肪合成受阻和能量产生不足。人类因膳食因素引起的泛酸缺乏症很罕见，个别病例见于严重营养不良患者及使用代谢拮抗剂的病人。其主要表现为：烦躁不安、食欲减退、消化不良、腹痛、恶心、头痛、疲倦无力、手足麻木等，同时应激反应增强，对胰岛素的敏感度增强而导致低血糖等。

泛酸的毒性很低，有报道称成年男性每日摄入 10g 泛酸钙 6 周，并未见明显的毒副作用。其他研究显示，每日摄入 10~20g，可偶尔引起腹泻。近期有报道，泛酸摄入过多可影响生物素的转运。

五、泛酸的食物来源及推荐摄入量

泛酸广泛存在于各种食物中。含量较为丰富的食品有动物的肝脏、鸡蛋黄、坚果类、蘑菇和酵母菌等，蔬菜和水果中含量相对较少。泛酸适宜摄入量见表 8-7。

表 8-7　中国居民膳食泛酸适宜摄入量　　　　　　　单位：mg/d

年龄 / 岁	AI	年龄 / 岁	AI
0 ~	1.7	9 ~	3.8
0.5 ~	1.9	15 ~	5.0
1 ~	2.1	18 ~	5.0
4 ~	2.5	孕母	6.0
7 ~	3.1	哺乳期	7.0

资料来源：中国营养学会《中国居民膳食营养素参考摄入量》（2023 版）。

第五节　维生素 B_6

维生素 B_6 又称吡哆醇，实际上包括吡哆醇（pyridoxin）、吡哆醛（pyridoxol）和吡哆胺（pyridoxamine）三种衍生物。1934 年，匈牙利科学家 Gyorgy 发现了一种可以预防大鼠皮肤损害的物质，并将其命名为维生素 B_6。1938 年有 3 个研究小组几乎同时分离出这种维生素的晶体，确定了吡哆醇为维生素 B$_6$ 复合物的一部分，并于 1939 年人工合成了吡哆醇。随后，Snell 及其同事阐明了维生素 B$_6$ 的不同化学形式。

维生素 B$_6$ 在生长和认知发育、免疫功能、抗疲劳以及类固醇激素活性等方面发挥重要作用。同时也已证明缺乏吡哆醛与脂肪肝、高胆固醇血症以及总脂质的蓄积等有密切关系。

一、维生素 B$_6$ 的结构

维生素 B$_6$ 是一组含氮化合物，都是 2- 甲基 -3 羟基 -5- 羟甲基吡啶的衍生物，主要以天然形式存在，包括吡哆醛（PL）、吡哆醇（PN）和吡哆胺（PM），这三种形式和性质相似且均具有维生素 B$_6$ 的活性，每种成分的生物学活性取决于其代谢成辅酶形式磷酸吡哆醛的程度。在肝脏、红细胞及其他组织中，PL、PN 和 PM 三种物质的第 5 位都能被磷酸化，其活性的辅基形式是磷酸吡哆醛（pyridoxal-phosphatemonohydrate，PLP）、磷酸吡哆醇（pyridoxin-phosphatemonohydrate，PNP）和磷酸吡哆胺（pyridoxamine-phosphatemonohydrate，PMP）。吡哆醇及其同系物的结构见图 8-12。

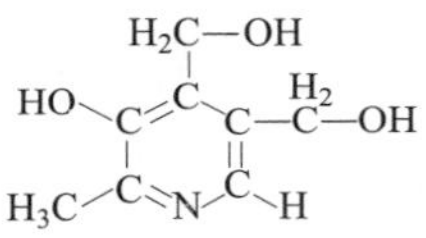

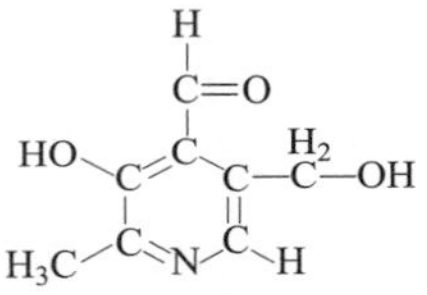

图 8-12 吡哆醛及其同系物的结构

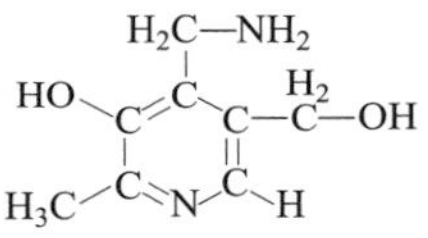

人工合成的维生素 B$_6$ 常为盐酸吡哆醇，相对分子质量为 2056，白色粉状。吡哆醇的三种衍生物都易溶于水及乙醇，在酸性溶液和空气中稳定，但在碱性溶液中对热不稳定，易被破坏。在溶液中，各种形式都对光敏感，但降解程度与环境 pH 有关，在中性环境中易被光破坏。

二、维生素 B$_6$ 的生理功能

1. 以其活性形式 PLP 作为许多酶的辅酶

维生素 B$_6$ 以磷酸吡哆醛（PLP）的形式在体内可作为 100 多种酶的辅酶。维生素 B$_6$ 对许多种氨基酸代谢过程中的转氨酶、脱羧酶、脱水酶、消旋酶和异构酶是必需的。神经递质 5- 羟色胺、肾上腺素、去甲肾上腺素以及 γ- 氨基丁酸的合成，血管扩张剂和胃促分泌素以及血红素卟啉前体的合成都需要维生素 B$_6$ 的参与。PLP 也是糖原磷酸化的辅助因子，神经鞘磷脂以及类固醇激素受体的调控也需要该维生素的参与。在色氨酸转化成烟酸的过程中，其中有一步反应需要 PLP，当肝脏中 PLP 水平降低时会影响烟酸的合成。

2. 维生素 B_6 与一碳单位、维生素 B_{12} 和叶酸盐的代谢

PLP 可作为丝氨酸羟甲基转氨酶的辅酶，该酶通过转移丝氨酸侧链到受体叶酸盐分子而参与一碳单位代谢。

3. 维生素 B_6 与免疫功能

维生素 B_6 的营养状况似乎对免疫反应有不同的影响。给老年人补充充足的维生素 B_6，有利于淋巴细胞的增殖。近年来研究显示，PLP 可能通过参与一碳单位代谢而影响到免疫功能。维生素 B_6 缺乏将会损害 DNA 的合成，这个过程对维持适宜的免疫功能是非常重要的。

4. 维生素 B_6 与神经系统

许多需要 PLP 参与的酶促反应可使神经递质水平升高，包括 5- 羟色胺、牛磺酸、多巴胺、去甲肾上腺素和 γ- 氨基丁酸。而也有研究显示，维生素 B_6 与维生素 B_2 的关系十分密切，维生素 B_6 缺乏时常伴有维生素 B_2 的缺乏症状。

三、维生素 B_6 的吸收与代谢

动物组织中维生素 B_6 的主要存在形式是吡哆醛及其磷酸化形式的 PLP 和 PMP；植物来源的食物中主要是吡哆醇和吡哆胺及其磷酸化形式，许多植物中的维生素 B_6 是以葡萄糖苷（PN-G）形式存在。

不同形式的维生素 B_6 大部分都能通过被动扩散的形式在空肠和回肠中被吸收，而后经磷酸化形成 PLP 和 PMP，再进入血液与蛋白质结合并被运送到各个组织。在组织中维生素 B_6 以 PLP 形式与多种蛋白结合、蓄积和贮存在组织，并参与组织内的各种酶促反应。大部分吸收的非磷酸化维生素 B_6 被运送到肝脏。

不同形式的同效维生素 B_6 通过磷酸化或去磷酸化、氧化还原、氨基化或脱氨基化等过程容易相互进行转化（图 8-13）。这个代谢过程的限速步骤是受黄素单核苷酸（FMN）依赖性的磷酸吡哆醛氧化酶所催化。核黄素缺乏可能抑制 PN 和 PM 转变成活性辅酶 PLP。

肝脏是维生素 B_6 代谢的主要器官。在肝脏中，通过黄素腺嘌呤二核苷酸和烟酰胺腺嘌呤二核苷酸依赖酶的作用，PLP 经过脱磷酸化并被氧化成 4- 吡哆酸（4-pyridoxic acid，4-PA）和其他无活性的代谢物，最终经尿液排出（图 8-14）。

维生素 B_6 的代谢产物经尿液排出。正常情况下，人体维生素 B_6 的主要排泄形式是 4-吡哆酸，占尿液中维生素 B_6 代谢物的一半，尿液中也会存在其他形式代谢物。当给予大剂量维生素 B_6 时，尿液中其他形式的代谢物所占比例增大。给予极高剂量 PN 时，大部分以原形式经尿液排出。此外，维生素 B_6 也可经粪便排出，但排出量有限。

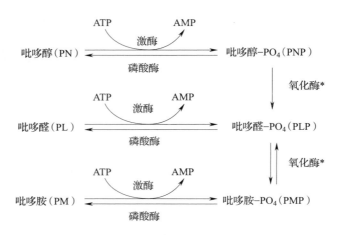

图 8-13   不同形式维生素 B_6 的相互转化

＊表示黄素单核苷酸（FMN）依赖性氧化酶。

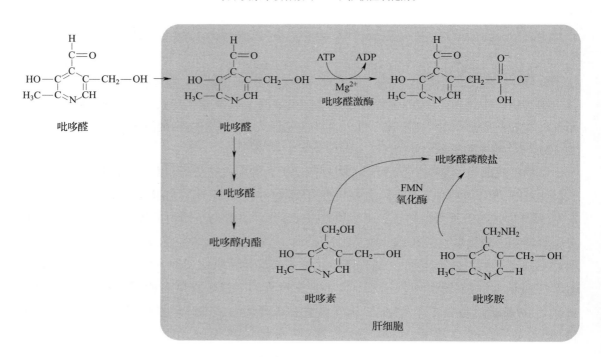

图 8-14   维生素 B_6 在肝脏中的代谢

四、维生素 B_6 的缺乏与过量

维生素 B_6 在动植物性食物中分布相当广泛，原发性缺乏并不常见。人类维生素 B_6 缺乏的临床症状表现为，虚弱、失眠、周围神经病、唇干裂和口炎等。有研究称当维生素 B_6

缺乏时，脑中异常色氨酸代谢物蓄积会引起惊厥。而维生素 B_6 缺乏的另外经典临床症状是脂溢性皮炎、小细胞性贫血以及忧郁和精神错乱。

维生素 B_6 的毒性相对较低，目前未见有经食物来源摄入维生素 B_6 而产生副作用的报道。但有的报道显示，外源补充大剂量的维生素 B_6 可能会造成感觉神经疾患，出现疼痛和变形性皮肤损伤等。

五、维生素 B_6 的食物来源及推荐摄入量

维生素 B_6 的食物来源十分广泛，动植物性食物中均含有，通常肉类、谷类、蔬菜和坚果类中含有较高的维生素 B_6。动物性食物中维生素 B_6 的含量相比于植物更高。

维生素 B_6 的推荐摄入量见表 8–8。

表 8–8　中国居民膳食维生素 B_6 推荐摄入量　　　　　　　　单位：mg/d

年龄 / 岁	RNI	年龄 / 岁	RNI
0 ~	0.1 (AI)	15 ~	1.4
0.5 ~	0.3 (AI)	18 ~	1.4
1 ~	0.6	50 ~	1.6
4 ~	0.7	孕母	2.2
7 ~	0.8	乳母	1.7
12 ~	1.3		

资料来源：中国营养学会《中国居民膳食营养素参考摄入量》（2023 版）。

第六节　维生素 B_7

维生素 B_7，又称生物素（biotin），也被称为维生素 H 和辅酶 R，它存在于多种食物中，也可通过生存于机体肠道中的细菌合成。1901 年，Eugene Wildiers 发现了一种有机物质，这种物质是酵母菌生长所必需的，因此将其称为"生物活素"（bios）。而后有研究者发现用生蛋清喂养大鼠会引起皮炎，但将鸡蛋清加热凝固后再喂养则不会出现这种影响。1933 年，美国生物化学家 Allison 等从豆类根瘤菌中分离出一种固氮菌，并将其命名为"辅酶 R"。1936 年，德国化学家 Kogl 和 Tonnis 从煮熟的蛋黄中分离出一种结晶物质，其可以促进酵母生长，并将其称之为"生物素"（biotin）。1937 美国匈牙利裔科学家 Gyorgy 发

现一种物质，可以防治因喂食生蛋清引起的大鼠皮炎，并用的德文中皮肤 Haut 的首字母，将其命名为维生素 H。三年后，Gyorgy 等通过实验证实，生物活素、辅酶 R、生物素和维生素 H 为同一种物质。1942 年，美国生物化学家 Vigneaud 等报道了生物素的化学结构。次年，Harris 等找到了生物素人工合成的方法。生物素因属于 B 族维生素，又是第七个发现的，故又称之为维生素 B_7。现在我们已经认识到，生蛋清所引起的大鼠皮炎是因为生蛋清中含有抗生物素蛋白，它能与生物素高度特异性结合，阻止肠道对生物素的吸收，进而引起体内生物素缺乏而导致疾病。

一、生物素的结构

生物素是由一个脲基环和一个带有戊酸侧链的噻吩环结合而成，其戊酸侧链末端有一个羧基（图 8–15）。目前已知生物素有 8 种异构体，但仅 D– 生物素是天然存在的，且具有维生素的生物活性。天然存在的生物素大都是通过与其他分子相结合的形式存在，在体内通过其侧链的羧基与酶蛋白的赖氨酸残基相结合，从而发挥辅酶作用。

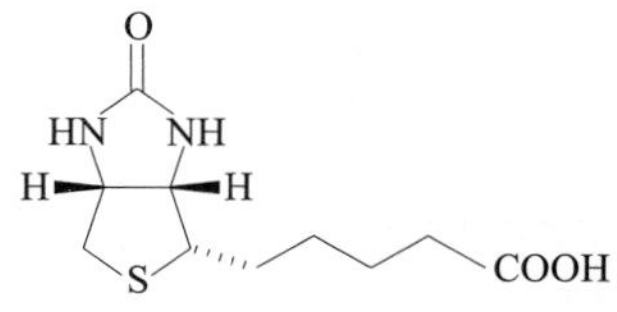

图 8–15　生物素的结构

生物素为无色的针状结晶，微溶于冷水，极易溶于热水，能溶于乙醇，但不溶于其他常见的有机溶剂。对热稳定，一般温度的烹调损失不大。强酸、强碱和氧化剂可使其分解而失去生物活性，紫外线也可使其逐渐分解。

二、生物素的生理功能

生物素的主要功能是在机体代谢中的一些脱羧 – 羧化反应和脱氨反应中起辅酶作用，它可以将 CO_2 由一种化合物转移到另一种化合物上，是很多羧化酶必需的辅助因子。目前已知，体内至少四种羧化酶依赖生物素作为辅基，分别是乙酰辅酶 A 羧化酶、丙酮酸羧化酶、丙酰辅酶 A 羧化酶和甲基巴豆酰辅酶 A 羧化酶（图 8–16）。

乙酰辅酶 A 羧化酶可以催化 CO_2 掺入到乙酰辅酶 A，形成丙二酰辅酶 A，后者是脂肪酸合成酶的底物。这一反应是脂肪酸合成的第一步。丙酮酸羧化酶可催化 CO_2 与丙酮酸结合，形成草酰乙酸，后者是三羧酸循环和糖异生的重要中间代谢物。丙酰辅酶 A 羧化酶可催化 CO_2 与丙酰辅酶 A 结合，形成 D– 甲基丙二酰辅酶 A，随后可异构化为琥珀酰辅酶 A 进入三羧酸循环，也可进入糖异生途径产生葡萄糖。丙酰辅酶 A 来源于异亮氨酸、甲硫氨酸、苏氨酸和缬氨酸的降解以及奇数脂肪酸的 β– 氧化甲基巴豆酰辅酶 A 涉及亮氨酸的分解代谢，是亮氨酸降解为 3– 甲基戊烯二酰并进一步形成乙酰辅酶 A 和乙酰乙酸过程中的一个关键酶。

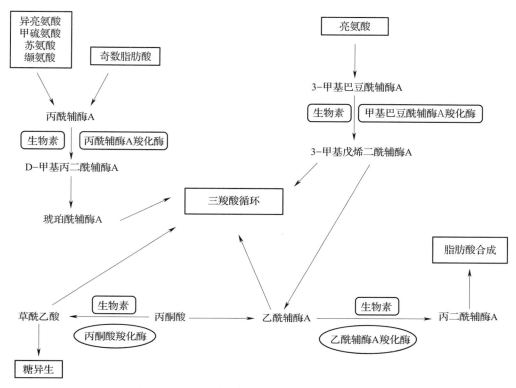

图 8-16 生物素依赖性羧化酶在代谢中的作用

生物素除了作为羧化酶的辅酶参与机体代谢外，还可以降低 I 型糖尿病人的血糖水平、改善胰岛素抵抗、维持免疫细胞的正常功能等作用。还有报道指出，生物素通过激活尿苷酸环化酶增加细胞内磷酸尿苷浓度，提高 RNA 聚合酶 II 的活性；生物素还起到调节基因表达的作用。

三、生物素的吸收与代谢

食物中的生物素主要以游离状态和与蛋白质结合两种形式存在。与蛋白质结合的生物素需要在肠道中先被消化才能被吸收，在肠道蛋白酶的作用下，形成生物胞素，再经生物素酶的作用，释放出游离的生物素。

生物素的吸收主要位于小肠近端和结肠，可通过两种形式被吸收。在浓度较低时，生物素可经载体进行主动吸收；在浓度高时，则以被动扩散的形式被吸收。吸收的生物素经门静脉被运送至肝脏和肾脏储存。另外，人体的肠道细菌可合成生物素。

生物素转运其他组织需要生物素结合蛋白作为载体。血浆中的生物素结合蛋白以生物素酶的形式存在。血清中的生物素有三种形式：游离生物素、可逆结合到血清蛋白上的生物素和共价结合到血清蛋白上的生物素。

生物素主要经尿液排出体外。排出前，近一半生物素会转变为生物素亚砜、二去甲生物素和四去甲生物素。生物素也可通过乳液少量排出。

四、生物素的缺乏和过量

因为生物素在动植物食物中广泛存在，肠道细菌也能合成，故一般很少出现生物素缺乏症。生物素缺乏症主要见于长期生食鸡蛋及长期服用影响肠道微生物药物（磺胺类抗生素、某些抗惊厥类药物）者。

生物素缺乏症主要表现为一些皮肤症状：毛发变细、皮肤干燥、鳞片状皮炎、红色皮疹、严重者的皮疹可延伸到眼睛、鼻子和嘴周围。此外，还伴有食欲减退、恶心、呕吐、麻木、疲乏无力、肌痛、高胆固醇血症及脑电图异常等。

生物素的毒性很低，目前尚未见生物素毒性反应的相关报道。

五、生物素的食物来源和推荐摄入量

生物素广泛存在于天然食物中。酵母菌、干酪、动物肝脏和肾脏、大豆等食物中含量最为丰富，蔬菜和水果中含量较少。常见的食物中的生物素含量见表8-9。

生物素的适宜推荐摄入量见表8-10。

表8-9　常见食物中的生物素含量　　　　　　　单位：μg/100g

食物	含量	食物	含量
啤酒酵母	200	小麦面粉（标准粉）	7.6
鸡肝	170	菠菜	7
牛肝	100	草莓	4
干酪（硬质干酪）	3.0	甘薯	4
大豆粉	70	番茄	2.3
米糠	60	西瓜	4
生鸡蛋黄	2	胡萝卜	3.1
麦芽	22	牛乳	3
杏仁（熟，带壳）	25.6	柑橘	2
菜花（白色）	3.7	葡萄（红提子葡萄）	1.0
蘑菇	16	桃	2
豌豆	9	芦笋	2

资料来源：中国营养学会.《中国食物成分表　标准版》（第6版）。

表 8-10　中国居民膳食生物素适宜摄入量（AI）　　　　　　　　　单位：μg/d

年龄 / 岁	AI	年龄 / 岁	AI
0 ~	5	12 ~	35
0.5 ~	10	15 ~	40
1 ~	17	18 ~	40
4 ~	20	孕母	50
7 ~	25	乳母	50

资料来源：中国营养学会.《中国居民膳食营养素参考摄入量》（2023 版）。

第七节　维生素 B_9

维生素 B_9 又称叶酸（folic acid，FA），也被称为维生素 M、维生素 Bc。1935 年，美国科学家在用猴做营养实验时，发现如果饲料中长期缺乏绿色植物，猴的白细胞会减少，停止生长，继而缓慢因贫血而致死，用酵母菌喂食病猴时，可恢复健康。于是用"猴"（monkey）一词的首字母将这种抗贫血因子称为维生素 M。1939 年，另一批科学家在肝脏中发现了一种能治疗小鸡贫血的物质，因其属于 B 族维生素，于是用"鸡"（chicken）一词的首字母将其命名为维生素 Bc。直到 1941 年，美国生物化学家 H. K. Mitchell 从菠菜叶子中提取纯化出了这种物质，故又将其命名为叶酸。随着对叶酸研究的逐渐深入，人们也越来越关注叶酸在膳食中的重要性。

一、叶酸的结构

叶酸的基本结构是由一个蝶啶，通过一个亚甲基桥与对氨基苯甲酸相邻结成蝶酸，而后再以酰胺的方式与谷氨酸结合而成。化学名称为蝶酰谷氨酸。相对分子质量为 491（图 8-17）。

叶酸是与蝶酰谷氨酸的功能和化学结构相似的一组同类化合物的统称。这些化合物可以具有蝶呤的不同还原型，可具有不同的一碳加成物，也可具有不同的谷氨酸数目。

叶酸为淡黄色结晶粉末，微溶于水，其钠盐则易溶解于水，不溶于乙醇、乙醚等有机溶剂。叶酸对热、光、酸性溶液均不稳定，但在碱性或中性溶液中对热稳定。

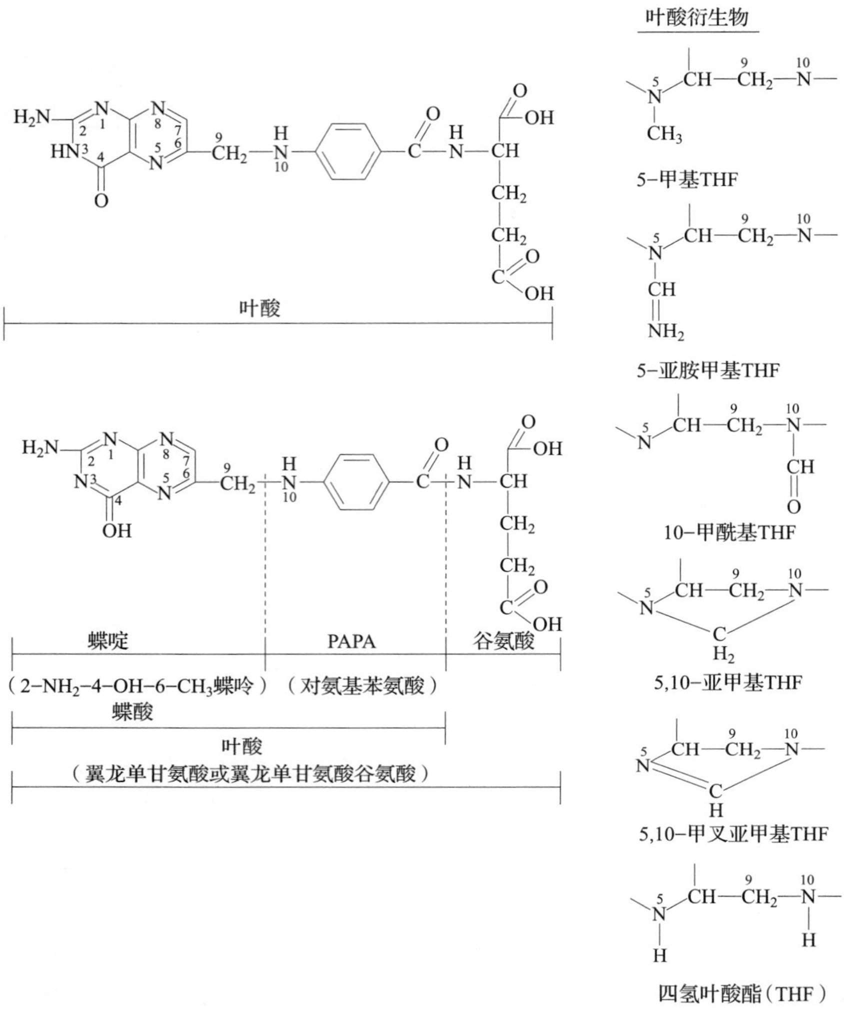

图 8-17　叶酸及叶酸衍生物的结构

二、叶酸的生理功能

叶酸在肠壁、肝脏及骨髓等组织中，经叶酸还原酶作用，还原成具有生理活性的四氢叶酸（tetrahydrogen folic acid，THF）。四氢叶酸的主要生理功能是体内生化反应中一碳单位转移酶系的辅酶，起着传递一碳单位的作用。所谓一碳单位，是指在代谢过程中某些化合物分解代谢生成的含一个碳原子的基团，如甲基（—CH_3）、亚甲基（—CH_2）、甲酰基（—CHO）等。叶酸可以携带这些一碳单位并转运。

组氨酸、丝氨酸、甘氨酸和甲硫氨酸等均可供给一碳单位，这些一碳单位从氨基酸释放出后，以四氢叶酸作为载体，参与其他化合物的生成与代谢，主要包括：① 参与嘌呤和胸腺嘧啶的合成，进一步合成 RNA 和 DNA；② 参与氨基酸之间的相互转化，充当一碳单位载体，如丝氨酸与甘氨酸的互换和组氨酸转化为谷氨酸等；③ 参与血红蛋白及重要的甲基化合物合成，如肾上腺素、胆碱和肌酸等。

三、叶酸的吸收与代谢

膳食中的叶酸大多数是以与多个谷氨酸相结合的形式存在。多谷氨酸形式的叶酸不易被小肠吸收，需经小肠黏膜分泌的 γ- 谷氨酸酰基水解酶分解为单谷氨酸叶酸，才能被吸收，单谷氨酸叶酸可直接被肠道黏膜吸收。

叶酸在肠道中进一步被叶酸还原酶还原，在维生素 C 和还原型辅酶 Ⅱ（triphospho-pyridine nucleotide，NADPH）参与下，先还原成二氢叶酸，再经二氢叶酸还原酶作用，在 NADPH 参与下，还原成具有生理活性的四氢叶酸。叶酸携带一碳单位形成多种不同活性形式，进而发挥其生理作用（图 8-18）。5- 甲基四氢叶酸是体内叶酸的主要形式，其大部分被转运至肝脏，在肝脏中通过合成酶作用重新转变成多谷氨酸衍生物后贮存。

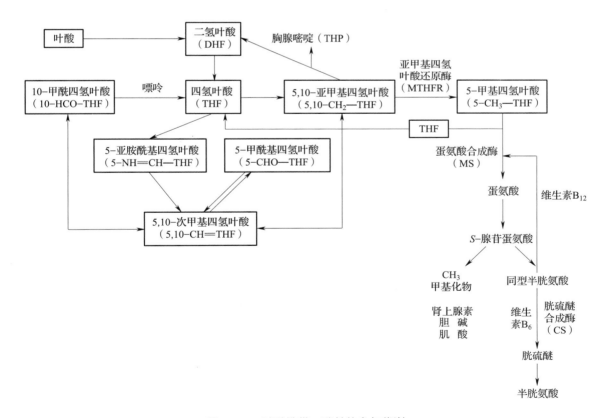

图 8-18　叶酸携带一碳单位参与代谢

叶酸可通过尿液及胆汁排出，叶酸在尿液中的主要代谢物是乙酰氨基苯甲酰谷氨酸。经肾小球过滤后，叶酸可在肾小管重吸收，而从胆汁排出的叶酸也可在小肠重新吸收，因此，叶酸的排出量很少。

四、叶酸的缺乏与过量

叶酸携带一碳单位的代谢与许多重要的生化过程密切相关。体内缺乏叶酸会引起一碳单位传递受阻，进而导致核酸合成及氨基酸代谢受到影响。而核酸及蛋白质合成正是细胞增殖、组织生长和机体发育的物质基础，因此，体内叶酸缺乏会产生一些严重的影响。

叶酸缺乏首先影响增殖速度较快的组织或细胞，如红细胞。红细胞的形成需经历一个多形态的变化过程，当叶酸缺乏时，骨髓中的幼红细胞分裂增殖的速度减慢，停留在巨幼红细胞阶段使得成熟受阻，细胞体积增大，骨髓中大的不成熟的红细胞增多，进而引起血红蛋白合成减少，形成巨幼红细胞贫血。

孕期叶酸缺乏可使孕妇先兆子痫、胎盘早剥的发生率增高，胎盘发育不良导致自发性流产。叶酸缺乏还会影响婴儿的生长和智力发育，还可能导致新生儿神经管畸形。

叶酸是水溶性维生素，一般过量摄入也不会引起中毒，超出机体所需的叶酸往往可以经过尿液排出。服用大剂量叶酸可能引起的毒性作用有：干扰抗惊厥药物作用，诱发病人惊厥发作；可能影响锌的吸收；可能掩盖维生素 B_{12} 缺乏症的早期表现，导致神经系统受损害。

五、叶酸的食物来源及推荐摄入量

叶酸广泛存在于各种动植物食品中。富含叶酸的食物包括动物肝和肾、鸡蛋、豆类、酵母菌、绿叶蔬菜、水果和坚果类等。常见食物的叶酸含量如表 8-11 所示。

叶酸的推荐摄入量见表 8-12。

表 8-11   常见食物叶酸含量   单位：μg/100g

食物	含量	食物	含量
鸡肝	1172.2	柑橘（橘）	52.9
黄花菜	841.3	猪肾	49.6
猪肝（代表值）	353.4	鲤鱼（黄河）	9.2
黄豆	210.1	草莓	31.8

续表

食物	含量	食物	含量
菠菜	169.4	虾	26.4
香菜	148.8	菠萝	25.0
腐竹	147.6	大米	23.7
茼蒿	114.3	小麦粉（面粉）	20.7
鸡蛋	113.3	香蕉	20.2
花生（花生米）	107.5	草鱼	19.8
油菜	107.6	猪肉（里脊）	8.3
核桃	102.6	牛肉	3.6

资料来源：中国营养学会.《中国食物成分表 标准版》（第6版）。

表 8-12 中国居民膳食叶酸推荐摄入量（RNI）及适宜摄入量（AI）　单位：μgDFE/d

年龄（岁）	RNI*	年龄（岁）	RNI*
0 ~	65（AI）	12 ~	370
0.5 ~	100（AI）	15 ~	400
1 ~	160	18 ~	400
4 ~	190	孕母	600
7 ~	240	乳母	550

注：* 以叶酸当量（DFE）表示。
μgDFE= 膳食叶酸 μg+（1.7 × 叶酸补充剂 μg）。
资料来源：中国营养学会.《中国居民膳食营养素参考摄入量》（2023 版）。

第八节　维生素 B_{12}

维生素 B_{12} 又称钴胺素（cobalamin）、氰钴胺（cyanocobalamin）和抗恶性贫血因子等，是 B 族维生素中迄今为止最晚发现的一种。维生素 B_{12} 的发现最早开始于对一种恶性贫血的研究。1926 年，美国医生 George Minot 和 William Murphy 提出食用生的或微煮过的牛肝可以治疗恶性贫血，因此获得了 1934 年的诺贝尔生理学或医学奖。1929 年，美国医生 William Castle 首先提出内因子和外因子理论来解释恶性贫血的发病机制，认为促进红细胞生成的因子有两种，一种在胃内，称为"内因子"，另一种在食物中，称为"外因子"。1948 年，美国化学家（Rickes）和英国化学家（Smith）几乎同时独立地从肝脏中提取出"外因子"并纯化。证明是必需的营养物质，称为维生素 B_{12}。1964 年英国化学家 Hodgkin 及其同事通过 X 射线衍射法分析出维生素 B_{12} 的结构。

一、维生素 B_{12} 的结构

维生素 B_{12} 是一种含有三价钴的多环类咕啉化合物，其结构是由四个还原性吡咯环相连结成的一个大环，中心为一个钴，这个大环称为咕啉，是维生素 B_{12} 结构的核心。维生素 B_{12} 化学全称为 α-5,6 二甲基苯并咪唑 – 氰钴酰胺，氰钴胺为其简称，其分子式中的氰基（—CN）可由其他基团取代，成为不同类型的钴胺素（图 8–19）。

维生素 B_{12} 为红色结晶，可溶于水和乙醇，但不溶于丙酮、氯仿和乙醚，在强酸、强碱和强光及紫外线照射的条件下不稳定。遇热可有一定程度的破坏，但快速高温消毒损失较小。

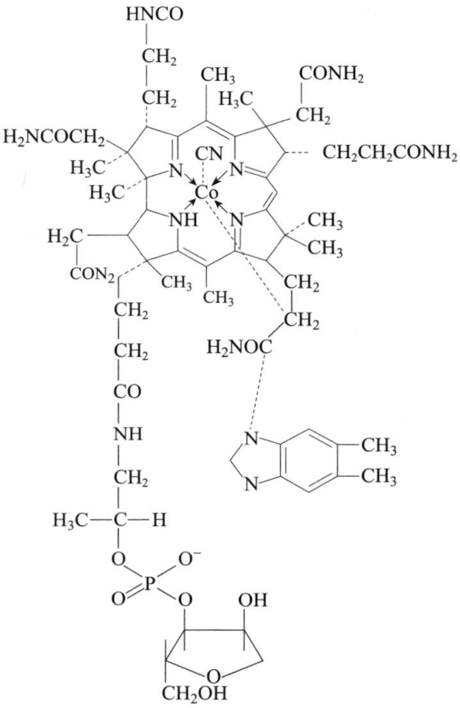

图 8–19　维生素 B_{12} 的氰钴胺形式

二、维生素 B_{12} 的生理功能

维生素 B_{12} 在许多机体代谢中有重要作用，主要作为辅酶参与体内生化反应。维生素 B_{12} 在体内主要以两种辅酶形式发挥生理作用。一种是甲基 B_{12}（甲基钴胺素），另一种是辅酶 B_{12}（腺苷基钴胺素）。

作为体内一些酶的辅助因子，参与甲硫氨酸、胸腺嘧啶等的合成。如，甲基 B_{12} 可以作为甲硫氨酸合成酶的辅酶，从 5- 甲基四氢叶酸获得甲基后转而供给同型半胱氨酸，并在甲硫氨酸合成酶的作用下合成甲硫氨酸。

作为辅酶参与一些化合物的异构。如，可作为甲基丙二酰辅酶 A 异构酶的辅酶，参与催化甲基丙二酰辅酶 A 转变成琥珀酰辅酶 A；又如，参与谷氨酸转变为 β- 甲基天冬氨酸的反应。

可促进红细胞的发育和成熟，从而使机体造血功能处于正常状态，预防恶性贫血。也可维护机体的神经系统健康。

三、维生素 B_{12} 的吸收与代谢

食物中的维生素 B_{12} 通常是以与蛋白质相结合的形式存在。维生素 B_{12} – 蛋白结合物进入消化道后，首先在胃酸及蛋白酶的作用下，释放出游离的维生素 B_{12}。维生素 B_{12} 被吸收时必须与胃黏膜细胞分泌的一种内因子（intrinsic factor，IF）结合。这种内因子实际上是一种糖蛋白，相对分子质量为 50000，主要保护维生素 B_{12} 不被降解。维生素 B_{12}-IF 复合物进入肠道后，由于回肠具有维生素 B_{12}-IF 受体而在回肠部被吸收。当有游离钙和碳酸氢盐存在时，有利于维生素 B_{12} 的吸收。

维生素 B_{12} 进入血液后，与血浆蛋白结合，成为维生素 B_{12} 运输蛋白，包括钴胺素 I 、II 、III（Tc I 、II 、III）。Tc II 与维生素 B_{12} 结合后，主要运输至细胞表面具有 Tc II – 维生素 B_{12} 特异性受体的组织，如肝、肾、红细胞、骨髓等。

因此，当体内胃酸过少、蛋白酶分泌不足、回肠疾病以及 Tc II 运输蛋白合成减少时，均可影响维生素 B_{12} 的吸收和运输。

维生素 B_{12} 在体内的储存量很少，约 2～3mg，主要储存在肝脏。其主要通过尿液排出，部分可从胆汁排出。维生素 B_{12} 可在肝肠循环中被重吸收，由肝脏通过胆汁排入小肠的维生素 B_{12}，正常情况下约有一半可被重吸收。

四、维生素 B_{12} 的缺乏与过量

自然界中的维生素 B_{12} 几乎都是由细菌合成的，但可储存在动物体内，特别是肝脏中，植物中基本不含维生素 B_{12}。人体对维生素 B_{12} 的需求量少，且肠道细菌可合成，因此罕有维生素 B_{12} 摄入不足而引起缺乏症。维生素 B_{12} 缺乏症多是由于吸收不良引起，如老年人和胃切除患者因胃酸过少可引起维生素 B_{12} 的吸收不良。膳食缺乏偶见于素食者。

维生素 B_{12} 缺乏可引起多种病症，如恶性贫血、巨幼红细胞贫血、神经系统受损以及高同型半胱氨酸血症等。

目前并没有关于大量摄入钴胺素的明显毒性报道，也尚未确定钴胺素的可耐受上限。

五、维生素 B_{12} 的食物来源和推荐摄入量

膳食中的维生素 B_{12} 主要来源于动物性食品，动物内脏、肉类、鱼、蛋类都是维生素 B_{12} 的丰富来源，乳及乳制品中含量较少。植物性食品基本不含维生素 B_{12}。维生素 B_{12} 的适宜摄入量如表 8-13 所示。

表 8-13　中国居民膳食维生素 B_{12} 适宜摄入量（AI）　　　　　　　　　单位：$\mu g/d$

年龄 / 岁	AI	年龄 / 岁	AI
0 ~	0.3 (AI)	12 ~	2.0
0.5 ~	0.6 (AI)	15 ~	2.5
1 ~	1.0	18 ~	2.4
4 ~	1.2	孕母	2.9
7 ~	1.4	乳母	3.2

资料来源：中国营养学会.《中国居民膳食营养素参考摄入量》(2023 版)。

第九节　维生素 C

　　维生素 C，又称 L- 抗坏血酸（ascorbic acid），是最早被发现的几种维生素之一。维生素 C 的发现与一种困扰航海者数百年的坏血病（scurvy）有关。坏血病患者往往牙龈出血溃烂，甚至皮下淤血、渗血，最后痛苦地死去。公元前 1500 多年，古埃及医学书籍就称记载过与坏血病十分相似的疾病，公元前 450 年，古希腊医学书籍也曾描述过坏血病的综合症状。15 和 16 世纪，坏血病曾波及整个欧洲，被称为"海上凶神"。一直到 1747 年，英国海军军医 James Lind 通过实验发现柑橘和柠檬可以治疗和预防坏血病，但并不明确柠檬治疗坏血病的原因。1912 年，波兰裔美国科学家 Casimir Funk 查阅了大量资料后提出了维生素理论，1928 年，匈牙利科学家 Albert Szent-Györgyi 首先从牛肾上腺中提取到了这种物质，并通过实验得出了化学经验式为 $C_6H_8O_6$，称为"己糖醛酸"。1932 年，美国生物化学家 Charles Glen King 从柠檬汁中分离出这种己醛糖酸，并用动物实验证明了其具有抗坏血病活性。1933 年，英国糖类化学家 Howorth 测定并阐明了这一物质的正确结构，并成功合成出该物质，因为该物质具有抗坏血病的作用，他和 Szent-Györgyi 将其命名为抗坏血酸。同年瑞士科学家 Reichstein 发现了工业合成抗坏血酸的方法。因为当时已经发现了两种维生素，并被命名为维生素 A 和维生素 B，于是这种新发现的维生素便被命名为维生素 C。

　　Szent-Györgyi 和 Haworth 因为对维生素 C 的研究，分别获得了 1937 年的诺贝尔生理学或医学奖和化学奖。

　　天然存在的抗坏血酸有 L 型和 D 型两种，只有 L 型抗坏血酸有生物活性。L- 抗坏血酸氧化时形成脱氢抗坏血酸，但在供氢体（如还原性谷胱甘肽）存在时可恢复为还原性抗坏血酸，因此脱氢抗坏血酸仍具有生物活性。因为 L- 抗坏血酸和 L- 脱氢抗坏血酸可以相互转化，从而在体内形成了一套有效的氧化还原系统，这样的转化也让维生素 C 成为一种很好的抗氧化剂、酶合力剂以及调节剂，在食品（尤其是罐装食品）的保存中能发挥重大的作用。但若脱氢抗坏血酸进一步氧化或水解，使其内酯环被破坏而形成二酮古洛糖酸，该反应不可逆，因此便失去了抗坏血酸的生理活性（图 8-20）。

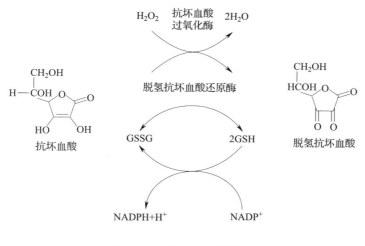

图 8-20　抗坏血酸的转化

一、维生素 C 的结构

维生素 C，是一种含有 6 个碳原子的多羟基化合物，分子式为 $C_6H_8O_6$，相对分子质量为 176.1，其分子中的 C1 与 C4 位形成内酯环，C2 和 C3 位上两个相邻的烯醇式羟基极易解离而释放出 H^+，所以维生素 C 具有有机酸的性质。

维生素 C 通常为白色结晶或结晶性粉末，无臭，味酸；易溶于水，稍溶于丙酮和低级醇，不溶于有机溶剂；其水溶液遇空气、热、光、碱性物质，特别是当氧化酶以及重金属离子存在时，易被氧化。

维生素 C 可理解为 D- 葡萄糖的一种衍生物（图 8-21），正常情况下其可由 D- 葡萄糖经 L- 古洛糖酸和 L- 古洛糖酸内酯合成。许多动物（如大鼠、小鼠和鸡）能够利用葡萄糖为前体合成维生素 C，但包括人在内的一些灵长类、豚鼠、一些鸟类、一些鱼类和无脊椎动物则无法自身合成，原因在于其体内缺乏维生素 C 合成过程中的一个关键酶——L- 古洛糖酸 -γ- 内酯氧化酶。

二、维生素 C 的生理功能

维生素 C 是一种较强的还原剂，可以使细胞色素 C、细胞色素 A 及分子氧还原，与一些金属离子螯合。虽然它不是辅酶，但可以增加某些金属酶的活性，如脯氨酸羟化酶（Fe^{2+}）、尿黑酸氧化酶（Fe^{2+}）、三甲赖氨酸羟化酶（Fe^{2+}）以及多巴胺-β羟化酶（Cu^{2+}）等。这些金属离子位于酶的活性中心，维生素C可维持他们的还原状态，从而发挥其生理功能。

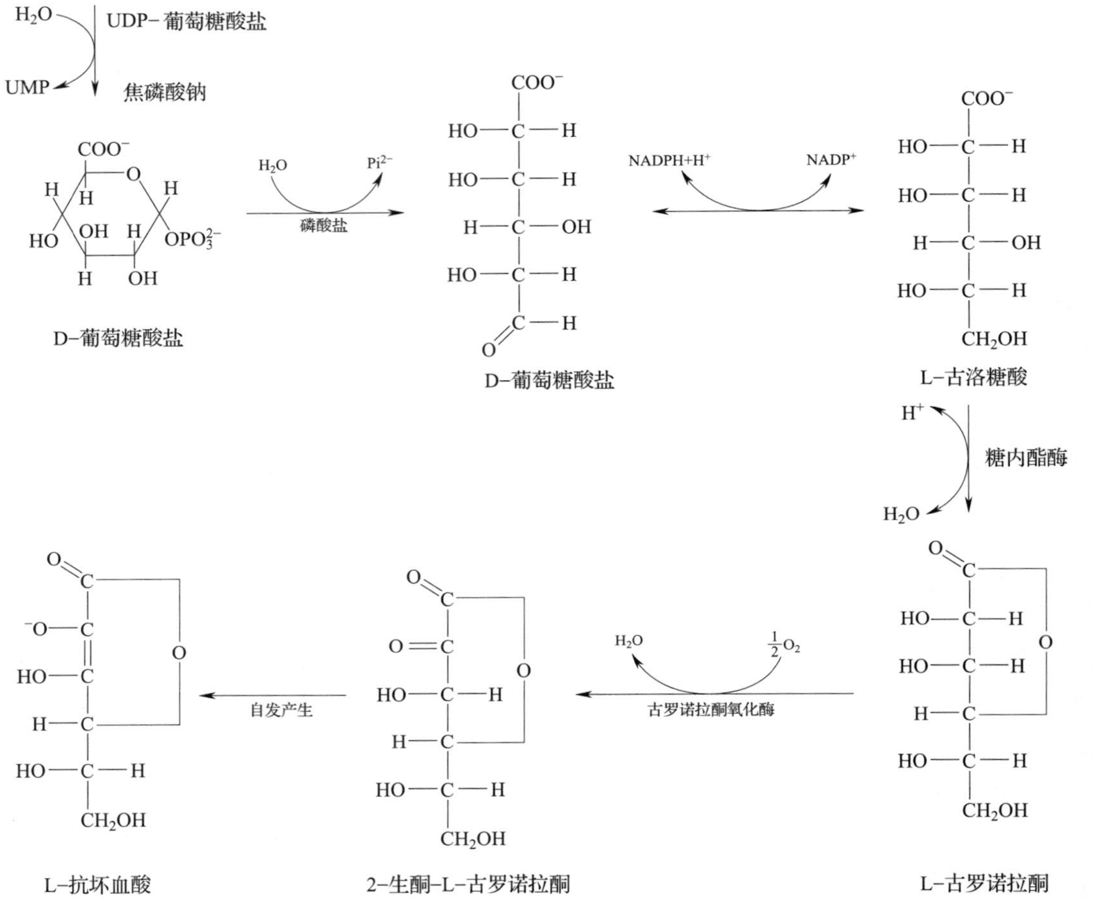

图8-21　维生素C的合成

维生素C可参与体内的羟化反应。羟化反应是体内许多重要物质合成或分解的必要步骤，在羟化过程，必须有维生素C参与。这些反应有：① 促进胶原蛋白合成；② 促进神经递质合成；③ 促进类固醇羟化；④ 促进有机物或毒物羟化解毒等。

维生素C可参与体内的氧化还原反应。维生素C既可以是氧化型，也可以是还原型，所以既可以作为供氢体，也可以作为受氢体，在体内氧化还原反应过程中发挥重要作用。这些反应有：① 促进抗体形成；② 促进铁的吸收；③ 促进四氢叶酸形成；④ 维持巯基酶活性等。

某些重金属离子，如 Pb^{2+}、Hg^{2+}、As^{2+} 等，对机体有毒害作用，补充大量维生素 C 往往可缓解其毒性。也有研究指出，维生素 C 可阻断致癌物 N– 亚硝基化合物合成，进而预防癌症。维生素 C 可通过逐级供给电子而转变为半脱氢抗坏血酸和脱氢抗坏血酸的过程，清除体内超氧自由基（$\cdot O_2^-$）、羟自由基（$\cdot OH$）、有机自由基（$R\cdot$）以及有机过氧基（$ROO\cdot$）等自由基。

三、维生素 C 的吸收与代谢

食物中的维生素 C 在人体小肠上段被吸收，其吸收与葡萄糖的吸收非常相似，是一个耗能的过程，也可以少量通过被动扩散吸收。维生素 C 的吸收量与其摄入量有关，当存在大量维生素 C 摄入时，其吸收率会相对下降。当摄入量低于 100mg 时，几乎可被全部吸收，若增加至 180mg，则仅吸收其 70%，当剂量增大至 1500mg 时，仅 16% 可被吸收。

维生素 C 一旦被吸收后，它就分布到体内所有的水溶性结构中。一个健康的成年人体内的维生素 C 代谢活性池中约有 1500mg 的维生素 C。

正常情况下，绝大部分维生素 C 在体内经代谢可分解成草酸或与硫酸结合生成抗坏血酸 –2– 硫酸，再经尿液排出；另有部分可以直接随尿液排出。当体内维生素 C 饱和后，再补充，则大部分会随尿液排出；当机体维生素 C 未达到饱和时，其排出量很少。

四、维生素 C 的缺乏与过量

当体内维生素 C 贮存量低于 300mg，将会出现缺乏症状，主要会引起坏血病。坏血病的临床表现有：初期多表现为体重减轻、四肢无力、肌肉关节等疼痛；随着病情的发展，全身任何部位都可出现大小不等和程度不同的出血，起初局限于毛囊周围及牙龈处，进一步可发展为皮下组织、肌肉、关节以及腱鞘等处出血；牙龈可见出血、松肿，尤其以牙龈尖端最为显著，稍加按压即可溢血。坏血病患者若得不到及时治疗，发展到晚期会因发热、水肿、麻痹或肠坏疽而死亡。

尽管维生素 C 的毒性很小，但服用过多也会产生一些不良反应。有报道称，成年人维生素 C 的摄入量超过 2g 时，可引起渗透性腹泻。当维生素 C 摄入超过 1g 时，尿酸排出明显增多。若长期摄入过多，可因草酸排泄增多而增加尿道结石风险。

五、食物来源和推荐摄入量

人类和其他灵长类动物以及豚鼠体内不能合成维生素 C，因此需要通过食物补充人体所需的维生素 C。维生素 C 的主要食物来源是新鲜蔬菜和水果。常见的食物中维生素 C 的含量见表 8-14。

中国居民膳食维生素 C 的推荐摄入量见表 8-15。

表 8-14　常见食物中维生素 C 的含量　　　　　　　　单位：mg/100g

食物	含量	食物	含量
酸枣	900	荔枝	41.0
鲜枣	243.0	卷心菜	40.0
沙棘	204.0	橙子	33.0
红辣椒（小）	144.0	菠菜	32.0
中华猕猴桃（毛叶猕猴桃）	62.0	柿子	30.0
小白菜（青菜）	64.0	柑橘	35.0
菜花	32.0	葡萄（代表值）	4.0
苦瓜	56.0	柠檬	22.0
西蓝花（绿菜花）	56.0	白萝卜（鲜）	19.0
水萝卜	45.0	番茄	14.0
草莓	47.0	菠萝	18.0
木瓜	43.0	胡萝卜	9.0

资料来源：中国营养学会《中国食物成分表　标准版》（第 6 版）。

表 8-15　中国居民膳食维生素 C 推荐摄入量（RNI）

年龄 / 岁	RNI/（mg/d）	年龄 / 岁	RNI/（mg/d）
0 ~	40（AI）	12 ~	95
0.5 ~	40（AI）	15 ~	100
1 ~	40	18 ~	100
4 ~	50	孕母	115
7 ~	60	乳母	150

资料来源：中国营养学会 .《中国居民膳食营养素参考摄入量》（2023 版）。

第八章　拓展阅读

思考题

1. 水溶性维生素有哪些？
2. 各水溶性维生素的别称是什么？
3. 哪些水溶性维生素参与能量代谢？
4. 各水溶性维生素的主要食物来源是什么？
5. 水溶性维生素在碱性环境中有生理活性吗？

第九章

水与矿物质的代谢

学习目标

1. 理解矿物质的概念与分类。
2. 了解矿物质和水在体内的吸收、消化、运输和储存过程。
3. 熟悉矿物质和水的功能与来源。
4. 掌握几种重要矿物质的生理功能及其缺乏和过量对机体的影响。

本章主要介绍水在人体中的功能、含量及平衡，消耗、来源及吸收，水的推荐摄入量和机体动态水平衡；常量元素与微量元素、超微量元素的食物来源、在机体内的消化吸收、体内平衡、排泄、对机体的功能作用及膳食指南。

全面推进健康中国建设，强化落实《中国居民膳食指南（2022）》建议，规律进餐，足量饮水，少量多次，主动饮水。水是一切生命活动所必需的物质，水也是维持生命体新陈代谢的基本物质，占成年人总体重的 60% ~ 70%，是人体最丰富的组成部分；研究证明，充足的饮水量是人体平衡营养的基础。水同时还是机体有益矿物离子的日常补充来源和血液渗透压的维护因子以及酸碱平衡的调节因子，对生命的新陈代谢活动至关重要。

矿物质又称无机盐，矿物质是维持人体健康的重要元素。体内含量大于体重的 0.01% 的称为常量元素，它们包括钙、磷、钾、钠、镁、氯、硫七种，它们都是人体必需的元素。含量小于体重的 0.01% 的称为微量元素，种类很多，目前人们认为必需的微量元素有 14 种，它们是锌、铜、铁、铬、钴、锰、铂、锡、钒、碘、硒、氟、镍、硅。

矿物质是无法自身产生、合成的，每天矿物质的摄取量也是基本确定的，但随年龄、性别、身体状况、环境、工作状况等因素有所不同。人体内矿物质不足可能出现许多症状，如缺乏钙、镁、磷、锰、铜，可能引起骨骼或牙齿不坚固。缺乏镁，可能引起肌肉疼痛。缺乏铁，可能引起贫血。缺乏铁、钠、碘、磷可能会引起疲劳等。矿物质如果摄取过多，容易引起过剩症及中毒。所以一定要注意矿物质的适量摄取。

矿物质只占人体总质量的 4%，虽不供给能量，但是对维持机体正常功能具有重要的作用。其不仅能保障正常的细胞活动，决定体液的渗透特性，赋予骨骼和牙齿硬度，还能调节生命过程，并在金属酶中起着不可缺少的辅助作用，在机体营养和新陈代谢方面十分重要。

本章将重点从水和矿物质对机体的生理意义以及其各自在体内的代谢过程、影响因素进行讲解，同时重点关注水和各类矿物质的推荐摄入量，以及介绍各类矿物质的主要食物来源。

第一节　人体中水的分布与水平衡

水是人体最丰富的组成部分，在人体中发挥着许多重要功能：饮料水和食物水是人体水分的主要来源，大部分在空肠和回肠处被吸收利用。机体的水主要分布在两个区域：细胞内区和细胞外区；成年女性的推荐摄入量是 2.7L/d，成年男性是 3.7L/d，通过渗透压、静水压、细胞外液容量、血管加压素等途径调节水钠平衡。

一、水的功能

水在人体内起着许多重要的作用，具体包括以下功能。

① 化学反应：机体化学反应需要水，如参与营养物质分解的化学反应。

② 体温调节：水的比热容大，热容量也大，在正常的细胞代谢过程中释放热量时不容易改变温度；产生的汗液（主要由水组成）从皮肤蒸发时有利于散热和体温调节。

③ 润滑和保护：水是多种分泌物的重要组成部分，如黏液、滑液和脊髓液等；这些分泌物可促进身体润滑，并缓冲和保护组织，使机体器官运转灵活。

④ 溶剂和输送介质：体液中的水含有许多溶质；含有溶质的体液包括血液和尿液，以及唾液、胰液和胆汁等消化道分泌物。

⑤ 维持血容量：水作为血液的重要组成部分，有助于维持血压和维持心血管系统正常功能。

⑥ 酸碱平衡：维持 pH 平衡的缓冲剂的反应需要水，如 $H_2O+CO_2 \leftrightarrow H_2CO_3 \leftrightarrow HCO_3^- +H^+$。

二、体内水分含量和分布

人体水分通常占体重的 40% ~ 80%，但其具体含量根据年龄、体型和组成而有所不同。人体水含量会随着年龄和体型的增加而减少，各组织器官的含水量相差很大，肌肉和薄壁组织器官如肝、脑、肺、肾等含水 70% ~ 80%，皮肤含水约 70%，骨骼约为 20%，脂肪组织含水较少，仅约 10%，而血液中含量最多，约为 85%。造成体内水分变化的最重要因素是脂肪；在脂肪组织中，水占的比例要低，大约仅含有 10% 的水分。一个过于肥胖的人，其身体水分相对含量可能较低。

人体的总含水量可以被分为两个主要的区域：细胞内区，包括封闭在细胞膜内的水；细胞外区，包括细胞膜外的水（在细胞外）。细胞外区中的钠含量主要影响其体积大小，该区域中身体总钠的增加会增加其液体体积。一个 70kg 的人体内 42L 的总水分的大致分布如下：细胞内区 28L，细胞外区 14L。细胞外区的水含量主要包括间质液和血浆（也称为血管内液），但也有两个更小的区域，即淋巴和细胞外腔内的液体。

① 间质液（约 10.5 ~ 11.2L）：直接浸润细胞，为营养物质和代谢产物在血浆和细胞之间来回流动提供介质。

② 血浆 / 血管内液（约 2.8 ~ 3.5L）：代表血液的液体部分。细胞膜将细胞内液与血管间液分开，而血管壁将血管间液与血浆分开。

③ 淋巴：是被从间质空间重新导向（再循环）到血浆的液体。

表 9-1 总结了体重 70kg 人机体含水量分布。

表 9-1　机体含水量分布

	占体重的 百分比 /%	占人体总水量的 百分比 /%	70kg 人的 大约容积 /L
体内总水量	60	—	42
细胞外区水	20	33	14
血浆	5	8	3
间质液	15	25	11
细胞内区水	40	67	28

电解质分布在人体的各个脏器中，包括阴离子和阳离子。电解质的分布方式是在特定的组织中，例如血浆，始终保持电中性，阴离子浓度与阳离子浓度相对平衡。阳离子电解质包括钠、钾、钙和镁，这些阳离子被阴离子平衡，阴离子包括氯化物、碳酸氢盐和带负电的蛋白质，还有相对较低浓度的有机酸、磷酸盐和硫酸盐。表 9-2 总结了体液的电解质组成。

表 9-2 体液的电解质组成

	血浆 / (mEq/L)	间质液 / [mEq/L（H₂O）]	细胞内液 / [mEq/L（H₂O）]
阳离子	153	153	195
Na⁺	142	145	10
K⁺	4	4	156
Ca²⁺	5	2~3	3.2
Mg²⁺	1	1~2	26
阴离子	153	153	195
Cl⁻	103	116	2
HCO₃⁻	28	31	8
蛋白质	17	—	55
其他	5	6	130
渗透率 / [mOsm/kg（H₂O）]	280~295	<300	<300

三、水的消耗、来源和吸收

人体每天主要通过尿液排出水分，少量通过粪便排出体外；此外，还可通过呼吸道的蒸发和皮肤的非汗液扩散等不可察觉的途径排出水分。肾脏是主要的排水器官，在保持体内水分平衡方面发挥重大作用，每日肾脏排水量一般为 1~2L。粪便中排出的水分通常较少，在没有腹泻的情况下一般小于 200mL/d，每天约有 350~400mL 的水从呼吸道排泄。通过皮肤蒸发和汗腺分泌，每日从皮肤中排出的水大约有 550mL。皮肤排泄与环境温度、相对湿度、活动强度有关，人体通过出汗散热降低体温，汗腺排水的同时还丢失一定量的电解质。

饮料水和食物水是人体水分的主要来源。饮料中的水通常占摄入量的 75%~80%，食物中的水占剩余的 20%~25%，来源于身体的水被称为代谢水。代谢水是在体内发生的部分细胞生化反应中形成的水。每天产生的代谢水总量约为 200~400mL。

大部分水（约占 85%）在小肠中被吸收，主要在空肠和回肠中吸收，其余的则被结肠吸收。每天约有 1.5L 的水进入结肠，其中 90%~95% 被吸收，仅有 150~200mL 的水随粪便排出。消化道中的水吸收是被动的，发生在细胞间中。渗透压对水吸收的影响很大。

四、水的推荐摄入量

水的推荐摄入量是以适宜摄入量（adequate intakes，AI）的形式发布的，其需求量的变化不仅基于年龄和性别，还基于环境、身体活动水平和新陈代谢率等因素。建议成年女性的 AI 是 2.7L/d，成年男性是 3.7L/d，主要从饮料水和食物水中获得。假设 25% 的水来自食物，75% 来自饮料，那么成年女性每天的饮料消费总量应该至少为 1600mL，成年男性至少为 2400mL。夏季或在高温条件下劳动、运动时都可大量出汗，有时每天甚至可高达 5L。

五、水和钠的平衡

水在身体各部位之间流动，但其调节方式受到细胞外液中钠离子的影响，水在这些部位间隔的移动受渗透压的调节。水可穿过分隔血浆和间质空间的毛细血管壁。静水压力和渗透压的差异可影响着这种传递。这些不同压力的平衡以及细胞外液容积和渗透压的调节使水平衡得以实现。

1. 渗透压

渗透压影响水分透过细胞膜。调节细胞外液的渗透压是为了减少水在细胞内和细胞外的不利渗透运动。在体内，细胞膜具有选择透过性，允许水进出细胞，水可以从溶质浓度低的区域移动到溶质浓度高的区域。

溶质的性质和分布，尤其是钠、钾和氯化物，在细胞内和细胞外液之间存在一定差异，这对维持渗透压和水分布等方面发挥着重要作用。渗透压可以认为是流体的溶质浓度。细胞外液中钠的存在对其渗透压和体积大小贡献最大。细胞内液和细胞外液是水平衡的，细胞膜中的钠钾泵负责维持适当的细胞内钾和细胞外钠浓度平衡。

血浆和组织液（两者均构成细胞外液）的电解质组成之间存在较大的差异（图 9-1）。在这种情况下，钠是主要的阳离子，仅含有少量的钾，阴离子主要包括氯离子和碳酸氢根。血浆和组织液之间的主要区别是血浆中存在蛋白质离子，而组织液中则没有。

渗透压的破坏是影响细胞外和细胞内水平衡的关键因素。一般情况下，当细胞外渗透压大于细胞内时，水分由细胞内向细胞外移动。当细胞外渗透压小于细胞内时，水分由细胞外向细胞内移动。液体和溶质从细胞外液的增加和损失导致等渗性的失衡。高血容量的结果是盐和水转移到血浆中，而低血容量的结果是盐和水都被转移组织液中。例如，低血容量可能发生过度呕吐和腹泻等其他情况。

2. 静水压

静水压（流体／毛细管）影响水在细胞外液中血浆和组织液间的移动，正如水从溶质浓度较低的区域移动到溶质浓度较高的区域，水也从压力较高的区域移动到压力较低的区域，产生的压力被称为静水压。水在毛细血管内皮表面的分布是倾向于从血浆移入细胞间

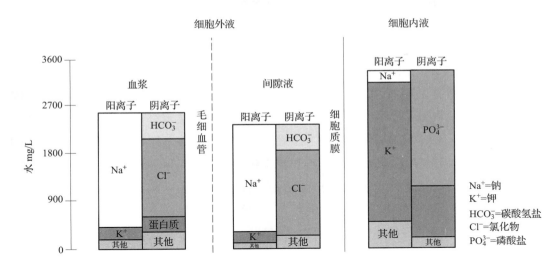

图9-1 人体血浆、组织液和细胞内液中的电解质

质的过滤力和将水从细胞间质移入血浆的重吸收力平衡控制。毛细血管中的主要滤过力是静水压（Ppl），约为3.3kPa，是由心脏搏动引起的。较弱的过滤压力包括666.61Pa的间质液胶体渗透压和0.8kPa的间质液静水压，后者为负值。与过滤压力相对应的主要是重吸收力是血浆渗透压（Ⅱpl），约为3.7kPa。图9-2所示为对毛细血管沿途血浆和细胞间质之间水分分布的静水压影响。

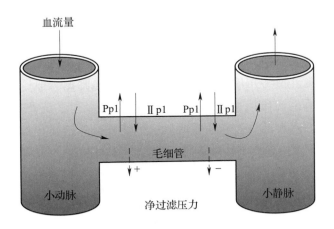

图9-2 血浆和细胞间质流体间水分布

注：压力的相对大小（等离子体静水压力）和（等离子体渗透压）用各自箭头表示。
资料来源：Kleinman, L.I., Lorenz, J.M.《临床化学：理论、分析与相关性》（第2版）。

3. 胶体渗透压

胶体渗透压可影响水在分隔血浆和细胞间质的毛细血管壁（内皮）上的移动。由于蛋白质太大，无法通过毛细血管内皮，因此血浆中的蛋白质浓度比细胞间质中的高得多，这使血浆中具有相对高的渗透压和吸水特性。蛋白质和其他大分子由于体积过大而无法穿过毛细血管内皮，被称为胶体，归因于胶体形成的渗透压被称为胶体渗透压。

4. 细胞外液容量和渗透压及激素控制

细胞外液容量在控制液体平衡方面也十分关键。维持细胞外液容量对血压和心血管系统功能也是至关重要。如果细胞外液渗透压升高或发生低血容量，为了维持血浆容量并使血压维持平衡，水必须进入到血浆中。反之，在细胞外液渗透压降低、高血容量和血压升高的情况下，水需要从血浆中流出。心脏容积和渗透压的变化是激素释放的关键触发因素，部分负责纠正水分失衡。影响肾脏功能的激素包括抗利尿激素、肾素血管紧张素 – 醛固酮系统和利钠肽等影响肾脏的功能，同时在某些情况下可影响心血管系统，以纠正体液和钠水平的失衡。钠的平衡主要由醛固酮激素调节，而水的平衡主要由血管加压素激素控制。

5. 血管加压素

血液的渗透压范围为 $280 \sim 295mmol/L$，化学上渗透压指的是溶液中每种粒子的摩尔数。下丘脑对细胞外液渗透压的轻微增加做出反应，并发出信号，释放血管加压素，也被称为精氨酸加压素或抗利尿激素。抗利尿激素是由下丘脑的视上核和室旁核的神经细胞分泌的九肽激素，经下丘脑 – 垂体束到达神经垂体后叶释放。血管加压素的释放也在较小的程度上受到血浆容量减少的刺激，血浆容量的减少由心脏左心房的受体监测。此外，血管加压素的释放受到血管紧张素 II 的刺激。

在肾脏中，加压素的作用仅限于远端小管和集合管，吸收大约 20% 的水，与钠和氯均无关。该激素不影响发生在近端小管和亨氏环的被动水的重吸收；大约 80% 的水是从这些区域重吸收的，并与钠和氯的重吸收有关。在血管加压素升高的条件下排泄的尿量是降低的。在高血容量（细胞外液容积增加）、细胞外液渗透压降低和血压升高的条件下，加压素不被释放，水被内吞回到细胞胞浆中。远端小管和集合管重新吸收的水将很少。因此，在这种情况下，20% 的水大部分没有被重吸收，而是作为尿液排出体外；与加压素浓度升高时相比，现在的尿液体积更大，浓度更低。

第二节　常量元素的代谢

水对机体的生命活动发挥十分重要的作用，同样人体的生命活动需要各种矿物质的参与，本节主要介绍常量元素（钙、磷、镁、钠、钾、氯化物）的食物来源、吸收代谢、体内平衡、功能和作用机制、排泄和膳食指南。

矿物质可以认为是来自地球（包括水、土壤和植物）的无机元素，分为主要矿物（也称为宏观矿物）或次要矿物（也称为微量矿物）。常量元素主要指在人体内的含量丰富、成年人每天需要超过 100mg 的矿物质，主要包括钙、磷、镁、钠、钾和氯化物。

一、钙

钙是人体内含量最丰富的二价阳离子（Ca^{2+}），约占人体矿物质的 40%，占总体重的 1.5% ~ 2.0%，在人体内含量在 900 ~ 1200g。其中，人体 99% 的钙分布在骨骼和牙齿中，另外 1% 存在于血液和软组织中。

1. 膳食来源与推荐摄入量

钙元素最好的食物来源主要包括乳制品，尤其是牛乳、羊乳和乳酪，以及海鲜制品，如海带、虾皮、小鱼、发菜等。如表 9-3 所示的蔬菜，如脱水白菜、黑木耳和芥菜，以及坚果、豆类及豆类产品也能提供钙质。其他重要的钙质来源包括那些强化矿物质的食物，如面包和果汁。食品和补充剂标签上的钙摄入量是 1000mg/d。

表 9-3 食品钙含量

食品	钙含量 /（mg/100g）	食品	钙含量 /（mg/100g）
香菜（脱水）	1723	海参	285
发菜（干）	1048	紫菜	264
田螺	1030	黑木耳	247
虾皮	991	芥菜	230
白菜（脱水）	908	黑豆	224
乳酪	799	大豆	200
芝麻	780	苋菜	178
海带	445	羊乳	140
芸豆	349	牛乳	120
豆腐干	308	核桃	108

资料来源：营养成分查询 - 健康中国 2030（http://www.bingtc.com/Nulist 17.html）。

与上述食物相比，肉类和谷物（非强化食品）的钙含量相对较低。部分蔬菜，如菠菜、大黄和甜菜的大量摄入，也可能是导致钙缺乏的因素之一，这是因为它们含有大量的草酸，草酸会与钙结合形成不溶性钙盐，从而抑制钙的吸收。

目前两种广泛使用的钙补充剂是柠檬酸钙和碳酸钙。柠檬酸钙对胃酸分泌缺少的人有益（如老年人），不需要与食物一起摄入。碳酸钙也通常是一种相对便宜的抗酸剂，但其使用可能会引起消化道副作用，例如胃痛、便秘、气体和 / 或腹胀。

对于 19 ~ 70 岁的成年男性和 19 ~ 50 岁的成年女性（包括孕妇和哺乳期妇女），钙的建议饮食摄入量（recommended dietary allowances，RDA）为 800mg/d。对于年龄在 51 岁及以上的女性和年龄在 71 岁及以上的男性，建议的钙摄入量略高为 800mg/d。定期运动和健康的饮食，含足够的钙可帮助青少年和成年人及女性保持良好的骨骼健康，并可以减少以后生活中发生骨质疏松症的风险。钙的可耐受最高摄入量（tolerable upper intake levels，UL）在参考美国资料的基础上定为 2000mg/d。

2. 消化、吸收与转运

（1）消化　钙作为相对不溶性盐存在于食物和膳食补充剂中。在酸性 pH 下（如胃）大约需要 1h 钙才能从大多数钙盐中溶解并形成游离 Ca^{2+} 的形式。由于游离钙可以与其他膳食成分结合，限制其生物利用度，溶解并不一定确保其会被更好的吸收。

（2）吸收　人体对钙的吸收摄入量较多时，大部分通过被动的离子扩散吸收。而当机体的需要量大或摄入量少时，肠道对钙的吸收是逆浓度梯度主动进行的。小肠钙吸收有两种途径：①饱和的、载体介导的跨细胞主动运输；②扩散。钙的吸收是饱和的（在低到中等程度的钙摄入量），需要能量，并由骨化三醇（维生素 D 的活性形式）调节。每天每餐最多摄入约 400 ~ 500mg 的钙，每日摄入 1000mg，这种主动转运系统的钙吸收约占小肠钙吸收总量的 50% ~ 60%。

利用主动转运系统吸收钙涉及通道蛋白，被称为瞬时受体电位（transient receptor potential，TRP）-骨代谢过程中钙离子通道 TRPV6，以使钙穿过肠上皮细胞的刷状缘膜。骨化三醇和雌激素促进 TRPV6 转运体的合成；它的表达随着年龄的增长而下降，这就是建议老年人增加钙摄入量的根本原因。另外一种称为钙结合蛋白（Calbindin）的细胞结合蛋白，它结合两个钙离子，在肠上皮细胞内运输矿物质。钙结合蛋白将钙输送到胞浆中，并在肠上皮细胞基底外侧膜附近释放钙。钙的利用需要含有钙结合蛋白结合钙的小泡与溶酶体融合。钙结合蛋白的合成被骨化三醇增强，钙结合蛋白的表达随着年龄的增长而下降。

钙结合蛋白释放后，钙通过肠上皮细胞基底外侧膜挤压并进入血液，这主要涉及高亲和性 Ca^{2+}-ATPase（称为 PMCAlb）或低亲和性 Na^+/Ca^{2+} 交换器（称为 NCX1）。NCX1 可以将三个 Na^+ 交换为一个 Ca^{2+}；PMCAlb 以消耗 ATP 为代价将 Ca^{2+} 泵出。骨化三醇可增强 Ca^{2+}-ATPase 的合成。骨化三醇也可通过结合特定的基底外膜受体，如膜相关快速反应类固醇结合蛋白来增强钙的转运；此过程被称为肠上皮吸收钙，其特征是通过肠上皮刷状缘膜的钙通道快速吸收钙，然后穿过肠上皮细胞的胞浆，最后穿过肠上皮基底外侧膜。

钙吸收的另一主要途径是通过细胞旁扩散，这是被动的、不饱和的、不受调节的过程（即不需要载体或能量），依赖于浓度差，发生在小肠中，但主要发生在空肠和回肠。细胞旁吸收发生在细胞之间，而不需要穿过细胞。肠上皮细胞之间的紧密连接影响细胞旁吸收。紧密连接由整合蛋白和跨膜蛋白（包括 occludins 和 claudins）控制，这被认为具有类似离子通道的特性。当胞腔内钙离子浓度高时，通常会发生细胞旁吸收，因此在胞腔和肠上皮细胞基底外侧之间存在钙离子浓度梯度。细胞内钙离子浓度的增加被认为通过一系列的反应来调节上述过程，最终增加细胞间连接处的通透性，从而促进钙的吸收。

绝大多数钙在小肠中被吸收，但结肠可能吸收少量的膳食钙，约 4%~10%（或 8mg）。当肠道菌群降解可发酵膳食纤维（如钙结合的果胶）时，钙在结肠中被吸收利用。

（3）影响吸收的因素　影响钙吸收的主要因素涉及人发育的阶段，婴儿、儿童、青少年和怀孕、哺乳期间的妇女比其他年龄段的人群钙吸收更大。例如，婴儿和幼儿最多可吸收膳食中 60% 的钙，而成年人最多可吸收 30% 左右。随着年龄的增长（女性雌激素水平较低），钙的吸收减少到 15%~20%，这种现象可能与年龄相关的胃酸和骨化三醇的产生减少，以及其降低 TRPV6 通道和钙结合蛋白合成的副作用有关。

表 9-4 所示为钙与营养物质间的相互作用，饮食因素也会影响钙的吸收，如蛋白质摄入可促进钙的吸收。摄取钙源食物可以改善钙的吸收，这可能是通过改善其溶解度来实现的。乳糖和糖醇的存在被认为可以提高钙的溶解度，从而提高钙的吸收。赖氨酸、色氨酸、精氨酸等也可与钙形成可溶性钙盐而有利于其吸收。

表 9-4　钙与营养物质之间的相互作用

促进钙吸收的营养素 / 物质	抑制钙吸收的营养素 / 物质
维生素 D 糖和糖醇 蛋白质	纤维素 植酸 草酸 过量的二价阳离子（锌和镁） 未被吸收的脂肪酸
促进尿钙排泄的营养素	**抑制钙吸收的营养物质**
钠 蛋白质 咖啡因	磷 铁 脂肪酸

部分膳食成分可减少钙的吸收或促进其从血液中分泌回到消化道。例如，摄入咖啡因会增加肠道内钙的分泌，从而导致内源性的粪便钙流失。在消化道中，草酸［草酸根（$C_2O_4^{2-}$）］的存在强烈地抑制钙的吸收。草酸螯合离子钙，具有极低的溶解度（最佳溶解度约为 0.1~10.0mmol/L），并增加粪便钙排泄量。草酸存在于各种蔬菜（如菠菜、大黄、唐莴苣、甜菜、芹菜、茄子、秋葵、南瓜）、水果（如红醋栗、草莓、黑莓、蓝莓、醋栗）、坚果（山核桃、花生）、饮料（茶、可可）和其他食物中。

植酸或肌醇六磷酸，存在于全麦面包、种子和豆类中，会抑制肠道钙的吸收，但程度不及草酸。具体来说，植酸与钙结合可降低其有效性，特别是当植酸与钙的摩尔比 >0.2 时。部分纤维素，如麦麸也可能与钙结合并减少其吸收。然而，大多数发达国家的人并没有摄入足够的植酸和纤维来影响钙的吸收。二价阳离子特别是镁和锌，能抑制钙的吸收。当镁和钙在消化道中过量时，它们就会相互补充以促进钙的消化吸收，但是当饮食中钙含量低而锌含量过高时，锌会降低钙的吸收。

大量未被吸收的膳食脂肪酸存在于消化道中，可在小肠腔内形成不溶性"钙皂"（钙 -

脂肪酸复合物），从而干扰钙的吸收。这些钙皂不能被机体吸收利用，并随粪便排出体外。在粪便中存在大量未被吸收的脂肪酸称为脂溢。脂溢常见于多种消化道疾病，如炎症性肠病、肝病（肝硬化）和胰腺疾病，如胰腺炎和囊性纤维化。胃酸产生减少（可能发生在衰老和使用部分药物，如治疗胃食管反流病或溃疡的质子泵抑制剂等）可能会减少钙的吸收。胃酸不足可能限制胃中钙盐的溶解，从而减少钙进入肠细胞运输。然而，低分子质量的钙在被吸收之前可能是不需要溶解的。

（4）运输　血液中的钙离子主要由三种蛋白质负责转运，分别是血清血蛋白、钙结合蛋白和骨钙素。其中，血清白蛋白是最主要的转运蛋白，它可以结合大部分的离子钙，但其亲和力较低，不能很好地保护钙离子不被其他物质吸附。钙（40%～45%）与蛋白质结合，主要是白蛋白、前白蛋白和球蛋白。钙（高达10%）与硫酸盐、磷酸盐、柠檬酸盐和/或碳酸氢盐等阴离子络合，在血蛋白结合钙中发现约45%～50%的钙是游离的，并与离子钙平衡。因此，当钙离子从血液中被吸收并进入组织/细胞时，血液中与血液蛋白质结合的钙离子则被释放出来，如图9-3所示。

① Ca^{2+} 通过钙通道 TRPV6 穿过肠上皮细胞的刷状缘膜。

② Ca^{2+} 结合钙结合蛋白，携带钙穿过肠上皮细胞的胞浆。

③ Ca^{2+}-ATPase（PMCA1b）或 Nat/Ca^{2+} 交换器（NCX1）泵钙穿过外侧膜进入血液。

④ Ca^{2+} 在细胞间被吸收，典型的是腔内 Ca^{2+} 浓度高。

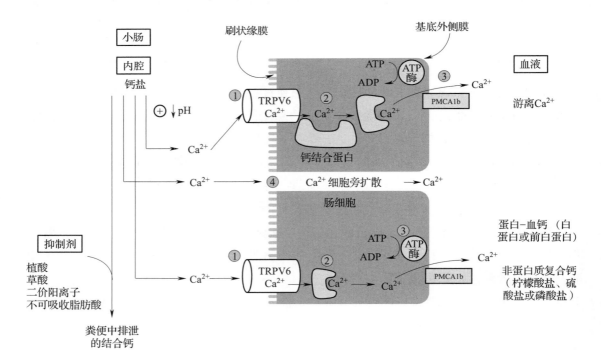

图 9-3　钙的消化、吸收和转运

3. 体内平衡及排泄

钙浓度在细胞内和细胞外都受到严格的控制。与血浆/血清中的钙浓度联系紧密。血清中总钙浓度通常在 8.5～10.5mg/dL，钙离子浓度在 4.6～5.2mg/dL。参与机体的钙稳态主要包括甲状旁腺激素、骨化三醇和降钙素；甲状旁腺激素是由甲状旁腺的主要细胞针对低血钙浓度的反应而释放的；骨化三醇是体内维生素 D 的活性形式；肾脏合成并释放这种维生素的激素形式进入循环。降钙素是由甲状腺滤泡旁细胞合成的。钙的体内平衡如图 9-4所示。

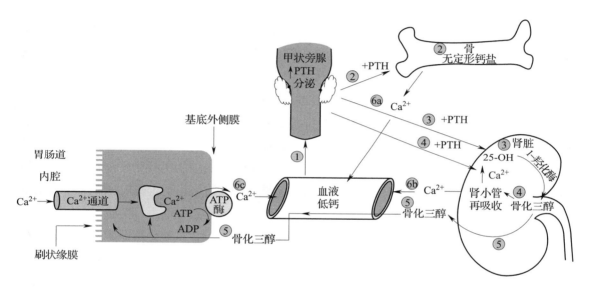

图 9-4　钙的体内平衡

注：低血钙浓度时甲状旁腺激素（PTH）和骨化三醇对血钙的调节。

① 低血钙信号甲状旁腺释放甲状旁腺激素（PTH）到血液中。

② 甲状旁腺激素与骨细胞受体结合，触发骨矿物质的吸收或分解，释放钙到血液中。

③ 甲状旁腺激素作用于肾脏以结合维生素 D 的活性形式。

④ 甲状旁腺激素和骨化三醇促进钙从肾脏重吸收进入血液。

⑤ 骨化三醇离开肾脏到达肠道，促进钙通过刷状缘膜吸收，在细胞溶胶中运输，最后进入血液。

⑥ 钙进入血液，6a 表示在骨释放后，6b 表示从肾脏释放后，6c 表示被肠细胞吸收后。

离子化钙从血液中流出，通过分泌物进入消化道，可通过尿液排出，并被组织吸收。甲状旁腺激素（parathyroid hormone，PTH）和骨化三醇（calcitriol）对钙降低有反应，可增加血清钙浓度。甲状旁腺（以及肾细胞等）上的钙感应受体（calcium-sensing receptor，CaSR）可实时监测血液中的钙浓度。当 CaSR 检测到血清钙浓度以及较小浓度的骨化三醇和其他矿物质，如镁和磷的降低与波动，短时间内甲状旁腺就会释放甲状旁腺素到血液中去。

PTH可通过以下途径增加血清钙浓度与肾脏和骨骼的相互作用。在肾脏中，PTH可刺激1-羟化酶的转录并促进由1,25-(OH)₂D合成骨化三醇与维生素D。骨化三醇的增加可通过与肾脏相互作用，促进肾脏对过滤钙的重吸收及维生素D受体诱导转录钙结合蛋白D28k的基因的表达。在骨中，PTH与成骨细胞（造骨细胞）上的受体相互作用。成骨细胞具有多种功能，包括骨化三醇调节的功能，涉及的功能主要是刺激破骨细胞（骨降解细胞）的产生。破骨细胞阻止了钙从骨骼释放到血液中，使血清钙浓度升高。

骨化三醇在小肠中的作用是增强钙的吸收。首先，骨化三醇与维生素D受体相互作用，以诱导编码Calbindin-D9k的基因的转录。Calbindin-D9k与Calbindin-D28k起到钙结合蛋白的作用，从而抑制钙在细胞质中的转运。其次，骨化三醇通过增加TRPV6通道来增强刷状缘膜上的钙吸收，并通过增加Ca²⁺-ATPase泵来增强细胞外侧膜上的钙吸收。维生素D还可以通过促进特定蛋白的合成来促进细胞旁吸收。

甲状旁腺激素和骨化三醇作用的效果是使血清钙浓度增加到正常范围。一旦血钙浓度达到适当水平，甲状旁腺激素和骨化三醇的分泌和作用就会受到如下的抑制：随着血清中钙浓度升高，钙结合到甲状旁腺上的CaSR，并通过第二信使，发出减少甲状旁腺激素释放的信号。骨化三醇也可通过与甲状旁腺核受体的相互作用来抑制甲状旁腺激素的合成。肾细胞上的CaSR也能监测血清钙浓度。血清钙浓度升高可导致肾钙重吸收减少，从而增加尿钙的损失。

降钙素是由于血清钙升高而从甲状腺释放出来的，降钙素可抑制甲状旁腺激素的产生和释放，并抑制破骨细胞活性。因此，降钙素与甲状旁腺激素在降低血清钙浓度方面起相反的作用（表9-5）。

表9-5　甲状旁腺激素、骨化三醇和降钙素对钙平衡的影响

	甲状旁腺激素	骨化三醇	降钙素
血清钙	↑	↑	↓
骨钙	↓	—	↑
肾钙	↑	↑	↓
重吸收肠道吸收钙	↑	↑	无影响

注：↑表示浓度升高，↓表示浓度降低。

钙主要通过肠道和泌尿系统从体内排出，通过其他的途径（皮肤、头发、指甲）流失的钙量最多约25mg/d。大量出汗会使钙流失增加约六倍。内源性钙的粪便流失包括黏膜细胞的脱落和不能从消化液（唾液、胃液、胰液和胆汁）中重新吸收的钙，45~200mg/d。肾脏过滤离子钙和与阴离子结合的钙，在过滤出的钙中，约有98%被肾脏吸收。大部分（约占98%的钙）在近端小管中被动吸收，另外在胃静脉上升支中被动吸收。上升支中

细胞的基底外侧膜含有 CaSR，其对高血清钙浓度有反应，并可通过各种途径运动抑制钙离子，从而恢复血清钙稳态。远端弯曲的小管可以主动吸收剩余的钙。在该区域中发生的主动重吸收是体内钙平衡的主要贡献者。钙通过瞬态受体电位钙通道香草醛（transient receptor potential calcium channel vanillin，TRPV）的膜转运蛋白进入肾细胞。然后通过 Calbindin-D28k（TRPV5 和 Calbindin-D28k 都受骨化三醇影响）穿过细胞质转运至基底外侧膜。由 Na^+-Ca^{2+} 交换剂（NCX1）或 Ca^{2+}-ATPase 2（PMCA1b）排出体外；尿钙排泄通常约 $100 \sim 240mg/d$。

4. 生理功能

钙在人体中发挥着多种重要作用，包括骨（骨骼）矿化、肌肉收缩、血凝块形成、信号转导（介导从细胞膜受体激活信号）到神经传导、酶激活等。

（1）骨矿化　钙的主要功能是骨矿化，其中有两种主要类型：皮质骨和骨小梁。皮质骨和骨小梁的特征如表 9-6 所示：

表 9-6　钙的存在方式

皮质骨	骨小梁
致密	有海绵状外观
约占人体骨骼总量的 75%～80%	占人体骨骼总数的 20%～25%
由矿化蛋白质层组成	由相互连接的矿化蛋白质系统组成
主要分布在所有骨骼的表面和四肢的长骨轴上	在中轴骨骼、脊椎骨和骨盆区和长骨的末端

大多数骨骼都有一层致密的外层皮质骨，包围着小梁骨，有些骨头也含有骨髓腔。小梁骨在代谢方面更为活跃，具有较高的周转率。因此，当钙摄入量较低时，小梁骨比皮质骨能更快地消耗钙。

钙是骨骼和牙齿的重要成分，人体大约 99% 的钙存在于牙齿和骨骼中。骨骼质量的 50%～66% 是矿物质，其余 34%～50% 是水、基质和蛋白质。矿物质，即骨骼中主要的无机物部分，主要由钙和磷组成，也包括镁、钾、钠、氟化物和锶等元素。钙约占骨骼中矿物质质量的 37%～40%，磷约占 50%～58%。其中部分矿物质和羟基组成羟基磷灰石，与骨骼中的蛋白质和基质结合在一起。在正常情况下，1% 的钙与柠檬酸和蛋白质结合或以离子状态存在与软组织、细胞外液及血液中，成为混溶钙池。碳酸盐也存在于骨骼中，占骨骼质量的 2%～8%，碳酸盐通常与钙、钾、钠有关，但在骨骼中存在的数量随着全身酸碱平衡的变化而变化。在骨骼中存在的矿物质中，磷是最先被发现的，钙是被认为与磷结合在一起。钙最初以 Ca^{2+} 的形式存在于骨中，然后以无定形（非晶体或低晶体）钙的形式存在，如 $Ca_3(PO_4)_2$，沉积在胶原蛋白、非胶原蛋白和基质之间。骨骼中其他无定形矿物质包括 $Ca_3(PO_4)_2$、$Mg_3(PO_4)_2$ 和 $CaHPO_4 \cdot 2H_2O$。矿物质盐是最终被转化成更晶体化的化合物，

如 $Ca_8H_2(PO_4)_6 \cdot 5H_2O$ 和 $Ca_{10}(PO_4)_6(OH)_2$。

（2）其他作用　非骨质（与骨骼无关）的少量（约占1%）体内钙负责体内的各种其他功能。这些功能所需的钙从血液中（细胞外）获得，或从已储存钙的细胞器内的部位（细胞内）摄取。

钙的非骨性作用主要涉及细胞和代谢过程的调节，并通常需要与一种或多种蛋白质相互作用。血液凝结过程中血凝块的形成需要钙，这涉及细胞膜磷脂与特定凝血蛋白残基的结合。骨骼肌收缩需要增加细胞内钙的浓度，这通常是通过经由细胞内存储位点（如肌浆网）的膜中钙释放通道的钙分泌来实现的。然后释放的钙与肌钙蛋白C结合，肌钙蛋白C具有四个钙结合位点。钙与肌钙蛋白C的结合导致蛋白质构象变化，并改变与其他蛋白质的相互作用，使肌动蛋白和肌球蛋白之间发生相互作用，从而导致肌肉收缩。一旦质膜重新极化，钙就会通过 Ca^{2+}–ATPase 泵回到肌浆网池中并与钙螯合蛋白结合，而肌球蛋白和肌动蛋白将不再相互作用来维持肌肉的收缩。内脏平滑肌收缩也需要增加细胞内钙的浓度。然而，钙进入内脏平滑肌细胞的胞质溶胶来自门控通道的细胞外液，而不是细胞内的细胞器。

钙还可能通过与中枢和外周交感神经系统的相互作用来促进平滑肌细胞的血管松弛和膜稳定。膜的渗透性受钙的影响，钙能与膜蛋白和磷脂结合。膜流动性的变化与影响蛋白质交联的钙–蛋白质相互作用发生变化；钙与膜磷脂的相互作用可能会增加膜的刚性和电阻，以此来影响钙的吸收。

离子通道参与神经细胞动作电位的产生，各种神经递质与神经细胞上的受体相互作用以打开离子通道，尤其是钙和钠通道。例如，钙可以进入神经末梢并触发乙酰胆碱的释放，乙酰胆碱继而扩散并结合到受体上以触发另一动态过程，最终实现去极化以产生动作电位。

在许多人体细胞中，钙与各种结合蛋白共同发挥其功能。钙调蛋白是一种在大多数体细胞中起作用的胞质钙结合蛋白，由两个相似的球状小叶（每个都有两个 Ca^{2+} 结合位点）组成，并由一个长螺旋连接。钙的结合通过改变钙调蛋白的构象来激活钙调蛋白（图9-5），钙本身或作为钙调蛋白，可在许多细胞中充当信使。

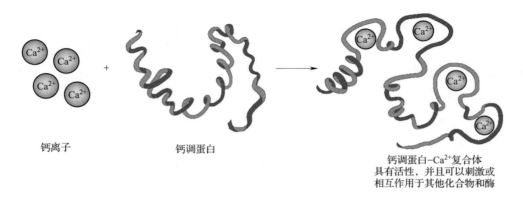

钙离子　　　　　钙调蛋白　　　　　钙调蛋白-Ca^{2+}复合体
具有活性，并且可以刺激或
相互作用于其他化合物和酶

图9-5　钙调蛋白与钙离子（Ca^{2+}）结合后发生的结构变化示意图

表 9-7 列出部分其他酶，这些酶可直接受到游离胞质 Ca^{2+} 的增加或受蛋白质结合的 Ca^{2+} 增加的影响。图 9-6 所示为钙在细胞内作用和机制，通过这些作用和机制可保持细胞内钙的浓度。

表 9-7 钙调蛋白作用酶

酶名称	酶名称
腺苷酸环化酶	肌球蛋白激酶
钙依赖性蛋白激酶	烟酰胺腺嘌呤二核苷酸激酶
钙 / 镁 ATP 酶	一氧化氮合酶
钙 / 磷脂依赖性蛋白激酶	磷脂酶 A_2
环核苷酸磷酸二酯酶	磷酸化酶激酶
甘油 -3- 磷酸脱氢酶	丙酮酸
羧化酶	丙酮酸脱氢酶
糖原合成酶鸟苷酸环化酶	丙酮酸激酶

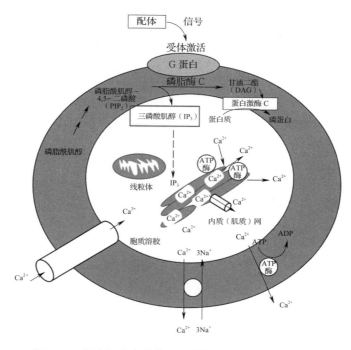

图 9-6 钙在细胞内的作用和维持细胞内钙浓度的机制

二、磷

在矿物质中，磷在人体中的含量为 600~900g，占体重的 0.8%~1.4%，含量仅次于钙。人体内的磷，约有 85% 位于骨骼中，1% 位于细胞外液中，其余 14% 与软组织有关。

1. 膳食来源与推荐摄入量

磷广泛分布在食物中（表9-8），最好的含磷食物主要包括富含蛋白质的食物，如肉、家禽、鱼、蛋、牛乳和乳制品等。350mg可乐类软饮料中含有25～40mg的磷；咖啡和茶中的磷含量很低，低于5mg/100mL。中国营养学会提出成年人磷的推荐摄入量为720mg/d。含磷的补充主要是以无机磷酸盐形式，存在于多种食品中，包括冷冻食品、干食品混合物、面包和烘焙食品、蔬菜罐头、调味品和调味料等。食品标签的成分表上标明了含磷的添加剂，但制造商无需在营养成分标签上标明添加剂提供的磷含量。

表9-8 食物中磷含量

食物	磷含量/（mg/100g）	食物	磷含量/（mg/100g）
酵母菌	1893	芝麻酱	626
口蘑（白蘑）	1655	松子（生）	620
小麦胚粉	1168	虾皮	582
全脂加糖乳粉	1018	全脂速溶乳粉	571
鸡蛋黄粉	905	松子仁	569
蛏干	781	鸭胰	554
鸡蛋粉（全蛋粉）	780	莲子（干）	550
乳豆腐	773	山核桃（干）	521
虾米（海米，虾仁）	666	黑芝麻籽	516

资料来源：营养成分查询 – 健康中国2030。（http://www.bingtc.com/Nulist 17.html）

2. 消化、吸收与转运

（1）消化 无论其饮食形式，大多数磷都以自由无机磷酸根离子的形式从消化道中吸收。因此，必须通过酶消化结合的磷，以释放无机磷酸盐（Pi）实现吸收。几种酶有助于释放磷脂酶C（锌依赖性酶），磷酯酶C可以水解磷脂中的甘油磷酸酯键。碱性磷酸酶是另一种依赖性酶，其活性受钙三醇刺激，在肠上皮细胞的刷状缘膜处起作用，以使磷酸盐从某些结合形式中释放出来。

（2）吸收 磷吸收发生在整个小肠中，但主要发生在空肠中。膳食中磷的吸收量为50%～80%，其中动物产品的吸收量较高，而含植酸食物的吸收率较低。食品中80%～100%的无机磷酸盐作为添加剂被吸收。

磷吸收主要通过两个途径：①饱和、主动转运；②扩散、被动转运。饮食中大部分磷酸盐的吸收可能是以细胞间的被动扩散发生的。主动转运主要在磷酸盐摄入量低时可促进吸收，并涉及磷酸钠 Na^+-Pi协同转运体（NPT2b型也称为NaPi2b），其中每种磷酸根可携带三个钠离子（$H_2PO_4^-$ 或 HPO_4^{2-}）。骨化三醇和低磷饮食可增加肠道刷状缘膜中共转运蛋白的数量，而钙三醇的参与在肠道的不同区域内可能有所差异，蛋白质在细胞内磷酸盐转运中的作用仍需进行深入研究。磷穿过肠上皮细胞基底外侧膜的运输被认为是通过促进扩散而发生的。

影响吸收的因素主要包括以下几方面：骨化三醇可刺激载体介导的肠磷酸盐吸收，但是与骨化三醇对钙吸收的作用相比，磷吸收增强的程度相对较小。部分食物中，尤其是谷物（如小麦、玉米和大米）和豆类中的磷生物利用度较低，部分食物中含有的磷酸基团是植酸的一部分。植酸中磷的生物利用度相对较差（<50%），这是因为机体不会产生降解植酸的酶——磷酸酯酶，无法从植酸中释放出磷酸盐（面包中的酵母菌具有肌醇六磷酸酶，可水解肌醇六磷酸产生可吸收的磷）。此外，当含植酸的食物与富含 Ca^{2+} 或 Zn^{2+} 的食物同时食用时，植酸会形成阳离子–植酸复合物以防止这些营养物质被吸收，将豆类浸入弱酸性水中可能会部分降低植酸含量。

镁、铝和钙等多种矿物质可与磷形成不溶性络合物，并降低磷的吸收。磷和镁被认为在消化道内形成 $Mg_3(PO_4)_2$ 络合物，使彼此无法吸收。随餐服用的氢氧化铝可将磷吸收量从 70% 降低至 35%。铝、镁（作为氢氧化物）和钙（作为碳酸盐或乙酸盐）是抗酸剂的常见成分，多年来以药理剂量给予高磷血症患者（高血磷浓度），该症产生的原因是抗酸剂与饮食中的磷酸盐结合，由肾脏疾病引起。非离子黏合剂和其他类型的药物通常用于治疗肾衰竭患者的高磷酸盐血症。每天饮食摄入缓释烟酸（可用于治疗高胆固醇血症）也可减少磷的吸收，高剂量烟酸通过钠–磷共转运蛋白下调了磷在肠内的主动转运。

（3）运输　在机体营养代谢研究中，磷从肠道吸收并在摄入后约一个小时内出现在血液中。血液中的磷以下几种无机形式存在。大多数（约55%）以 HPO_4^{2-} 形式存在，因为 HPO_4^{2-} 在血液中的溶解度高于 $H_2PO_4^-$ 和三价阴离子 PO_4^{3-}。发现血液中多达 35% 的无机磷酸盐（主要为 $H_2PO_4^-$）与钙、镁或钠络合，10%~15% 与血液中的蛋白质结合。图 9-7 所示为磷的消化、吸收和转运。

血浆中无机磷酸盐的浓度通常在 2.5~4.5mg/dL。循环血浆磷酸盐与骨骼细胞中的无机磷酸盐以及在中间代谢中形成的有机磷酸盐处于平衡状态。通常认为磷的吸收是被动发生的（受化学梯度驱动），但其机制仍需进一步研究。

3. 体内平衡及排泄

尽管血浆钙/血清磷酸盐的浓度虽没有保持在血清钙的范围内，但在成年人中却受到一定程度的调节。PTH 和成纤维细胞生长因子 -23 可影响磷平衡，而降钙三醇和降钙素也发挥一定的作用。成纤维细胞生长因子 -23 是成骨细胞分泌的磷脂酰肌醇。PTH 是甲状旁腺释放的一种激素，主要对血清中的钙含量低产生的响应，而对血清中的磷、镁和骨化三醇含量较低的响应较小。低血清钙和磷酸盐可促进骨化三醇的合成。除其他因素外，降血脂激素由甲状腺释放，以响应血清钙的升高。这些激素和生长因子通过对骨骼、肠和肾脏的作用来调节磷。增加血清磷酸盐浓度，PTH 和骨化三醇可能通过增强碱性磷酸酶活性来刺激骨骼中磷酸盐的吸收。

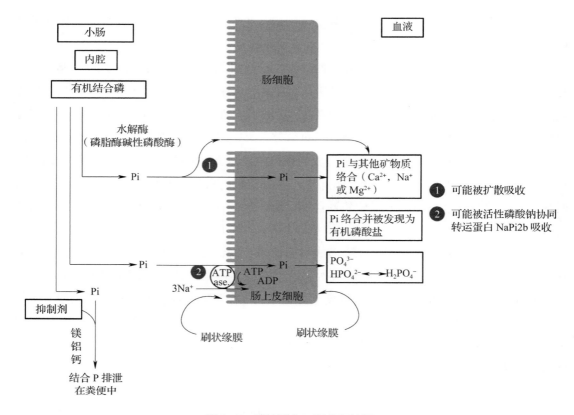

图 9-7 磷的消化、吸收和转运

磷的吸收与排泄大致与钙相同。内源性粪便中磷的排泄，通常高达 300mg，这是由于黏膜细胞脱落和磷不能从消化液（唾液、胃液、胰液和胆汁）中重新吸收造成的。

尿排泄是磷酸盐排出机体和维持体内稳态的主要途径。未与血液中的蛋白质结合的磷酸盐可由肾小球过滤。近端小管通过两个（2a 和 2c 型）磷酸钠共转运体（Na^+-$H_2PO_4^-$ 或 HPO_4^{2-}）重吸收 75% 的过滤磷酸盐。远曲小管可重吸收约 10% 的磷酸盐，约 15% 通常被排出体外。如果磷酸盐摄入量和血浆中磷酸盐浓度较低，则大多数过滤后的磷酸盐会被重新吸收。高血清磷促进尿磷排泄（管状磷重吸收则被抑制）。PTH 和 FGF-23 可介导这一过程；两者都通过磷酸钠共转运体减少近端小管中磷酸盐的活性来重吸收进而促进尿中磷酸盐的排泄。相反，肽/激素，特别是胰岛素样生长因子 1（IGF-1），可促进肾脏磷酸重吸收。成年人的尿磷排泄量为 170～1600mg/d。

4. 生理功能

磷存在于人体的所有细胞中，是几种重要生物化合物的组成部分，包括骨矿化、能量转移和储存、核酸形成、细胞膜结构和酸碱平衡的作用。

（1）骨矿化 磷酸盐在骨骼组织中十分重要，其本身就占人体磷的 85%。在骨骼中，磷被发现存在于无定形磷酸钙形式中。例如，$Ca_3(PO_4)_2$、$CaHPO_4 \cdot 2H_2O$、$Ca_3(PO_4)_2 \cdot 3H_2O$

和更多的结晶形式，如羟磷灰石、$Ca_{10}(PO_4)_6(OH)_2$，它是在骨骼形成的骨化过程中形成的胶原蛋白。在无定形骨中，钙磷比约为 1.3 : 1，存在于细胞外液；在晶体骨中，比例约为 $(1.5 \sim 2.0) : 1$。

（2）核苷酸 / 核苷磷酸盐 磷酸是核酸 DNA 和 RNA（图 9-8）的重要组成部分，与戊糖交替形成 DNA 和 RNA 分子的线性主干。

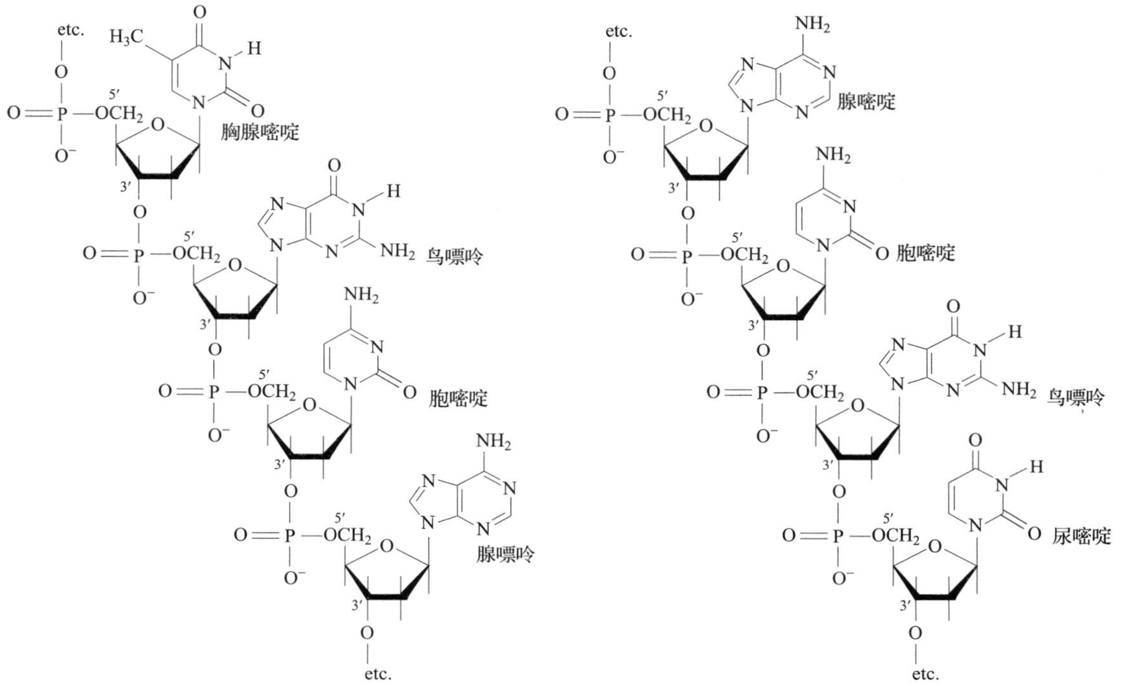

图 9-8 脱氧核糖核酸（DNA）和核糖核酸（RNA）

（3）能量储存与转化 磷在能量营养素的中间代谢产物中是非常重要的，以高能磷酸键的形式存在，如三磷酸腺苷（adenosine triphosphate，ATP），如图 9-9（1）所示。当破坏 ATP 的磷酸键时需释放的能量提供了许多细胞功能（营养吸收、维持离子浓度的主动输送泵和肌肉细胞收缩）。磷除了存在于 ATP 中，还存在于肌酸磷酸（也称为磷酸肌酸），如图 9-9（2）所示。肌酸磷酸由肌肉中的 ATP 和肌酸合成，通过肌酸激酶将其 PO_4^{3-} 转移到 ADP，提供并补充肌肉所需的能量（在运动中）。尿苷三磷酸（uridine triphosphate，UTP），激活中间代谢物质。UTP 水解使尿苷单磷酸（uridine monophosphate，UMP）和葡萄糖 –1– 磷酸偶联形成尿苷二磷酸（UDP）– 葡萄糖。UDP– 葡萄糖是合成糖原的关键。

（4）细胞内第二信使化合物 磷是环磷酸腺苷（cAMP）的一部分，如图 9-9（3）所示，来源于 ATP，作为第二信使可影响细胞代谢。cAMP 通过激活选定的蛋白激酶在细胞内发挥作用，是在某些激素与细胞受体结合时产生的反应。另一个含磷的第二信使是环鸟苷单磷酸（cGMP），能激活蛋白质激酶。三磷酸肌醇（IP3），如图9-9（4）所示，也作为第二信使触发细胞器，促进细胞内钙的释放，其作用是由蛋白质激酶介导的。

（5）**磷蛋白和维生素的磷酸化形式** 磷还可通过体内不同底物的磷酸化作用，在能量营养素的中间代谢中发挥十分重要的作用。由cAMP激活的蛋白激酶，使细胞内特定的靶蛋白磷酸化，从而改变细胞活性。许多酶的活性是由交替的磷酸化或去磷酸化控制的。除了磷酸化蛋白质外，磷还是维生素正常生物功能发挥的必要元素，包括硫胺素和维生素B$_6$，这两种维生素的活性辅酶形式都需要磷，硫胺素为二磷酸硫胺；维生素B$_6$为磷酸吡哆醛、磷酸吡哆胺和磷酸吡哆醇。

（6）**磷脂质** 细胞膜是由脂质组成，包括磷脂，具有极性和非极性区域的磷脂，在细胞膜双层结构中起着重要作用。每个磷脂都含有一个甘油主链和两个脂肪酰基链，分别连接在碳1和2上；附在甘油碳3上的是一个含磷碱基，如图9-9（5）所示；这包括胆碱（形成磷脂酰胆碱）、醇（形成磷脂酰肌醇）、丝氨酸（形成磷脂酰丝氨酸）和乙醇胺（形成磷脂酰乙醇胺）。

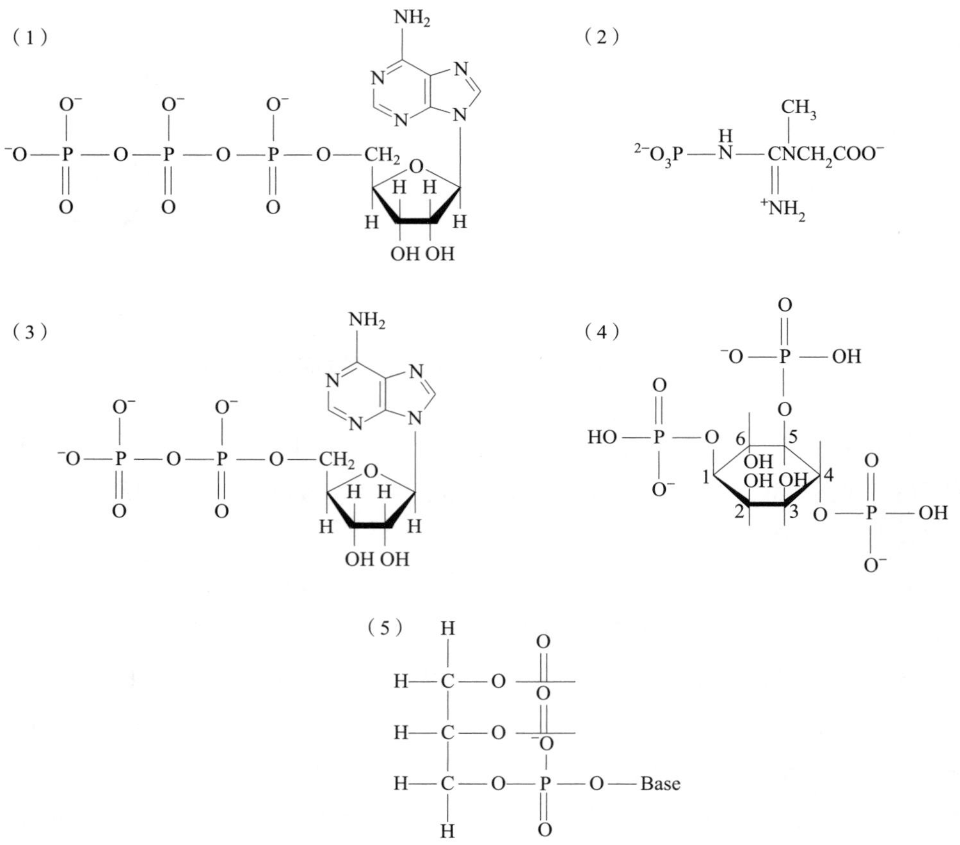

图9-9 体内重要的含磷化合物

（7）酸碱平衡 磷酸盐在酸碱平衡中也发挥作用。在细胞内，磷酸盐起着缓冲作用。在肾脏内，过滤的磷酸盐与分泌的氢离子发生反应，在这个过程中可释放出钠离子，反应通过除去了游离的氢离子，从而使 pH 升高。反应也会增加 pH：

$$HPO_2^- + H^+ \rightarrow H_2PO_4^-。$$

（8）氧气利用率 磷酸盐可间接参与氧气输送。在红细胞中，2,3- 二磷酸甘油酸（2,3-DPG）的合成需要磷，它可以调节血红蛋白向组织释放氧；红细胞中 2,3- 二磷酸甘油酸的降低与缺磷有关，会减少血红蛋白向组织释放氧。

三、镁

成年人体内含镁 20～30mg，约占人体质量的 0.05%。其中 60%～65% 以磷酸盐和碳酸盐的形式存在于骨骼和牙齿中，27% 的镁存在于软组织中。肌肉、心、肝、胰的含量相近，约为 200mg/kg。镁主要存在于细胞内，细胞外液中镁含量不超过 1%。

1. 膳食来源与推荐摄入量

镁广泛存在于各种食物中，富含镁的食物包括海产品、坚果和谷物等（表 9-9）。在精制全麦的食品加工过程中，胚芽和麸皮外层的去除，能减少其中镁的含量（超过 75%）；绿叶蔬菜也能提供大量的镁，主要存在于绿叶蔬菜的叶绿素中；豆类、扁豆、香料、海鲜和乳制品也有助于镁的摄入。自来水也可在饮食中存在少量的矿物质。《中国居民膳食参考摄入量》（2023 版）中，成年人膳食中镁的推荐摄入量为 330mg/d，而孕产妇、乳母则需要再增加 40mg/d。

表 9-9 所选食品的镁含量

食品	Mg 含量 /（mg/100g）	食品	Mg 含量 /（mg/100g）
苔菜（干）	1257	芥末	321
海参（干）	1047	山核桃（干）	306
松子（生）	567	芝麻（黑）	290
榛子（炒）	502	杏仁（烤干）	286
西瓜子（炒）	448	紫苏（鲜）	283
榛子（干）	420	香菜（脱水）	269
麸皮	382	虾皮	265
墨鱼（干）	359	芥菜干	263
鲍鱼（干）	352	荞麦	258
桑葚（干）	332	菊花	256

资料来源：营养成分查询 - 健康中国 2030。（http://www.bingtc.com/Nulist 17.html）

2. 消化、吸收与转运

（1）消化和吸收　饮食中的镁在吸收之前不需要消化。促进镁在小肠的吸收有两个过程，当疾病干扰小肠对镁的吸收时，结肠也会在最后吸收部分镁。镁在小肠中通过①载体介导的主动转运；②扩散吸收。镁的活性转运体是一种瞬时受体电位褪黑素二价阳离子渗透通道蛋白（简称 TRPM6），这种通道蛋白存在于肠上皮细胞的刷状缘膜上，并被高浓度的细胞溶质镁所抑制。镁的吸收随着细胞内镁浓度的增加而减少，载体系统主要在镁摄入量低的远端小肠（下空肠和回肠）被吸收利用。

当镁摄入量高时其吸收率低，而在摄入量较低时，其吸收率明显提高。正常人肠道的吸收与肾脏的排泄调节镁在机体内的稳态平衡。肾脏是镁排泄的主要途径，肾上腺皮质分泌的醛固醇，可调节肾脏排泄镁的速率。骨化三醇可通过增加跨膜蛋白编码基因的表达来增强细胞对镁的吸收。封闭蛋白 2（claudin-2）形成带电荷的选择性孔，促进了镁、钙和其他溶质的通透性，从而促进细胞对镁的吸收。饮食中 30%~60% 的镁通常是由人体的肠道吸收的。当镁摄入量增加到 550mg 以上时，镁的吸收就会下降到 30% 以下。反之，当镁摄入量较低（40mg 左右）时，镁的吸收可能会增加到 60% 以上（高达 75%）。镁从细胞中流出是通过 Na^+/Mg^{2+} 反向运输系统发生的，该系统依赖 Na^+/K^+-ATPase 来维持钠梯度。镁的吸收与转运如图 9-10 所示。

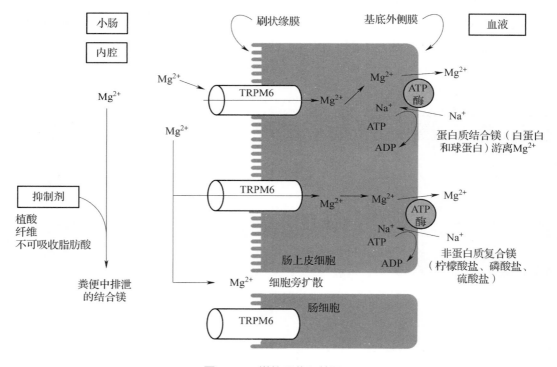

图 9-10　镁的吸收和转运

镁的吸收受到饮食因素的影响，如表 9-10 所示。消化道中存在的大量未被吸收的脂肪酸，可能与镁结合形成镁脂肪酸皂，这些镁脂肪酸皂会随粪便排出体外；磷等矿物质含量也会抑制镁的吸收。镁和磷在消化道内形成 $Mg_3(PO_4)_2$ 复合物，使彼此无法被吸收利用。在低镁摄入和高磷摄入时抑制效果显著。此外，植酸和不可发酵纤维（如纤维素）可能会减少镁的吸收。一定剂量的维生素 D 和蛋白质可能会增加镁的吸收和保留；果糖、低聚糖等碳水化合物也可在一定程度上增加镁的吸收。

表 9-10　影响肠道镁吸收的物质 / 营养素

增强吸收的物质	抑制吸收的物质
维生素 D	植酸
蛋白质	纤维
碳水化合物 - 果糖和低聚糖	未被吸收的脂肪酸

（2）运输　在血浆 / 血清中，大多数镁（50% ~ 55%）以 Mg^{2+} 的形式存在，20% ~ 30% 与蛋白质结合（主要是白蛋白，少量与球蛋白结合），5% ~ 15% 与柠檬酸、磷酸盐、硫酸盐或其他带负电荷的阴离子结合。镁离子具有生理活性，当镁离子被细胞组织吸收时，结合镁将被释放出来。血浆镁的可接受参考范围的较低水平目前仍在研究中。尽管已经证实血浆镁浓度并不代表全身镁储量，但在临床应用中，经常使用血浆镁参考值的下限来指导营养支持，血浆镁浓度的正常值是 0.75 ~ 1.25mmol/L，低于 0.75mmol/L 可称为低镁血症。

3. 体内平衡及排泄

体内镁的维持依赖于消化道的吸收和肾脏的排泄。然而，主要是肾脏根据血浆中镁的浓度来控制（增加或减少）尿液中镁的流失。骨骼也提供了必要的矿物质库。部分激素会影响镁的平衡。例如，甲状旁腺激素可增加肠道对镁的吸收，减少肾脏镁的排泄，并增强骨骼镁的吸收，从而提高血浆镁浓度。饮食中镁摄入量、血浆中甲状旁腺激素浓度以及甲状旁腺激素都会影响肾脏对镁的排泄。

维持血浆中镁浓度，可以以牺牲骨骼中的镁为代价。人体内 50% ~ 60% 的镁与骨骼有关，大约 30% 以无定形形式位于表面，这为机体提供了可交换的镁池，从而维持血浆浓度。然而，与"细胞内池"相比，镁的"骨池"释放得更慢。通过改变膜摄取、细胞器内的储存和细胞通量，细胞内游离镁浓度被严格维持在约 0.2 ~ 1.0mmol/L。大多数细胞内镁与核酸、ATP、蛋白质和磷脂结合。质膜镁转运体协助维持细胞内的矿物质浓度，转运蛋白包括 TRPM7（在心脏、脂肪组织和骨骼中）、MagT1（在上皮细胞中）、NIPA Mg^{2+} 转运蛋白和 SLC41 Na^+/Mg^{2+} 交换器。镁的转运可在 Na^+/Mg^{2+} 交换器上广泛表达并负责细胞镁外流。TRPM7 是一种活跃的离子通道，同时运输镁和钙，受细胞内镁浓度的调节。MgT1 和

MgT2 可控制高尔基复合体和高尔基后小泡内的镁代谢，TRPM6 调节小肠和肾脏中的镁运输，从而影响全身镁的浓度。

4. 生理功能

镁在人体中发挥着多种作用，包括骨矿化、酶反应、核酸、血小板活性、激素受体结合和信号传递、细胞膜离子转移、钙调节等功能。因此，在细胞内，镁与细胞膜（血浆、内质网和线粒体）中的磷脂以及蛋白质、核酸联系在一起。

（1）骨矿化　人体内 50%～60% 的镁存在于骨骼中；部分形式的镁与骨骼有关，如 $Mg(OH)_2$ 和 $Mg_3(PO_4)_2$。虽然骨骼中镁的 30% 以无定形形式存在于表面，并作为维持血浆镁浓度的可用池，但骨骼中其余的镁与钙、磷作为晶格的部分，这种镁可能在骨形成时沉积下来，对骨矿化很重要。

（2）酶促反应　细胞内的镁与包括酶在内的许多蛋白质有关。事实上，超过 300 种不同的酶反应都需要镁作为结构辅助因子来稳定酶或作为酶活性的变构活化剂。此外，细胞内镁可与 ATP 和 ADP 的磷酸基团的氧原子相连，并协助磷酸基团的转移（图 9-11）。蛋白质激酶将镁 ATP 的 $\gamma-$ 磷酸转移到底物上。以下是镁的酶促功能，包括在葡萄糖、脂肪、蛋白质、维生素和核酸代谢中的作用：①糖酵解：己糖激酶、葡萄糖激酶和磷酸果糖激酶；②三羧酸循环：氧化脱羧；③戊糖磷酸途径（己糖磷酸）：转酮酶反应；④肌酸磷酸形成：肌酸激酶；⑤$\beta-$氧化：由硫激酶（酰基辅酶 A 合成酶）启动；⑥碱性磷酸酶和焦磷酸酶的活性；⑦氨基酸活化和蛋白质合成

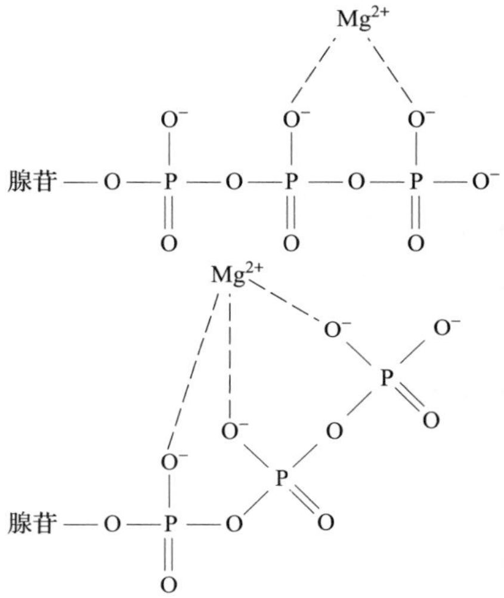

图 9-11　Mg^{2+} 提供 ATP 稳定性的模式

（通过核糖体聚集和信使 RNA 与核糖体亚基结合）；⑧维生素 D 在 25 位的羟基化：羟基化反应是产生维生素 D 活性形式的两个反应中的首个反应；⑨嘧啶和嘌呤合成（用于 DNA 和 RNA 合成）；⑩DNA 的复制 / 合成和降解，以及 DNA 螺旋的物理完整性和核酸的构象，RNA 转录。

（3）其他功能　镁还会影响其他生理过程，包括血液凝固，减少因动脉内粥样斑块破裂引发的血小板聚集从而形成血栓；激素受体结合和第二信使信号的激活。镁结合核苷酸如 GTP，在膜受体激活后，参与腺苷酸环化酶的激活，从而导致 cAMP 的产生及其第二信使细胞内信号作用。因此，镁可部分地调节许多激素，包括甲状旁腺激素等。镁影响离子通道调节，尤其是钾离子和钙离子通道，细胞内镁离子在这些离子跨细胞膜的主动运输中发挥作用，影响心脏和平滑肌收缩力、正常心律、神经冲动传导和神经肌肉传导、血管舒缩性和正常血压；镁与细胞内的钙具有拮抗作用，即在细胞受到刺激后，镁会抑制胞内

储存在细胞器中的钙的释放，并通过1个Ca^{2+}腺苷三磷酸酶2泵进入肌浆网来重新吸收钙，从而降低胞浆内Ca^{2+}浓度。镁也可以减少钙穿过细胞膜的流量。此外，镁可从钙结合位点模仿或取代钙，或与钙竞争肌钙蛋白C和肌凝蛋白的非特异性结合位点，以改变肌肉收缩。

镁与磷相互作用，抑制磷的吸收。镁摄入量增加，磷吸收减少。这两种矿物被通常认为以$Mg_3(PO_4)_2$的形式沉淀。摄入大剂量的镁（600mg）会减少近50%的磷吸收。

镁和钾之间也存在相互关系。镁影响细胞外和细胞内钾的平衡，但其作用机制尚不清楚。镁耗竭与细胞钾外流增加和随后的肾钾排泄有关。当镁缺乏和钾缺乏症同时存在时，输入镁而非输入钾能使细胞钾含量正常。

四、钠

人体的总钠含量约为105g，钠的大部分（60%~70%）存在于细胞外液中。30%~40%的身体钠位于骨表面，在细胞内主要是神经和肌肉组织中发现较低的水平（约10%）。钠约占体液中阳离子的93%，是这个家族中占比最大的成分。

1. 膳食来源与推荐摄入量

发达国家饮食中钠的主要来源是添加到加工食品中的盐（以氯化钠的形式）。氯化钠含40%的钠，一勺盐可提供2300mg或100mmol钠。在冷盘、腌肉、汤、混合菜肴、调味品、腌制食品和美味小吃（薯片、椒盐卷饼、饼干等）中添加的盐含量特别高，并且对钠的摄入有很大贡献。在日常生活中，半杯汤或炖菜或一汤匙调味品，如番茄酱和芥末，含有400~500mg钠；熏肉、加工肉或腌肉（如午餐肉、火腿、咸牛肉、热狗），加工乳酪和鱼罐头在50~85g的份量中提供400~800mg的钠（表9-11）。

表9-11 钠、钾、氯的主要生理功能、身体含量、缺乏症状、食物来源和适当的摄入量

矿物质	主要生理功能	身体含量	缺乏症状	主要食物来源	适宜摄入量
钠	水、pH和电解质调节；神经传递、肌肉收缩	105g	厌食、恶心、肌肉萎缩、生长不良、体重减轻	食盐、加工和休闲食品、腌肉、海鲜、调味品、牛乳、干酪和面包	1500mg，19~50岁
钾	水、电解质、酸碱平衡；细胞膜极化	130g	肌肉无力，心律不齐，瘫痪	水果、蔬菜、豆类、坚果和乳制品	4700mg，19岁以上
氯	液体和酸碱度平衡、胃酸成分	105g	虚弱、嗜睡、低钾血症、代谢性酸中毒	食盐、海鲜、肉和鸡蛋	2300mg，19~50岁

天然的钠来源，如牛乳、肉类、鸡蛋和大多数蔬菜提供了 10% 的钠摄入量。例如，每杯牛乳就含有 120mg 的钠。肉类、家禽和鱼类（未经加工）28.35g 含有 25mg 钠；水可提供高达 10% 的钠摄入量。烹饪和餐桌上添加的盐大约提供了总钠的 15%。根据流行性病学统计，成年人的钠摄入量为 3000～5000mg/d，平均约为 3371mg，超过三分之二的成年人摄入的钠超过推荐量。《中国居民膳食指南（2022 版）》推荐每天盐摄入量低于 5g。

2. 消化、吸收与转运

95%～100% 的钠被两个部位吸收，小肠和结肠近端部分。肠道钠吸收的三个主要机制是：① 钠离子 / 葡萄糖共转运体蛋白，它在整个小肠特别是空肠中发挥主要的吸收作用；② 在小肠和结肠中均有活性的电中性 Na^+ 和 Cl^- 共转运交换载体；③ 生电系统，是一种较少使用的机体系统，主要在结肠中运行。溶剂阻力与细胞吸水有关，特别是在空肠和回肠中，增加钠和其他电解质的吸收。钠一旦被机体吸收，就会在血液中自由运输。血清钠浓度维持在较低范围（135～145mEq/L）。血清钠浓度指示体液平衡，低浓度（低钠血症）反映血浆中液体过多，高浓度（高钠血症）指示体液流失。电解质和体液平衡由多种激素调节，包括加压素、血管紧张素 II、醛固酮和利钠激素。

3. 体内平衡及排泄

在体内，钠在维持液体平衡的渗透压中起着十分重要的作用。钠与钾、钙一起作用于神经传递脉冲传导和肌肉收缩。在神经传递和肌肉收缩中，钠作为细胞膜中的 Na^+/K^+-ATPase 泵的一部分。随着钠钾交换和 ATP 水解，电化学电位梯度产生神经脉冲传导。

几乎所有摄入机体的钠都会被吸收并且在饮食中的钠摄入量通常相对较高，进入体内的钠量比所需的要多得多。肾脏是排泄过量钠的主要途径，其排泄受到几种激素的影响。近端小管通过细胞旁和跨膜细胞外机制重新吸收约 67% 的过滤钠（和氯）；远曲小管通过 Na^+-K^+-$2Cl^-$ 共转运体蛋白重新吸收额外的 25%～30%。远端小管和集合管受激素控制，通过重新吸收钠来响应肾素 – 血管紧张素 – 醛固酮系统（renin angiotensin aldosterone system，RAAS），醛固酮通过在管腔膜中插入额外的 Na^+ 通道来改善钠离子从管腔到肾细胞的被动重吸收，并通过在基底外侧膜中的 Na^+/K^+-ATPase 泵来改善钠离子从肾细胞到血浆的主动转运，从而增加钠离子的重吸收。在无 RAAS 刺激的情况下，钠的含量、细胞外液容量和血压升高，钠不会被重新吸收，而是通过尿液排出体外，利钠肽还能促进尿钠排泄。

钠除了在尿液排出外，还可通过粪便（约 125mg）少量排出体外（腹泻或其他肠道疾病除外）。钠通过皮肤流失是可变的。在中等温度和低运动量的条件下，汗液中钠的损失很小；由于汗液的钠含量约为 50mEq/L，因此，高温或持续剧烈运动的条件产生大量汗液可导致钠的显著损失。

4. 生理功能

钠是人体中的一种重要无机元素，也是机体细胞外液中最重要的阳离子，对人体有着重要的生理功能。

（1）参与动作电位形成　钠对骨骼肌的神经冲动传导和心脏电生理活动有调节的作用。

（2）保持体内水平衡　钠在细胞外液带有正电离子，在人体可以参与水的新陈代谢，对于体内的水平衡能够达到调理的作用，有利于将体内渗透压控制在正常的范围之内。

（3）维持体内酸碱平衡　血浆中的碳酸氢钠缓冲系统占全血液缓冲能力的35%，而体内钠离子的含量可影响碳酸氢钠的消长；钠离子可以参与体内的酸碱平衡代谢，在肾脏重吸收时与氢离子交换，已排出体内的酸性代谢产物，帮助体内的酸碱平衡维持在正常的范围之内。

（4）帮助维持胰腺和胆囊功能　钠离子是胆汁和胰液的组成成分，体内的钠离子对于胰液和胆汁的分泌能够达到促进作用，从而有助于维持胰腺和胆囊的正常功能。

（5）刺激神经肌肉兴奋并维持血压　钠离子可以促进腺嘌呤核苷三磷酸生成，加快人体新陈代谢，有助于体内的氧利用，也可以增强神经肌肉的兴奋性，同时也可以辅助控制体内的血压，维持体内的血压平衡。

五、钾

钾是主要的细胞内阳离子，人体约98%的钾存在于细胞内，只有约2%存在于细胞外。钾占人体总质量的0.19%，70kg的人体内钾含量高达130g。

1. 膳食来源与推荐摄入量

钾在日常饮食中普遍存在，在水果和蔬菜中含量尤为丰富，这些食物提供矿物质以及磷酸盐和柠檬酸等阴离子。富含钾的食物包括水果，如西梅汁、梨、香蕉、哈密瓜、芒果和木瓜及蔬菜（冬瓜、绿叶蔬菜和山药等）。其他钾的主要来源，有豆类、坚果和种子，坚果酱，如花生酱；其他选定的蔬菜（如马铃薯、芦笋、蘑菇和秋葵）和水果（如橙子、葡萄柚、桃子、梨、猕猴桃和油桃）。牛乳和酸乳每杯也能提供大约每杯300mg的钾。

钾也可添加到部分加工食品中，并作为氯化钾等盐替代品的一部分。多种维生素、矿物质补充剂可能含有部分钾。钾的摄入量远远低于目前的推荐摄入量，成年人的平均钾摄入量约为2631mg/d。

2. 消化、吸收与转运

摄入的钾超过85%被吸收，吸收主要发生在整个小肠，有较小部分发生在结肠中。

根据消化系统中钾的浓度，钾是通过被动扩散吸收的，或由 K^+/H^+-ATPase 主动吸收的，将细胞内的氢离子交换为腔内的钾离子。钾可通过刷状缘膜被钾通道所吸收，钾通道是结肠中的分泌途径。为进入血液，积聚在肠细胞中的钾通过钾通道扩散到基底外侧膜。血浆钾浓度维持在 126～180mg/L 范围内，细胞外液钾的浓度主要通过激素和肾脏功能来调节。吃富含钾的食物后，血浆钾浓度通常会快速大幅上升，这在很大程度上是通过胰岛素的作用来控制的，胰岛素可促进肝脏和肌肉细胞主动吸收钾。细胞内高钾浓度是由 Na^+/K^+-ATPase 泵来维持的。消化道中膳食钾的存在也被认为是通过一种尚未发现的机制向肾脏发出信号，肾脏反过来通过增加尿液中钾的排泄而做出反应。在两餐之间，肌肉可将钾释放回血浆，肾脏钾的重吸收增加，分泌减少，以确保血浆钾浓度保持在正常范围内。肾脏（如肾功能衰竭）和激素功能中断的情况会对血浆钾浓度和身体功能产生深远的影响。

3. 体内平衡及排泄

钾的细胞内外比率是维持细胞静息膜电位所必需的。矿物质影响可兴奋组织的去极化和收缩性，尤其是平滑肌、骨骼肌、心肌和神经组织。钾作为细胞内主要阳离子，在水平衡中的作用很重要，维持酸碱平衡中的作用也很重要。钾在细胞新陈代谢中发挥重要作用，在细胞代谢中钾和镁是丙酮酸激酶活性所必需的，丙酮酸激酶在糖酵解过程中将磷酸烯醇式丙酮酸转化为丙酮酸，并与底物水平的磷酸化耦合。钾被认为是增强底物与酶活性位点的结合所必需的矿物质，可影响尿液中钙的排泄，钾可减少钙的排泄。

大多数钾通过肾脏排出体外，只有少量（195～390mg）的钾从粪便和汗液中排出体外。大量的钾在过度腹泻或肠道引流（如炎症性肠道疾病或回肠手术等）的粪便中损失；其中与腹泻相关的钾损失的增加通常是次要的，部分原因是醛固酮分泌增加，释放醛固酮以减少尿中水和钠的损失，但这同样会促进钾的损失。肾小球滤液中的大部分钾在近端小管中被主动重吸收，这种重吸收是不受机体调节的。在远端小管和集合管中，钾既可主动分泌到滤液中，也可根据需要进行重新吸收；钾在以上这些区域的重吸收是由 H^+/K^+-ATPase 活性介导增加的。当机体需要保存钾时，尿钾排泄量就会减少；如低摄入量（或腹泻、呕吐等造成的高损失），以防止更低的血浆浓度出现。尿液中排出的大部分钾可通过与 Na^+/K^+-ATPase 活性增加、肾小管流量增加和醛固酮增加相关的分泌物进入滤液。尿钾可随着钾摄入量的增加而升高，因此肾小管周围毛细血管中的血浆浓度也随之升高。醛固酮的释放（随着血浆钠浓度的增加或降低、血管紧张素 II 的增加和钠尿肽的减少，醛固酮的释放受到刺激）增强了钠的重吸收并刺激了钾的分泌。机体 pH 的变化也影响钾的排泄，酸中毒会减少钾的排泄，碱中毒会增加钾的排泄。

4. 生理功能

钾可以调节细胞内适宜的渗透压和体液的酸碱平衡，参与细胞内糖和蛋白质的代谢。有助于维持神经健康、心跳规律正常，可以预防中风，并协助肌肉正常收缩。在摄入高钠而导致高血压时，钾具有降血压作用。

（1）参与糖、蛋白质和能量代谢　糖原合成时，需要钾与之一同进入细胞，糖原分解时，钾又从细胞内释出。蛋白质合成时每克氮约需钾 3mmol，分解时，则释出钾。ATP 形成时亦需要钾。

（2）参与维持细胞内、外液的渗透压和酸碱平衡　钾是细胞内的主要阳离子，所以能维持细胞内液的渗透压。酸中毒时，由于肾脏排钾量减少，以及钾从细胞内向外移，所以血钾往往同时升高，碱中毒时，情况相反。

（3）维持心肌功能　心肌细胞膜的电位变化主要动力之一是由于钾离子的细胞内、外转移。

六、氯化物

氯是细胞外液中最丰富的阴离子，约 12% 存在于细胞内。氯化物的负电荷通常与之相关的 Na^+ 的正电荷中和；氯化物对保持电解质平衡非常重要。人体总氯化物含量与钠含量相似，约占体重的 0.15%，即 70kg 人体的氯化物含量约 105g。

1. 膳食来源及推荐摄入量

几乎所有饮食中含有可被消耗的氯化物都以氯化钠或盐的形式。盐大约是 60% 的氯化物，在很多食物中含量都很丰富，特别是在零食和加工食品中；鸡蛋、鲜肉和海鲜中也含有氯化物。平均每个成年人消耗的氯化物为 2 ~ 8mg/d，除从食物摄取中获得的氯化物外，消化道的分泌物也含有相当数量的氯化物。

2. 消化、吸收与转运

氯化物几乎能被肠道完全吸收，它的吸收与钠的吸收密切相关，以建立和维持电中性和渗透平衡。在钠/葡萄糖（营养）共转运系统中，氯离子遵循吸收钠离子。被吸收的 Na^+ 可产生一个电梯度，为细胞间伴随的 Cl^- 向内扩散提供动力。在电中性 Na^+/Cl^- 共迁移吸收系统中，氯化物被吸收以交换碳酸氢盐；在电解质 Na^+ 吸收过程中，氯化物被动地跟随被吸收的钠。不管吸收机制如何改变，氯化物都不会落后于保持中性和渗透性平衡分泌电解质的机制，特别是氯化物、钾和碳酸氢盐，这也存在于整个消化道消化系统。肠道氯化物分泌的机制是活跃的。肠细胞通过 $Na^+/K^+/Cl^-$ 协同转运途径从基底外侧膜吸收血液中的氯化物。氯在肠上皮细胞中积聚，通过刷状缘膜的 Cl^- 通道进入管腔；基底外侧膜上的钾通道允许肠细胞中存在的钾重新进入肠道血液（图 9-12）。

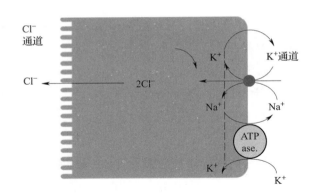

图 9-12　肠道氯化物分泌的机制

　　肠道细胞（尤其是隐窝中的细胞）也可通过被称为囊性纤维化跨膜电导调节器（cystic fibrosis transmembrane conductance regulator，CFTR）的环腺苷酸依赖性氯化物通道将氯化物分泌到管腔中。在这个途径中，腺苷酸环化酶的激活和环腺苷酸的产生刺激 CFTR，CFTR 通过一个通道分泌氯化物进入管腔中。CFTR 基因突变导致囊性纤维化，这种通道的功能障碍也可能是由于细菌毒素的存在，如霍乱毒素。毒素能激活腺苷酸环化酶并升高 cAMP，使这些通道不断释放氯化物，伴随钠和水进入管腔中，导致严重腹泻并最终脱水；其他通道也能使氯化物分泌。某些组织中的氯化物分泌可能是钙诱导的，通过钙激活的 Cl^- 电导和配体门控的阴离子通道等途径发生；结肠细胞中的 Cl^- 通道也提供氯化物转运。氯化物的分泌可能伴随着钠的分泌和通过渗透作用进行水分转移。

3. 体内平衡与排泄

　　氯化物可通过三条途径进行排泄，即肠道、皮肤和肾脏，每一条途径的氯化物的损失都与钠的损失密切相关。通过粪便排出的氯化物通常很少，为 35～70mg/d。通过皮肤损失的氯化物在数量上与钠的损失相近，除在高温和剧烈运动的情况下，氯化物的排泄量通常非常小。氯化物排泄的主要途径是通过肾脏，在肾脏中主要是由钠间接调节。钠重吸收会促进细胞对氯的重吸收，尽管部分氯也可通过活跃的跨细胞机制被重吸收，大约三分之二的氯重吸收发生在近端小管中，另 20%～25% 的氯重吸收发生在远曲小管中，在被动转运和主动钠偶联转运的循环中，剩余的氯化物可通过钠偶联转运在远端小管和集合管中被再次吸收和利用。

4. 生理功能

　　氯化物还有多种功能。胃酸的形成需要氯化物，氯化物与胃壁细胞一起分泌。在吞噬的过程中，白细胞会释放氯化物，以帮助破坏外来物质。此外，氯化物还充当红细胞中 HCO_3^- 的交换阴离子。在这一过程中有时被称为氯化物转移；有时允许组织源性 CO_2 以血浆 HCO_3^- 的形式传输回肺部。

第三节　微量元素和超微量元素的代谢

上一节介绍了常量元素在体内的消化、吸收、转运，体内平衡，生理功能和膳食指南。微量矿物质或微量元素通常被定义为人体需要的少量矿物质，即少于100mg/d。微量元素如果需要的量少于1mg/d，则可归类为超微量元素。微量元素和超微量元素在体内含量虽小，却有很重要的生理功能。它们既是机体的构成者，又是生命活动的参与者和调节者。而且它们不能被其他物质所取代。本节主要介绍微量元素和超微量元素在体内的消化、吸收、功能、排泄等内容。

一、铁

人体含有约2.4g的铁，女性约38mg铁/kg体重，男性约50mg铁/kg体重。人体中超过65%（约1.3～2.6g）的铁存在于血红蛋白中，约10%（0.2～0.4g）以肌红蛋白的形式存在，1%～5%（高达0.1～0.2g）以酶的形式存在，其余（约20%或0.4～0.8g）存在于血液中。

1. 膳食来源与推荐摄入量

食物中的铁以血红素和非血红素两种形式存在。血红素铁主要来自血红蛋白和肌红蛋白，因此存在于动物产品中，特别是肉、鱼和家禽；然而，乳制品含铁量相对较少。肉类、鱼类和家禽中有50%～60%的铁是血红素铁，其余为非血红素铁。含铁量较高的食物主要为动物内脏，如肝脏等；非血红素铁是植物性食物中铁的主要形式（表9-12）。对于成年男性来说，铁的需求量和推荐膳食摄入量分别为6mg/d和12mg/d。对于女性来说，由于与月经有关的铁损失较大，绝经前妇女铁的需求量为8.1mg/d，而绝经后的女性来说，铁的需求量为5mg/d。怀孕期间，虽然没有月经损失，但胎儿、扩大血容量、组织和储存都需要铁，因此铁的RDA为29mg/d。哺乳期铁的RDA为24mg/d。

表9-12　部分食品中的铁含量

食物名称	铁含量/（mg/100g）	食物名称	铁含量/（mg/100g）
猪肝	181	黑木耳（干）	97
香菇片口蘑（干）	137	蛏干（蛏青子）	88
香菇丁蘑（干，大）	113	松蘑（干）	86

续表

食物名称	铁含量 / (mg/100g)	食物名称	铁含量 / (mg/100g)
姜（干）	85	紫菜（干）	54
发菜（干）	85	蘑菇（干）	51
菊花	78	鸭肝（母麻鸭）	50
冬虫夏草	66	芝麻酱	50
苜蓿籽	59	桑葚（干）	42
沙莲子	57		

资料来源：营养成分查询－健康中国 2030。（http://www.bingtc.com/Nulist 17.html）

2. 消化、吸收与转运

（1）血红蛋白铁的消化和吸收　在吸收之前，血红素铁必须由胃和小肠中的蛋白酶消化，从血红蛋白和肌红蛋白的球蛋白部分水解释放出来。血红素含有与卟啉环结合的铁（也称为金属卟啉），在球蛋白的降解产物（氨基酸和肽）存在的情况下仍然是可溶的，并且易在十二指肠和空肠近端被完整吸收。血红素载体蛋白（hcp1）将血红素运送并通过刷状缘膜。质子偶合叶酸转运体（proton-coupled folate transporter，PCFT）也被确定为血红素载体，但这不被认为对血红素的吸收有很大贡献。食物中的血红素铁约有 25%（范围为 15%～35%）被吸收。在肠细胞内，血红素的卟啉环被血红素加氧酶水解为亚铁还原卟啉（图 9-13）。

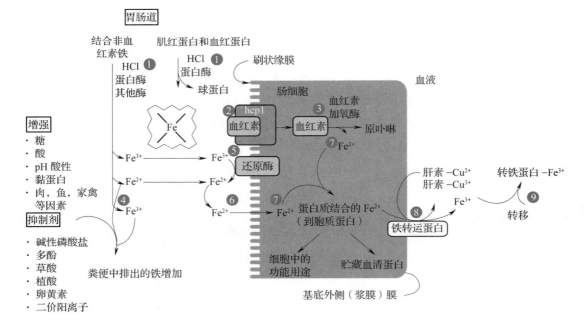

图 9-13　铁的消化、吸收、肠细胞利用和运输

（2）非血红素铁的消化和吸收 非血红素铁通常与食物成分结合，必须在消化道中被释放（水解）后才能被吸收。胃中的盐酸和胃及小肠中的蛋白酶有助于非血红素铁的释放，主要是以 Fe^{3+} 的形式，从一些食物成分中释放出来。胃中的这些作用也导致部分铁（Fe^{3+}）被还原成亚铁状态（Fe^{2+}），如图 9-13 所示：

① 铁从结合的食物成分中释放出来。胃中的盐酸可能将 Fe^{3+} 还原为 Fe^{2+}。

② 游离的血红素被血红素载体蛋白 1（hcp1）完整地吸收，主要位于小肠近端。

③ 在肠细胞内，血红素被血红素加氧酶分解为原卟啉和 Fe^{2+}。

④ 小肠中的非血红素铁可能与一种或多种抑制剂反应，从而促进粪便中铁的排泄。

⑤ 细胞色素 B 还原酶 1、细胞色素 B_{558} 铁铜还原酶和前列腺六跨膜上皮抗原（steap）2，这三种还原酶中的任何一种都可以将 Fe^{3+} 还原为 Fe^{2+}。

⑥ 二价金属转运体 1（DMT1）携带 Fe^{2+} 穿过刷状缘膜进入肠细胞的细胞膜，尽管 DMT1 的内吞作用作为转细胞作用的一部分但也可能使铁吸收。

⑦ Fe^{2+} 可与多聚（rC）结合蛋白或一种尚未确定的蛋白结合，以便在细胞质中转运；铁也可以在细胞内使用或作为铁蛋白的一部分储存。

⑧ 铁转运蛋白通过基底膜运输铁。铁的运输与铁的氧化作用相联系，由肝素将铁氧化成 Fe^{3+}。

⑨ Fe^{3+} 附着在转铁蛋白上，在血液中运输。

肠道细胞刷状缘膜中铁的主要转运体是二价阳离子（也称为矿物质）转运体 1，以下简称 DMT1 转运体。在消化道中，DMT1 转运体主要存在于十二指肠，主要运输铁（但只在亚铁状态下），其次是其他矿物质，如锌、锰、铜、镍和铅。使用 DMT1 的矿物运输与进入肠细胞的 H^+ 运输相偶合。DMT1 在酸性 pH（约 5.5）下工作。DMT1 的合成受铁状态的影响，细胞铁含量降低时，转运体的合成增加，而肠细胞铁浓度增加时，DMT1 的表达减少。缺氧（低血氧）也通过产生特定的转录因子（缺氧诱导因子 2α）使 DMT1 基因的表达增加。

（3）影响铁吸收的因素 螯合剂、配体可与非血红素铁结合，抑制或促进其吸收。螯合铁或附着在配体上的铁是否被吸收，部分取决于铁的螯合配体复合物的性质。如果铁的螯合配体复合物保持溶解性，并且铁是松散地结合在一起的，那么铁通常可以在肠细胞处释放，吸收也会增强。然而，如果铁螯合配体是强黏合的，不溶解的，铁就不会被吸收，然后这些铁作为螯合配体的一部分被排泄在粪便中。

已知可促进非血红素铁吸收的饮食因素包括糖类，特别是果糖和山梨醇；酸，如抗坏血酸、柠檬酸、乳酸、酒石酸等；肉类、家禽和鱼类及其消化产物；黏液蛋白等。

许多饮食因素会抑制铁的吸收，包括多酚类物质，如没食子酸的单宁衍生物、绿原酸、单体黄酮和多酚聚合产物（在茶和咖啡中发现）；草酸（存在于菠菜、芥菜、浆果、巧克力和茶叶中，以及其他来源）；植酸，又称肌醇六磷酸酯或多磷酸酯（存在于全谷物、豆类、扁豆、坚果和种子中）；磷维生素，一种含有磷酸化丝氨酸残基的蛋白质（存在于蛋黄中）；二价阳离子，如钙、锌和锰。

（4）运输　处于氧化铁状态的铁在血液中与蛋白质转铁蛋白相连运输。转铁蛋白是一种主要由肝脏制造的糖蛋白，有两个矿物质的结合点，一个靠近其羧基（C）末端，另一个靠近其氨基（N）末端。这两个结合位点对铁都有很高的亲和力，但靠近氨基（N）末端的位点也能结合其他矿物质，如铬、铜、锰、镉、锌和镍。铁与转铁蛋白的结合需要在每个结合部位存在一个阴离子，通常是碳酸氢盐。血浆中的铁池通常含有 3 ~ 4mg 与转铁蛋白结合的铁。转铁蛋白通常有三分之一（范围 30% ~ 40%）的铁饱和，在正常生理条件下，非转铁蛋白结合的铁（NTBI）通常在血液中检测不到。

转铁蛋白不仅结合和运输新吸收的、穿过肠细胞基底膜的食物中的铁，而且还结合和运输体内含铁化合物降解后释放的铁。进入血浆供转铁蛋白分配的绝大部分铁（20 ~ 25mg）是由血红蛋白降解产生的。

（5）储存　铁储存主要在三个主要部位：肝脏、骨髓和脾脏。转铁蛋白将铁输送到这些部位，特别是肝脏，它在网状内皮细胞和肝细胞中储存了大约 60% 的人体铁。剩下的 40% 存在于脾脏和骨髓内的网状内皮细胞中（可能还有肌肉纤维之间）。储存的铁在需求增加时可能会被释放出来供细胞使用；释放的铁需要铁转运蛋白穿过细胞膜，并需要脑浆蛋白氧化成铁态，从而与转铁蛋白结合（图 9–14）。

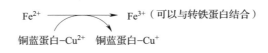

图 9–14　铁与转铁蛋白的结合

3. 体内平衡及排泄

正常情况下，人体铁的主要来源于食物。多数食物中都含有铁，以海带、木耳、香菇等较丰富。成年人每天应从食物中摄取 1 ~ 2mg 铁。食物进入肠道后，肠道黏膜细胞内的转铁蛋白分泌至肠腔内与食物中的铁结合。铁与转铁蛋白结合后，再与肠黏膜微绒毛上的受体结合而进入肠黏膜细胞。在黏膜细胞内，Fe^{2+} 被铜蓝蛋白及其他亚铁氧化酶氧化为 Fe^{3+} 后，与细胞内的转铁蛋白结合，越过细胞膜进入毛细血管网，剩余部分铁与细胞内的去铁蛋白结合形成铁蛋白，存留于细胞中。

成年男性铁流失量为 0.9 ~ 1.2mg/d。女性（绝经后）的铁损失略低，为 0.7 ~ 0.9mg/d。大部分（0.6mg）铁的损失是通过消化道进行的。在这 0.6mg 中，约有 0.45mg 是通过微量（约 1mL）的血液流失（即使在健康人中也会发生），另有 0.15mg 是通过胆汁和脱钙的黏膜细胞流失。皮肤损失 0.2 ~ 0.3mg 的铁，发生在皮肤表面细胞的脱屑过程中。在患有消化道溃疡或肠道寄生虫的人，或因手术或受伤引起的出血，铁的损失可能更大。

4. 生理功能

铁在体内作为蛋白质的一部分发挥作用，它可作为几十种酶的辅助因子。这些依赖铁的蛋白质参与不同的身体过程。

（1）铁的重要性部分归因于它在血红素中的存在　血红素作为许多蛋白质的一个修复基团发挥作用。血红素分子中心的铁原子能够将氧气输送到组织（血红素）；在组织中转运储存氧气，特别是肌肉（肌红蛋白）；以及通过呼吸链输送电子（细胞色素）。

（2）作为酶的组成部分　过氧化氢酶有四个血红素基团，可将过氧化氢转化为水和分子氧：

$$2H_2O_2 \rightarrow 2H_2O + O_2。$$

过氧化氢酶是人体中主要的抗氧化酶之一，能有效地清除各种活性氧基团，从而有助于防止过氧化氢诱发的细胞损伤。

髓过氧化物酶（又称过氧化物酶）是另一种含血红素的酶，也是一种重要的含铁溶酶体，存在于髓系细胞（主要是中性粒细胞和单核细胞）的嗜苯胺蓝颗粒中，在血浆以及中性粒细胞中发现。在吞噬过程中，髓过氧化物酶被释放到中性粒细胞内的吞噬囊中，吞噬囊中含有各种破坏性化合物，包括过氧化氢（H_2O_2）、自由羟基（·OH）和其他离子，如氯（Cl^-）。

过氧化物酶在产生甲状腺激素 T_3 和 T_4 方面也有很重要的作用。甲状腺过氧化物酶是一种依赖血红蛋白的酶，对于碘化物的有机化是必要的。这种酶还能与甲状腺球蛋白结合，形成甲状腺激素。缺铁会降低甲状腺过氧化物酶的活性，从而导致 T_3 和 T_4 的合成减少。

其他含铁的酶的作用：碳水化合物代谢、DNA 合成以及脂质、类固醇和药物代谢；另外，含有血红素铁的细胞色素包括参与脂质代谢的细胞色素 B_5，以及参与药物代谢和类固醇激素合成的细胞色素 P450 家族。

（3）作为一种促氧化剂　作为一种促氧化剂，游离亚铁可以催化非酶法的芬顿（Fenton）反应。

$$Fe^{2+} + H_2O_2 \rightarrow Fe^{3+} + OH^- + ·OH。$$

在这个反应中，亚铁与过氧化氢反应，生成三价铁和羟自由基（·OH）。

（4）与其他营养物质的相互作用　铁和铜之间也会发生相互作用，铜的缺乏会导致缺铁性贫血。研究表明铁的补充剂无法治愈大鼠的贫血；但是，含有铜的食品可以补充血液中的血红蛋白浓度。铜是血红蛋白和铜蓝蛋白的亚铁氧化酶活性所需要的，这反过来又使铁被调动并用于血红蛋白的合成。

另一种相互作用涉及铁和锌，如果在没有食物的情况下同时摄入这两种矿物质，并且铁与锌的比例为 2∶1（或更高）时，就可能发生相互作用。虽然食用食物时这两种矿物质不可能发生相互作用，但应注意避免同时以补充剂形式摄入这些矿物质，如在治疗缺乏症时可能会这样做。

维生素 A 和铁也有相互作用。维生素 A 的降低会导致铁在脾脏和肝脏中积累。维生素

A 不足也与红细胞形态的改变和血浆铁、血红蛋白和血细胞比容的减少有关。铁和铅也有相互作用。铅会抑制 Δ – 氨基乙酰丙酸脱水酶的活性，该酶是血红素合成所需的。铅还会抑制铁螯合酶的活性，铁螯合酶是将铁纳入血红素的酶。因此，铅中毒与缺铁性贫血有关，这是由于血红蛋白生成减少造成的。

二、锌

锌在人体中含有 1.5 ~ 3.0g。它存在于所有的器官、组织（尤其是肌肉和骨骼）和体液中。锌是一种金属，可以以几种不同的价态存在，但在人体中普遍以二价离子（Zn^{2+}）的形式存在。

1. 膳食来源与推荐摄入量

食物中的锌，与核酸和作为多肽和蛋白质组成部分的氨基酸复合在一起。红肉（尤其是内脏）和海产品（尤其是牡蛎和软体动物）是非常好的锌来源，但食物中锌的含量差异很大（表 9–13）。锌的推荐摄入量是基于维持平衡所需的摄入量以及对锌的吸收和身体损失进行估计的。根据饮食参考摄入量（dietary reference intake，DRI）计算可知，成年男性和女性损失的锌总量分别为 3.84mg/d 和 3.3mg/d。为了考虑吸收问题，成年男性和女性对锌的需求量分别为 9.4mg/d 和 6.8mg/d，RDA 分别为 12mg/d 和 8.5mg/d。怀孕期间 RDA 为 11.5mg/d，哺乳期妇女为 13mg/d。

表 9–13   部分食品的锌含量

食物名称	锌含量 /（mg/100g）	食物名称	锌含量 /（mg/100g）
生蚝	71	山羊肉（冻）	10
小麦胚粉	23	沙鸡	10
蕨菜（脱水）	18	螺蛳	10
蛏干（蛏青子）	13	墨鱼（干）	10
羊肚菌	12	口蘑（白蘑）	9
山核桃（熟）	12	松子（生）	9
猪胆肝	11	腊羊肉	9
赤贝	11	火鸡腿	9
扇贝（鲜）	11	辣椒（红、尖、干）	8
鱿鱼（干）	11		

资料来源：营养成分查询 – 健康中国 2030。（http：//www.bingtc.com/Nulist 17.html）

2. 消化、吸收与转运

锌需要从氨基酸和核酸中水解出来才能被吸收。锌是在消化过程中从食物成分中释放出来的，这很可能是被胃和十二指肠上部的酸性环境以及胃和小肠中的蛋白酶和核酸酶所释放。

锌的吸收主要发生在小肠近端，即十二指肠和空肠上部。有两种机制（载体介导的运输和扩散）负责肠道锌的吸收。这两种方式都受肠腔内锌浓度的影响。大部分锌的吸收通过载体介导途径，尤其当肠腔内锌的浓度较低时。当肠腔锌浓度高的时候，如高锌日粮情况下，锌可以通过非介导机制吸收。蛋白载体 Zrt– 和 Irt– 样蛋白 4（ZIP4）是跨越肠细胞刷状缘膜的主要锌转运体，在整个消化道内表达。锌的摄入量会影响 ZIP4 的表达。在高锌摄入量的情况下，ZIP4 会更快地被降解以降低其吸收率，而锌限制会增强 ZIP4mRNA 的稳定性，迅速诱导 ZIP4 的合成，并将 ZIP4 蛋白转移到刷状缘膜上。增强的 ZIP4 合成是由转录因子 Kruppel– 样因子 4（KLF4）的上调所介导的，该因子与 ZIP4 基因的启动子区域结合。具体如图 9–15 所示：

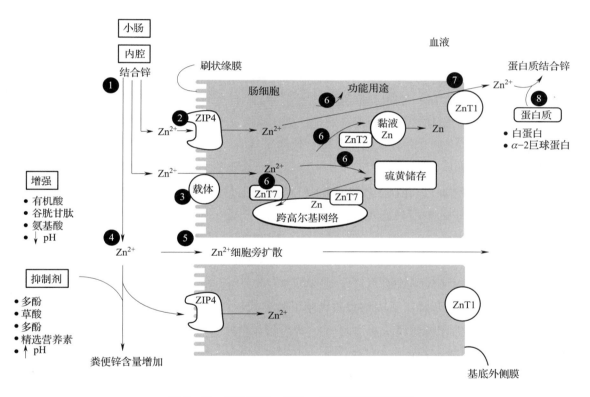

图 9–15　锌的消化、吸收、肠细胞利用和运输

① 结合的锌从食物成分中释放出来，主要是蛋白质和核酸。

② 大多数锌被 Zrt– 和 Irt– 样蛋白 4（ZIP4）通过刷状缘膜吸收。

③ 二价矿物质转运体 1（DMT1）和氨基酸可能在锌的跨刷状边界膜的吸收中起次要作用。

④ 如果锌与抑制剂结合，一些锌可能被引导到粪便中，或者有机酸、低 pH 或螯合剂会加强锌的吸收。

⑤ 在高锌摄入量的情况下，锌可能在细胞之间被吸收（即细胞旁）。

⑥ 在细胞内，锌可能被用来发挥功能或储存在囊泡中，在跨高尔基网络中，或作为金属硫蛋白的一部分。

⑦ 锌可以通过 ZnT1 运输穿过基底膜。

⑧ 锌与蛋白质结合，在血液中运输。

螯合剂或配体与锌的结合是促进锌的吸收还是抑制锌的吸收，取决于所形成的锌螯合物或配体的消化和吸收能力。

促进锌吸收的配体或螯合剂包括有机酸（如柠檬酸和吡啶酸）和前列腺素，它们与锌结合并促进锌的吸收。谷胱甘肽和蛋白质消化的产物可以作为配体促进锌的吸收。锌通常与这些配体中的硫和氮结合。作为配体的氨基酸有助于维持锌在消化道中的溶解度与氨基酸配体结合的锌是否能通过氨基酸运输工具被吸收尚不清楚。此外，酸性环境也能增强锌的吸收。

抑制锌吸收的因素除了碱性环境会减少锌的吸收外，食物中的许多化合物会与锌复合，抑制锌的吸收（图 9-16）。抑制剂包括：

① 植酸存在于植物性食物中，特别是豆类、扁豆、坚果、种子和全麦谷物。它通过化合物的磷酸盐基团中的氧与锌（以及其他矿物质）结合。植酸锌复合物体积大，不溶于水，而且吸收率低。

② 草酸（草酸盐），存在于各种食物中，最明显的是菠菜、芥菜、浆果、巧克力和茶。

③ 茶和咖啡中的多酚类物质（如单宁酸和没食子酸），以及全谷物、水果和蔬菜中的纤维。

④ 其他矿物质，如铁和钙。当铁的用量为 20 ~ 25mg 或更多时，或者与锌的比例为 2:1（或更高）时，铁以溶液形式而不是作为膳食的一部分摄入时会影响锌的吸收。一些研究也表明，以碳酸钙、羟基磷灰石或柠檬酸钙苹果酸钙的形式摄入钙（500mg ~ 2g）对锌的吸收没有影响，而其他提供类似量的钙如牛乳、磷酸钙和碳酸钙的研究则发现锌的净吸收和锌平衡减少。为了尽量减少相互作用的可能性，正确的做法是不要同时服用矿物质补充剂，避免在提供大量锌的膳食中摄入钙补充剂，并确保从生物可用的食物中摄入足够的锌。

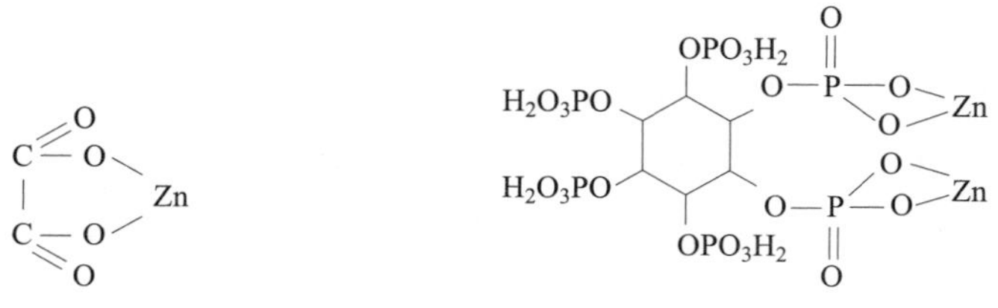

草酸   植酸

图 9-16　草酸和植酸与锌结合

从肠道细胞进入门静脉的锌主要是与白蛋白松散地结合来进行运输。大部分的锌被肝脏吸收，肝脏是矿物质最初集中的地方。离开肝脏的锌主要与白蛋白结合（70%～75%），其余的锌与α-2-巨球蛋白结合得更紧密。两种氨基酸，组氨酸和半胱氨酸，也松散地结合并运输（以组氨酸－锌－半胱氨酸的三元复合体形式），但通过这种方式结合并运输的含量不到血液中锌的1%。

3. 体内平衡及排泄

锌存在于人体的所有组织/器官中，最明显的是肝脏、肾脏、肌肉、皮肤和骨骼。在细胞内，30%～40%的锌与细胞核中的蛋白质结合，约50%在细胞质中，其余的锌则存在于细胞膜中。大多数软组织（包括肌肉、大脑、心脏和肺）的锌含量相对稳定。如果膳食中的锌摄入量较低，上述软组织的锌不会与其他锌池发生反应或平衡而释放出锌。锌被储存在金属硫蛋白上，当食物中的锌摄入量不足时，某些不太重要的含锌金属蛋白（酶）和肝脏金属硫蛋白会发生分解，以使锌释放和重新分配，从而满足机体对矿物质的特别需求。

锌主要通过消化道、肾脏和皮肤从体内流失。大部分的锌通过消化道以粪便的形式排出体外，虽然锌的吸收也被调节以控制体内锌的稳态，但损失量的增加或减少取决于体内锌的浓度。粪便中的锌来自于未吸收的膳食锌、脱落的肠道细胞以及消化道分泌物中未被吸收的内源性锌。

尿液中出现的锌被认为是来自与组氨酸和半胱氨酸复合的小部分血浆锌。除非严重缺乏，否则不受饮食中锌的影响。锌的损失为0.4～0.7mg/d，随着皮肤的剥落和出汗而发生。

4. 生理功能

锌在生化反应中起着重要作用。由于锌具有广泛的酶的功能，与大多数代谢途径，包括碳水化合物、蛋白质、核酸和脂质的代谢密切相关。

（1）作为金属酶的组成部分　作为金属酶的组成部分，锌通过直接与氨基酸残基结合，为酶提供结构完整性，从而稳定酶的三级结构，在催化部位参与反应。

①碳酸酐酶——酸碱平衡：碳酸酐酶对锌有很高的亲和力，锌发挥着催化作用。该酶主要存在于红细胞和肾小管细胞中，对酸碱平衡/缓冲和呼吸作用是必不可少的。该酶催化以下反应：

$$CO_2 + H_2O \longleftrightarrow H_2CO_3 \longleftrightarrow H^+ + HCO_3^-$$

当氧气被释放到组织中时，从碳酸中解离出来的H^+会减少氧合血红蛋白；碳酸氢盐会进入血浆参与缓冲反应。

②碱性磷酸酶——磷酸盐的释放：碱性磷酸酶在每个酶分子中含有四个锌原子。四个原子中的两个用于酶的活性所需，另外两个用于蛋白质构象所需。

③乙醇脱氢酶——非特异性醛的合成：酒精脱氢酶在每个酶分子中也含有四个锌原子，其中两个需要用于催化活性，另外两个需要用于结构目的（蛋白质构象）。这种酶通常缺乏特异性，在依赖NADH的醇类转化为醛类的过程中非常重要。

④羧基肽酶 A 和 B 以及氨基肽酶——蛋白质的消化：羧肽酶 A（图 9-17）和羧肽酶 B 是由胰腺分泌到十二指肠的外肽酶，对蛋白质的消化是必要的。锌与羧肽酶紧密结合，对酶活性至关重要。

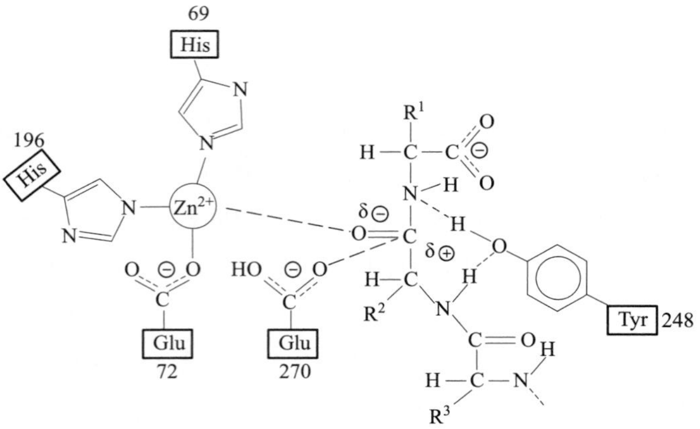

图 9-17　羧肽酶 A 的部分结构

氨基肽酶由一组同样参与蛋白质消化的酶组成。氨基肽酶通常含有一个或两个锌原子，为催化活性所需。

⑤超氧化物歧化酶——抗氧化剂：超氧化物歧化酶（superoxide dismutase 1，SOD1）在细胞膜中的功能需要锌和铜各两个原子；锌在该酶中似乎起结构性作用。该酶的细胞外形式（SOD_3）也依赖于锌和铜。

⑥磷脂酶 C——磷脂代谢：磷脂酶 C 需要三个锌原子来发挥催化作用。这种酶可以水解磷脂中的甘油磷酸酯键。

⑦多谷氨酸水解酶——叶酸的消化：多谷氨酸水解酶是一种锌依赖性酶，对消化道中的叶酸消化很有必要。叶酸是一种 B 族维生素，在食物中发现与几个谷氨酸残基结合。多谷氨酸水解酶可以在从叶酸中去除谷氨酸的过程中起催化作用。

⑧基质金属蛋白酶——伤口修复：基质金属蛋白酶包括一组含锌内肽酶（锌位于底物结合的催化部位），存在于角质细胞、巨噬细胞、成纤维细胞和内皮细胞中。基质金属蛋白酶通常在伤口愈合中发挥作用，降解细胞外基质的成分（除其他作用外），以允许细胞外基质蛋白的重塑和组织修复。

（2）基因表达　锌与转录因子（蛋白质）结合，在调节基因转录方面起着主要的结构作用。锌与转录因子的结合导致转录因子蛋白的形状发生构象变化，大约 30 个氨基酸被一个锌原子固定在一起，被认为构成了一个锌指；锌通过半胱氨酸残基或半胱氨酸和组氨酸残基的组合与其中的四个氨基酸相连，稳定了结构。这些锌指一旦形成，就会与特定的 DNA 序列相互作用，这些序列被称为金属反应或调节元件，位于选定基因的启动子区域，以增强或抑制转录。数以千计的转录因子已被确认，其中有 2000 多个需要锌。此外，锌指蛋白与 mRNA 相互作用以抑制翻译，有些可能促进蛋白质与蛋白质之间的相互作用（图 9-18）。

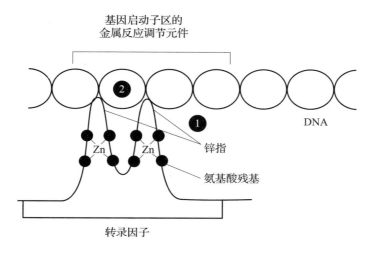

图 9-18 锌在基因表达中的作用

①锌指是具有类似手指的二级结构或形状的蛋白质，这部分是由于蛋白质中存在一个通过半胱氨酸或组氨酸残基连接的锌原子。

②许多转录因子中都有锌指，它们与基因启动子区域的金属反应 / 调控元件结合，以增强或抑制转录。

（3）其他作用　锌在人体中还发挥着其他作用。锌通过对膜蛋白的多种作用帮助维持细胞膜，包括对膜蛋白构象的直接影响，对蛋白质之间的相互作用，以及对其他膜成分的影响。锌还与胰岛素有关，从而影响碳水化合物的代谢。缺锌会降低胰岛素反应，导致糖耐量受损。

三、铜

人体内的铜含量为 50 ~ 150mg。铜存在于所有身体组织和大多数分泌物中。在体内，该矿物以两种价态存在，即亚铜态（Cu^+）和铜态（Cu^{2+}）。

1. 膳食来源与推荐摄入量

食物中的铜含量差异很大，这与食物的来源、生产、处理和食用方式等有关。铜的最丰富来源是贝类（尤其是牡蛎和龙虾）和肉类（尤其是肝脏等器官）。富含铜的植物性食物来源包括坚果（特别是腰果）、种子、豆类和干果。表 9-14 所示为部分食品的铜含量。目前铜的推荐摄入量可以进行初步估算。世界卫生组织提出每千克体重的铜摄入量：

婴幼儿为 80μg/d，较大儿童为 40μg/d，成年人为 30μg/d；我国提出成年人铜的 RDA 为 2~3mg/d；怀孕期和哺乳期建议适当增加摄入量。对于长期接受肠外营养的病人，推荐输注液中每千克体重加入 20~30μg/d 的铜。

表 9-14　部分食品的铜含量

食物名称	铜含量 /（mg/100g）	食物名称	铜含量 /（mg/100g）
酵母菌（鲜）	20	油菜（脱水）	3
生蚝	11	榛子（干）	3
章鱼	9	豇豆	2
牡蛎（海蛎子）	8	菠菜（干）	2
鹅肝	7	山核桃（干）	2
鸭肝	6	松子（生）	2
青稞	5	葵花子（生）	2
豆乳	5	鸡胗	2
口蘑（白蘑）	5	奶疙瘩（乳酪干，干酸乳）	2
软 / 酸梨	4	虾虎	2

资料来源：营养成分查询－健康中国 2030。（http：//www.bingtc.com/Nulist 17.html）

2. 消化、吸收与转运

（1）消化与吸收　食物中的大部分铜以 Cu^{2+} 的形式存在，并与有机成分结合，特别是构成食物蛋白质的氨基酸。因此，在吸收之前，需要进行消化以释放结合的铜。盐酸和胃蛋白酶有助于释放和减少胃中的结合铜。小肠中的其他蛋白质分解酶进一步水解蛋白质以释放铜。

铜主要以其还原状态（亚铜态 /Cu^+）在近端小肠，特别是十二指肠被吸收。虽然少量的铜可能从胃中吸收，但胃中的铜吸收被认为对矿物质的整体吸收贡献较小。铜的吸收是通过一个或多个载体蛋白来完成的，穿过肠细胞的刷状缘膜。其中一个载体是铜转运体 1Ctr1，通过一个门控通道使铜（Cu^+ 态）被吸收。Ctr1 不仅存在于肠细胞的刷状缘膜上，而且还与细胞膜上的囊泡相关，并在大多数肠外细胞膜上发现，以促进铜的吸收。Ctr1 的合成似乎受转录因子 Sp1 的调节，并对身体的铜状态有反应。

（2）运输与储存　铜从肠道细胞中通过门静脉血运输到肝脏，与白蛋白（特别是白蛋白的氨基端）和 α-2- 巨球蛋白（结合两个铜原子，对矿物质的亲和力可能比白蛋白更高）松散地结合在一起。铜进入肝脏（和其他组织）后，由多种载体蛋白吸收，包括 Ctr1、Ctr2、DMT1，以及可能未被识别的载体，铜与谷胱甘肽和 / 或金属硫蛋白结合，或直接与结合物相接触。

肝脏是储存铜的主要器官，控制着体内铜的平衡。在肝脏中，大部分铜被用于合成铜蓝蛋白，铜蓝蛋白含有六个铜原子。尽管铜似乎并不影响铜蓝蛋白的合成，但如果没有足够的铜，铜蓝蛋白的活性会降低，而且铜蓝蛋白的半衰期会缩短。在细胞内，金属硫蛋白作为一个铜储存库。金属硫蛋白每分子结合 12 个铜原子（以及锌原子）；被认为能调节铜的吸收和细胞锌的分布，并清除羟基自由基，从而发挥抗氧化作用。

铜在肠细胞刷状缘膜上的运输可能受到各种饮食成分的影响。促进铜吸收的配体或螯合剂的例子包括氨基酸，特别是组氨酸和半胱氨酸。与这些氨基酸结合的铜是否能通过氨基酸载体系统被吸收尚不清楚。食物中有机酸的存在也能促进铜的吸收，柠檬酸、葡萄糖酸、乳酸、醋酸和苹果酸作为结合配体，提高了铜的溶解度，从而促进了铜的吸收（图 9-19）。

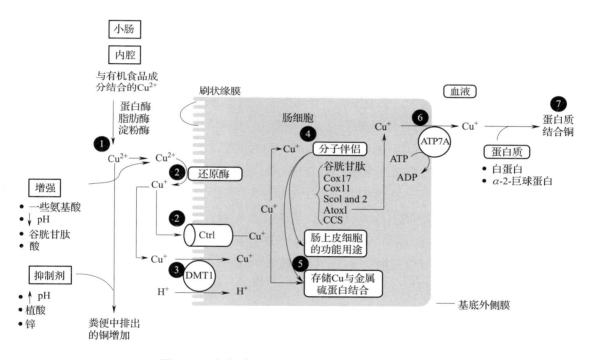

图 9-19 铜的消化、吸收、肠细胞利用和运输概况

①Cu^{2+} 从食物成分中释放出来。

②铜被还原成 Cu^+，很可能是由细胞色素 B 铁 / 铜还原酶、细胞色素 B 还原酶 1 和 / 或 steap2 还原。

③Cu^+ 通过高活性的 Ctr1 转运体穿过刷状缘膜，在较小程度上通过 DMT1。氨基酸转运体可能起次要作用。

④在细胞膜内，铜与几个伴侣中的一个结合，以便运输和传递给目标酶。Atox1 将 Cu^+ 运输到跨高尔基网络（TGN），ATP7A 从该网络转移到基底膜，在那里它的功能是将铜从

肠细胞输出。

⑤铜被伴侣传递给酶，以使其在细胞内使用，或者与金属硫蛋白结合储存。

⑥ATP7A 运输 Cu^+ 穿过基底膜。这种 ATP 酶的缺陷会导致 Menkes 病。

⑦铜附着在蛋白质上，在血液中运输。

肝脏吸收铜后，大部分铜在血液中以铜蓝蛋白的形式存在。

碱性介质中的铜原子经常与氢氧化物结合，形成不容易吸收的不溶性化合物。除了这些 pH 的影响外，食物中的物质也可能与铜结合，减少铜的吸收。植酸主要存在于植物性食物（谷类、豆类等）中，是一种已知的铜（以及其他矿物质，包括铁、锌和钙）吸收抑制剂。

锌也会阻碍铜的吸收。过量的锌摄入对铜吸收的不利影响被认为是由于锌刺激了肠道细胞中金属硫蛋白的合成。

3. 体内平衡及排泄

铜主要通过胆汁排泄到粪便中（约 95%）。事实上，胆汁中的铜排泄是由肝脏调节的，以维持铜的平衡。因此，随着膳食中铜摄入量的增加，通过粪便排泄的胆汁铜会增加，而随着膳食中铜摄入量的减少，粪便中的铜会减少。粪便中的铜损失为 0.5 ～ 2.5mg/d。

肝细胞中的 ATP7B 酶通常位于跨高尔基网络中，在铜的排泄中起着重要作用。ATP7B 的浓度至少部分受含铜代谢（Murr1）结构域 1 和 X- 连锁细胞凋亡抑制剂（XIAP）的控制。当肝细胞的铜含量较低或正常时，atox1 将铜带到跨高尔基网络，在那里它被引导到分泌途径以纳入铜蓝蛋白和其他脱铜酶中。在高铜存在的情况下，铜可能被储存在细胞膜囊泡中。此外，ATP7B 从跨高尔基网络转运，促进了含铜囊泡的融合和外渗，以及溶酶体铜的外渗，穿过肝管膜被排入胆汁。含有过量铜的胆汁被分泌到十二指肠；胆汁中的铜与胆汁成分结合，因此不能被小肠重新吸收。具体如图 9-20 所示。

① Ctr1 将铜从血液中运入肝细胞。

② Atox1 发挥伴侣作用，将 Cu^+ 带到跨高尔基体网络。

③ 在跨高尔基体网络（TGN）内，铜被纳入铜蓝蛋白（Cp）和其他铜酶。ATP7B 将这些蛋白质运送到分泌途径中。

④ 在铜过量的情况下，ATP7B 从 TGN 移动到含铜的细胞囊（和溶酶体），引导铜从这些地方分泌到胆管。

通过尿液流失的铜很少（<60μg），除非在极端条件下，尿铜排泄量通常不随铜摄入量的变化而变化。同样，只有少量的铜（<50μg）会通过汗液和皮肤细胞的脱皮作用而流失。

4. 生理功能和作用机制

铜在体内功能作用的本质是由于它作为酶的辅助因子参与了酶的活性部位或参与酶的异生调节部位。

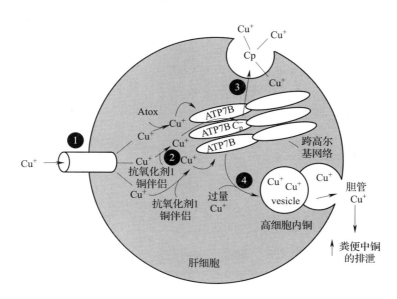

图 9-20　肝脏中 ATP7B 对铜的平衡和排泄

（1）肝素蛋白——铁的利用　肝素和铜蓝蛋白一样，可以氧化铁。然而，这种含铜的亚铁氧化酶蛋白存在于肠细胞的基底外侧膜上，它将铁氧化成 Fe^{3+}，使其能够与转铁蛋白相连并进行运输。该蛋白也可能存在于其他组织中。

（2）超氧化物歧化酶——抗氧化剂　超氧化物歧化酶（SOD）是一种依赖铜和锌的酶。在该酶中，铜和锌通过咪唑基、组氨酸和天冬氨酸残基与该酶相连。铜（Cu^{2+}）存在于超氧化物底物与酶结合的地方。铜的缺乏会导致细胞膜超氧化物歧化酶活性降低。具体来说，超氧化物歧化酶催化去除（歧化）超氧自由基（$\cdot O_2^-$）。在反应过程中，铜与超氧自由基一起被还原，最初生成分子氧（O_2），然后通过再氧化生成过氧化氢（H_2O_2）。

（3）细胞色素 C 氧化酶——能源生产　细胞色素 C 氧化酶在每个分子中含有三个铜原子。该酶的一个亚单位含有两个铜原子，其功能是接受来自细胞色素 C 的电子，然后将电子转移到第二个亚单位。第二个亚单位含有另一个铜原子，参与还原分子氧，并最终参与能量生产。严重的铜缺乏会损害这种酶的活性。

（4）赖氨酸氧化酶——胶原蛋白的合成　由结缔组织细胞（骨、血管等）分泌的赖氨酰氧化酶在结缔组织蛋白之间产生交联，包括胶原蛋白和弹性蛋白，从而来稳定细胞外基质。赖氨酰氧化酶的活性随着铜的摄入不足而降低，对结缔组织的强度产生负面影响。

（5）多巴胺 β- 单氧酶 / 羟化酶、酪氨酸酶、和肽基甘氨酸 α- 酰胺化单氧酶——儿茶酚胺、色素和神经递质 / 神经肽的激活

① 儿茶酚胺和色素的合成：在酪氨酸代谢中，儿茶酚胺去甲肾上腺素（图 9-21）和黑色素的产生需要铜依赖性酶。去甲肾上腺素的合成主要发生在肾上腺髓质和神经元中，

首先是酪氨酸，它在铁依赖性反应中被转化为 3,4-二羟基苯丙氨酸（也称为左旋多巴）。然后左旋多巴被脱羧形成多巴胺。为了使多巴胺合成去甲肾上腺素，多巴胺 β- 单氧酶 / 羟化酶，每分子中最多含有 8 个铜原子，需要进行羟基化反应。去甲肾上腺素在体内作为激素和神经递质发挥作用，在机体的生理过程中具有广泛的影响。

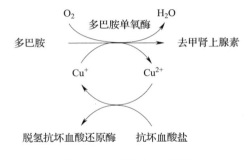

图 9-21　铜参与的反应

② 神经递质 / 神经肽的激活肽类激素的酰胺化，如弹力蛋白、降钙素、胃泌素和胆囊收缩素，需要依赖铜的肽基甘氨酸 α- 酰胺化单氧酶，它主要存在于大脑中。

③ 胺（单胺和二胺）氧化酶：生物胺的降解。

④ 在血液和身体组织中发现的胺氧化酶，包括单胺和双胺，也需要依赖铜离子。这些酶催化生物胺的氧化，如酪胺、组胺和多巴胺，以及血清素（5- 羟色胺）、去甲肾上腺素和多胺，形成醛和铵离子（NH_4 由裂解的胺基生成），在这个反应中，氧气（O_2）被还原形成过氧化氢（H_2O_2）。由于铜依赖性胺氧化酶氧化的生物胺范围很广，因此，铜状态不理想便可能导致机体广泛的神经和生理表现异常。

（6）其他作用　铜在体内还发挥着其他各种作用。血液凝固蛋白（因子）Ⅴ 和 Ⅷ 都含有铜原子；铜还参与血管生成、免疫系统功能、神经髓鞘化和内啡肽作用；铜被认为通过与特定的转录因子结合来影响基因表达，而转录因子又与 DNA 上的启动子序列结合。一旦与铜结合的转录因子与 DNA 相互作用，转录就可能被增强或抑制。

四、硒

硒是一种非金属，但有金属特性，以几种氧化状态存在，包括 Se^{2-}、Se^{4+} 和 Se^{6+}。硒的化学性质与硫的化学性质相似，因此，硒常常可以替代硫的作用。人体硒的总含量约为 20mg。

1. 膳食来源与推荐摄入量

硒在世界各地的土壤中的浓度差异很大，植物性食品和产品中的硒含量变化极大。一般来说，硒最丰富的来源包括内脏和海产品，其次是肉类、谷物、蛋类和乳制品。种植谷物土壤中的硒含量不同，谷物中的硒含量从不到 10μg 到超过 80μg/100μg 不等（表 9-15）。世界卫生组织建议食品和营养委员会将成年人硒的建议膳食摄入量定为 60μg/d。主要根据平衡研究以及对中国地区缺硒男性的补给研究，确定成年人对硒的需求量为 45μg/d。孕期和哺乳期硒的 RDA 值分别定为 65μg/d 和 78μg/d。

表 9-15　部分食品的硒含量

食物名称	硒含量 /（mg/100g）	食物名称	硒含量 /（mg/100g）
魔芋精粉	350	扇贝（干）［干贝］	76
猪肾（腰子）	156	虾米（海米，虾仁）	75
海参（干）	150	虾皮	75
墨鱼（干）	104	母乳化乳粉	71
松蘑（干）［松茸］	98	小麦胚粉	65
梭子蟹	90	海参	63
牡蛎（海蛎子）	86	鸭肝	57
海蟹	82	海虾	56
香海螺	79	红茶	56
花蛤蜊	77	黄鱼（小黄花鱼）	55

资料来源：营养成分查询 – 健康中国 2030。（http://www.bingtc.com/Nulist 17.html）

硒以有机和无机两种形式自然存在于食物和体内。有机形式的硒甲硫氨酸和硒半胱氨酸，分别代表了含硫氨基酸甲硫氨酸和半胱氨酸的硒类似物（图 9-22）。食用植物性食品主要提供硒甲硫氨酸，还有少量的硒半胱氨酸和硒甲基半胱氨酸，以及无机形式的硒，如亚硒酸盐（H_2SeO_3）和硒酸盐（H_2SeO_4）。动物产品中的硒往往主要以硒半胱氨酸的形式存在。硒的另一种主要无机形式是硒化物（H_2Se 或 HSe^-），在体内它是一种重要的代谢物。

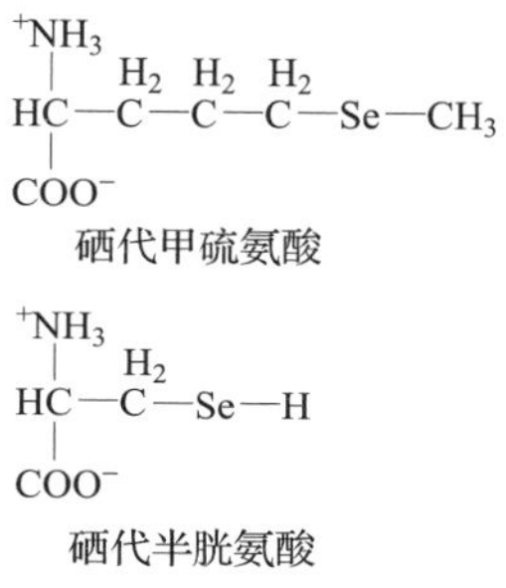

图 9-22　硒甲硫氨酸和硒半胱氨酸

2. 消化、吸收与转运

（1）消化和吸收　有机和无机形式的硒在整个小肠，包括十二指肠、空肠和回肠中都能够被有效吸收。无机硒在代谢中是被动吸收。亚硒酸盐在硫氧还蛋白还原酶（thioredoxin reductase，TrxRs）和硫氧还蛋白的作用下还原成 HSe^-，然后参与硒蛋白的合成；硒酸盐则要被还原成亚硒酸盐，再通过相同的途径还原成硒化合物去合成硒蛋白质。而有机硒（如植物和硒酵母中的硒代氨基酸）进入机体以后就以氨基酸的运输机制主动吸收。无机硒的吸收率可达到一半以上，而有机硒则更高，如硒代甲硫氨酸的吸收率可达 90% 以上。目前有研究认为，在肠道细胞内，一些亚硒酸盐可以用谷胱甘肽或其他硫醇还原形成硒化物，因此，体内硒的吸收不影响体内硒的平衡。

（2）运输　硒氨基酸可以通过氨基酸转运体跨基底外侧膜进行转运，在门静脉血中，硒氨基酸可以自由地进入肝脏和其他组织；但是，无机硒通过肠上皮细胞的基底膜进入门静脉血的机制尚不清楚。

一旦进入肝脏，有机和无机形式的硒就会被代谢掉。硒在血液中主要是作为硒蛋白P的一部分，血浆中含有 50%~80% 的硒；然而，包括白蛋白在内的其他运输工具也可能向组织提供硒以供使用。

（3）储存　组织中的硒浓度有一定程度的差异，肾脏、肝脏和脾脏中的含量通常较高，而胰腺、心脏、大脑和肺部的含量较低，骨骼肌、骨骼和红细胞也含有相当多的硒。硒在这些组织中的存在形式还不清楚。

3. 体内平衡及排泄

硒通过尿液排泄维持体内硒的平衡，当摄入量充足时，尿液排泄量与硒的摄入量成正比。尿液中的主要代谢物是硒的甲基化形式，其中最普遍的形式是硒糖甲基硒 –N– 乙酰半乳糖胺（$CH_3Se–GalN$）。硒通过肺部和皮肤的损失也在很小的程度上促进了硒的排泄。当大量食用硒时，硒的肺部消除（即在呼吸中呼出）增加。呼出硒的主要形式是二甲基硒化物，二甲基硒化物易挥发。

4. 生理功能和作用机制

硒的功能作用与它作为体内特定蛋白质/酶（如硒蛋白）的一个组成部分有关。在人类中已经发现了超过 25 个编码这些硒蛋白的基因。这些蛋白质主要发挥抗氧化的功能，从而调节细胞的氧化还原状态。

（1）硒磷酸酯合成酶 2——硒蛋白的合成　硒磷酸酯是体内合成其他含硒半胱氨酸的蛋白质/酶，如谷胱甘肽过氧化物酶、脱碘酶、硫氧还蛋白还原酶和硒蛋白P等所需的关键化合物。硒磷酸酯合成酶 2 的异构体含有硒半胱氨酸，并催化从硒化物合成硒磷酸酯。硒磷酸酯合成酶 2 的突变或硒磷酸酯合成酶 2 的活性缺陷会大大地减少硒蛋白的合成。这反过来又导致了活性氧的生成和细胞凋亡的增加。

（2）谷胱甘肽过氧化物酶（glutathione peroxidase，GPX）——抗氧化剂　硒的一个最明确的功能是作为 GPX 的一个组成部分。大多数 GPX 是依赖硒的，以硒半胱氨酸的形式含有硒。在细胞内，谷胱甘肽过氧化物酶主要（约 70%）存在于细胞膜，较少（约 30%）存在于线粒体基质。

作为正常代谢的一部分，过氧化氢在整个身体的许多细胞中产生，并可能由活化的白细胞在吞噬外来物质时大量产生。如果不清除，这些过氧化物通常会损害细胞膜和其他细胞成分，包括蛋白质和 DNA。谷胱甘肽是由甘氨酸、半胱氨酸和谷氨酸组成的三肽，在大多数身体细胞中发现，谷胱甘肽过氧化物酶催化的反应中需要其还原形式（图 9-23）。

（3）硒蛋白 P——抗氧化剂　硒蛋白 P 是一种糖蛋白，存在于全身，包括毛细血管内皮细胞，它主要在肝脏中合成，也可以在大脑中合成。该蛋白将硒从肝脏运输到组织中使用，但也表现出抗氧化功能，如过氧化亚硝酸盐（ONOO）自由基处理。过氧亚硝酸盐是由被激活的白细胞（如在感染部位）从超氧自由基（O_2^-）和一氧化氮（NO）合成的。如果没有被灭活，过氧亚硝酸盐会导致 DNA 单链断裂和脂质过氧化以及其他损害。

（4）硫氧还蛋白还原酶——抗氧化剂　硫氧还蛋白还原酶是一种黄酶（含有黄素腺嘌呤二核苷酸），与谷胱甘肽过氧化物酶、硒蛋白P和硒磷酸酯合成酶2一样，在其活性部位含有硒半胱氨酸。该酶有三种形式，通常位于细胞膜、线粒体中或存在于睾丸中。在细胞内，硫氧还蛋白还原酶通过还原氧化的硫氧还蛋白（TrxS-SxrT）和氧化的谷氨酰胺，以及其他众多的氧化分子和蛋白质底物，帮助维持氧化还原状态。这些蛋白质底物中包括转录因子、受体和酶（图9-24）。酶底物的一个例子是核糖核苷酸还原酶，在DNA合成中需要将核糖核苷酸转换为脱氧核糖核苷酸。

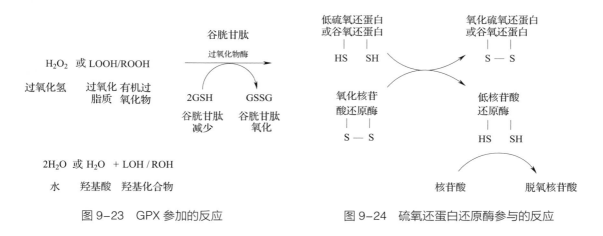

图9-23　GPX参加的反应　　　　　　　图9-24　硫氧还蛋白还原酶参与的反应

具体来说，硫氧还蛋白还原酶通过其结合的FAD从还原型辅酶Ⅱ（nicotinamide adenine dinucleotide phosphate，NADPH）转移还原当量，以减少氧化底物内的二硫键（S—S），如图9-25所示。

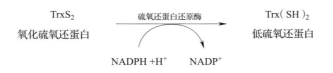

图9-25　FAD从NADPH转移还原当量

（5）碘甲状腺原氨酸5′-脱碘酶（IDI或DI）——甲状腺激素的合成　硒也是碘代谢所必需的，包括甲状腺激素的生成，是脱碘酶的组成部分。脱碘酶是含硒半胱氨酸的酶，硒半胱氨酸存在于该酶的活性部位。脱碘酶有三种类型：1型主要存在于甲状腺、垂体、肝脏和肾脏。2型存在于甲状腺、大脑/中枢神经系统、心脏、垂体、骨骼肌和棕色脂肪组织。3型主要存在于大脑和其他一些组织，如皮肤。

5′-脱碘酶催化甲状腺激素及其某些代谢物的5或5′位脱碘（去除碘）。脱碘酶1和2去除甲状腺激素甲状腺素（T_4）中四个碘中的一个，产生3,5,3′-三碘甲状腺氨酸（T_3）。T_3

是人体新陈代谢以及正常生长和发育的主要调节剂；缺硒会降低 T_3 的浓度，增加 T_4 的浓度。脱碘酶 2 为特定组织内 T_3 的生产和使用提供了条件。

（6）与其他营养物质的相互作用　硒可能有助于防止与某些金属相关的一些毒性作用。例如，硒可以减少砷相关的皮肤病变和砷相关的氧化组织损伤。

硒的缺乏主要与克山病和卡斯钦 – 贝克病（kaschin–Beck disease）有关。克山病的特点是心肌病，包括心源性休克、充血性心力衰竭，同时心脏组织多处坏死，被纤维组织取代。卡斯钦 – 贝克病的特点是骨关节病，涉及腿部（主要是膝盖和脚踝）和手臂（主要是手指、手和肘部）的关节和骺板软骨的慢性变性和坏死。缺硒被认为是卡斯钦 – 贝克病的发展的一种条件因素。

硒的毒性作用，被称为硒中毒，在矿工和过量摄入硒的人群中都观察到这种现象。中毒的症状包括恶心、呕吐、疲劳、腹泻、头发变脆和脱落、指甲变脆增厚、肌肉痉挛、麻痹、干扰硫代谢（主要是巯基氧化）和抑制蛋白质合成。摄入克量的硒引起的急性中毒是致命的，大多数器官系统都会受到损害。食品和营养委员会已将可耐受的硒摄入量上限设定为 400mg/d。

五、氟化物

氟（F）是一种气态的化学元素，而氟通常被认为可以与金属、非金属或有机化合物结合。

1. 膳食来源与推荐摄入量

大多数食物类别中的氟含量都很低，通常低于约 0.05mg/100g。然而，少数食物中的氟含量相对较高，包括乳制品、谷物和谷类产品。表 9–16 提供了各种食物组的氟含量。为了在不引起副作用的情况下将人群中的龋齿风险降到最低，中国营养协会推荐成年男性和女性的氟化物充足摄入量均为 3.5mg/d。然而，鉴于充足摄入量的建议是基于摄入的氟化物可以防止蛀牙，而且现在已经知道氟化物的许多作用在很大程度上是局部的，因此摄入量指南可能需要重新评估。

表 9–16　部分食物组中的氟化物含量

食物名称	氟化物含量 /（μg/100g）	食物名称	氟化物含量 /（μg/100g）
肉类（鸡肉）	55	豆科植物（黄豆）	56
粮食制品（大麦、面粉）	51	蔬菜类（黄瓜）	14
水果（苹果）	7	油脂（植物油）	0.7
乳制品（新鲜牛乳）	2	海鲜类（熟虾）	247
蛋制品（熟鸡蛋）	2		

资料来源：Alejandra Cantoral，Lynda Cristina Luna–Villa，Andres A. Mantilla–Rodriguez，et al. Fluoride Content in Foods and Beverages From Mexico City Markets and Supermarkets［J］. Food and Nutrition Bulletin, 2019, 40（4）.

2. 消化吸收与转运

在食物中，氟与蛋白质结合，在吸收前必须经过胃蛋白酶或其他蛋白酶的水解。食物中矿物质，特别是钙和镁，可能会与氟形成不溶性复合物，从而减少其吸收。氟的吸收在胃和小肠中都是通过被动扩散进行的。当氟化物以含氟水或牙膏的形式摄入时，其吸收率几乎为 100%，而且相当迅速（摄入后 90min 内）。在胃的低 pH 环境中，氟化物被转化为氟化氢，也称为氢氟酸，这种转化有利于其快速吸收。当与食物一起食用时，氟的吸收率会减少到 50% ~ 80%。

氟在血液中以离子氟和氢氟酸的形式自由运输，同时也与血浆蛋白结合。吸收的氟从血液中迅速分布到身体各组织。

3. 体内平衡及排泄

大多数氟存在于骨骼和牙齿中，但它可以对几个身体系统产生影响。随着吸收氟量的增加，组织吸收的数量也在增加。然而，由于尿液排泄的加速，在高吸收率下保留的百分比会变低。骨骼的生长速度影响着氟的平衡。

离子型氟化物在尿液中迅速排泄，约占氟化物总排泄量的 90%。尿液中的氟化物排泄量（氟化物 / 尿液）通常在 0.2 ~ 1.1mg/L。粪便排出的氟占其余损失的大部分，只有少量损失发生在汗液中。

4. 生理功能

羟基磷灰石［$Ca_{10}(PO_4)_6(OH)_2$］，存在于牙齿和骨骼中。牙齿珐琅质很容易被腐蚀（龋齿），特别是被酸性细菌腐蚀。氟化物取代了羟基磷灰石中的氢氧根离子，形成氟羟基磷灰石。氟羟基磷灰石增加了结晶结构的矿化度，并且比羟基磷灰石的酸溶性更低，因此增加了牙釉质对酸脱矿的抵抗力。

摄入的氟化物主要通过其在唾液中的存在与牙齿发生作用，唾液中的氟化物含量约为 0.01 ~ 0.05mg/kg。羟基磷灰石中的离子可以在最初的晶体形成过程中被替换，或从先前沉积的矿物中被取代。根据下式：

$Ca_{10}(PO_4)_6(OH)_2 + xF^- \rightarrow Ca_{10}(PO_4)_6(OH)_{2-x}F_x^-$，在骨和牙釉质中，$F^-$ 对 OH^- 的替代比例为 1：20 ~ 1：40。

监测血浆和尿液中的氟化物可以分别确定毒性和氟化物暴露，但不能确定身体的氟化物状况。急性毒性表现为恶心、呕吐、腹泻、酸中毒和心律失常。已有报告称，摄入 5 ~ 10g 氟化钠或约 32 ~ 64mg 氟 /kg 体重后死亡，尽管摄入量低至 5mg 氟 /kg 体重时也可能发生。慢性氟中毒被称为氟中毒，其特征是牙齿（氟斑牙）、骨骼（包括骨骼畸形、关节活动受限、骨骼形成和矿化异常 / 过度，以及骨折风险增加）和非骨骼组织（包括骨骼肌、大脑、神经和肾功能受损）的变化。摄入过多的氟也与骨、皮肤和口腔癌症的风险增加有关。

六、铬

铬是一种在空气、水和土壤中无处不在的金属，以 Cr^{2-} 至 Cr^{6+} 的几种氧化状态存在。三价铬（Cr^{3+}）是最稳定的氧化状态，经常被发现与含有氮、氧或硫的配体相连，形成六价或八面体复合物。

1. 膳食来源与推荐摄入量

在食品中，铬以三价形式存在。铬的良好膳食来源包括肉类和谷物（尤其是全谷物）以及蔬菜和水果。铬可以在多种维生素/矿物质补充剂和单一营养素补充剂中以无机盐（如与氯化物）和有机复合物（如与乙酸盐、单独的烟酸或与氨基酸或吡啶酸）的形式出现。50 岁以前的成年男性和女性铬的充足摄入量分别为 35μg/d 和 30μg；50 岁以上的男性和女性数值分别降至 30μg/d 和 25μg/d。在怀孕和哺乳期，建议铬的摄入量均为 35μg/d。

2. 消化、吸收与转运

铬在酸性溶液中可能会从食物成分中释放出来。铬在小肠尤其是空肠中被吸收。铬在人体内的吸收模式尚不清楚，但铬被认为是通过被动扩散、载体介导的转运器和/或可能通过内吞作用吸收。

铬的吸收可能受到饮食因素的影响。在胃内，氨基酸或其他配体可螯合铬。氨基酸如苯丙氨酸、甲硫氨酸和组氨酸以及吡啶酸作为配体可提高铬的吸收。螯合剂通常有助于铬在到达小肠的碱性 pH 后保持可溶性，并防止发生羟连聚合。亲脂性化合物如吡啶甲酸盐可促进 Cr^{3+} 通过细胞的脂质膜吸收。维生素 C 和烟酸也可促进铬的吸收。铬在中性或碱性环境中可能与羟基离子（OH^-）发生反应，羟基离子很容易聚合成高分子质量的化合物，这个过程称为"氧化"。这种反应在使用抗酸剂、质子泵抑制剂或增加胃部 pH 的 H_2 受体阻断剂药物（如用于缓解胃灼热）时更容易发生，可能导致铬沉淀，从而减少吸收。植酸主要存在于谷物、豆类、坚果和种子中，也会与铬结合并减少其吸收。

人体中含有 4~6mg 的铬。铬含量特别高的组织包括肝脏、脾脏和骨骼，其次是肾脏、心脏和胰腺。

3. 体内平衡与排泄

大部分铬（约 95%）通过尿液排出体外。尿液中的铬排泄量约为 0.2~0.4μg/d。少量的铬也会随着皮肤细胞的脱皮而流失。粪便中的铬主要是指未被吸收的饮食中的铬，而不是通过胆汁排入粪便的内源性铬。

4. 生理功能

铬被认为可以增强胰岛素的作用；铬的生物活性形式是一种低分子质量的铬结合物质，称为铬球蛋白。铬甲硫氨酸被认为是随着胰岛素的分泌而产生的，胰岛素刺激了细胞对铬的吸收。一旦进入细胞，铬原子（4 个）就会结合到嗜铬球蛋白，也称为寡肽，是由甘氨酸、半胱氨酸、天冬氨酸和一个或多个谷氨酸组成。四个铬原子与凋亡调节蛋白结合，该复合物就被称为全色调节蛋白（Cr^{4+}chromodulin）或色调节蛋白，如图 9-26 所示：转铁蛋白将 Cr^{3+} 送到细胞膜上的转铁蛋白受体（TfR）。Cr^{3+} 在细胞内释放。四个 Cr^{3+} 原子与色蛋白复合，形成全色蛋白或 Cr^{4+} 色蛋白。Cr^{4+} 色蛋白的功能是增加胰岛素受体 β 亚单位和其他细胞膜酪氨酸激酶的激酶活性。

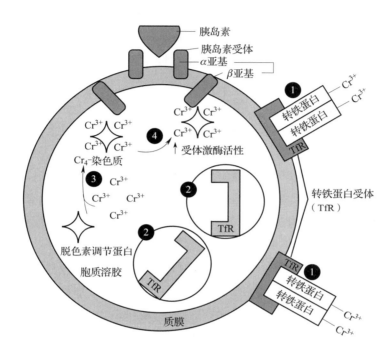

图 9-26　铬（Cr^{3+}）作为色蛋白的一部分在增强胰岛素反应中的作用

注：①Cr^{3+} 与转铁蛋白受体结合；②膜上转铁蛋白受体（TfR）；
③Cr^{4+} 色调节蛋白的合成；④Cr^{4+} 色调节蛋白增强酪氨酸激酶活性

　　细胞内的胰岛素信号传导由选定的蛋白质上的酪氨酸残基的磷酸化来调节。更具体地说，胰岛素最初与胰岛素受体的 α 亚单位结合；这种结合导致胰岛素受体的 β 亚单位上特定的酪氨酸残基的自动磷酸化，并刺激受体和参与信号转导的其他细胞内（细胞）蛋白底物（如胰岛素受体底物 I）的酪氨酸激酶活性。铬蛋白与胰岛素受体的细胞膜 β 亚基结合，刺激胰岛素受体 β 亚基的激酶活性。铬蛋白还可能刺激参与胰岛素信号传导的其他酶的酪氨酸激酶活性，以影响 GLUT4 的转位和改善细胞的葡萄糖摄取。

　　铬在体内的另一种可能的生物活性形式是铬酸盐。含有六价铬形式的铬酸盐或铬酸（CrO_3），可在体内由过氧化氢和自由基等氧化剂对 Cr^{3+} 的氧化产生。铬酸盐与钒酸盐类似，可能会抑制磷酸酪氨酸磷酸酶的活性，从而延长或增强胰岛素信号的传递。

七、锰

虽然锰在自然界中广泛分布，但在体内只有微量（约 $10 \sim 20mg$），锰主要以 Mn^{2+} 或 Mn^{3+} 的形式存在。

1. 膳食来源与推荐摄入量

全麦谷物、坚果和多叶蔬菜被认为是富含锰的食物。谷物产品的锰含量差别很大，部分原因是植物种类不同，部分原因是磨粉过程中分离谷物中富锰和贫锰部分的效率不同。锰的推荐充足摄入量是成年男性 $4.5mg/d$，成年女性 $4.0mg/d$。在怀孕和哺乳期，推荐量分别增加到 $4.0mg/d$ 和 $4.2mg/d$。

2. 消化、吸收与转运

锰是否与食物成分结合，在吸收前是否需要经过消化来释放锰，目前还不清楚。锰的吸收，如 Mn^{2+}，通常低于 5%，吸收量随着摄入量的增加而减少，反之亦然。女性的吸收量可能比男性大。锰的吸收很快就能达到饱和，认为是低容量、高亲和力的活性载体蛋白，如二价矿物质转运体 1 和 / 或 Zrt- 和 Irt- 样蛋白 14。扩散可能有助于高锰摄入量的吸收，吸收可能发生在整个小肠上，肠道吸收的调节和排泄的控制都能使锰在体内保持平衡。

从消化道进入门静脉循环的锰可能保持自由状态，或者在穿越肝脏前作为 Mn^{2+} 与 α-2- 巨球蛋白结合，在那里几乎完全被清除。从肝脏释放后，血液中的锰可能①保持游离（作为 Mn^{2+}）；②与白蛋白、α-2- 巨球蛋白、β- 球蛋白或 γ- 球蛋白结合（作为 Mn^{2+}）；（3）被铜蓝蛋白氧化为 Mn^{3+} 并与转移蛋白结合。血清锰的浓度通常在 $0.4 \sim 1.1ng/mL$。

在细胞内，锰主要以 Mn^{2+} 的形式存在于线粒体；锰在组织内不易被氧化。锰存在于大多数器官和组织中（包括头发），并不倾向于明显集中于任何特定的器官和组织，但其浓度在骨骼、肝脏、胰腺和肾脏中最高。在骨骼中也较高（可能包含身体总储存量的 $25\% \sim 40\%$）。

3. 体内平衡与排泄

锰主要通过胆汁在粪便中排泄（约 90%）。从饮食中吸收的多余的锰被肝脏迅速释放到胆汁中以维持平衡。尿液中排出的锰很少，不到 $1\mu g/L$。通过汗液和皮肤脱皮也会有少量损失。

4. 生理功能

锰既是酶的激活剂，又是金属酶的组成成分。在酶催化反应的激活过程中，锰可以与底物、ATP 或直接与酶结合，引起构象变化。转移酶、激酶、水解酶、氧化还原酶、连接酶和裂解酶都可以被锰以这种方式激活，而且数量众多，功能多样。

（1）骨、软骨和结缔组织的合成　两个依赖锰的转移酶——木糖基转移酶和糖基（又称半乳糖基或半乳糖）转移酶对结缔组织的合成很重要。糖基转移酶对糖胺聚糖的合成特别重要，如硫酸软骨素，附着在蛋白质上，形成蛋白多糖。糖基转移酶催化糖基（半乳糖）从二磷酸尿苷（uridine diphosphate，UDP）转移到受体分子，如图 9-27 所示：

$$\text{苷二磷酸-糖} + \text{受体} \xrightarrow{\text{糖基转移酶}} \text{二磷酸尿苷} + \text{受体-糖}$$

图 9-27　糖基转移酶的催化反应

锰的缺乏与糖基转移酶活性受损有关。

（2）尿素的合成　精氨酸酶是一种水解酶，每个分子需要四个锰原子，是一种负责尿素形成的细胞膜酶。该酶在肝脏中浓度很高，是尿素循环的场所。该酶裂解精氨酸以产生尿素和鸟氨酸。

（3）碳水化合物 / 营养物质的代谢　丙酮酸羧化酶是一种含有四个锰原子的连接 / 合成酶，将丙酮酸转化为三羧酸循环的中间产物草酰乙酸。因为镁可以替代丙酮酸羧化酶中的锰，所以在锰缺乏的情况下，丙酮酸羧化酶的活性变化很小。

磷酸烯醇丙酮酸羧化酶是一种由锰激活的裂解酶，将草酰乙酸转化为磷酸烯醇丙酮酸和二氧化碳。在缺锰的动物中，磷酸烯醇丙酮酸羧基激酶的活性降低。

异柠檬酸脱氢酶需要锰或镁。该酶在三羧酸循环中催化异柠檬酸盐转化为 α- 酮戊二酸盐，该反应需要 $NADP^+$。

（4）抗氧化剂的作用　超氧化物歧化酶是一种依赖锰（Mn^{3+}-SOD）的氧化还原酶金属酶（非锰激活），其功能与依赖铜和锌的超氧化物歧化酶相似，以防止超氧化物自由基造成的脂质过氧化。锰 -SOD 存在于线粒体中，而铜 – 锌 -SOD 则存在于细胞外和细胞质中。锰也可以作为组织中第二信使途径的调节剂，锰可以激活鸟苷酸环化酶，锰也可以影响细胞钙水平，从而调节钙依赖过程。

第九章　拓展阅读

📝 **思考题**

1. 简述水在体内的分布和其生理功能。
2. 谈谈机体失去水平衡时会有哪些表现，如何避免？
3. 常量元素钙对机体的作用是什么，及影响钙吸收的因素有哪些？
4. 人体必需的微量元素有哪些？各有哪些生理功能？
5. 什么是矿物质的生物有效性，有哪些因素影响矿物质的生物有效性？

第十章
营养补充剂与食品功能因子

学习目标

1. 掌握功能性食品、营养补充剂、保健食品、营养强化剂的定义。
2. 熟悉食品功能因子的来源、分类及功效。
3. 熟悉功能因子在体内的吸收、分布、代谢及排泄过程。

营养学领域的研究重点随着时间的推移而不断改变。从 19 世纪末到 20 世纪 60 年代，营养学领域的研究重点是识别必需营养素（例如水溶性维生素、脂溶性维生素和某些矿物质）和确定能够防止营养素缺乏症的基本需求量。之后，营养学研究越来越注重营养在非传染慢性代谢性疾病的预防和控制中的作用。研究已证实食品功能成分在预防慢性代谢紊乱和疾病发展以及促进健康等方面具有较大潜力，功能性食品的概念也应运而生。新中国成立特别是改革开放以来，我国健康领域改革发展成就显著，人民健康水平不断提高。同时，我国也面临着工业化、城镇化、人口老龄化以及疾病谱、生态环境、生活方式不断变化等带来的新挑战，需要统筹解决关系人民健康的重大和长远问题。根据《"健康中国 2030"规划纲要》，2030 年我国的大健康产业市场总规模将达到 16 万亿元，未来有望成为中国经济的支柱产业之一。目前针对功能性食品（functional foods）这一术语尚未有被广泛认可的标准定义，不同的组织和国家有不同的定义。但是无论何种具体定义，大多数机构都指出食品功能因子（functional food factors）和／或富含它们的食物形式应当在满足机体繁殖、生长、发育等一般生命进程中的最低需求以外，还能提高其健康水平。总的来说，功能性食品是指能够促进健康或具有其他功能性的食品，其所带来的益处远远超出其提供的能够满足人们生长发育基本需求并预防缺乏症的营养成分和能量。在美国、欧盟和其他国家，已针对功能性食品的声明制定了具体准则。根据活性成分作用的不同可将其分为不同类型的功能性食品，其中部分产品已被广泛认知，然而，更多食品及食品功能因子仍亟待深入研究。本章将概述食品功能因子的来源、分类及功效，并列举典型功能因子在体内的吸收、分布、代谢及排泄过程。

第一节　膳食营养补充剂及食品功能因子概述

自古以来，中西方都有"药食同源"的理念。在古代的图画和文字中记载了使用食物预防和/或治疗某些疾病的方法。西方医学之父希波克拉底也曾提出"让食物成为您的良药"，强调食物在健康领域中的重要性。然而，鉴定食物活性物质并确定健康功效的实验室研究和临床研究仅有几十年的历史。根据《食品安全国家标准　保健食品》（GB 16740—2014），能通过激活酶的活性或其他途径调节人体机能的物质，称为功效成分（functional composition），现多称为功能因子（functional factors）。功能食品中的功能因子是使功能食品起生理作用的活性成分，是生产功能食品的关键。营养学家们最早发现的食品功能因子有植物纤维、β-胡萝卜素和ω-3多不饱和脂肪酸（polyunsaturated fatty acids，PUFAs）。至今为止，已有数百种物质被声称为食品功能因子，其中包括异黄酮、生育三烯酚、烯丙基硫化合物、共轭亚油酸和类胡萝卜素如叶黄素、玉米黄质和番茄红素等。膳食补充剂及食品功能因子不再仅仅只是科学家和医疗从业人员感兴趣的方向，目前也已成为人们关心的主流热点。对营养食品的持续关注，特别是对于预防和/或治疗慢性病的非医学解决方案的需要，使更多人已开始对该领域产生浓厚兴趣。

一、膳食营养补充剂及食品功能因子的定义

美国食品与药物监理局（FDA）在《膳食补充剂健康与教育法》（DSHEA）中对膳食补充剂（dietary supplements）作出如下规定："一种旨在补充膳食的产品（而非烟草），它可能含有一种或多种如下膳食成分，一种维生素、一种矿物质、一种草本（草药）或其他植物、一种氨基酸、一种用以增加每日总摄入量来补充膳食的食物成分，或以上成分的一种浓缩物、代谢物、成分、提取物或组合产品等。"也包括在得到批准、发证、许可前已作为膳食补充剂或食品上市的、已批准的新药、维生素或生物制剂。另外，DSHEA对膳食补充剂的组成内容和标记要求规定：产品形式可以是丸剂、胶

囊、片剂或液体；产品不能代替普通食物或作为膳食的唯一品种，产品标识为"膳食补充剂"。

在我国对功能性食品的定义通常指保健食品。根据《中华人民共和国食品安全法》和GB 16740—2014 的定义："保健食品，即声称并具有特定保健功能或者以补充维生素、矿物质为目的的食品。即适用于特定人群食用，具有调节机体功能，不以治疗疾病为目的，并且对人体不产生任何急性、亚急性或慢性危害的食品。"国家市场监督管理总局关于保健食品的申报功能总结为以下 24 项：增强免疫力，辅助降血脂，辅助降血糖，抗氧化，辅助改善记忆，缓解视疲劳，促进排铅，清咽，辅助降血压，改善睡眠，促进泌乳，缓解体力疲劳，提高缺氧耐受力，对辐射危害有辅助保护功能，减肥，改善生长发育，增加骨密度，改善营养性贫血，对化学性肝损伤的辅助保护作用，祛痤疮，祛黄褐斑，改善皮肤水分，改善皮肤油分，调节肠道菌群，促进消化，通便，对胃黏膜损伤有辅助保护功能。功能性食品，事实上不是法规范畴内的概念，我国现行法律法规中并没有这一食品类别，因此并无官方定义。我国的功能性食品更多源于行业内的一种称呼。一般认为，它是指对人体具有增强机体防御功能、调节生理节律、促进健康等功能的食品。这类产品可以包括保健食品，但又比保健食品的范围更广。

食品营养强化、平衡膳食 / 膳食多样化、应用营养素补充剂是世界卫生组织推荐的改善人群微量营养素缺乏的三种主要措施。食品营养强化是在现代营养科学的指导下，根据不同地区、不同人群的营养缺乏状况和营养需要，以及为弥补食品在正常加工、储存时造成的营养素损失，在食品中选择性地加入一种或者多种微量营养素或其他营养物质，即营养强化剂（fortified food）。食品营养强化不需要改变人们的饮食习惯就可以增加人群对某些营养素的摄入量，从而达到纠正或预防人群微量营养素缺乏的目的。

需要注意的是，根据我国相关法律规定普通食品发布广告不得声称具有保健功能，也不得借助宣传某些成分的作用明示或者暗示其保健作用，保健食品广告应当声明"本品不能代替药物"。

二、膳食营养补充剂及食品功能因子的来源

膳食营养补充剂或功能性食品的原料主要来源包括动物、植物及微生物，也有一些天然化合物的化学合成物质（表 10–1）。例如，天然虾青素可以来源于真菌、微藻如红球藻和甲壳类动物等。多酚类白藜芦醇是一种活性较好的食品功能因子，它可以通过天然资源如虎杖、葡萄皮或红酒等提取或衍生获得，也可以通过转基因酵母菌生产制备。

另外，研究发现在不同食物原料中含有较高浓度的特定功能因子，例如辣椒素主要存在于辣椒中，而烯丙基硫（有机硫）化合物集中存在于洋葱和大蒜中。表 10–2 列出了含有较高特定功能因子的某些 / 某类食品。值得注意的是，某些功能因子的食物来源非常广泛，

表 10-1　不同来源的食品功能因子示例

来源	食品功能因子
植物来源	大蒜素、没食子酸、木质素、玉米黄质、抗坏血酸、卵磷脂酰胆碱、δ-柠檬烯、槲皮素、辣椒素、香叶醇、叶黄素、白藜芦醇、β-胡萝卜素、β-葡聚糖、木犀草素、紫檀芪、纤维素、谷胱甘肽、番茄红素、硒、胆碱、吲哚-3-羧基醇、去甲二氢辣椒素、α-生育酚、大豆苷元、β-紫罗兰酮、果胶、γ-生育酚、半纤维素、紫苏醇
动物来源	钙、二十二碳五烯酸（DPA）、鞘脂、肌酸、共轭亚油酸、二十碳五烯酸（EPA）、二十二碳六烯酸（DHA）、泛醌（辅酶Q10）、硒、锌
微生物来源	双歧杆菌、婴儿双歧杆菌、嗜酸乳杆菌（NCFB 1748）、嗜酸乳杆菌（LC1）、长双歧杆菌、布拉酵母菌（酵母菌来源）

注：表中列出的物质包括公认的或声称为食品功能因子的物质。
资料来源：《营养保健食品及功能性食品手册》（第 3 版）。

表 10-2　含有较高特定功能因子含量的食物示例

食品功能因子	含量较高的食物来源
腺苷	大蒜、洋葱
花青素	葡萄、红葡萄酒
烯丙基硫化合物	洋葱、大蒜
3-正丁基苯酞	芹菜
β-胡萝卜素	柑橘类水果、胡萝卜、西葫芦、南瓜
辣椒碱	辣椒
鼠尾草酚	迷迭香
儿茶素	茶、浆果
纤维素	大多数植物（细胞壁的组成成分）
共轭亚油酸	牛肉和乳制品
姜黄素	姜黄
鞣花酸	葡萄、草莓、覆盆子、核桃
EPA 和 DHA	鱼油、海藻、磷虾
β-葡聚糖	燕麦麸、大麦
吲哚	卷心菜、西蓝花、菜花、羽衣甘蓝、球芽甘蓝
异黄酮	大豆和其他豆科植物

续表

食品功能因子	含量较高的食物来源
异硫氰酸酯	十字花科蔬菜
番茄红素	番茄和番茄制品
槲皮素	洋葱、红葡萄、柑橘类水果、西蓝花、意大利黄南瓜
白藜芦醇	葡萄（皮）、红葡萄酒
肌酸	动物肉类

注：该表中列出的物质包括公认的或声称为食品功能因子的物质。
资料来源：《引自营养保健食品及功能性食品手册》（第 3 版）。

其中包括许多看似无相关性的食物。例如，柑橘类水果和洋葱都含有槲皮素，但这些食物非常不同，柑橘类水果生长在树上，而洋葱的可食用鳞茎则生长在地下。其他槲皮素含量较高的植物性食物有红葡萄、西兰花等十字花科蔬菜和意大利黄南瓜。同样，这些食物似乎与柑橘类水果或洋葱几乎没有相似之处。事实上，也并不能保证看似相似的食物都含有相同的食品功能因子。例如，洋葱和大蒜都是多年生草本植物，植根于鳞茎，从植物学角度讲，均属于百合科植物。洋葱中含有槲皮素，有些品种的类黄酮含量甚至高达其干重的10%，而大蒜却不含槲皮素。

三、食品功能因子的分类及功效

营养补充剂、功能性食品可按照作用机制和功效的不同进行分类（表 10-3）。食品功能因子也可被分为具有抗氧化、抗菌、降血压、降胆固醇、抗血小板聚集、抗炎、抗癌、骨保护等功能的活性物质（表 10-4）。这些信息将有助于人们计划饮食，从而促进健康，预防/控制慢性病的发生发展。但是，需要注意的是，许多与营养补充剂及食品功能因子相关的协同作用和竞争作用等问题尚不十分明确。

表 10-3　含有特定功效的功能性成分与功能性食品示例

功能	功能性成分与功能性食品
有助于增强免疫力	营养强化剂（蛋白质、维生素）、免疫球蛋白、免疫活性肽、活性多糖（如灵芝多糖、香菇多糖、银耳多糖、人参多糖、海参多糖等）、超氧化物歧化酶、益生菌等
有助于降低血脂	花粉、苦荞粉、γ-谷维素、洛伐他汀、L-肉碱、SOD、EPA、DHA、维生素 E、γ-亚麻酸、α-亚麻酸、小麦胚芽油、紫苏油、亚麻籽油、月见草油、红花油、沙棘油、深海鱼油、枸杞、山楂、燕麦、蘑菇、银杏叶、灵芝、香菇、杏仁、黑芝麻、酿造醋、大豆磷脂、芦荟、酸枣、丹参、大蒜、红景天、雪莲花、虫草、蜂胶、牛磺酸、茶多酚、螺旋藻、黄芪、西洋参、人参、何首乌、绞股蓝、决明子、荷叶、红曲制剂、甲壳素、植物甾醇等

续表

功能	功能性成分与功能性食品
有助于降低血糖	铬、锌、硒、苦瓜、苦荞麦、南瓜、甘草、番石榴、洋葱、蜂胶
有助于改善睡眠	褪黑激素、色氨酸和 5- 羟基色氨酸、部分维生素与矿物元素（维生素 B_1、B_6、叶酸、B_{12}、钙和镁等）、植物活性成分（酸枣仁、西番莲花、洋甘菊等）
抗氧化	超氧化物歧化酶、过氧化氢酶、谷胱甘肽、黄酮和类黄酮、酚类物质、维生素 C、维生素 E、$\beta-$ 胡萝卜素、锌、铁、茶多酚、原花青素、迷迭香、硒、虾青素、番茄红素
助于缓解运动疲劳	人参、西洋参、二十八醇、牛磺酸、鱼鳔胶、乌骨鸡、鹿茸等
有助于减少体内脂肪	脂肪代谢调节肽、魔芋精粉和葡甘露聚糖、乌龙茶提取物、L- 肉碱、荞麦、燕麦、红薯、人参、铬
有助于增加骨密度	钙、磷、维生素 D、蛋白质、必需微量元素、矿物质元素结合肽、黄酮及异黄酮类化合物
有助于改善缺铁性贫血	猪、牛、羊、鸡等动物肝脏和瘦肉、水果（樱桃、葡萄、山楂等）、蔬菜、木耳等
有助于改善记忆	大豆磷脂、蛋黄磷脂、磷脂酰乙醇胺、DHA、牛磺酸、锌、$\alpha-$ 亚麻酸、磷脂酰丝氨酸、$\gamma-$ 氨基丁酸、芹菜甲素、辣椒素、银杏、胆碱
清咽	罗汉果、金银花、菊花、鱼腥草、草珊瑚、薄荷、胖大海、川贝母等
有助于提高缺氧耐受力	蜂产品、生物提取物（维生素 B_6、维生素 B_{12}、叶酸、泛酸等）、鲨烯、中药提取物（人参皂苷、红景天等）
有助于降低酒精性肝损伤危害	磷脂酰胆碱、高 F 值低聚肽、乳酮糖、肌醇、潘氨酸、硒、谷胱甘肽、半胱氨酸、大豆磷脂、磷脂酰乙醇胺、$\gamma-$ 亚麻酸、谷氨酰胺、植物活性成分（甘草酸、水飞蓟素）
有助于排铅	虾皮、牛乳、豆制品、海带、木耳、大蒜、茶叶等
有助于泌乳	富含维生素 B_1 的食物、富含蛋白质的食物
有助于缓解视疲劳	优质蛋白、维生素（维生素 A、维生素 B_1、维生素 C、维生素 E）、矿物元素（钙、磷、硒等）、叶黄素和玉米黄质
有助于改善胃肠功能	有益活菌制剂、双歧因子（如功能性低聚糖和膳食纤维）、有益菌及其增殖因子的综合制剂
有助于促进面部皮肤健康	芦荟、珍珠粉、花粉、神经酰胺

表 10-4　食品功能因子按功效进行分类示例

功效	食品功能因子
肿瘤预防	阿霍烯、鞣花酸、柠檬烯、辣椒素、肠内酯、叶黄素、鼠尾草酚、雌马酚、紫檀芪、共轭亚油酸、染料木黄酮、鞘脂、姜黄素、甘草甜素、α-生育酚、大豆苷元、保加利亚乳杆菌、α-三烯生育酚、烯丙基硫醚、嗜酸乳杆菌、γ-三烯生育酚
对血脂水平有积极影响	β-葡聚糖、白藜芦醇、δ-生育三烯酚、单不饱和脂肪酸、皂苷、ω-3 多不饱和脂肪酸、β-谷固醇、槲皮素、单宁酸
抗氧化活性	抗坏血酸、姜辣素、番茄红素、β-胡萝卜素、谷胱甘肽、橄榄苦苷、儿茶素、羟基酪醇、多酚类物质、绿原酸、吲哚-3-羧基醇、单宁、共轭亚油酸、叶黄素、生育酚、鞣花酸、木犀草素、生育三烯酚
抗炎作用	辣椒素、二十二碳六烯酸、亚麻酸、姜黄素、二十碳五烯酸、槲皮素
成骨或骨保护作用	钙、大豆苷元、大豆蛋白、共轭亚油酸、染料木黄酮、肌酸

注：该表中列出的物质包括公认的或声称为食品功能因子的物质。
资料来源：《营养保健食品及功能性食品手册》（第 3 版）。

　　随着研究的深入，越来越多的食品功能因子被发掘出来。根据其结构特征，可按照化学结构进行分类，见表 10-5。

表 10-5　基于化学结构不同对食品功能因子进行分类

化学结构分类	食品功能因子
类异戊二烯（萜类）	类胡萝卜素、皂苷、单萜类、生育酚、三烯生育酚
酚类化合物	花青素类、香豆素类、黄酮醇、异黄酮、木质素、二苯乙烯类、单宁酸
碳水化合物和碳水化合物衍生物	非淀粉多糖、低聚糖
脂肪酸和脂类	共轭亚油酸、磷脂酰胆碱、ω-3 多不饱和酸、鞘脂
蛋白质、氨基酸及衍生物	亮氨酸、肌酸
矿物质	钙、铁、钾、硒、锌

　　研究发现，许多食品功能因子可能具有多种生理功能。ω-3 多不饱和脂肪酸是最常见的营养补充剂之一。例如，ω-3 多不饱和脂肪酸作为类花生酸类物质的前体，可促进局部血管舒张和支气管扩张，并阻止血小板聚集和凝块形成，从而预防哮喘和心脏病。ω-3 多不饱和脂肪酸还可以降低细胞生长信号传导相关蛋白激酶 C 和酪氨酸激酶的活性，抑制癌细胞增殖。ω-3 多不饱和脂肪酸也能够抑制内源性脂肪酸合成。

　　橄榄油中含有的非脂肪成分对健康产生影响也说明了食品功能因子的重要性。尽管所有的橄榄油都富含已被证明可以降低罹患冠心病风险的 PUFA 和 MUFA，但是研究发现特级初榨橄榄油具有更多的健康益处。特级初榨橄榄油中酚类化合物如羟基酪醇、酪醇、橄榄苦苷、香草酸和咖啡酸等的含量较高。另外，每 kg 初榨橄榄油中还含有高达 100mg 的木质素，如（+）–1– 乙酰氧基松脂醇、（+）– 松脂醇和（+）–1– 羟基松脂醇等。一项欧洲研究通过比较了各个国家 / 地区绝经后患有乳腺癌的女性以及对照人群的脂肪酸摄入构成，发现西班牙居民食用油酸量与乳腺癌患病率之间显著负相关，而柏林、北爱尔兰、荷兰和瑞士的受试者或非西班牙居民则没有此种现象。通过调查发现西班牙受试者主要从橄榄油中获得油酸，而其他国家的居民则从其他来源获得油酸。

第二节　食品功能因子的代谢

近年来，大量的食品功能因子不断被发掘并应用到功能食品的开发中。但是由于天然功能因子大多存在活性成分降解快、靶标组织中浓度低、生物可利用率低等问题，大大影响了其功能特性的发挥。另外，与食品功能因子原型相比较，其体内代谢产物可能会增强或减弱健康功效。因此，研究这些天然食品功能因子在体内的代谢吸收过程具有非常重要的现实意义。

食品功能因子在机体转运过程中的吸收（absorption）、分布（distribution）、代谢（metabolism）、排泄（excretion）（即 ADME 过程）是其产生生物效应的重要环节。大部分口服功能食品因子主要是通过食道进入胃和小肠，并由小肠膜吸收进入血液，在肝脏中酶的作用下转化为各种代谢物，并通过心脏输送到全身各个组织器官而发挥多种保健和药理作用，最后经粪便或尿液排出体外。由于食品功能因子种类繁多、结构复杂，许多功能因子的 ADME 过程尚在持续研究中。

一、代谢动力学简介

功能因子体内生物利用率常利用代谢动力学进行分析探究。代谢动力学（pharmacokinetics，PK）是结合动力学原理和数学处理方法研究功能因子在体内的吸收、分布、代谢和排泄过程的一门学科。其核心是定量研究功能因子在体内的转运（吸收、分布、排泄）和转化（代谢）过程中浓度、体内存在部位及时间之间的相互动态关系，为功能性食品和营养补充剂的开发和临床应用提供理论依据。

代谢动力学发展至今已有一百余年的历史，最早由 Buchanan 在 1847 年提出。1937 年生理学家 Teorell 发表了文章《物质进入机体的分布动力学》，提出了二室房室模型假设，成为代谢动力学发展的转折点。1979 年代谢动力学概念第一次在我国提出，20 世纪 90 年代人们对药物动力学越发重视，伴随着分析技术的快速进步，代谢动力学的研究也发展迅速，促使其成立为一门独立的学科。代谢动力学的应用已经深入药剂学、生物药剂学、药理学、临床药理学、数学、分析化学、化学动力学、计算机科学等多个领域。现代研究发现约有 39% 的药物由于吸收、分布、代谢、排泄等药物性质（drug-like properties）不佳在临床前验证失败。2003 年由原卫生部颁布的《保健食品检验与评价技术规范》中借用代谢动力学 ADME 进行试验验证，提供动力学参数，明确功能因子在体内的分布及靶标浓度成为保健食品检验与评价的重要依据和参考。

二、活性因子的生物利用率及其限制因素

某一物质的生物利用率（bioavailability）是指经摄取后，被人体吸收可发挥生理功能部分的比例，即经消化道消化后从食糜中释放出来经小肠吸收后到达体细胞部分的比例。药物代谢动力学评估过程中生物利用率一般分为绝对生物利用率（absolute bioavailability）和相对生物利用率（relative bioavailability），绝对生物利用率是指摄入的物质"血药浓度 – 时间"曲线下的面积（AUC_{oral}），而相对生物利用率则用受试物质与标准物质生物利用率的比值表示，且没有明确的定义，绝对生物利用率更为精确。在传统生物医药行业，口服药物的生物利用率限制因素通常按照溶解性和渗透性分类。

Ⅰ类（Class Ⅰ）：高溶解度、高渗透性。这类化合物在胃肠液中溶解度高，而且很容易透过上皮细胞膜被吸收。它们的生物利用率限制因素可能与药物在消化道的释放、相互作用、化学转化、代谢或外排有关。

Ⅱ类（Class Ⅱ）：低溶解度、高渗透性。这类化合物在胃肠液中很难溶解，但很容易透过上皮细胞膜被吸收。部分脂溶性化合物属于这一类，它们水溶性很差但容易经上皮细胞吸收，可通过增加其在胃肠液中的溶解度提高生物利用率。

Ⅲ类（Class Ⅲ）：高溶解度、低渗透性。这类化合物易溶于胃肠液，但难于透过膜被吸收。一些水溶性药物属于这类，可通过增加其上皮细胞膜渗透性提高生物利用率。

Ⅳ类（Class Ⅳ）：低溶解度、低渗透性。这类化合物既难溶于胃肠液，也不容易透过上皮细胞被吸收，通常具有极低的生物利用率。

对活性因子的生物利用率限制因素进行的分类定义主要基于活性因子在消化道中的生物可及性（bioaccessibility，B^*）、吸收（absorption，A^*）和转化（transformation，T^*）。生物可及性是活性因子经口摄入后可到达消化道并后续供吸收的比例，即活性因子经消化道消化后，从食品基质中释放并溶解在肠液中的比例。生物可及性的测定是评价活性因子生物利用率的重要指标，一般可以通过体外模拟消化模型进行测定。对于水溶性活性因子，完全溶解在肠液中的部分可视为其生物可到达、可及的部分，不溶性晶体颗粒或复合物除外。对于脂溶性活性因子，在肠消化过程可能会发生胶束化（micellization），溶解于混合

胶束（mixed micelles）中的部分被认为是生物可及部分。在活性因子中具有高生物可及性（>75%）的物质被定义为 B*（+），而低生物利用率的物质被定义为 B*（−）。

限制生物可及性的关键因素包括活性因子的释放、溶解度和相互作用。

① 释放：许多活性因子因被束缚在食品基质中难以释放出来，从而限制其生物可及性。半固态食品（凝胶类食品）或固态食品（肉、禽、鱼、水果、蔬菜等）中的活性因子结合或包埋在细胞或基质的内部，在消化过程中可能不会被完全释放。新鲜胡萝卜中的类胡萝卜素（carotenoids）被束缚在细胞结构中，经消化道消化后，β- 胡萝卜素（β-carotene）的释放率只有 3%。可通过改变食品加工条件（如加热或均质处理破坏细胞结构加速活性因子释放）、饮食习惯（如烹饪方法）或食品基质特性（如食品组分与结构）来增加活性因子的释放。

② 溶解度：疏水性活性因子在肠液中的溶解性很差，生物可及性低，一般需要溶解在肠液中形成胶束才能被吸收。

③ 相互作用：食品组分间相互作用可能会增加活性因子的溶解性和稳定性，另一方面也可能限制活性因子的生物可及性。姜黄素能够与大豆分离蛋白结合形成复合物，可以显著提高姜黄素的稳定性、溶解度和生物可及性。辅酶 Q10 也能够与牛乳蛋白和大豆蛋白通过疏水相互作用形成复合物，可以显著提高辅酶 Q10 的溶解度和生物可及性。在消化过程中，钠离子提高了类胡萝卜素生物利用率，而二价矿物质离子（钙、锌和镁）会结合游离脂肪酸抑制胶束形成，降低类胡萝卜素的溶解度和生物可及性。此外，阴离子长链饱和脂肪酸能与肠液中的钙离子相互作用，形成不溶性复合物，降低钙和脂肪酸的生物可及性。

三、吸收

口服途径是食品功能因子进入体内必需的过程。功能因子进入体内循环前，需经过胃并在肠道和肝脏中被代谢，从而使进入血循环的原形功能因子减少（即首过效应），因此要有理想的功效必须有良好的吸收作为保障。

影响功能因子吸收的因素主要包括：

① 功能因子的剂型：大多数脂溶性的、非离子型的功能因子在胃肠中易在亲脂性胃肠黏膜发生被动扩散，从而促进吸收。

② 胃肠排空作用：食物对不同功能因子消化道吸收影响不同，部分食物可促进 / 延迟吸收。年龄、胃肠活动性、盐酸分泌等因素也会影响机体对功能因子的吸收。

③ 首过效应：一些吸收后的功效成分经过消化道壁、肝脏后才能进入体内循环，部分功能因子首过效应大，则进入体内循环量对应减少。

④ 肠上皮的外排机制：功能因子的吸收除了受制剂本身理化性质的影响外，还受多种

生理屏障的影响，例如细胞的紧密连接、代谢酶和外排转运体等。其中 ABC 超级蛋白家族为研究较多的外排转运体。这些转运蛋白一方面可阻止功能因子泵入肠细胞内，另一方面可将已收入细胞内的功能因子泵出肠细胞外，从而影响功能因子的肠内吸收。ABC 跨膜转运蛋白家族由 7 个子家族构成即 ABCA ~ ABCG，大多数 ABC 蛋白为膜蛋白。目前研究最多的是 P- 糖蛋白（P-gp，ABCB1）、多药耐药性蛋白（MRP1，ABCC1；MRP2，ABCC2）和乳腺癌耐药蛋白（BCRP，ABCG2）。除了共性外，P-gp、MRP1、MRP2 和 BCRP 四种外排蛋白在小肠上皮细胞膜上的位置均不相同，P-gp、MRP2 和 BCRP 分布在小肠的顶侧膜一侧，MRP1 分布在小肠基底膜一侧。此外，四者的结构差异决定其功能上的差异，四者外排底物和外排抑制剂不完全相同但有交叉，即有的化合物同时是几种蛋白质的外排底物或外排抑制剂。

除对功能因子有外排作用外，外排转运蛋白还与小肠中的代谢酶产生协同作用，尤其是 CYP3A4 酶，可共同影响药物的肠吸收。虽然并不能证实健康者体内小肠上皮细胞上的 P-gp 表达水平与小肠上皮细胞的 CYP3A4 浓度，或者与肝内 CYP3A4 活性有直接关系，但从两者的空间结构来看，可能是底物在被 P-gp 跨血浆膜反复转运的过程中，增加了底物与细胞内质网中 CYP3A4 作用的机会，从而表现为外排转运蛋白和 CYP3A4 对底物的协同作用。

Caco-2 细胞模型是目前最为成熟和应用最多的体外吸收模型。Caco-2 细胞来源于人结肠癌细胞，其结构和生化特点类似于人类小肠上皮细胞，体外培养一定时间后可以分化成具有多种药物载体和酶的小肠微绒毛结构，能够在细胞水平提供关于功效分子通过小肠黏膜的吸收、代谢信息，因此，被广泛用于研究功能因子吸收机制。

四、分布

功能因子的分布（distribution）是指其经吸收并进入体循环后向体内各个组织器官或体液转运的过程。进行功能因子在体内分布特征的研究，对功能因子选择性分布至靶器官，发挥功效起着至关重要的作用。

1. 影响功能因子分布的因素

不同功能因子在不同组织器官内分布不均匀，组织血流灌注速率、功能因子与组织的亲和力、生理性屏障、功能因子与血浆蛋白结合情况等因素都会影响分布状况。现介绍三种常见的影响因素。

① 组织血流速率：功能因子进入血液后向各组织器官分布，血流灌注速率决定了功能因子向组织的转运速度，肌肉、脂肪等血流速率慢的组织分布也慢。

② 膜扩散速率：体内生理性屏障造成功能因子很难转运通过，包含血脑屏障（blood brain-barrier，BBB）、胎盘屏障（placental barrier）和血睾屏障（blood-testis barrier）。其

中对于血脑屏障研究最为广泛，研究功能因子通过血脑屏障，对神经性退行性疾病的影响和干预有重大意义。血脑屏障是介于血液和脑组织间的动态界面，其主要功能是对血液里的物质进行选择性滤过。物质要从外周血液中进入脑组织，必须通过血脑屏障，通过血脑屏障有被动转运和主动转运两种途径。被动转运即自由扩散，不需要消耗能量，其推动力为膜内外物质的浓度差，此种转运仅适合小分子非极性亲脂性物质通过血脑屏障。水溶性或极性物质则需要依赖血脑屏障的内源性载体，此种载体在脑毛细血管内皮细胞腔面到基底面上均有表达，参与的主动转运方式包括载体介导转运、受体介导转运、吸附介导转运等。然而，也并非所有亲脂性小分子都能顺利通过血脑屏障，血脑屏障的主动外排转运系统（active efflux transport，AET）介导了流入物质的排出。此种转运依靠转运蛋白完成，需要消耗能量，故此种外排系统多呈 ATP 依赖性，如 P-gp、MRP1、MRP5 等。

③ 与血浆蛋白的结合：功能因子进入体内循环后，通常首先与血浆蛋白质结合，达到平衡后，游离的功能因子透过生物膜进入细胞间液与组织蛋白结合达到平衡，进而透过细胞膜进入细胞。只有游离的功能因子才能透过生物膜进入到相应的组织或靶器官。功能因子向组织分布主要决定于血液中游离功能因子的浓度。

研究发现血浆中主要的药物/功能因子结合循环蛋白为白蛋白（albumin）与 α1- 糖蛋白（α1-glycoprotein），白蛋白占比 60%，易与碱性物质结合，而 α1- 糖蛋白易与酸性物质结合。功能因子与血浆蛋白的结合一般为范德华力结合，过程可逆。与血浆蛋白和组织蛋白结合的功能因子起到维持体内游离功能因子动态平衡作用。当结合力更强的功能因子出现时，产生竞争，会置换下较弱的功能因子，此时浓度变化容易产生一些安全问题。

不同功能因子、动物种属、性别、生理状态蛋白结合率有明显差异。血浆蛋白结合程度一般通过计算结合率来评估，80% 以上即为较高的结合率。

2. 血浆蛋白结合测定常用方法

（1）平衡透析法　平衡透析法是定量研究蛋白质与小分子结合平衡的一种传统且成熟的膜分离技术。其工作原理是将血浆蛋白溶液和含有功能因子的缓冲溶液分别置于只允许小分子透过的半透膜两侧，因两侧浓度差异会产生扩散压，经一段时间透析平衡后（一般需要 48h 达到平衡），测定浓度，计算出血浆蛋白结合率。平衡透析法被认为是测定蛋白结合率的黄金标准，优点在于其测定准确性高，而缺点在于耗时长、血浆消耗量大。

（2）超滤法　超滤法采用在血浆蛋白一侧加强压或离心力，使游离功能因子快速滤出，与平衡透析法相比，能提高分离速率。因其操作简便、快速、易与 LC–MS/MS 联用的优点在生物样品分析中的应用日益广泛，但是它受滤膜及操作条件如超滤时间、超滤压力等的影响较大。

五、代谢

功能因子的代谢（metabolism）指其在体内经过相关酶的作用发生结构变化的过程，是体内外源物质消除的重要方式，主要发生在肝脏中，部分代谢也发生在肠、肾、脑等组织中。功能因子经代谢后，其活性和毒性均会发生改变。功能因子的代谢反应可简单分为 I 相代谢反应和 II 相代谢反应，具体如下。

1. I 相代谢反应

I 相代谢反应（phase I reactions）指功能因子摄入后在细胞色素 P450 酶系的参与下，发生氧化、水解、还原等反应。I 相代谢往往是整个代谢过程中的关键及限速步骤，功能因子半衰期、清除率等特性均会受到 I 相代谢的影响。

P450 酶系是由 Klingberg 和 Gorfinkle 在 1958 年发现的，是一种以血红素为辅基的 b 族细胞色素超家族蛋白酶，因被还原后可以与一氧化碳结合形成复合物，在 450nm 波长处呈现最大吸收峰，因而被称为细胞色素 P450 酶（cytochrome P450，CYP450）。CYP450 是一种必不可少的结构酶，位于细胞内质网膜上（包括滑面内质网和粗面内质网），广泛分布于肝、脑、肺、皮肤、肾、消化道及胎盘等组织。自 1987 年推行统一命名方案至 1996 年，共经过四次修改与增补，内容日趋完善。CYP450 超家族依次可分为家族、亚家族和酶个体 3 级。凡基因表达的氨基酸同源度小于 40% 者则归入不同的家族，家族用阿拉伯数字表示如 CYP1。每一家族进一步被区分为亚家族，同源性大于 55% 被归入同一亚家族，以大写英文字母如 CYP1A 表示。最后根据酶被鉴定的先后顺序，在同一亚家族里用阿拉伯数字编序区分不同的酶个体，如 CYP1A1。

CYP450 为目前生物体内分子氧含量最丰富、分布最广泛、底物谱最广的 I 相代谢主要酶类体系。CYP450 催化的反应可发生在体内不同的组织和器官，所起作用不尽相同，含量分布也不均一。功能因子间相互作用常会抑制或诱导 CYP450，从而增强疗效或产生副作用。一般来说，CYP450 可使脂溶性代谢废物或外源物质发生氧化还原、环氧化、$O-$ 脱羟基、$S-$ 氧化和羟基化等反应，即物质与极性基团如羟基、氨基、羧基结合而被暴露，成为极性更大的代谢物，经尿液排出体外，或者成为活性代谢物，如某些前药物质。参与药物及功能因子代谢的 CYP450 酶系主要有 CYP1、CYP2、CYP3 三个家族，涉及 100 多种亚型，其中 CYP3A4（代谢约 50% 药物）、CYP2C9（代谢约 10% 药物）和 CYP1A2（代谢约 4% 药物），是药物及功能因子代谢和毒理研究的主要指标。临床研究人员发现，机体中至少有 19 种 CYP450 酶亚型参与药物及功能因子的代谢作用。通过 CYP450 诱导剂或抑制剂增强或抑制 CYP450mRNA 的表达将显著改变功能因子在体内的代谢过程，从而导致严重的不良反应，例如功效减弱、无效或过度中毒。目前，参与肝内药物及功能因子合成和代谢的 7 种主要的 CYP450 酶亚型是 CYP1A2、CYP2A6、CYP2C9［图 10-1（2）］、CYP2C19、CYP2D6、CYP2E1 和 CYP3A4［图 10-1（1）］，它们分别负责动物肝内的 CYP450 酶的

13%、5% ~ 10%、20%、2%、2% ~ 7%、7% 和 30%，大约 95% 的药物及功能因子的氧化抑制是由七种 CYP450 酶催化的，包括 CYP3A4（35%）、CYP2D6（15%）、CYP1A2（12%）、CYP2C9（9%）、CYP2C19（8%）、CYP2E1（6%）和 CYP2A6（3%）。CYP450 酶在物种、性别和年龄上也具有明显差异，种属差异表现最为明显，主要表现在同工酶量和活性两个方面。表 10-6 列举了不同种属所含 CYP 酶亚型。

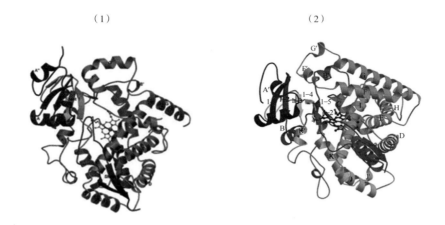

（1）　　　　　　　　　　　　　　　（2）

图 10-1　CYP450 酶的三维结构

（1）CYP3A4 结构（*Science*，2004）（2）CYP2C9 结构（*Nature*，2003）

表 10-6　人、小鼠、大鼠、狗和猴子的 CYP 酶

家族	亚家族	人	小鼠	大鼠	犬	猴
CYP1	A	1A1	1A1	1A1	1A1	1A1
		1A2	1A2	1A2	1A2	1A2
	B	1B2	1B1	1B1	1B1	1B2
CYP2	A	2A6	2A4	2A1	2A13	2A23
		2A7	2A5	2A2	2A25	2A24
		2A13	2A12	2A3		
			2A22			
	B	2B6	2B9	2B1	2B11	2B17
		2B7	2B10	2B2		
				2B3		
	C	2C8	2C29	2C6		
		2C9	2C37	2C7*		

续表

家族	亚家族	人	小鼠	大鼠	犬	猴
	C	2C18	2C38	2C11*		
		2C19	2C39	2C12*		
			2C40	2C13*		
			2C44	2C22		
			2C50	2C23		
			2C54			
			2C55			
	D	2D6	2D9	2D1	2D15	2D17*
		2D7	2D10	2D2		2D19*
		2D8	2D11	2D3		2D29*
			2D12	2D4		2D30*
			2D13	2D5		2D42*
			2D22	2D18		
			2D26			
			2D34			
			2D40			
	E	2E1	2E1	2E1	2E1	2E1
CYP3	A	3A4	3A11	3A1/3A23	3A12	3A8
		3A5	3A13	3A2*	3A26	
		3A7	3A16	3A9*		
		3A43	3A25	3A18*		
			3A41	3A62		
			3A44			

注：* 性别差异（gender difference）。

尽管人和啮齿类动物体内的 CYP450 酶系构成有很大不同，大多数人源性 CYP450 酶亚型及其相应的探针底物、代谢产物、酶抑制剂与大鼠源性 CYP450 酶亚型相同。人体中 CYP1A2、CYP2C9、CYP2D6、CYP2E1 和 CYP3A4 的酶对应大鼠的酶亚型为：CYP1A2、CYP2C11、CYP2D1、CYP2E1 和 CYP3A1，其中人与大鼠 CYP1A2 具有大于 80% 的同源性，在前毒物和前致癌物的激活或灭活中发挥重要作用；在代谢和解毒方面，CYP2E1 比其他 CYP450 酶更重要，CYP2E1 参与活性氧自由基（ROS）的生成，引发氧化应激反应、脂质过氧化反应、炎性反应和细胞凋亡等过程。目前已知 CYP2E1 的底物多达 70 余种，其中大多为前毒物和前致癌物，少数为药物如对乙酰氨基酚等。脂肪酸、酒精等内外源物质、高脂食物、饥饿、糖尿病等均可诱导 CYP2E1 的活化。CYP2E1 参与约 2% 药物及功能因子的代谢。人和大鼠的 CYP2E1 存在有 80% 的同源性；CYP3A4 是人肝脏 CYP3A 亚家族和细胞色素 P450 酶系统的主要组成部分。人类 CYP3A4 具有与大鼠 CYP3A1 相同的功能。

值得注意的是，肝脏 CYP 酶的分布是相对均匀一致的，而小肠 CYP 酶的分布与肝脏不同，沿着小肠的长度和沿着绒毛方向 CYP 酶的分布是不一致的。通过一氧化碳（CO）结合光谱和阿特灵环氧化物活性的测定，发现在人类小肠近端的 CYP 含量和活性均高于小肠远端。人类小肠 CYP 总量大约是 20pmol/mg 微粒体蛋白。绒毛顶部的 CYP 活性最大，沿着隐窝方向活性逐渐降低。动物小肠 CYP 的分布特点与人类相同，有报道指出大鼠绒毛顶部 CYP 的含量是隐窝处的 10 倍。

2. Ⅱ相代谢反应

Ⅱ 相反应（phase Ⅱ reactions）通常是在葡萄糖醛酸转移酶（UDP-glucuronosyltransferase，UGT）、磺基转移酶（sulfotransferase，SULTs）、谷胱甘肽 -S- 转移酶（glutathione S-transferase，GST）等酶的作用下通过共价键将母体化合物的功能基团与葡萄糖醛酸、硫酸酯、谷胱甘肽、氨基酸、乙酸酯等结合，形成高度极性产物以利于排泄。虽然小肠氧化代谢的能力低于肝脏，但是小肠结合反应的能力与肝脏相当，某些情况下（如吗啡）甚至还超过肝脏。结合反应促进了小肠外源性物质及其代谢产物向肠腔的排泄。

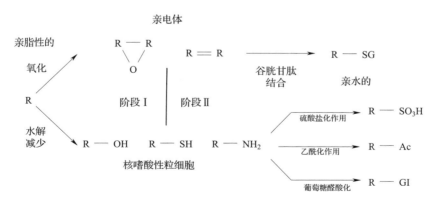

图 10-2 Ⅰ / Ⅱ 相代谢反应的典型过程

3. 功能因子代谢实验方法

（1）体内代谢方法 一般在对人或动物进行功能因子干预后，收集生物样本（如血液、尿液、粪便及各种组织等），一方面研究其代谢产物，对其结构分析鉴定，进一步分析功能因子在机体内的代谢过程和途径；另一方面，定量分析不同时间点的血药浓度，研究其药动学特征。由于功能因子体内代谢研究能从整体水平上考察不同因素（性别、年龄、种族、疾病等）对功能因子代谢的影响，从而能够全面地反映功能因子在体内的真实代谢过程。但是，体内代谢研究也存在一定缺陷，例如，由于体内参与外源物质代谢的器官众多，酶系统多样性，以及干预剂量不宜过大，从而导致功能因子本身及其代谢产物浓度较低，加大了检测难度；其次，研究采用的动物与人类存在差异。

（2）体外代谢方法　由于大部分外源物质是通过肝脏代谢清除的，表明肝脏在功能因子代谢中的关键作用。因此体外代谢方法一般是模拟体内肝脏代谢模型，主要方法包括：离体肝灌流法、肝微粒体体外孵育法及肝细胞体外孵育法等。肝微粒体体外孵育法由于其操作简单，容易控制，成为体外代谢研究的首选。目前针对功能因子体外肝微粒体的代谢研究主要包括酶促动力学、代谢产物鉴定、代谢酶表型确定以及代谢稳定性等方面。然而传统的运用肝微粒体体外系统研究功能因子的代谢时也存在一些问题，如Ⅰ相代谢通路和Ⅱ相代谢通路一般是通过在孵育体系中添加各自的辅助因子而单独进行的，两种代谢通路通常不会同时监测，而对于那些可以同时通过两种通路代谢的功能因子来说，这两个通路可能会是竞争性的平行反应，单独监测任何一种通路都不能反映体内真实的代谢情况。因此有必要在体外系统中建立两种通路能同时测定的方法。

功能因子体外代谢是对体内代谢方法的有效补充。采用体外代谢方法，干扰影响小，种属的差异性不明显，可方便观察受试物与靶标之间的选择性相互作用，针对性研究更明确，可为体内代谢奠定基础。此外，其代谢酶丰度、代谢转化率较高，可以获得较高浓度的目标代谢产物，便于检测。而且其具有快速、简便、不需要消耗大量样品和动物且结果稳定高效等优点，能够满足功能因子前期大规模筛选的要求。但由于体内外代谢存在相对差异性，使体外代谢方法不能全面反映功能因子在机体内的代谢情况，因此对于功能因子的代谢研究，需结合体内、外代谢方法，从而全面了解其代谢情况。

表 10-7　体外体系比较

体外体系	优点	缺点
肝微粒体	原材料易得，易于制备和保存，实验成本低而且重复性好，可以对功能因子候选物进行体外大规模筛选	制备过程中会损失大量胞溶酶，导致Ⅱ相代谢能力的缺失，不具备完整的细胞结构，一些代谢酶丢失，孵育体系需要添加辅助因子
新鲜或冷冻的肝细胞	具备完整的细胞结构；代谢酶破坏性小；代谢酶成分和活性与体内相似，被认为是药物体外代谢研究中的"金标准"	来源有限，不能随时获得；制备过程复杂；不容易保存和重复利用；每次制备的肝细胞可能活性差异较大，实验重复性不好且成本高

续表

体外体系	优点	缺点
肝细胞系	材料随时可得；培养相对容易；细胞内代谢酶活性均一，实验重复性好	CYP450 的表达非常低；与正常肝细胞在很多方面具有巨大差异
肝切片	保留了肝脏中参与药物代谢过程的几乎所有成分，与体内生理情况较接近	化合物很难扩散到切片组织内部，测得的清除速率可能较低
重组表达酶体系	代谢酶成分比较纯，容易找到代谢某个化合物的代谢同工酶	表达步骤比较麻烦；制备时间较长，成本较高

六、排泄

功能因子及其代谢产物主要通过肾脏排出体外，肾脏排泄涉及肾小球滤过、肾小管主动分泌、肾小管重吸收三个过程。胆汁排泄是功能因子排泄的另外一个重要渠道。肺、皮肤等其他组织器官也能参与少数特殊物质的排泄。

七、代谢动力学研究方法

1. 房室模型与非房室模型

房室模型是一个抽象的概念，它是为精确分析功能因子在体内吸收、分布、代谢和排泄过程动态变化的规律，而建立的借助数学模型对数据进行分析的方法。根据功能因子在体内的配量情况及不同动力学特征，可分为一室、二室、多室模型。

房室模型限制性条件多，原理抽象，数据分析必须借助计算机，分析出的参数有时也与实际情况有出入。所以 20 世纪 70 年代有人提出运用一种限制条件少、适合于任何房室的非房室模型（non-compartment model）来处理药动学数据。强调代谢动力学行为，而非力学或结构性质。非房室模型虽然条件简单，也存在只能提供总体参数的缺点。

非房室模型的统计矩方法最为常用。代谢动力学中，对数据进行分析其零阶矩又称为曲线下面积（area under the curve，AUC），其与干预剂量相关；一阶矩为平均滞留时间（mean residence time，MRT），体现了功能因子在体内效用时间；二阶矩为平均滞留时间方差（variance of mean residence time，VRT），反映功能因子分子在体内的平均停留时间的差异大小。

房室模型与非房室模型都可应用于代谢动力学参数的估算，且都受到国际认可，应用者应根据实际情况选择合适的模型进行试验。

2. 代谢动力学试验技术及规定

动物试验、代谢动力学试验采用的动物均应符合《实验动物　微生物、寄生虫学等级监测》（GB 14922—2022）的有关规定。试验开始时每组不少于 5 只，且体重差异应小于平均体重的 20%。不同动物的受试物给予途径不同，剂量也不同，试验时需根据实际换算后的结果再进行干预。为保证完整的药 - 时曲线，采样时间点应根据功能因子体内转运转化的规律进行设计，最好将吸收项、平衡项及消除项都包含其中。

功能因子的吸收及代谢一般是通过测定血液浓度，绘制血液浓度 - 时间曲线完成，结合房室模型分析代谢动力学参数为后续工作提供理论依据。而功能因子在体内的分布一般以大鼠或者小鼠为实验动物，选取血液浓度曲线出现峰值及两侧的至少 3 个时间点进行实验，根据具体需要，一般取出试验动物的心、肝、脾、肺、肾、脑、肠、胃等组织测定浓度，研究其在体内的吸收代谢分布规律。同时为了研究排泄，试验中也常采集尿、粪及胆汁进行代谢产物测定。

3. 分析检测方法

液相色谱串联质谱（LC–MS）是目前代谢动力学最为重要的分析手段，它结合了高效液相色谱的分析能力和质谱的高灵敏度和专一性，尤其是代谢动力学试验中，生物样本一般为血浆、尿液、粪便及组织匀浆等，量少、干扰多、浓度低成为检测的难点，液相色谱串联质谱所建立的分析方法都具有很好的特异性、线性、灵敏度、稳定性、回收率、重现性。

第三节　多酚类化合物

多酚类化合物（polyphenols）属于次生代谢物。次生代谢产物（Secondary metabolites）是由次生代谢（Secondary metabolism）产生的一类细胞生命活动或植物生长发育正常运行时非必需的小分子有机化合物。多酚类化合物的基础结构为苯酚结构以及芳香环上的羟基。这种基础结构也能够组成更大分子质量的多酚化合物，如花青素（anthocyanin）、香豆素（coumarin）、苯丙胺（amphetamine）、类黄酮（flavonoid）、单宁（tannin）等。

多种生物合成途径能够合成多酚类化合物，主要途径是莽草酸途径和丙二酸途径。莽草酸途径的中间产物是莽草酸，该途径在高等植物中更为重要。丙二酸途径是低等植物、真菌和细菌次级代谢产物的主要来源，合成途径始于乙酰辅酶 A（CoA）。

在莽草酸途径中，糖酵解的简单碳水化合物中间产物和磷酸戊糖途径（PPP）被用来生成芳香族氨基酸苯丙氨酸和酪氨酸。如图 10–3 所示，苯丙氨酸和乙酰辅酶 A 形成多酚类化合物。多酚类化合物的基本结构是芳香环上存在一个羟基。产生这种现象的两种生化途径是莽草酸途径（仅在植物中发现）和丙二酸途径。莽草酸途径在动物中不存在。丙二酸是由 CoA 作为前体产生的。这两种途径都会产生黄酮结构，作为黄酮、异黄酮和黄酮醇的前体。

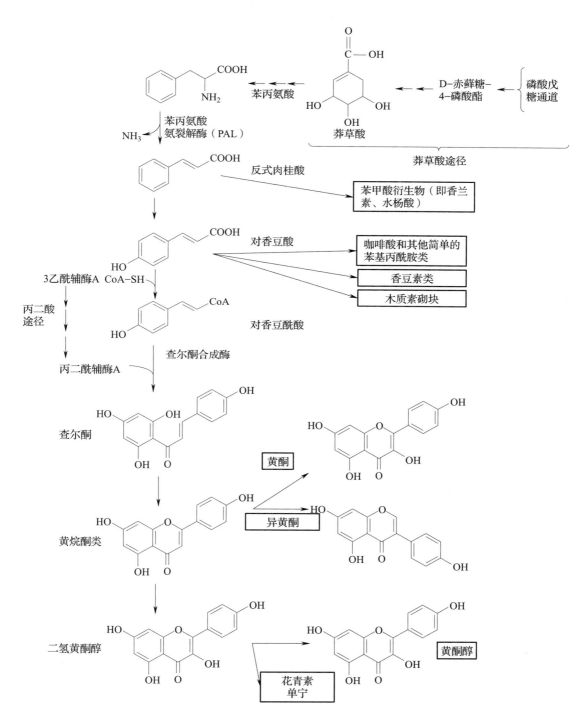

图 10-3　苯丙氨酸和乙酰辅酶 A 形成多酚类化合物

同时，芳香族氨基酸色氨酸也是这一途径的衍生物。动物体内不存在莽草酸途径，因此这些芳香氨基酸是饮食中必需的氨基酸。该途径产生的基本黄酮结构是前体黄酮、异黄酮和黄酮醇。黄酮也可以通过二氢黄酮醇合成花青素和单宁（图 10-4 和图 10-5）。

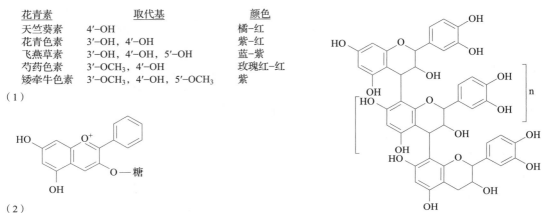

花青素

花青素衍生物和色素颜色

花青素	取代基	颜色
天竺葵素	4′-OH	橘-红
花青色素	3′-OH, 4′-OH	紫-红
飞燕草素	3′-OH, 4′-OH, 5′-OH	蓝-紫
芍药色素	3′-OCH₃, 4′-OH	玫瑰红-红
矮牵牛色素	3′-OCH₃, 4′-OH, 5′-OCH₃	紫

（1）

（2）

图 10-4　花青素和花色苷　　　　　　图 10-5　酚单元形成的基本单宁结构

黄酮类化合物是植物中常见的多酚类化合物之一。最普遍的黄酮类化合物是槲皮素（quercetin）。橙皮苷也是一种柑橘类水果中常见的黄酮类化合物。黄酮类化合物的 15 个碳原子被赋予两个由三碳桥连接的芳香环。如图 10-6 所示为黄酮类化合物，图 10-6（1）为基本碳结构，图 10-6（2）中碳 5-8 来自丙二酸途径，碳 2-4 和 1′-6′ 来自氨基酸苯丙氨酸的莽草酸途径，碳 2-4 构成三碳桥。这些环被标记为 A 和 B，虽然较简单的多酚类化合物和木质素是莽草酸途径的产物，但苯丙氨酸黄酮类化合物的形成需要经过莽草酸途径和丙二酸途径。环 A 来自乙酸（乙酰辅酶 A）和丙二酸途径。环 B 和三碳桥来自莽草酸途径。黄酮类化合物主要根据三碳桥的氧化程度进行分类。

黄酮类化合物通常在碳位 4、5 和 7 以及其他位置具有羟基。羟基和糖基取代增加了类黄酮分子的亲水性，而甲基酯或改性的异戊基附着会增加类黄酮分子的亲脂性。将异黄酮从其他类黄酮中分离出来的主要结构特征是 B 环的位置。

一些植物产生的黄酮类化合物称为花青素和花色苷。花青素与花色苷区别之处为环 A

和环 B 之间三个碳桥的第三个位置连接糖部分（C 环）。这类化合物使许多水果和蔬菜呈不同颜色，如红色、粉色、蓝色和紫色。常见的蔬菜水果来源包括蓝莓、苹果、红卷心菜、樱桃、葡萄、橙、桃、李、萝卜、覆盆子和草莓等。在植物中仅鉴定出约 16 种花青素类化合物，包括天竺葵素、花青素、飞燕草素、牡丹素、锦葵素等。

另一类多酚类化合物是对健康有益的二苯乙烯类化合物。常见的二苯乙烯类化合物包括白藜芦醇（resveratrol）和紫檀烯（pterocarpene）。这些化合物存在于葡萄、浆果和红酒中，对人体健康有潜在的益处。

白藜芦醇和紫檀烯是一类非黄酮类多酚化合物。紫檀烯有两个甲基，而白藜芦醇无甲基（图 10-7）。葡萄和蓝莓中含有紫檀烯，白藜芦醇存在于葡萄、蓝莓和其他浆果中。这两种二苯乙烯都是植物在逆境下产生的，具有抗真菌特性。这些二苯乙烯既有抗氧化作用又有抗炎作用；具有预防心血管疾病、癌症，改善认知的营养功能。一些研究表明，与白藜芦醇相比，紫檀烯在某些方面具有更强的营养功效特性。如，在动物模型中，紫檀烯比白藜芦醇抗癌症所需的剂量更少。二苯乙烯能增加结肠癌细胞中的抗氧化酶，如谷胱甘肽 $S-$ 转移酶和谷胱甘肽。白藜芦醇可明显增强核因子红细胞 2 相关因子 2（Nrf2）的表达。Nrf2 是一种转录因子，可调控抗氧化酶的表达。此外，二苯乙烯具有抗炎功效。诱导型一氧化氮合酶（iNOS）是结肠癌细胞的促炎性因子，而紫檀烯能阻断 iNOS 的表达。二苯乙烯类化合物可以改善认知功能，降低帕金森和阿尔茨海默症的发病率，而且紫檀烯比白藜芦醇更容易穿过血脑屏障。白藜芦醇在体内是 Sirt1 激活剂，Sirt1 可以促进能量代谢，改善线粒体功能，引发脂类物质分解并维持机体内葡萄糖稳定，从而促进细胞存活，最终达到延长寿命的作用。

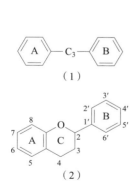

图 10-6　黄酮类化合物

（1）图为基本碳结构　（2）图中碳 5~8 来自丙二酸途径，碳 2~4
和 1'~6' 来自氨基酸苯丙氨酸的莽草酸途径，碳 2~4 构成三碳桥

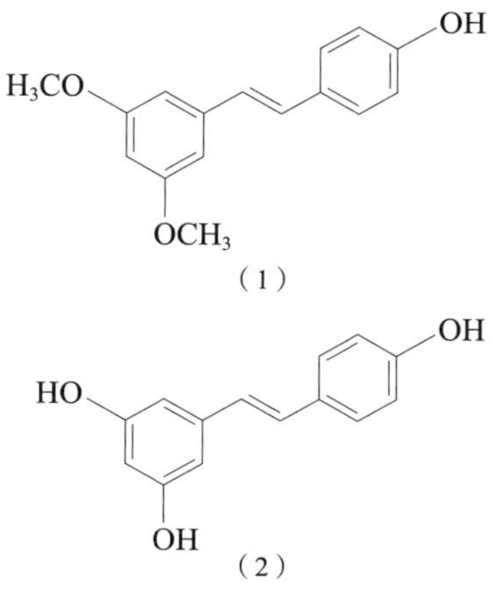

图 10-7　（1）紫檀烯的化学结构
（2）白藜芦醇的化学结构

白藜芦醇（RSV）在体内的"ADME"过程如图10-8所示。吸收（absorption，A）：经口服用的白藜芦醇在人体内高度吸收（约75%），但人体对它的生物利用度（血浆中的白藜芦醇游离态）却非常低。分布（distribution，D）：血浆中持续检测到低水平白藜芦醇代谢物显示白藜芦醇在小肠外被部分代谢，且以结合型分布到不同组织，尤其对肝、肾表现出更强的亲和性。代谢（metabolism，M）：白藜芦醇在动物体内代谢迅速，在血浆中5min即可达到峰值。代谢物主要为白藜芦醇硫酸酯化和葡萄糖醛酸苷化产物，在营养干预3h后还可在血浆中检测到，但血浆中游离型白藜芦醇含量已经微乎其微。白藜芦醇的体内、体外代谢形式均以Ⅱ相反应为主，在细胞体系中以硫酸酯化为主，而在啮齿类动物和人体内则以硫酸酯化和葡萄糖醛酸苷化为主。排泄（excretion，E）：24h内经尿液代谢的量大约占口服剂量的16%~17%，且代谢产物以葡萄糖醛酸苷化和硫酸酯化为主。

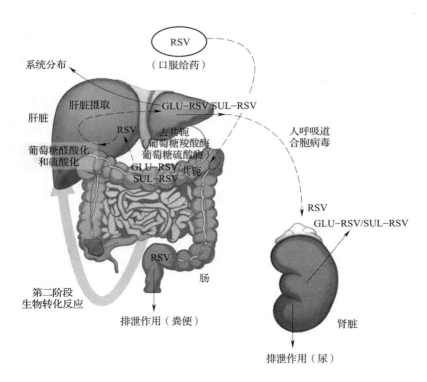

图10-8　白藜芦醇体内"ADME"过程

茶多酚（tea polyphenols）是茶叶中的主要活性成分，主要包括黄烷3-醇、双黄烷醇（原花青素类）、黄酮及酚酸四大类物质。儿茶素类化合物是茶多酚的主要成分，约占茶多酚总量的60%~80%，主要包括表没食子儿茶素没食子酸酯 [（-）-epigallocatechin gallate，EGCG]、没食子儿茶素没食子酸酯 [（-）-gallocatechin gallate，GCG]、表儿茶素没食子酸酯 [（-）-epicatechin gallate，ECG]、表儿茶素 [（+）-epicatechin，

EC]、儿茶素[(+).catechin，C]、表没食子儿茶素[(−)-epigallocatechin，EG]及没食子儿茶素[(−)-gallocatechin，GC]，其中 EGCG 含量最高，抗氧化活性最强。EGCG 在体内的"ADME"过程如图 10-9 所示。吸收：EGCG 在体内的生物利用度很低（表 10-8），在小鼠肠道中，仅有 0.1%~1.6% 被吸收，大部分 EGCG 在体内发生代谢转化或由粪便/尿液排出。分布：摄食 EGCG 后，消化道和肝脏中含量升高，而在脑组织中含量极低。代谢：EGCG 体内经历广泛的生物转化，包括甲基化、硫酸化和葡萄糖醛酸化反应。$4''-O-$methyl-EGCG 和 $4'$，$4''-$di-O-methyl-EGCG 是其主要的甲基化代谢产物。EGCG 葡萄糖醛酸化的主要发生在小肠和肝脏。排泄：$4''-O$-methyl-EGCG 以及 $4'$，$4''-$di-O-methyl-EGCG 均可在摄入茶后的人和动物血浆和尿液中检测到。

表 10-8　EGCG 在不同动物体内的药物动力学参数

实验对象	干预剂量	干预途径	T_{max}	C_{max}	相对生物利用度（F）
大鼠	10mg/kg	静脉注射		（8.92±2.68）μg/mL	4.95%
	100mg/kg	灌胃	（24±7）min	（1.52±0.11）μg/mL	
	75mg/kg	灌胃	（85.5±42.0）min	（19.8±3.5）μg/mL	1.6%
小鼠	163.8μmol/kg	口服	（89.8±25.5）min	（0.28±0.08）μmoL/L	26.5%±7.5%
	0.76mg/kg	灌胃	1.5h	（34.3±2.0）nM	
比格犬	250mg/kg	口服	1h	（88.1±23.88）μg-eq/mL	
人	50mg	口服	1.44h	130.37ng/mL	
	100mg	口服	2.19h	180.37ng/mL	
	200mg	口服	1.44h	332.16ng/mL	
	400mg	口服	1.44h	624.48ng/mL	
	800mg	口服	1.75h	1067.38ng/mL	
	1600mg	口服	131h	3391.60ng/mL	

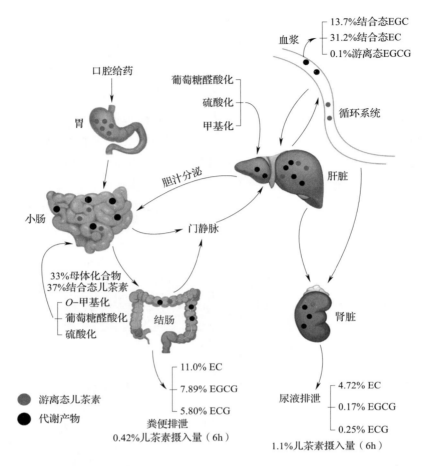

图 10-9　表没食子儿茶素没食子酸酯（EGCG）体内"ADME"过程

第四节　烯萜类化合物

萜类化合物与异戊二烯是同一类分子，为最大的次生代谢产物群。类异戊二烯衍生物包括胡萝卜素、生育酚、生育酚和皂甙，名称来源于它们的主要分子结构异戊二烯（图 10-10）。

大多数植物都含有挥发性单萜和倍半萜的混合物，又称精油。如柑橘皮中的柠檬素，薄荷精油中的单萜薄荷醇，月桂烯存在于芒果、啤酒花、月桂叶、百里香等植物中（图 10-11）。咖啡豆中的两种二萜为咖啡豆醇和咖啡醇。这两种二萜都含有呋喃环，是他们具有潜在抗肿瘤活性的重要原因。几种三萜（图 10-12）被报道同样具

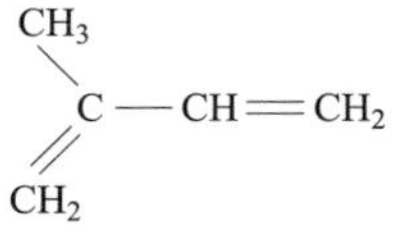

图 10-10　异戊二烯

有营养特性，常见三萜类化合物为柠檬苦素。这类化合物还包括植物甾醇（如谷甾醇、豆甾醇等）。主要饮食来源为豆类，如鹰嘴豆、大豆、扁豆等。谷固醇可用于降低血液中胆固醇的水平，存在于小麦胚芽、大豆和玉米油中，水果、蔬菜、坚果和蔬菜种子也是其主要来源。

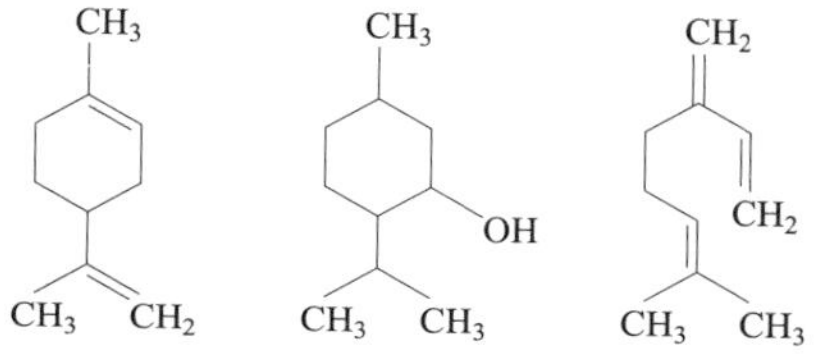

图 10-11　几种单萜化合物

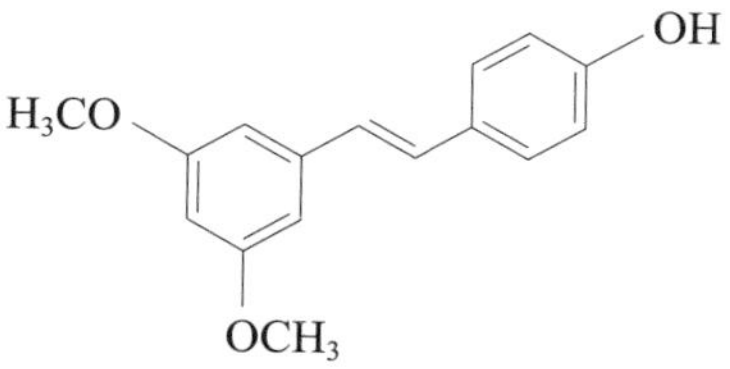

柠檬素　　薄荷醇　　月桂烯

图 10-12　几种三萜化合物

植物甾醇

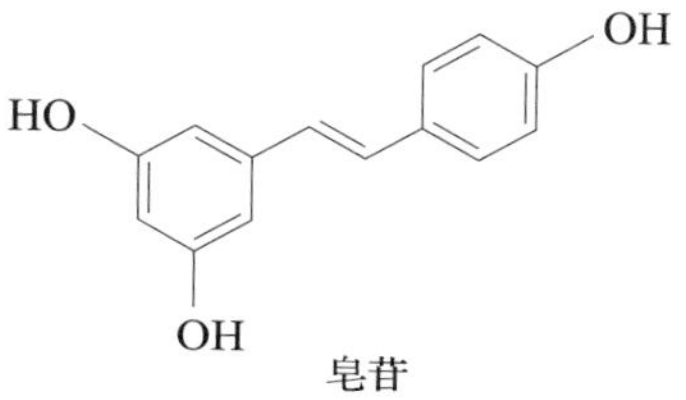

皂苷

存在于柑橘类水果中的三萜类化合物，是其大部分苦味产生的主要原因。柠檬苦素和诺米林（nomilin）是两种潜在的具有营养价值的三萜类化合物，具有抗肿瘤特性。皂苷是一类高生物活性的三萜类化合物，主要分布于陆地高等植物中，其中三萜类皂苷主要存在于五加科（*Araliaceae*）、豆科（*Leguminosae*）、远志科（*Polygalaceae*）及葫芦科（*Cucurbitaceae*）等；甾体皂苷主要存在于薯蓣科（*Dioscoreaceae*）、百合科（*Liliaceae*）和玄参科（*Scrophulariaceae*）等植物中。此外，海星、海参等海洋生物也存在皂苷类化合物。皂苷具有改善脂质代谢、改善代谢综合征、增强机体免疫力、降低癌症风险等营养功效。

皂苷类成分本身的理化性质、干预途径及吸收部位的生理、病理状况等因素在一定程度上决定着它的吸收方式和程度。体内外多种模型研究显示，皂苷类成分的吸收机制以被动扩散为主，有时也伴有主动转运。由于皂苷类成分的极性较大，膜透性较低，往往其口服生物利用度也不高。例如，人参皂苷，静脉给予大鼠人参皂苷，药物在组织中 5min 左右达峰，在肝脏中分布最多，在肾、心、肺、脾和胰腺中分布也较多，而脑中分布较少。动物经肠外给予皂苷类成分一般可在各组织器官内检测到原形成分，多数该类成分可以透过血脑屏障。皂苷类成分在动物体内大都需经历一系列反应代谢转化成水溶性较高的代谢产物。经口服进入体内的皂苷类药物，通常会经肠道菌群和酶系的作用，发生一系列的代谢反应。此外，皂苷类药物也会在肝微粒体中的多种酶系作用下，发生广泛的 I 相和 II 相反应。皂苷类成分在体内的代谢途径通常以脱糖基化和羟基化为主，有时也会发生乙酰化、葡萄糖醛酸化等代谢转化。皂苷类成分在动物体内大都经历一系列反应转化成水溶性较高的代谢产物，然后经尿液和胆汁排泄，也有一部分药物以原形的形式排出体外。

第五节　有机硫化合物

有机硫化合物指子结构中含有硫元素的一类植物化合物，它们以不同的化学形式存在于水果或者蔬菜当中，其一是异硫酸盐以葡萄糖异硫酸盐缀合物的形式存在于十字花科蔬菜中，如西蓝花、卷心菜、菜花和荠菜；其二是葱蒜中的有机硫化合物，如大蒜是二烯丙基硫化物的主要来源，大蒜精油含有一系列的含硫化合物、二烯丙基硫代磺代磺酸酯（大蒜辣素）等。几种常见的植物中有机硫化合物的结构式见图 10-13。

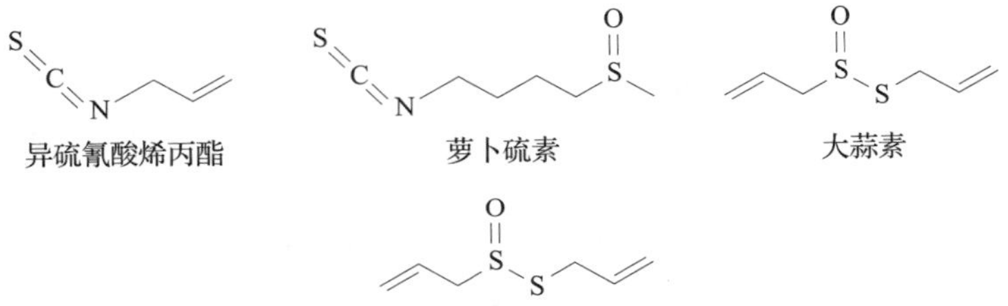

图 10-13　植物中有机硫化合物结构式

有机硫化合物主要的潜在生物学作用是抗癌和杀菌，例如，异硫氰酸盐可以有效防止实验动物肺、乳腺、食道、肝脏等组织癌症的发生。一般情况下，异硫氰酸盐发挥抗癌作用是在接触致癌物之前或者同时给予才能发挥其效应。

大蒜素是较为常见的有机硫化合物，大蒜素（allicin）是从葱科葱属植物大蒜（*Allium Sativum*）的鳞茎中提取的一种有机硫化合物，也存在于洋葱和其他葱科植物中，学名二烯丙基硫代亚磺酸酯（图 10-13）。大蒜素化学性质非常活泼，非常难以定性和标准化。它的半衰期随着大蒜素的浓度、室温、提取溶剂、储存条件等变化很大。大蒜素在常温下会很快的分解为其他脂溶性或水溶性的含硫有机化合物。新鲜的大蒜并不含有大蒜素，含有较多的蒜氨酸，蒜氨酸是一种含硫氨基酸，在蒜氨酸酶的作用下转化为烯丙基亚磺酸，是一种在室温下不稳定且非常活泼的化合物，然后二烯丙基亚磺酸分子随着水的消除而自发凝结，形成大蒜素。

大蒜素在体内的"ADME"过程如图 10-14 所示。吸收：食用大蒜后，大蒜素的吸收发生在消化道中，蒜素从蒜中释放，并与从蛋白质饮食中释放的胱氨酸接触，形成二烯丙基硫基半胱氨酸 SAMC（水溶性大蒜衍生物）。分布：口服摄入大蒜素优先积聚在肝脏中，随后在心脏、脑、肌肉、脂肪组织中也可以检测到。代谢：机体摄入大蒜素后，在红细胞中甲基化为甲基烯丙基硫醚，后经肝脏 CYP450 酶代谢为甲基烯丙基亚砜和甲基烯丙基砜，并在体内保留较长时间。大蒜素主要代谢产物甲基烯丙基亚砜和甲基烯丙基砜，然而并没有找到大蒜素底物峰，表明大蒜素在大鼠血液中代谢较快。排泄：大蒜素代谢物大部分由尿排出，一部分由粪便排出，少量经呼吸道排出。

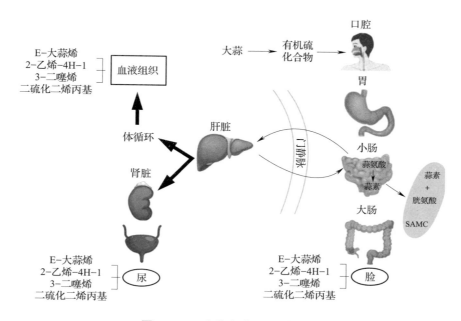

图 10-14　大蒜素"ADME"过程

大蒜素的生理功能：

① 大蒜素具有较强的抗菌消炎作用，对多种球菌、杆菌、真菌、病毒等均有抑制或杀灭作用。大蒜素抗菌的原理是大蒜素分子中的氧原子与细菌生长繁殖所必需的半胱氨酸分子中的巯基相结合而抑制了细菌的生长和繁殖。

② 大蒜素具有降低胃内亚硝酸盐含量和抑制硝酸盐还原菌的作用。此外，大蒜素还可以用于干预幽门螺杆菌（HP）相关性消化性溃疡。大蒜素对消化道细菌的抗菌杀菌作用明显。临床应用大蒜素对 HP 相关性消化性溃疡进行治疗，结果证实大蒜素对治疗 HP 相关性胃、十二指肠溃疡有效。

③ 大蒜素对肝损伤的保护作用机制是大蒜素可抑制脂质过氧化物对膜结构的损伤。可以降低肝脏内 GSH 的消耗，提高肝细胞中谷胱甘肽 S- 转移酶的活性，增加肝脏的结合解毒功能，从而对肝脏乃至整个机体起保护作用大蒜素可通过提高肝脏环腺苷酸的水平，调节脂质代谢膜转运及细胞增殖，并增加酶的活性，使血脂水解增加，生物合成降低，增加血脂成分的排泄，维持血清、肝、肾中脂蛋白及甘油三酯的正常水平，从而预防脂肪肝。

第六节 类胡萝卜素类化合物

类胡萝卜素名称来源于胡萝卜（*Daucus Carota*），包括胡萝卜素、叶黄素和四萜类化合物。四萜类化合物含有 40 个碳，由四个单萜单元组成（图 10-15）。类胡萝卜素是类异戊二烯中最易识别的色素，通常表现为黄色、橙色和红色等。类胡萝卜素在植物的光合和光保护中起着非常重要的作用。

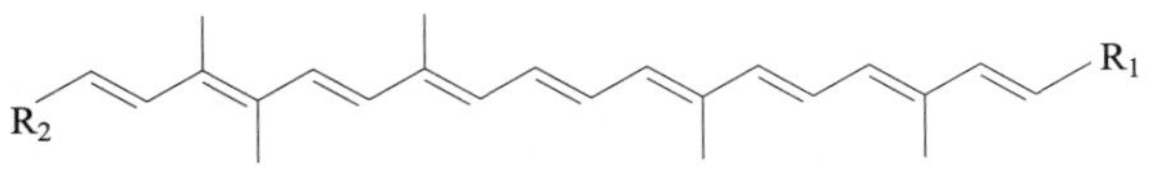

图 10-15　类胡萝卜素（四萜类）基本结构

胡萝卜素是纯碳氢化合物分子（即番茄红素、α- 胡萝卜素、β- 胡萝卜素、γ- 胡萝卜素），而叶黄素（即叶黄素、辣椒红素、隐黄素、玉米黄质、虾青素）含有羟基、甲氧基、羧基、酮基和环氧基。大部分天然产生的类胡萝卜素为四萜类，具有经过独特修饰的 40 个碳的基本结构（图 10-16）。而叶黄素含有各种形式的氧，如环结构上的羟基、甲氧基和羧基。多种蔬菜都含有类胡萝卜素。

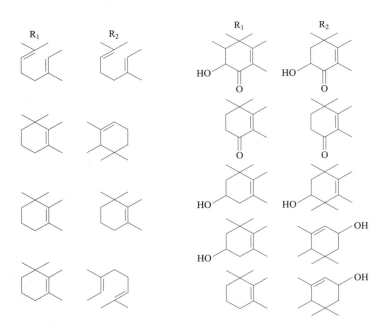

图 10-16　几种类胡萝卜素（四萜类），包括胡萝卜素和叶黄素

　　不同的食物有不同种类和相对数量的类胡萝卜素。此外，类胡萝卜素的含量可以随季节和成熟过程而变化。例如，桃子含有紫黄质、隐黄质、β-胡萝卜素、波斯黄质、新黄质和多达 25 种其他类胡萝卜素；杏主要含有 α-胡萝卜素、β-胡萝卜素和番茄红素；而胡萝卜中主要是 α-胡萝卜素、β-胡萝卜素、z-胡萝卜素以及番茄红素。海洋藻类含有岩藻黄素、海洋动物如虾、蟹等含有虾青素。许多植物油同样含有类胡萝卜素，其中棕榈油中含量最多。例如，粗棕榈油含有高达 0.2% 的类胡萝卜素。研究表明，番茄红素具有淬灭活性氧、消除人体自由基、预防心脏病、减缓动脉粥样硬化、预防多种癌症、保护心血管、抗老化、保护皮肤等生理功能。番茄红素的单线态氧淬灭能力是 β-胡萝卜素的 2 倍，是维生素 E 的 100 倍。另外，番茄红素的防癌抗癌的效果也明显优于 α-胡萝卜素和 β-胡萝卜素。有研究表明，血液中番茄红素浓度与前列腺癌、食道癌、胰腺癌、胃肠癌、乳腺癌、皮肤癌、膀胱癌等的发生率呈负相关。人群试验发现尤其在预防前列腺癌方面作用明显。随着番茄红素摄入量的增加，前列腺癌的危险度下降。国外已将番茄红素广泛应用于食品添加剂、功能性食品等行业。

　　番茄红素在体内的"ADME"过程如图 10-17 所示。吸收：通过被动扩散的方式被十二指肠上皮细胞吸收。分布：番茄红素优先积聚在肝脏中，但在脂肪组织、肾上腺、睾丸、卵巢、肾脏、肺、皮肤和前列腺等其他器官中也能检测到。代谢：番茄红素可能在肠细胞中部分裂解，大部分以完整形式被包装成乳糜微粒并输送到淋巴系统，这一过程可能由微粒体甘油三酯转移蛋白（MTTP）介导，肠细胞将乳糜微粒释放到淋巴液中，然后进入门静脉循环，肝外脂蛋白脂肪酶可以部分降解为乳糜微粒残留物。在乳糜微粒降解过程中，一部分番茄红素被动扩散到细胞中，然后进入到肝脏。排泄：大部分番茄红素未被吸收，通常在前 48h 内在粪便/尿液中发现。

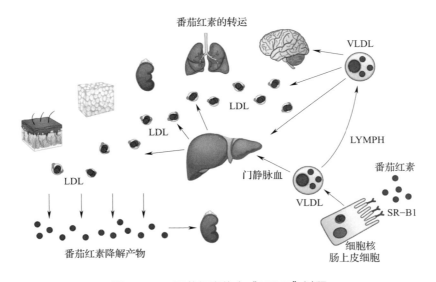

图 10-17　番茄红素体内"ADME"过程

LDL —低密度脂蛋白胆固醇　VLDL —极低密度脂蛋白胆固醇　SR-B1 —高密度胆固醇受体 B1　LYMPH —淋巴

第七节　植物甾醇

固醇是广泛存在于生物体内的一种重要的天然活性物质，按其原料来源可分为动物性固醇、植物性固醇和菌类固醇三大类。动物性固醇以胆固醇为主，植物性甾醇主要为谷甾醇、豆甾醇和菜油甾醇等，而麦角甾醇则属于菌类甾醇。植物甾醇广泛存在于植物的根、茎、叶、果实和种子中，是植物细胞膜的组成部分，在所有来源于植物种子的油脂中都含有固醇。植物甾醇含量较高的植物食物包括植物油类、坚果种子类、豆类等。植物油中是玉米胚芽油植物甾醇含量最高，其次为芝麻油；坚果种子类中开心果含量最高，其次为黑芝麻；豆类中以黄豆含量最高，其次为青豆；蔬菜水果及薯类中植物甾醇含量较低。

植物甾醇按结构分为 4- 无甲基固醇、4- 甲基固醇和 4,4′- 二甲基固醇三类，4- 无甲基甾醇主要有 β- 谷甾醇、豆甾醇、菜油甾醇和菜籽甾醇等。植物甾醇的结构与动物性固醇的结构基本相似，不同之处是 C-4 位所连甲基数目及 C-11 位侧链的差异，正是这些侧链上的微小不同致使其具有不同生理功能。目前，已鉴定出了 250 多种植物甾醇同时自然界中存在的主要植物固醇包括谷甾醇、菜油甾醇、谷甾烷醇、菜油甾烷醇等，其结构与人体胆固醇类似。如图 10-18 所示：

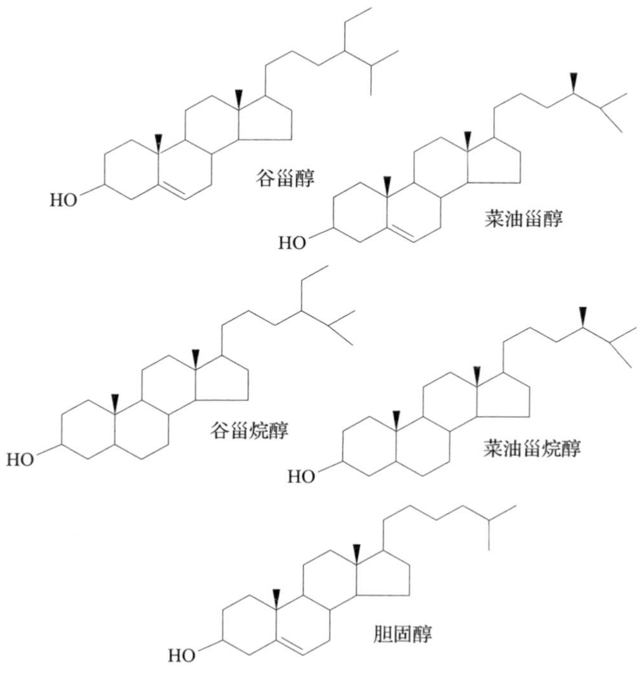

图 10-18　常见植物甾醇及人体胆固醇结构式

一、植物甾醇的消化、吸收及代谢

尽管各种饮食当中都含有类似数量的植物甾醇和固醇，但血清中植物甾醇和固醇的浓度比人类血清中胆固醇的含量低几百倍。有研究表明，只有不到 10% 的植物甾醇会被人体吸收利用。像胆固醇一样，植物甾醇被酯化后进入肠道细胞，进入肠道细胞后，它们的吸收会被外流转运蛋白如 ABCG5 和 ABCG8 抑制。ABCG5 和 ABCG8 各自形成一半的转运体，将植物甾醇从肠细胞分泌到间质管。在肠上皮细胞中，植物甾醇不容易被酯化，所以它们以较低的浓度进入乳糜微粒中。那些进入乳糜微粒的植物甾醇会经血液循环后进入肝脏进行下一步代谢。植物甾醇在肝脏胆固醇 7α-羟化酶的代谢下转化为胆汁酸，并通过 ABCG5 和 G8 转运体快速分泌到胆汁中。有研究表明，尽管胆固醇也分泌到胆汁中，但植物甾醇分泌到胆汁的速率大于胆固醇。因此，与胆固醇相比，植物甾醇血清浓度较低，是由于肠道吸收减少和胆汁排泄增加造成的

植物甾醇在体内的"ADME"过程如图 10-19 所示。吸收：只有不到 10% 的植物甾醇会被人体吸收利用。分布：吸收后的植物甾醇主要分布在肠道和肝脏。代谢：植物甾醇被酯化后进入肠道细胞，进入肠道细胞后，它们的吸收会被外流转运蛋白如 ABCG5 和 ABCG8 抑制。ABCG5 和 ABCG8 各自形成一半的转运体，将植物甾醇从肠细胞分泌到间质管。在肠上皮细胞中，植物甾醇不容易被酯化，所以它们以较低的浓度进入乳糜微粒中。那些进入乳糜微粒的植物甾醇会经血液循环后进入肝脏进行下一步代谢。植物甾醇在肝脏胆固醇 7α-羟化酶的代谢下转化为胆汁酸，并通过 ABCG5 和 G8 转运体快速分泌到胆汁中。尽管胆固醇也分泌到胆汁中，但植物甾醇分泌到胆汁的速率大于胆固醇。因此，与胆固醇相比，植物甾醇血清浓度较低，是由于肠道吸收减少和胆汁排泄增加造成的。排泄：其余的在粪便中排出体外。

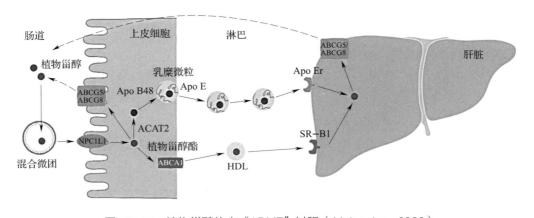

图 10-19　植物甾醇体内"ADME"过程（*Molecules*，2022）

ABCG5 —外流转运蛋白 5　Apo E —载脂蛋白 E　NPC1L1 —胆固醇转运蛋白 1
ACAT2 —乙酰辅酶 A 乙酰转移酶 2　SR-B1 —高密度胆固醇受体 B1　HDL —高密度胆固醇

二、植物甾醇的生理功能

植物甾醇是一种可以在许多植物中发现的化合物。它属于固醇类化合物，并且与人体内的胆固醇非常相似。它能"识别"血液中的坏胆固醇，并抢占"坏"胆固醇在肠道中的位置，促使其排出体外。早在1999年，美国食品和药物管理局（FDA）批准：添加植物甾醇的食品可使用"有益健康"标签。2000年，美国FDA发布的健康公告："每天从膳食中摄入1.3g植物甾醇能达到显著降低胆固醇的作用"。2010年，我国批准植物甾醇作为新资源食品，适于除孕妇以及<5岁儿童之外的其他人使用。2015年《心血管疾病营养处方专家共识》：支持推荐成年人每日摄入1.3g植物甾醇以降低低密度脂蛋白。

植物甾醇具有降低血液胆固醇、防治前列腺肥大、抑制肿瘤、抑制乳腺增生和调节免疫等作用。

① 降低血液胆固醇：国内外研究表明，植物甾醇在肠道内可以与胆固醇竞争，减少胆固醇吸收，有效地降低高脂血症患者血液中的"坏"胆固醇（包括总胆固醇和低密度脂蛋白胆固醇）含量，而不影响血液中的"好"胆固醇（高密度脂蛋白胆固醇）的含量，对高血脂患者有很好的降脂效果。据统计，膳食中植物甾醇摄入量越高，人群罹患心脏病和其他慢性病的危险性就越小。

② 防治前列腺肥大：研究发现，与安慰剂组相比，植物甾醇可以改善良性前列腺增生患者泌尿系统症状，其效果与非那司提（治疗良性前列腺增生药物）相同。植物甾醇防治前列腺增生的可能机制是其抑制了5α-睾酮还原酶活性，5α-睾酮还原酶促使睾酮转变为5α-双氢睾酮，而5α-双氢睾酮的增多与前列腺增生发病关系密切。因此对于中老年男性除注意食物中植物甾醇的摄入外，还可适量的服用谷甾醇，这样既可以降低胆固醇的水平，又可以预防前列腺疾病的发生。

③ 抗癌作用：研究表明，谷甾醇、豆甾醇和菜油甾醇的摄入量与胃癌的发生呈负相关。其具体作用机制尚不清楚，可能的机制是植物甾醇对细胞膜的作用、对细胞信号转导途径、细胞凋亡以及免疫反应的影响。

④ 其他作用：植物甾醇可以降低体内C-反应蛋白水平，还具有抗氧化的作用，用谷甾醇取代人类角质化细胞膜中的胆固醇，研究谷甾醇对细胞中由紫外线诱导而产生的脂质过氧化物的影响，发现谷甾醇可以使脂质过氧化物降低30%。植物甾醇还具有消炎、抗病毒、调节体内激素和调节代谢的作用。各类食物中植物甾醇含量见表10-9。

表10-9　食物中植物甾醇的含量

食物组分	植物甾醇含量/（mg/100g）	食物组分	植物甾醇含量/（mg/100g）
米糠油	1190	芝麻油	717
玉米油	968	大豆油	250

续表

食物组分	植物甾醇含量 / (mg/100g)	食物组分	植物甾醇含量 / (mg/100g)
橄榄油	221	香蕉	16
花生油	220	西红柿	12
意大利沙拉酱	121		

资料来源：景璐璐，马传国，闫亚鹏．植物油中生物活性物质及其营养特性概述［J］．中国油脂，2021，46（12）：56-61.DOI：10.19902/j.cnki.zgyz.1003-7969.210274.

第八节　辅酶 Q

辅酶 Q 是多种泛醌的总称，其分子结构式的概述图见图 10-20，在细胞线粒体内的含量最多，是呼吸链中的重要参与物质，是产能营养素释放能量的必需物质。如果缺乏辅酶 Q，细胞则不能进行充分氧化，无法为机体提供足够能量，生命活动将会受到影响。辅酶 Q 在心肌细胞中含量最高，因心脏需大量辅酶 Q 维持每天千百次的跳动。心脏衰弱的病人多缺乏辅酶 Q。辅酶 Q 能抑制血脂过氧化反应，保护细胞

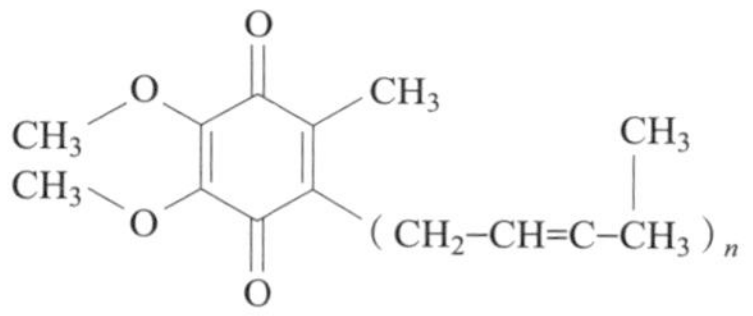

图 10-20　辅酶 Q 概述图

免受自由基损伤；可提高免疫功能和治疗免疫缺乏，有效促进 IgG 抗体的生成；还有减轻维生素 E 缺乏症的作用。辅酶 Q 是延缓细胞衰老进程中起最重要作用的物质，已在临床上用于治疗心脏病、高血压及癌症等疾病。辅酶 Q 类化合物广泛存在于微生物、高等植物和动物中，其中以大豆、植物油及动物组织中含量较高。鱼类，尤其是鱼油中含有丰富的辅酶 Q10。

辅酶 Q10（coenzyme Q10）又称泛醌（ubiquinone），是一种存在于自然界的脂溶性醌类化合物，其结构与维生素 K、维生素 E、质体醌相似。在人体细胞内参与能量制造及活化，是预防动脉硬化形成最有效的抗氧化成分。

辅酶 Q10 在体内的"ADME"过程如下。吸收：辅酶 Q10 在水中的不溶性、在脂质中的有限溶解度和相对大的分子质量，口服辅酶 Q10 吸收率很差，只有约 2% ~ 3% 的口服辅酶 Q10 被吸收。辅酶 Q10 的摄取机制与维生素 K 相似。在脂质存在下，辅酶 Q10 的吸收会得到相应的提升。分布：辅酶 Q10（CoQ10）在人体内多以还原型形式存在，在所有组织中都可以从头合成。代谢：辅酶 Q10 进入小肠后，胰腺和胆汁分泌的消化酶可以促进辅酶 Q10 的乳化成为肠系膜蛋白质的一部分，并通过脂蛋白脂肪酶转化成乳糜微粒进入血液，肝脏快速吸收这些微粒，包装成低密度脂蛋白颗粒，重新释放进入血液循环。排泄：辅酶

Q10 摄入体内后含量达峰时间为 6.5h 左右，消除的半衰期为 33h 左右。

辅酶 Q10 在体内主要有两个生物学功能，一是营养物质在线粒体内转化为能量的过程中起重要的作用，二是有明显的抗脂质过氧化作用。它是细胞线粒体中的能量转换剂，它通过转移和传递电子参与三羧酸循环产生 ATP，为细胞提供能量。辅酶 Q10 变成醇式后直接与过氧化物自由基反应发挥抗氧化剂的作用。体外实验还发现抗氧化剂辅酶 Q10 可以保护哺乳动物细胞免于线粒体氧化应激引发的凋亡。此外，辅酶 Q10 有助于为心肌提供充足氧气，预防突发性心脏病，尤其在心肌缺氧过程中发挥关键作用。常见食物组分中辅酶 Q10 含量如表 10-10 所示：

表 10-10　食物组分中辅酶 Q10 的含量

食物 /100g	辅酶 Q10 含量 /mg	食物 /100g	辅酶 Q10 含量 /mg
沙丁鱼	33.6	玉米	6.9
秋刀鱼	26.8	糙米	5.4
猪心	25.6	菠菜	5.1
猪肝	25.1	青菜	3.2
黑鱼	25.1	油菜	2.7
猪腰	24.7	胡萝卜	2.6
鲑鱼	22.5	莴苣	2.5
鲭鱼	21.8	番茄	2.5
牛肉	21.2	猕猴桃	2.4
猪肉	16.1	芹菜	2.3
花生	11.3	红薯	2.3
西蓝花	10.8	橙子	2.3
樱桃	10.7	茄子	2.3
大麦	10.6	豌豆	2.0
黄豆	7.3	莲藕	1.3

第九节　碳水化合物及其衍生物

近年来，被列入我国卫生部批准的新资源食品中的碳水化合物及其衍生物有 L- 阿拉伯糖（L-Arabinose），异麦芽酮糖醇（isomaltitol），低聚半乳糖（galacto-oligosaccharides），菊粉（inulin），多聚果糖（polyfructose），棉子低聚糖（raffino-oligosaccharide），酵母

菌 β-葡聚糖（yeast β-glucan），蚌肉多糖（hyriopsis cumingii polysacchride），低聚甘露糖（mannan oligosaccharide），壳寡糖（chitosan oligosaccharide），塔格糖（tagatose），阿拉伯半乳聚糖（arabinogalactan），低聚木糖（xylo-oligosaccharide），燕麦 β-葡聚糖（oat β-glucan）。

一、活性多糖

活性多糖是一类主要由葡萄糖、甘露糖、果糖、阿拉伯糖、木糖及半乳糖等组成的聚合度大于 10 且具有一定生理功能的多聚糖（polysaccharides）。活性多糖种类繁多，可从植物、食用真菌、动物以及海洋生物中提取获得，且具有多种生物活性，不仅可以作为广谱免疫促进剂调节机体免疫功能，还可以在抗肿瘤、抗病毒、抗氧化、降血糖、抗辐射等方面发挥广泛的药理作用。

1. 活性多糖的吸收、代谢

非消化性多糖不能被人体直接消化利用，在大肠定殖的肠道菌群作用下降解成寡糖或者单糖，经进一步代谢最终生成短链脂肪酸（short-chain fatty acids，SCFAs）。这些 SCFAs 不仅能为肠道上皮细胞提供能量，促进其增殖，维护肠道屏障功能，而且能维持肠道稳态，提高免疫耐受性。碳水化合物及其衍生物生成 SCFAs 的数量和相对比例取决于底物、微生物群组成和肠道运输时间。在结肠中，乙酸、丙酸和丁酸分别以大约 60∶20∶20 的摩尔比存在。SCFAs 在结肠中产生后，主要通过单羧酸盐转运蛋白 1（MCT1）和钠偶联的单羧酸盐转运蛋白 1（SMCT1；也称为 SLC5A8）介导的主动转运迅速被结肠细胞吸收，还有一部分未解离的 SCFAs 通过被动扩散被结肠吸收。SCFAs 被结肠细胞吸收后，进入线粒体柠檬酸循环，为细胞产生 ATP 和能量。未被结肠细胞吸收的 SCFAs 被转运到门静脉循环。

碳水化合物活性酶（carbohydrate-active enzymes，CAZy）是一类超大酶家族，负责碳水化合物的合成、代谢、修饰及运输。CAZy 主要分为五类催化酶和一类非催化模块，催化酶包括糖苷水解酶（glycoside hydrolases，GHs）、多糖裂解酶（polysaccharide lyases，PLs）、碳水化合物酯酶（carbohydrate esterases，CEs）、糖基转移酶（glycosyltransferases，GTs）以及辅助氧化还原酶（auxiliary activities，AAs）；而非催化模块即碳水化合物结合模块（carbohydrate-binding modules，CBMs）。GHs 与 PLs 是多糖降解过程中两类重要的成员，作用是断裂多糖单体之间的糖苷键。GHs 的作用位点是多个碳水化合物间及碳水化合物与非碳水化合物间的糖苷键，糖苷键的断裂形成不同长度碳链的低聚糖。与 GHs 不同，PLs 则是通过 β-消除机制打开含糖醛酸的多糖长链，产生不饱和烯糖醛酸残基和新的还原性末端。CEs 是一组充当 GHs、PLs "助手"的酶，其作用是参与多糖酯基、碳水化合物侧链的降解。GTs 与双糖、寡糖及多糖的合成有关，是一组催化糖基从活化的供体分子转移到特定的受体分子从而形成糖苷键的酶，在微生物的适应性和致病性方面起到重要作用。AAs 分为木质素水解酶（ligninolytic enzymes）和裂解多糖单加氧酶（lytic polysaccharide mono-oxygenases），其中木质素水解酶与经典的多糖解聚酶具有协同作用。CBMs 为 CAZy 中具有碳水化合物结合活性的连续氨基酸序列，其本身没有酶活性，但可以通过促进与底物的长时间作用，增强多种 CAZy 的催化功能。人类基因组仅编码大约 17 种 CAZy 类型，大多数在肠道内起作用的 CAZy 是由肠道中的微生物群编码的，如多形拟杆菌可编码约 260 种酶。目前已解析出了苹果和葡萄酒中果胶 RG- Ⅱ 在人肠道菌 *Bacteroides thetaiotaomicron*（*B. thetaiotaomicron*）作用下的相关酶及多糖利用位点，推测了其降解机制（图 10-21）。肠道菌群在糖类甚至是部分非糖类小分子的酵解过程中是协同发挥作用的。无菌小鼠菌群移植实验发现，*B. thetaiotaomicron* 中糖苷水解酶的表达上调，而在 *Eubacterium rectale*（*E.rectale*）中是下调的，但有趣的是转运系统是上调的，这就意味着菌群有明确的分工，*B. thetaiotaomicron* 负责寡糖的降解，而 *E.rectale* 主要起到降解产物的转运与加工作用。

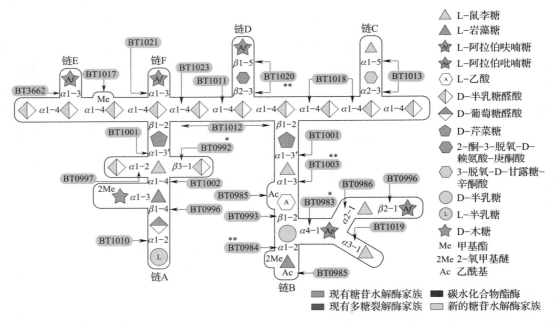

图 10-21　RG- Ⅱ 在 *B. thetaiotaomicron* 作用下降解参与相关酶及多糖利用位点（*Nature*，2017）

*表示糖苷水解酶家族的新活性；** 表示具有以前没有发现的活性酶。

值得注意的是，以膳食多糖为食物的互利共生细菌也能够编码降解肠黏膜细胞黏蛋白 *O*- 聚糖的酶。当非消化性多糖摄入不足时，肠道菌群将降解和代谢黏蛋白 *O*- 糖链来作为营养物质，使黏蛋白糖链变短或缺失，从而导致黏蛋白暴露被蛋白酶水解，黏液层变薄或者消失，易引发致病菌入侵或感染肠上皮细胞（图 10-22）。

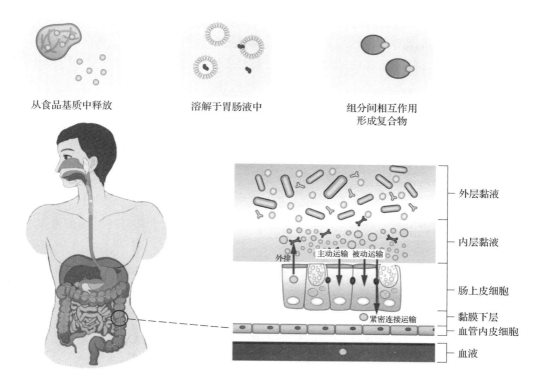

从食品基质中释放　　　溶解于胃肠液中　　　组分间相互作用
　　　　　　　　　　　　　　　　　　　　形成复合物

图 10-22　非消化性多糖对黏液层的保护

2. 活性多糖的生物学功能

（1）植物多糖　植物多糖是植物内部光合作用的副产品，可从植物的不同部位如叶子、豆荚、果实、种子、谷物、茎、根、根茎、球茎、分泌物等提取。根据植物器官的不同，植物多糖可分为植物花果实类多糖如花粉多糖、玉米须多糖、枣多糖、无花果多糖；植物茎叶类多糖如茶多糖、芦荟多糖、桑叶多糖、龙眼多糖；植物块根茎类多糖如魔芋多糖、山药多糖、麦冬多糖等。由于植物资源丰富，植物多糖来源广泛，容易实现可持续和低成本生产，且功能活性强，毒副作用小，已引起营养及医药界的广泛关注。大量动物及细胞实验表明，从高等植物中提取的阿拉伯半乳聚糖、半乳甘露聚糖和果胶多糖及从蘑菇中提取的 β- 葡聚糖和糖蛋白均具有较强的抗氧化和免疫调节活性。龙眼中（$1 \rightarrow 6$）-α-D-葡聚糖被认为具有良好的抗肿瘤活性，（$1 \rightarrow 3$）-β-D 葡聚糖被认为是良好的免疫调节因子。

枸杞多糖是一种有效的免疫增强剂，可显著促进脾细胞增殖，增加 CD4$^+$ 和 CD8$^+$T 细胞数量，促进巨噬细胞分泌细胞因子，并通过 Notch 信号诱导树突状细胞表型和功能成熟；枸杞多糖可激活氧化还原稳态中枢调节者 Nrf2 信号通路，显著提高小鼠血清抗氧化酶 SOD 活力和 GSH-Px 水平，降低脂质过氧化产物 MDA 含量；另有体外研究报道，枸杞多糖能将胃癌细胞周期阻滞在 G_0/G_1 期，抑制其增殖，提示枸杞多糖可能具有抗癌活性。

人参多糖可以调节 DNA、有机酸以及类固醇激素的代谢；人参多糖能够有效降低小鼠空腹血糖水平，并可通过调节肠道菌群，增强 β-D- 葡萄糖苷酶活性，改变 Rb1 的生物转化途径，从而增强人参皂苷 Rb1 的降糖作用；人参多糖也可平衡肺癌患者体内 Th1/Th2T 辅助细胞的表达，抑制人肺癌 A549 细胞的生长，并诱导该细胞凋亡；另外，细胞实验表明人参多糖可以剂量依赖性地通过上调 NO、TNF-α 和 IL-6 的表达来活化巨噬细胞，其抗氧化和免疫调节作用可能是通过介导 MAPK（ERK1/2）、PI3K、p38 和 NF-κB 信号通路来完成的。

茶多糖具有抗氧化、抗炎、免疫调节和保肝等多种生物活性，特别是茶多糖在控制肥胖等代谢综合征方面表现出良好的效果。研究发现，茶多糖能够通过调节小鼠食物摄取和能量吸收、调节脂肪生成、增强抗氧化防御酶活性和减轻炎症、调节肠道菌群紊乱和维护肠道屏障完整性等不同途径有效减重。

（2）真菌多糖　真菌多糖是从真菌的子实体、菌丝体和真菌发酵液中分离出来的一类具有广泛生物活性的高分子碳水化合物。真菌多糖的来源非常广泛，例如从香菇、猴头菇中分离的香菇多糖、猴头菌多糖，从虎奶菇、茯苓菌核分离出的虎奶菇多糖、茯苓多糖，灵芝、冬虫夏草、灰树花等液体、固体培养条件下产生的灵芝多糖、冬虫夏草多糖、灰树花多糖等。真菌多糖在抗菌、免疫系统刺激、调节和预防高血糖和高胆固醇血症以及在辅助抗癌、化疗 / 放疗等方面具有较大潜力。

香菇多糖是最常见和研究较多的药用真菌多糖之一，是由可食用菌香菇提炼出来的平均分子质量约为 500ku 的葡聚糖。主链由 β-（1,3）-D- 葡萄糖残基组成，侧链 β-（1,6）-D- 葡萄糖附着在主链上（每 3 个主链单元上有一个分支）。香菇多糖是一种有效的免疫刺激剂，其免疫刺激作用的主要效应细胞为巨噬细胞和 T 淋巴细胞，香菇多糖能够加强 T 细胞应答、自然杀伤细胞活性和吞噬作用效果。体外实验表明，香菇多糖具有显著的抗肿瘤活性并具有剂量依赖性。香菇多糖通过对 T- 细胞、细胞因子、巨噬细胞、自然杀伤性细胞和半胱天冬酶的激活作用参与抗肿瘤作用，也可直接诱导或促进肿瘤细胞凋亡和细胞周期阻滞。香菇多糖的抗病毒机制主要包括直接使病毒失活和抑制病毒的复制。香菇多糖通过显著地降低 TNF-α、IL-2 和 IL-11 的表达水平而增加 IFN-1 和 IFN-γ 的表达水平来抑制病毒，该抑制作用与其调节先天性免疫应答和特异性免疫有关。

近年来研究认为灵芝多糖是灵芝发挥生物活性的主要有效成分，灵芝多糖主要以杂多糖形式存在，包括酸性 / 碱性多糖以及水溶性多糖等。灵芝多糖可以在体外阻止自由基链式反应，同时还可以通过提高催化过氧化氢酶（CAT）的活性，降低脂质过氧化产物（LPO）和丙二醛（MDA）含量，发挥抗氧化作用。灵芝多糖被广泛认可的免疫调节机制主要包括促进巨噬细胞增殖，激活 T 淋巴细胞、B 淋巴细胞、自然杀伤细胞（NK 细胞）、淋巴因子激活的杀伤细胞（LAK 细胞）及其他免疫细胞，加速脾细胞增殖及一些细胞因子和抗体产生等。其免疫调节作用与其抗炎、抗肿瘤、抗癌活性的发挥密切相关。动物实验结果表明，灵芝多糖还具有降血糖作用，可通过调节激素水平促进胰岛素分泌并修复胰岛 β 细胞，同时调节介导葡萄糖代谢稳态相关酶的活性。

（3）动物多糖　动物多糖是从动物体内分离提取出来，具有多种生物活性的一类多糖，包括糖原、甲壳素、肝素、硫酸软骨素、透明质酸、硫酸角质素、酸性黏多糖或糖胺聚糖（glycosaminoglycan）。肝素、硫酸软骨素、透明质酸、硫酸角质素都属糖胺聚糖，由于在体内常以蛋白质结合状态存在，故统称为蛋白聚糖（proteoglycan）。

肝素（heparin）是一种广泛使用的抗凝药物，在临床上已经使用了半个多世纪，其主要作用是抑制血栓的形成，特别是在手术或创伤后。肝素的引入大大降低了凝血风险，随后低分子肝素的引入使许多重要的外科干预措施成为可能。肝素的结构较复杂，一般认为它是由 α-L-艾杜糖醛酸-2-硫酸酯、N-磺基-α-D-氨基葡萄 6-硫酸酯、β-D-葡萄醛酸和 N-磺基-α-D-氨基葡萄糖-6-硫酸酯以苷键结合成"四糖"作为结构单元，再由"四糖"聚合成多糖。肝素可以与几百种蛋白质选择性的结合，参与包括机体的生长和发育、伤口愈合、免疫应答、血管生成、细胞黏附、调节肿瘤生长肿瘤转移、凝血、信号转导、脂质代谢辅助抗病毒和细菌感染等众多生理病理过程。

硫酸软骨素（chondroitin sulfate），是由 D-葡萄糖醛酸与 N-乙酰-D-氨基半乳糖酸硫酸酯组成的糖胺聚糖，广泛存在于猪、牛、羊等哺乳动物和海参、鲨鱼、鱿鱼等海洋类动物的软骨等结缔组织中，主要由 $[\rightarrow 4\text{GlcUA}\beta 1 \rightarrow 3\text{GalNAc}\beta 1 \rightarrow]$ 重复双糖单位组成。根据硫酸基团的数目和连接位点的不同可分为多种类型的硫酸软骨素，其中 4-硫酸软骨素（CS-A）和 6-硫酸软骨素（CS-C）的应用最广泛。大量研究表明，硫酸软骨素具有较强的抗氧化、抗炎、免疫调节、抗癌等生物活性，在细胞转移、分化、增殖、识别以及组织形成等生物过程中起到了重要的作用。硫酸软骨素富含硫酸基和羧基，且带有强负电荷，其较强的抗氧化能力被认为是抗炎活性发挥的关键因素之一。体外实验表明，硫酸软骨素能够下调软骨细胞中 p38MAPK 和 Erk1/2 的磷酸化，减少 NF-κB 向核内易位，从而下调下游促炎细胞因子如白细胞介素 IL-1β、肿瘤坏死因子 TNF-α 及促炎相关酶如磷脂酶 A_2（PLA_2）、环氧合酶 2（COX-2）和诱导型一氧化氮合酶（iNOS）的表达。在美国，FDA 认定硫酸软骨素等软骨或关节保护剂为营养补充剂。

（4）海洋多糖　海洋中含有大量的海洋生物，包括藻类、动物和植物，海洋生物多糖因其独特的结构和多种生物活性而越来越受到人们的青睐。特别是褐藻酸盐、角叉菜胶、海藻酸盐和壳聚糖等，由于其良好的生物相容性、生物降解性和功能特性，在食品和医药领域得到了广泛的研究。

以海带等为代表的大型经济褐藻已成为食品、饲料、养殖等行业重要的原材料。褐藻多糖硫酸酯（FCSPs），又名岩藻多糖（fucoidan），是一类含有 L-岩藻糖和硫酸基团，并伴有其他单糖（如半乳糖、甘露糖、木糖、葡萄糖醛酸和阿拉伯糖）的水溶性杂多糖。据体内外研究报道，褐藻多糖能够通过抑制各种酶如基质金属蛋白酶、透明质酸酶和弹性蛋白酶的表达从而发挥抗炎活性。由于其可以下调血清炎症因子如白细胞介素（ILs）和组胺水平，抑制肥大细胞过敏介质的释放，褐藻多糖也被用于治疗特应性皮炎。褐藻多糖具有抗肿瘤、抗癌等功能，其主要作用之一是通过下调血管内皮生长因子 VEGF 来抑制肿瘤组织的血管生成。褐藻多糖的另一种抗癌机制是能够通过降低抗凋亡因子 Bcl-2 及 survivin 的表达，诱导细胞色素 C 从线粒体释放到细胞质，从而激活 caspase 级联反应，最终导致肿瘤细胞凋亡。其抗癌临床效果有待进一步验证。

壳聚糖（chitosan）又称脱乙酰甲壳素，是由自然界广泛存在的几丁质经过脱乙酰作用得到的，化学名称为聚葡萄糖胺（1,4）-2- 氨基 -β-D 葡萄糖，具有较好的生物相容性、生物降解性和无毒等多种生物特性。2006 年，美国 FDA 正式批准壳聚糖为 GRAS 级（即公认为安全的）天然原料，可用于保健食品或食品饮料等产品中。此后，壳聚糖类保健食品便在美国及欧洲市场中流行开来。近年来，壳聚糖的众多生物活性如抗氧化、抗菌、降低胆固醇和免疫刺激等被研究证实，壳聚糖作为一种潜在的海洋营养物质得到了广泛的关注。壳聚糖及其衍生物具有广谱抗菌作用，能够抑制细菌、酵母等真菌的生长。体内外研究表明，壳聚糖能够促进巨噬细胞产生 IL-1、转化生长因子 TGFb1 和血小板源性生长因子，促进成纤维细胞产生 IL-8，增强免疫反应。壳聚糖还可以通过抑制 2 型辅助 T 细胞，降低 IL-4 和 IL-5 水平来预防肺部炎症。另外，壳聚糖颗粒在十二指肠与胆固醇和脂肪酸能够形成团聚体，抑制消化道对胆固醇的吸附。动物实验也证明了壳聚糖可以降低血浆总胆固醇、LDL-C、肝脏总胆固醇和总甘油三酯的水平，增加粪便胆汁酸排泄。

随着人们对健康生活需求的日益增长，活性多糖产品势必成为新的消费方向标。然而现有的多糖提取方式如溶剂提取法（solvent extraction method，SEM）、超声辅助提取（ultrasound assisted extraction，UAE）、微波辅助提取（microwave assisted extraction，MAE）、酶辅助提取（enzyme assisted extraction，EAE）、双水相提取（aqueous two-phase extraction，ATPE）和超声辅助双水相提取法（ultrasonic assisted aqueous two-phase extraction，UAATPE）等均存在一定不足，仍需进一步开发更高效的提取方式及新型、快速、环保的分离纯化方法用于工业化生产。除此之外，天然多糖的生物活性与其结构密切相关，单糖组成及分子质量是决定多糖生理活性的关键，其构象或手性也是多糖生理活性的重要影响因素。然而，活性多糖如何发挥特定功效、具有何种构效关系及作用机制尚未十分明确。且由于天然多糖分离、纯化困难，目前许多研究缺乏多糖的一级和二级结构信息，加之原料产地、多糖提取方式无法保证一致，导致质量控制指标缺乏，给后续相关保健类药品和膳食营养品的开发造成困难。多糖高级结构的解析技术和高品质多糖的提取技术，特别是复合酶解提取多糖技术、靶向性多糖功能产品研发和同分异构体多糖的生理功能分析将成为今后研究的热点。

二、功能性甜味剂

功能性甜味剂（表 10-11）以其特殊的生理功能或用途，对人体健康起着有益的调节和促进作用，既能满足人们对甜食的偏爱，且无毒副作用，已成为替代蔗糖应用于营养补充剂中的甜味物质，近年来受到广泛关注。功能性甜味剂分为四大类：① 功能性单糖，包括结晶果糖、高果糖浆和 L- 糖等；② 功能性低聚糖，包括异麦芽低聚糖、异麦芽酮糖、低聚半乳糖、低聚果糖、乳酮糖、棉子糖、大豆低聚糖、低聚乳果糖、低聚木糖等；③ 多元糖醇，包括赤藓糖醇、木糖醇、山梨糖醇、甘露糖醇、麦芽糖醇、异麦芽糖醇、氢化淀粉水解物等；④ 强力甜味剂，包括三氯蔗糖、阿斯巴甜、纽甜、二氢查耳酮、甘草甜素、甜菊苷、罗汉果精、甜蜜素、安赛蜜等。强力甜味剂的甜度很高，通常都在蔗糖的 50 倍以上。

表 10-11　天然甜味剂和合成甜味剂的结构、ADI 值和生物学效应

甜味剂	ADI[mg/(kg · d)]	结构	生物学效应
安赛蜜 （Acesulfame K） （E-950）	15	$C_4H_4KNO_4S$	安赛蜜在人体内进行代谢，大多数研究都将其描述为无害的。对体重或葡萄糖耐量无影响
阿斯巴甜 （Aspartame） （E-951）	40	$C_{14}H_{18}N_2O_5$	阿斯巴甜是一种氨基酸的组合，即 L- 苯丙氨酸和 L- 天冬氨酸通过甲酯键连接，吸收迅速。该化合物是安全的，并且在基因突变中没有毒性
纽甜 （Neotame） （E-961）	2	$C_{20}H_{30}N_2O_5$	纽甜是一种甜味剂，其结构与阿斯巴甜非常相似。对苯丙酮尿症患者安全，对糖尿病患者也安全。就其代谢而言，所摄入的纽甜的一半不被吸收并通过粪便排泄，而另一半以去酯化的纽甜的形式通过尿液排泄
爱德万甜 （Advantame） （E-969）	5	$C_{24}H_{30}N_2O_7$	爱德万甜是由阿斯巴甜和异香草醛通过化学合成获得，是苯丙氨酸的来源之一。这种化合物无毒或致癌作用，作为食品添加剂使用没有风险
甜蜜素 （Cyclamate） （E-952）	11	$C_6H_{12}NNaO_3S$	环己基胺（有毒化合物）经磺化后可制得甜蜜素。欧盟已经批准将其用于食品，尽管 FDA 在 1969 年取消了其 GRAS 地位，并在 1970 年完全禁止其使用。对体重或葡萄糖耐量无影响
糖精 （Saccharin） （E-954）	5	$C_7H_5NO_3S$	糖精通过尿液排出体外，在体内不进行代谢，但它可以穿过胎盘，也可以通过母乳转运。不建议孕妇或哺乳期妇女食用

续表

甜味剂	ADI[mg/(kg · d)]	结构	生物学效应
三氯蔗糖 （Sucralose） （E-955）	5	$C_{12}H_{22}O_{11}$	三氯蔗糖通过取代蔗糖中的 3- 羟基获得。摄入的三氯蔗糖约有 11%~27% 从肠道吸收并经肾脏排出。三氯蔗糖是安全的
甜菊醇糖苷 （Steviol glycosides） （E-960）	4	Variable	甜菊醇糖苷是从贝尔托尼甜叶菊叶中提取的。结肠微生物将其转化为甜菊醇葡萄糖苷，最终通过尿液排出体外。其消费被认为是安全的
甘草甜素 （Glycyrrhizin）	NA	$C_{42}H_{62}O_{16}$	甘草甜素是从光果甘草的根和根茎中提取的三萜皂苷类化合物。在欧盟，考虑到提取物中存在的甘草次酸中的糖皮质激素效应，限量为 100mg/d，其消费被认为是安全的
新橙皮苷 二氢查耳酮 （Neohesperidine dihydrochalcone） （E-959）	4	$C_{28}H_{36}O_{15}$	新橙皮苷二氢查尔酮是一种半天然甜味剂，来源于枳壳未成熟果实的果皮。自 1994 年起在欧盟获得批准，但在美国未获得批准
甜蛋白 （Thaumatin） （E-957）	50	—	甜蛋白是从 *Thaumatococcus danielli* Bennett 植物中提取的混合物。作为甜味剂，它在欧盟和美国都获得批准，在美国被认为是 GRAS

注：ADI，每日允许摄入量；EU，欧盟；GRAS，一般认为安全；NA，不可用。

资料来源：*Advances in nutrition*，2019。

　　这些功能性甜味剂在体内的代谢途径不受胰岛素的制约，可供糖尿病患者食用；不易被口腔微生物利用，有些糖醇如木糖醇甚至可以抑制突变链球菌的生长繁殖，故长期摄入不会引起牙齿龋变；此外，低聚糖和部分糖醇不能被人体直接利用，有类似膳食纤维的性质，有明显调节机体生理功能的作用；许多低聚糖在肠道可作为双歧杆菌等益生菌的增殖因子，从而提高益生菌对人体的各种保健功能。此外，某些功能性甜味剂还具有一些特殊的生理功能。如大豆低聚糖具有促进生长发育、保护肝脏、提高免疫力等作用。

　　目前天然甜味剂的商品化还远不能满足需要，人造甜味剂如三氯蔗糖、阿斯巴甜、安赛蜜和糖精等仍然是食品行业主要的甜味添加剂。传统观点认为，人造甜味剂不仅可以让食物甜蜜可口，而且没有卡路里摄入，有利于保持体质量，维持血糖稳定，甚至被美国食品药品监督管理局认可，在食品和医药领域广泛应用。然而，近年来的流行病学和基础医学研究表明，大量使用人造甜味剂与肥胖、2 型糖尿病、心血管疾病等有密切关系。《美国公共卫生杂志》发表的一篇研究报告指出，与未食用 AS 者相比，食用了人造甜味剂（尤其是含人造甜味剂的饮料）的个体体质量指数（body mass index，BMI）显著增加，肥胖指数也有增大。长期饮用含人造甜味剂饮料的个体不仅有进一步增加体质量、增加腹部脂肪沉积的风险，并且还会增加与肥胖相关的Ⅱ型糖尿病、高血压、中风、心血管疾病的风险。最新的数据显示，孕妇如果在怀孕期间大量饮用含人造甜味剂饮料，其后代出现肥胖的可能性会增大，婴儿在1岁期间超质量的风险也会增加2倍。此外，长期食用含阿斯巴甜的食物会导致偏头痛。更为严重的是，阿斯巴甜还成为一种新型污染物，可通过Fenton反应影响水体中的矿物质成分，改变水体环境。

　　尽管目前的研究提示大量食用人造甜味剂可能会改变肠道菌群的组成与结构，增加易感人群发生肥胖或糖尿病的概率，但是关于人造甜味剂与人类健康的确切关系还有很多问题需要阐明。例如，大量摄取人造甜味剂是否会影响肠道黏膜屏障构成，如何调节肠道免疫反应及抗菌特性，肠道细菌生理条件下种类构成和定植位置在暴露于人造甜味剂后其种类、代谢产物及空间分布变化与疾病的关联等。随着测序技术和成像技术的不断进步，我们会更加清晰地理解人造甜味剂对人类的影响，从而有助于开发新型更符合生理需求的甜味剂，或者直接寻找理想的天然功能性甜味剂，以满足消费者对味道和健康的双重需求。

第十章　拓展阅读

思考题

1. 什么是功能性食品、营养补充剂、保健食品、营养强化剂？
2. 基于化学结构不同可将食品功能因子分为哪几类？请举例说明。
3. 什么是ADME？举例说明某种功能因子在体内的吸收、分布、代谢及排泄过程。
4. 影响功能因子吸收的因素有哪些？
5. 简述功能因子的肝脏代谢过程。

第十一章
益生菌、益生元与宿主健康

学习目标

1. 熟悉肠道菌群的定义、分类和构成影响因素。
2. 掌握肠道菌群对宿主代谢和宿主健康的影响。
3. 熟悉益生菌的定义、种类及其代谢物生理活性。
4. 掌握益生元、合生元和后生元的定义、生理功能和其效果评价方法。
5. 了解益生元、合生元和后生元的产业应用现状。

　　人的消化道内栖居着数量庞大种类繁多的微生物，这些微生物统称为肠道菌群。肠道内的菌群约由 100 万亿个微生物组成，是人体细胞数量的数倍，也被称为"人类第二套基因组"。肠道菌群由相对固定的微生物组成，并有规律地附着于肠道的不同部位。这些微生物主要以专性厌氧菌（obligate anaerobe）为主，其含量约是兼性厌氧菌（facultative aerobic bacteria）和好氧菌（aerobic bacteria）总数的 100~1000 倍。目前自然界中的细菌可以划分为 50 个细菌门，而人肠道中的细菌主要以厚壁菌门（*Firmicutes*）、拟杆菌门（*Bacteroidetes*）、变形菌门（*Proteobacteria*）和放线菌门（*Actinobacteria*）四个门为主，其相对含量占到了微生物总量的 99% 以上。人的消化道为肠道微生物提供栖息地和营养，而微生物帮助人的代谢和营养吸收。微生物的存在与肠道屏障的维持、免疫功能的调控以及肥胖、糖尿病等慢性代谢疾病密切相关。

　　益生菌（probiotics）是一类对宿主有益的活性微生物，主要定植于人体肠道内，能产生确切健康功效从而改善宿主微生态平衡、发挥有益作用的活性有益微生物的总称。益生菌已被认为可以在不同程度上对宿主产生有益作用，包括：营养物质的代谢、产生维生素或具有全身作用的分子、免疫调节的诱导、对生理应激的保护、直接和间接的病原体拮抗、改善肠道上皮的屏障功能和调节肠道微生物平衡等。在食品、医药等领域应用较多的益生菌主要包括乳杆菌属、双歧杆菌属、肠球菌属、乳球菌属和片球菌属等。

益生元（prebiotics）作为肠道菌群的发酵碳源，是一类不被宿主消化吸收却能够选择性地促进体内有益菌的代谢和增殖，从而改善宿主健康的有机物质，最基本的益生元为碳水化合物。益生元的主要成分包括功能性低聚糖类（如低聚果糖、低聚木糖、低聚半乳糖等）、多糖类（如螺旋藻、菊粉、阿拉伯木聚糖等）、一些天然植物（如蔬菜、中草药、野生植物等）的提取物等。益生元可以在体内促进肠道有益菌的生长和繁殖，形成微生态竞争优势，优化肠道微生态平衡，进而提高免疫力，保持宿主健康。

除此之外，当前由益生菌和益生元组成发挥协同作用的食品成分或膳食补充剂被称为合生元（synbiotics）。合生元既可发挥益生菌的生理性细菌活性，又可选择性地快速增加这种菌的数量，使益生菌作用更显著持久。随着科技的进步和人们对健康认识的不断深入，类似后生元这类微生物的代谢产物也被发现和利用。当前，后生元是指对宿主健康有益的无生命微生物和/或其成分的制剂，具有调节免疫、改善过敏、调节胃肠功能、抗氧化和抗炎等生理功能。这些与健康密切相关的有益人体健康的功能活性成分或物质的开发和利用，与二十大提出的"面向人民生命健康"科技创新发展战略相契合，也是落实"健康中国"国家战略的需求。

本章将主要围绕肠道菌群的定义、分类和鉴定方法，关键讲述肠道菌群及其代谢物对于人体健康的重要作用，同时还会讲述益生菌、益生元、合生元、后生元等与肠道菌群相关的定义及对人体健康的影响。

第一节　肠道菌群

肠道菌群（gut microbiota）是指人或动物肠道中存在的数量庞大的微生物，这群微生物依靠人或动物的肠道生活，同时帮助宿主完成多种生理生化功能。肠道不仅是人体消化吸收的重要场所，同时也是最大的免疫器官，在维持正常免疫防御功能中发挥着极其重要的作用。人体肠道为微生物提供了良好的栖息环境，成年人肠道内的微生物数量高达 10^{14}，接近人体体细胞数量的 10 倍；质量达到 1.2kg，接近人体肝脏的质量；其包含的基因数目约是人体自身的 100 倍，被称为人体的"第二套基因组"，并具有人体自身不具备的代谢功能。

肠道菌群的研究始于大肠埃希氏菌（*Escherichia coli*，俗称大肠杆菌）、双歧杆菌（*Bifidobacterium* spp.）等常见肠道细菌。早在 1886 年就发现了大肠杆菌及其对消化的作用。

1965 年第一次获得了肠道微生物存在于消化道黏膜中的显微图像。随后逐步出现了对肠道菌群与人体健康关系的初步探索，1992 年提出肠道菌群有着如同虚拟器官一样的代谢功能，认为其是"被忽略的人体器官"，进而逐步意识到肠道菌群作为一个整体对宿主健康的重要性。20 世纪末，分子生物学理论逐渐丰富，许多基于此理论的研究手段应运而生并进入飞速发展时期。近年来，随着第二代高通量测序手段的成熟，组学成为研究应用的热点。宏基因组、宏转录组、代谢组等组学技术逐渐被应用于肠道菌群的研究中，使深入阐明其结构和功能成为可能。

一、肠道菌群的分类和鉴定方法

1. 肠道菌群的分类

人类的肠道菌群按照不同的分类方法可以分成不同的类别，主要包括依据自然属性分类、依据与宿主的关系分类以及依据对氧气需求的分类。

依据自然属性分类　肠道菌群已经鉴定出细菌的几十个门，包括厚壁菌门（*Firmicutes*）、拟杆菌门（*Bacteroidetes*）、变形菌门（*Proteobacteria*）、放线菌门（*Actinobacteria*）、疣微球菌门（*Verrucomicrobia*）、梭杆菌门（*Fusobacteria*）、蓝藻菌门（*Cyanobacteria*）、螺旋体门（*Spirochaetes*）等。其中以厚壁菌门、拟杆菌门、变形菌门和放线菌门四门类肠道菌群为主。2010 年，欧盟 MetaHIT（Metagenomics of Humanintestinal Tract）项目组发现人体肠道微生物菌落的基因目录，共获得 330 万个人体肠道元基因组的有效参考基因，约是人体基因组的 150 倍；同时，推测人体肠道中至少存在着 1000 ~ 1150 种细菌，平均每个宿主体内约含有 160 种优势菌种。

依据与宿主的关系分类　肠道菌群可分为共生菌（symbiotic bacteria）、条件致病菌（conditioned pathogen）和致病菌（pathogen）。共生菌是在进化过程中通过个体适应和自然选择形成，长期寄居在肠道内，组成相对稳定的微生物。占据肠道细菌数量的绝大多数，与宿主相互依存、相互制约，是机体不可分割的一部分，对机体有益无害。条件致病菌是在一定条件下能够导致疾病的细菌。这类细菌在肠道内比较少，通常由于大量共生菌的存在，条件致病菌不容易大量繁殖以致对人体造成危害。常见的条件致病菌是肠球菌和肠杆菌。致病菌对人体有害无益，可以诱发疾病。致病菌一般不常驻在肠道内，从外界摄入后在肠道内大量繁殖，可导致疾病的发生。常见的致病菌有沙门菌和致病性大肠埃希氏菌等。

依据对氧气的需求　肠道菌群可以分为专性厌氧菌（obligate anaerobe）、兼性厌氧菌（facultative aerobic bacteria）和需氧菌（aerobic bacteria）。肠道菌群以厌氧菌居多，共生菌一般都是专性厌氧菌。

2. 肠道菌群的鉴定方法

肠道菌群分析是进行复杂微生态系统分析的基础，主要利用粪便菌群作为研究对象进行不同属、种细菌的鉴定。常规的分离培养方法是采用各种选择性培养基进行有针对性的培养，然后通过形态学和生理生化特性来鉴定。这种方法足以确定被测试化合物（益生元）是否可以选择性地提高特定"期望"细菌的丰度、减少或消除"不需要"的细菌，缺点是并不能真实地反映菌群出现的实际变化。选择性培养方法的这种缺点几乎无法避免，据估计，仅有大约 50% 直肠内细菌的种类可以通过这种方法得到分析。更可靠的方式是采用分子生物学方法进行鉴定。与传统的依赖于培养的技术相比，分子生物学方法获得的结果可靠性更高，而且几乎可以覆盖所有的类群。最常用的分子生物学方法包括肠杆菌基因间重复一致序列 PCR（ERIC-PCR）技术、PCR- 变性梯度凝胶电泳（DGGE）/ 温度梯度凝胶电泳（TGGE）技术、荧光原位杂交（FISH）技术、16S rDNA 克隆文库、16S rDNA 高通量测序法和宏基因组学等。

用纯培养方法分析微生物群落结构，就是通过对不同的微生物人为地设计多种适合的培养基和培养条件尽可能分离样品中所有的微生物，进而对微生物群落结构和微生物的活性进行分析。事实上，自然界中很大一部分微生物要求的生长条件苛刻，是不能通过实验室培养得到纯分离物的。因此，用这种传统的培养方法来研究某一微生物生态系统中微生物的多样性，必然存在着局限性，不能给出一个系统中微生物的全貌。

ERIC-PCR 技术是一种"长引物随机 PCR 技术"，被广泛应用于细菌分类和菌种鉴别上，也被用来设计专一性的探针和引物用于检测环境和临床样品中目标菌的存在情况。大量研究结果表明，ERIC-PCR 指纹图谱技术可成功分析不同肠道菌群的组成并动态监测菌群随时间或环境因素影响而变化的过程，具有快速、重复性强、灵敏度高等优点，克服了传统培养方法费时、费力、选择性强的缺点。

PCR-DGGE/TGGE 技术是基于 16S rDNA 的可变区 PCR 扩增子的序列特异性变性浓度 / 温度不同进行分离的，并且可以检测出序列中 1 个核苷酸的差异。通过 DGGE 构建 DNA 指纹图谱，建立快速检测的分子分型平台。通过测序和序列比对，可以得出此优势菌群的种类，能检测到难以或不能培养的微生物，更能精确反映肠道菌群结构的动态变化。PCR-DGGE/TGGE 技术广泛用于肠道复杂微生物区系菌群结构演替和多样性分析研究，如对粪便中乳酸杆菌种类的分析，服用不同食物（如益生素等）后肠道菌群的变化等。

荧光原位杂交技术（FISH）在放射性原位杂交技术基础上发展起来的一种非放射性分子生物学和细胞遗传学结合的新技术，是以荧光标记取代同位素标记而形成的一种新的原位杂交方法。采用了针对细菌 16S rRNA 特定区域的具有群甚至种特异性寡核苷酸引物来提高分辨率，可以对不可培养的微生物进行探测。

16S rDNA 克隆文库是将某种生物的全部 16S rDNA 通过克隆载体贮存在一个受体菌的群体之中，这个群体就是 16S rDNA 克隆文库。将 16S rDNA 基因扩增和纯化后与载体连接，再转化到大肠埃希氏菌感受态细胞中，通常只有含有目的基因片段的阳性克隆子才能进行测序。也可以直接采用测序平台对 16S rDNA-PCR 产物进行高通量测序法。去除载体及引物序列的细菌 16S rDNA 基因序列与对应基因数据库中细菌序列进行相似性比较分析，从中得到相似高的序列，以鉴定各测序序列的细菌所属类型。

宏基因组学是一种以样品中的微生物群体基因组为研究对象，以功能基因筛选和／或测序分析为研究手段，以微生物多样性、种群结构、进化关系、功能活性、相互协作关系及与环境之间的关系为研究目的的新的微生物研究方法。借助于大规模测序，结合生物信息学工具，能够发现大量过去无法得到的未知微生物新基因或新的基因簇。

各种方法的主要优缺点见表 11-1。

表 11-1　肠道菌群组成常用分析方法的优缺点

方法	优点	缺点
分离培养	直观、分析成本低，可以进行大量样品分析。可人为操控选择、设计	工作量大，仅限于可培养类群；培养基选择具有主观性；大量微生物生长环境苛刻，不可通过实验室培养得到纯分离物
ERIC-PCR 技术	适用于可培养／不可培养类群，快速、重复性强、灵敏度高	灵敏度高，PCR 过程可能引入偏差
PCR-DGGE/TGGE 技术	快捷，适用于可培养／不可培养类群	更适合于定性分析；需要专门的仪器设备；PCR 过程可能引入偏差
16S rDNA 克隆文库和 16S rDNA 高通量测序法	技术成熟，可操作性好，信息获取丰富可评估样本中优势微生物类群	16S rDNA 克隆文库操作步骤比较繁琐，工作量大反映样本中微生物宏基因组的信息量较少
荧光原位杂交（FISH）技术	适用于可培养／不可培养类群，特异性高	探针不稳定，局限于已知种类；测定周期长，操作较为繁琐
宏基因组学研究方法	可探测大量未知基因和基因簇	工作量大，基因库的构建可能会出现误差

注：PCR：聚合链反应；ERIC：肠杆菌基因间一致序列；DGGE/TGGE：变性温度／梯度凝胶电泳；FISH：荧光原位杂交。

二、肠道菌群的构成影响因素

1. 膳食结构与节律

膳食营养是影响肠道微生物种类和数量最重要的因素。高脂、高糖膳食结构会促进有害微生物代谢，而高纤维膳食结构会促进有益微生物代谢。脂肪的数量和类型能够调节有益和潜在有害微生物，以及厚壁菌门／拟杆菌门在肠道中的比例。蛋白质饮食影响肠道菌群组成且产生的一些代谢物如亚硝胺、杂环胺和硫化氢等具有遗传毒性，且与结肠疾病有关。膳食纤维，包括阿拉伯木聚糖、半乳糖－低聚糖、菊粉和寡糖，能促进一系列有益细菌的生长，并抑制潜在的有害物种。除了一些基本营养成分的摄入水平影响肠道微生物外，许多研究表明膳食中的一些活性多糖（如山楂多糖、微藻多糖、马齿苋多糖、灵芝多糖等）、多酚（如白藜芦醇、茶多酚、浆果多酚等）和黄酮对肠道微生物的种类和结构也会产生影响。值得注意的是，肠道微生物如同其他生物一样同样存在着生物节律性，而近年来大量研究发现，饮食的频次即摄食的节律性同样对肠道菌群的结构具有重要影响。值得注意的是，肠道微生物如同其他生物一样同样存在着生物节律性，而近年来大量研究发现，饮食的频次即摄食的节律性同样对肠道菌群的结构具有重要影响。例如有研究发现，间歇性禁食的饮食方案可能会通过影响肠道菌群结构及微生物代谢产物的产生对于机体的肠道健康、糖脂代谢甚至认知功能产生影响。

2. 分娩方式和喂养方式

新生儿的分娩方式（自然或剖宫产）和喂养方式（母乳喂养或配方喂养）被认为是影响肠道菌群发展的最主要因素。自然分娩新生儿肠道菌群来自母亲产道和周围细菌，最先定植的是厌氧菌，如双歧杆菌和大肠埃希氏菌等剖宫产新生儿肠道菌群定植较晚，主要来自环境和医护人员，以微需氧菌、厌氧菌为主，并在 2 周后占据主要地位，其中以葡萄球菌、肠杆菌、链球菌最常见，双歧杆菌和大肠埃希氏菌明显较低。自然分娩新生儿的细菌多样性明显高于剖宫产新生儿，被认为是最佳分娩方式，早期双歧杆菌的定植可促进新生儿免疫系统的发育。

母乳喂养在短期内也可能改善新生儿肠道菌群失调。婴幼儿出生后前半年纯母乳喂养的肠道菌群种类分布以放线菌门和厚壁菌门为主，其中以双歧杆菌和乳酸杆菌为典型代表。人工喂养会减少放线菌门的丰度，提升厚壁菌门的丰度。肠杆菌和肠球菌在初期占据优势，维持一段时间后，逐渐转变为以双歧杆菌、类杆菌、梭状芽孢杆菌、肠球菌和链球菌为主。

3. 益生菌和益生元补充

益生菌（probiotics）和益生元（prebiotics）是改善宿主健康的肠道菌群管理工具。乳酸菌、双歧杆菌和啤酒酵母作为益生菌有着悠久的、安全的、有效的使用历史，而阿克曼菌属（*Akkermansia*）、丙酸杆菌属（*Propionibacterium*）和镰刀菌属（*Fusarium*）显示出较强的应用前景。益生菌通过优化肠道菌群结构，以共生或共生关系增强正常肠道益生菌以及与益生菌的相互作用，进而调节机体的免疫功能，改善黏膜屏障完整性。益生元是宿主微生物选择性利用的具有健康效益的底物，具有促进宿主代谢、对肠道微生物的靶向调控、防御病原体、免疫调节和促进矿物质吸收等作用。关于益生菌、益生元的分类及对机体健康的影响，详见本章第三节、第四节。

4. 其他

随着年龄的不断增长，宿主体内的肠道微生物数量和种类也会发生较大的变化。一般来说，肠道微生物从婴幼儿时期随着与外在环境的接触增多而逐渐增多，早期定植的微生物主要是一些双歧杆菌等益生菌，到青春期时肠道微生物的多样性与成年人类似，但梭菌属（*Clostridium Prazmowski*）和双歧杆菌属（*Bifidobacterium*）的数量要比成年人高，在达到成年之后的数量和种类逐步趋于稳定。到老龄阶段，老年人的生理功能不断退化，相关肠胃系统分泌的液体改变，肠道微生物群则以拟杆菌门为主，与微生物群相关的代谢产物（如维生素）逐渐减少。生活环境、药物摄入等因素也会影响肠道微生物的组成和结构。

第二节　肠道菌群与宿主健康

肠道菌群与宿主之间始终处于动态平衡状态中，形成一个相互依存，相互制约的系统，因而人体肠道中的微生物群落与宿主之间的关系极为密切。宿主为肠道微生物提供栖息地和营养，而微生物帮助宿主代谢和营养吸收，并与宿主肠道屏障的维持、免疫功能的调控以及肥胖、糖尿病等慢性代谢疾病密切相关。作为人体最庞大、最复杂的微生态系统，肠道微生物本身及其代谢产物不仅能调节人体健康状态，更在膳食和宿主之间起到了重要的桥梁作用。

一、肠道菌群与肠道黏膜屏障

肠道黏膜（intestinal mucosa）是机体与外环境接触的最大界面，具有选择性吸收营养物质和防御肠道内微生物及有害因子入侵等屏障功能，从而维护机体健康。肠黏膜屏障主要由肠黏膜物理屏障、化学屏障和免疫屏障组成。肠道菌群对肠道黏膜屏障的影响见图 11-1。

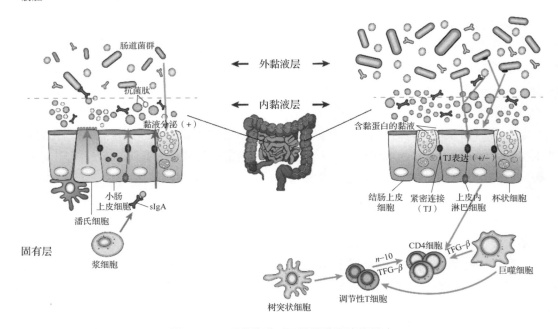

图 11-1　肠道菌群对肠道黏膜屏障的影响

注：IL-10—白介素 -10　TFG-β—转化生成因子 -β　sIgA—分泌型免疫球蛋白 A

1. 肠道菌群对肠黏膜物理屏障的影响

肠道物理屏障主要由肠黏膜上皮间的紧密连接、上皮细胞及其分泌的黏液组成，对于维护肠黏膜屏障功能具有重要作用。环绕黏膜上皮细胞顶侧的紧密连接是维持肠上皮屏障功能的重要结构基础，也是决定肠上皮细胞间通透性的重要因素，主要由 claudin-1、occludin 和 ZO-1 蛋白组成。致病性大肠埃希氏菌等致病菌可使紧密连接蛋白去磷酸化，发生解聚现象。相反，嗜热链球菌（*Streptococcus thermophilus*）和嗜酸乳杆菌（*Lactobacillus acidophilus*）能通过增强细胞骨架蛋白和紧密连接蛋白的磷酸化，阻止大肠杆菌对肠上皮细胞的侵袭。

2. 肠道菌群对肠黏膜化学屏障的影响

肠道黏膜化学屏障主要由消化道分泌的胃酸、溶菌酶和黏液等组成。肠道黏液层主要由杯状细胞分泌的黏蛋白及肠三叶因子组成，能有效将机体与肠道致病菌和食源性抗原隔离。罗伊乳杆菌（*Lactobacillus reuteri*）、嗜酸乳杆菌（*Lactobacillus acidophilus*）等益生菌均可诱导肠道上皮杯状细胞分泌黏蛋白 -1、黏蛋白 -2 和黏蛋白 -3；而枯草芽孢杆菌能提高肠三叶因子的表达水平。肠三叶因子与黏蛋白交联和结合形成弹性凝胶，增加黏液黏度及降低酸渗透，从而增强肠道黏膜的防御能力并维持肠道黏膜屏障的完整性。

3. 肠道菌群对肠黏膜免疫屏障的影响

肠道相关淋巴组织包括肠集合淋巴小节、固有膜淋巴细胞和上皮内淋巴细胞，是人体内最大的免疫器官，执行肠道局部免疫功能，维护肠黏膜屏障的完整性。肠道菌群能通过占位效应、营养竞争及分泌各种代谢产物和细菌素等途径抑制条件致病菌的过度增殖，并刺激机体免疫系统发育和成熟。益生菌可通过活化肠道上皮细胞中的树突状细胞、自然杀伤细胞及巨噬细胞，促进 T 淋巴细胞与 B 淋巴细胞的分化成熟，诱导巨噬细胞分泌 IL-10、TGF-β 等抗炎因子，诱导树突状细胞分泌 IL-12、IL-10 等细胞因子，调节 Th17/Tregs、Th1/Th2 平衡以及增加肠液中免疫球蛋白的含量等多种途径提高肠道免疫力。菌群失衡时致病菌分泌的肠毒素使肠黏膜通透性增高，分泌的免疫抑制蛋白可致黏膜免疫失调。

Toll 样受体是肠道黏膜免疫细胞的主要信号识别受体，可特异性识别细菌脂多糖、细菌 DNA 和糖苷等病原相关分子结构（PAMPs）。脂多糖被 Toll 样受体识别后，能激活 NF-κB、MAPK、JAK、PKC 等信号通路，进而调节炎症因子的表达。脆弱类拟杆菌能将脂多糖的信号传递到宿主肠道树突状细胞中，进而诱导其分泌 IL-10，促进 Treg 细胞的分化，激发肠道黏膜免疫应答。戊糖乳杆菌（*Lactobacillus pentosus*）能通过 Toll 样受体 -2 介导途径促进树突状细胞分泌细胞因子。

B 淋巴细胞主要介导获得性免疫应答，以抗原表位为识别对象，特异性识别由主要组织相容性复合体（major histocompatibility complex，MHC）呈递在细胞表面的抗原，并产生有效的体液免疫。在肠黏膜中，B 淋巴细胞主要通过分泌免疫球蛋白（如 IgA）发挥免疫反应。IgA 是肠黏膜 B 淋巴细胞分泌的主要抗体，肠黏膜分泌的 IgA 在肠道大多是以 sIgA 的形式存在，起到抑制肠道细菌黏附、阻止细菌定植、抑制抗原吸收及中和毒素等作用。益生菌可通过刺激肠道淋巴滤泡树突状细胞上的髓样分化因子从而促进 sIgA 的合成。分段丝状细菌与肠上皮紧密接触后可诱导 T 淋巴细胞分泌 IL-22、IL-23 和血清淀粉样蛋白 A，从而促进 IgA 合成。

  T 淋巴细胞是肠道固有层中最丰富的白细胞之一，是人体肠道获得性免疫应答的重要参与者。肠黏膜免疫系统中起主要调节作用的是辅助性 T 细胞 17 和 Treg，两者均由初级 T 淋巴细胞活化后产生。肠道菌群对 T 淋巴细胞的增殖、分化具有重要影响。分裂丝状杆菌可诱导肠道固有层中 Th17 分化，并释放 IL-17A、IL-17F、IL-22 细胞因子，这些细胞因子尤其是 IL-22 可促进肠上皮细胞产生抗菌肽，而抗菌肽可增强上皮细胞紧密连接从而维持肠黏膜完整性。肠黏膜中的 Treg 可由肠道共生细菌诱导分化增殖，如肠道中脆弱拟杆菌可通过多聚糖 A 诱导 Treg 发育，梭菌属可促进 Treg 的增殖。肠道细菌代谢产物短链脂肪酸也能诱导 Treg 的分化增殖，并调节 Treg 的功能。

  先天淋巴细胞（innate lymphoid cells，ILC）是最近发现的肠黏膜免疫系统中的缺乏特异性抗原受体的一类免疫细胞，其在维持肠上皮屏障完整性及增强肠黏膜免疫方面发挥重要作用。ILC 根据转录因子和效应分子类型可分为不同亚群，在所有 ILC 亚型中，ILC3 与肠道菌群的相关性最大。肠道菌群可能通过影响肠上皮细胞产生 IL-7 间接影响 ILC3 的免疫功能发挥。乳杆菌属（*Lactobacillus Beijerinck*）可促进 ILC3 产生 IL-22，进而促进抗菌肽的产生。色氨酸作为肠道菌群的代谢产物，有利于芳香烃受体配体（吲哚-3-醛）的合成，而芳香烃受体也可调节 ILC3 促进肠道先天免疫。

  树突状细胞是启动初级免疫应答并能够连接先天免疫和适应性免疫的最专业的抗原呈递细胞。树突状细胞在生理条件下有助于免疫稳态，而病原体入侵时可调节免疫激活，即树突状细胞接受抗原并将抗原呈递给 T 细胞，从而使 T 细胞激活，进一步影响免疫反应的类型。肠道细菌可增强树突状细胞的免疫调节功能。李斯特菌（*Listeria monocytogenes*）属于胞内细菌，可结合免疫细胞表面的模式识别受体从而激活树突状细胞，而李斯特菌的衍生物 F2HIC 可刺激树突状细胞成熟。双歧杆菌和普雷沃氏菌种可促进树突状细胞增殖，增强其对抗原的摄取和加工能力。

二、肠道菌群与宿主代谢

  膳食成分经过消化道的消化、吸收后，未消化、吸收的营养物质进入大肠，经结肠内厌氧菌产生各种代谢产物。这些代谢产物对维持肠道内环境起着不可忽视的作用。而且，肠道菌群可以利用机体提供的代谢产物合成多种氨基酸和维生素，补充人体生长所需的营养物质。

1. 肠道菌群与碳水化合物代谢

  食物中难消化性碳水化合物进入大肠后，肠道菌群通过糖酵解途径、磷酸戊糖途径、糖类厌氧分解途径（ED）进行糖类的代谢，生成含 1~6 个碳原子的短链脂肪酸（SCFAs）。不同的肠道菌群产生不同种类的 SCFAs，拟杆菌门以生成乙酸和丙酸为主，而厚壁菌门以生成丁酸为主。详细代谢过程和代谢关键酶分别如表 11-2 所示。肠道菌群生成的 SCFAs，约 95% 被结肠细胞摄取，5% 随粪便排出体外。吸收的 SCFAs 可为结肠细胞和机体其他组织提供能量，未吸收部分也可参与肠道内环境氧化还原平衡的调节。目前研究表明，肠道 SCFAs 对肠道上皮细胞能量供应、电解质平衡以及肠黏膜屏障维护、免疫及抗肿瘤效应调节等方面均起到重要病理生理作用，与肠道营养性、炎症性疾病、肠道致病菌感染及结肠癌等消化疾病有密切的联系。

表 11-2　肠道菌群产 SCFAs 的情况

SCFAs 种类	产生菌	关键酶	占总 SCFAs 比例
乙酸	大部分肠道菌	磷酸乙酰转移酶、乙酸激酶	约 60%
丙酸	拟杆菌门等	甲基丙二酰 CoA 脱氢酶、丙酰 CoA：琥珀酰 CoA 转移酶	约 20%
丁酸	厚壁菌门等	磷酸丁酰转移酶、丁酸激酶、丁酸 CoA：乙酸 CoA 转移酶	约 20%

注：SCFAs—短链脂肪酸　CoA—辅酶 A

拟杆菌门首先将丙酮酸氧化成乙酰辅酶 A，然后经磷酸乙酰转移酶、乙酸激酶生成乙酸，并伴随 H_2 和 CO_2 的产生。而 CO_2 经 wood-Ljungdahl 通路也可生成乙酸，具体途径为：CO_2 首先被还原成 CO，然后经甲基转移酶与甲基结合形成乙酸。接着，丙酮酸还能在拟杆菌门的作用下与 CO_2 羧化形成草酰乙酸，经加氢、脱水和还原反应生成琥珀酸，然后转化成甲基丙二酰辅酶 A，再经甲基丙二酰辅酶 A 脱氢酶生成丙酰辅酶 A，最后在琥珀酰辅酶 A 转移酶作用下生成丙酸。此外，丙酮酸还可通过丙烯酸途径形成丙酸，丙酮酸在乳酸菌内被还原成乳酸，经脱水、加氢还原生成丙酸。

丁酸是厚壁菌门的主要代谢产物，丙酮酸先转化成乙酰辅酶 A，经硫解、加氢、脱水、再加氢生成丁酰辅酶 A 后，通过两种途径生成丁酸。第一种途径是丁酰辅酶 A 通过磷酸丁酰转移酶形成丁酰磷酸，然后在丁酸激酶作用下生成丁酸，其中丁酸激酶是该途径的限速酶；第二种途径是丁酰辅酶 A 和乙酸直接经丁酰辅酶 A，乙酰辅酶 A 转移酶生成丁酸和乙酰辅酶 A，该通路将乙酸与丁酸的生成联系在一起。同时，乳酸菌也可利用乳酸转化成乙酰辅酶 A，再通过以上两种途径生成丁酸。产丁酸的肠道菌群包括 clostridium acetobutylicum，该菌可以分泌两种丁酸激酶 BUK-1 和 BUK-2，其中 BUK-1 能催化乙酰磷酸生成乙酸，而 BUK-2 只能催化生成丁酸。

2. 肠道菌群与蛋白质代谢

肠道中未消化的蛋白质和未吸收的氨基酸在肠道菌群作用下可生成多种活性代谢产物，主要包括 NH_3、H_2S、支链脂肪酸、多胺化合物、吲哚及酚类化合物。未消化的蛋白质先在肠道菌作用下分解成氨基酸，然后再进行氨基酸酵解，而且不同种类的氨基酸经肠道菌群分泌的酶处理，产生不同类型的产物。

（1）含硫氨基酸　肠道菌群能分泌降解含硫氨基酸的酶，主要包括变形菌门中的杆菌纲，梭菌属和双歧杆菌属。半胱氨酸、甲硫氨酸等含硫氨基酸在肠道菌群作用下，主要经过脱硫反应产生硫化物和甲硫醇。半胱氨酸在半胱氨酸脱巯基酶作用下生成硫化氢，甲硫氨酸可在肠道菌群的作用下转化成 α- 酮丁酸、甲硫醇。正常生理浓度下的硫化氢对维持结肠细胞的能量供应和生命活动有非常重要的作用，但是，当硫化氢在结肠内含量较高时，可穿透结肠上皮细胞的脂质双分子层进入细胞，干扰结肠细胞呼吸，影响能量代谢，甚至可以造成 DNA 链断裂，从而引发肠道甚至全身疾病。

（2）碱性氨基酸　肠道中的双歧杆菌、梭菌、乳酸菌、肠球菌、链球菌和肠杆菌科等菌群能分泌相关的酶，将精氨酸、组氨酸和赖氨酸等碱性氨基酸脱羧，产生多胺化合物。精氨酸的分解代谢可以通过脱胺、腐胺、亚精胺和精胺产生胍丁胺，组氨酸的分解代谢可以产生组胺，赖氨酸的分解代谢可以产生尸胺。各种氨基酸经肠道菌脱氨、转氨作用可产生多种结构不同的 α- 酮酸或 α- 羟基酸，然后再经过一系列复杂的氧化还原反应产生多种短支链脂肪酸，与糖类物质产生的短链脂肪酸一起发挥生物学效应。

（3）芳香族氨基酸　芳香氨基酸经某些肠道厌氧菌如拟杆菌、乳酸菌、双歧杆菌、梭状芽孢杆菌、消化链球菌等代谢，主要生成酚类和吲哚类物质，可作为毒素或神经递质。

色氨酸在肠道菌群的作用下可产生色胺和吲哚。色胺是一种神经递质，在调节肠道运动和免疫功能中发挥作用。吲哚是色氨酸的主要细菌代谢物，主要由拟杆菌科和肠杆菌科代谢产生。肠道菌群也可利用色氨酸转化为 5- 羟色胺，色氨酸首先经过脱羧反应生成色胺，再羟化成 5- 羟色胺。5- 羟色胺具有影响机体的肠道运动、血小板聚集和止血等生理功能。色氨酸还能在肠道菌群的作用下生成吲哚、吲哚乙酸、吲哚 -3- 乳酸、3- 甲基吲哚（粪臭素）等多种吲哚类化合物。色氨酸在色氨酸酶的作用下分解为吲哚、丙酮酸和氨，色氨酸酶是生成吲哚的关键酶；而色氨酸与 α- 酮戊二酸在转氨酶作用下生成吲哚 -3- 丙酮酸，然后再经吲哚丙酮酸脱羧酶生成吲哚乙酸，吲哚乙酸作为粪臭素的前体物质，可在如梭菌属和杆菌属作用下脱羧生成具有恶臭味的粪臭素，其中吲哚丙酮酸脱羧酶是生成吲哚乙酸和粪臭素的关键酶。

酪氨酸的分解代谢可产生酪胺、苯酚和对香豆酸盐。酪胺是一种神经递质，可以由某些肠道细菌通过脱羧产生，包括肠球菌和肠杆菌科。苯酚和对苯酚主要由肠杆菌科和梭状芽孢杆菌代谢产生，过多的苯酚和对苯酚代谢物能抑制小肠上皮细胞的增殖，损伤肠道上皮的完整性。苯丙氨酸的分解代谢可以产生苯乙胺和反式肉桂酸，这些代谢途径被发现与梭状芽孢杆菌和消化链球菌属有关。不过，与酪氨酸和色氨酸相比，苯丙氨酸的代谢途径还不清晰。

3. 肠道菌群与脂肪代谢

膳食脂肪到达大肠后，肠道微生物能分泌脂肪酶，将甘油三酯和磷脂降解。消化道中的菌群，包括乳酸杆菌、肠球菌、梭状芽孢杆菌和变形杆菌，还可以将甘油三酯中的甘油还原为 1,3- 丙二醇。肠道菌群对胆固醇的代谢有直接代谢和间接代谢两种形式。直接代谢是指肠道内的某些菌群可产生胆固醇氧化酶，将肠道内的胆固醇氧化成胆固烯酮，进而被降解成类固醇和胆固烷醇，随粪便排出体外，加速胆固醇的降解。间接代谢是指肠道菌群对胆固醇的肝脏代谢产物初级胆汁酸的代谢。拟杆菌、梭菌、真细菌和埃希氏菌属等厌氧菌产生的初级胆汁酸水解酶能将结合胆汁酸转变成游离胆汁酸，影响胆汁酸的肠肝循环。而且，某些肠道菌群可表达羟化类固醇 7α- 脱氢酶，促进初级胆汁酸转化成次级胆汁酸。

磷脂酰胆碱在体内水解形成胆碱后进入肠道，经由肠道菌群（梭菌属和变形菌属等）的作用生成三甲胺（TMA），之后三甲胺被吸收进入血液，随血流进入肝脏，在肝脏黄素单加氧酶作用下形成氧化三甲胺（TMAO）。研究发现，机体氧化三甲胺的增加与动脉粥样硬化性心血管疾病的风险升高有关。

4. 肠道菌群维生素代谢

人体肠道内的微生物是供给机体维生素的一种重要途径，如双歧杆菌、乳酸杆菌等可合成多种 B 族维生素（如维生素 B_1、维生素 B_2、维生素 B_6、维生素 B_{12}、维生素 PP、叶酸、泛酸、生物素）和维生素 K 等。

肠道内的双歧杆菌属和乳酸杆菌属等多种肠道菌群都能分泌叶酸合成酶。尽管不同菌属合成叶酸的能力有较大差异，但是肠道内的 6- 羟甲基 -7,8- 蝶呤焦磷酸（DHPPP）和对氨基苯甲酸（PABA）是合成叶酸所必需的底物。肠道菌群能利用机体的三磷酸鸟苷和 5- 磷酸 -D- 核酮糖合成维生素 B_2。合成维生素 B_2 的酶并不存在于同一种菌株内，它的生物合成需要多种菌株共同协作完成。目前已知枯草芽孢杆菌、大肠杆菌和沙门菌等可以参与合成维生素 B_2。

生物素可在多种肠道菌群（如大肠杆菌、球形芽孢杆菌和枯草芽孢杆菌）中合成。球形芽孢杆菌和枯草芽孢杆菌可利用自身合成的庚二酸，在菌体 bioW 基因编码的庚二酰辅酶 A 合成酶作用下合成庚二酰辅酶 A，再在多种氨基酸及各种酶作用下合成生物素。而大肠杆菌体内缺乏合成庚二酸的酶，需依赖另外两种基因 bioC 和 bioH 表达的酶合成庚二酰辅酶 A 后，再合成生物素。

维生素 K_1 主要由植物合成，而维生素 K_2 主要由人体肠道细菌合成。肠道中的一些专性厌氧菌如拟杆菌属、真细菌属、丙酸菌属和蛛网菌属是合成维生素 K_2 的主要菌群。其他 B 族维生素（如维生素 B_1、维生素 B_6、维生素 B_{12} 等）也可以在肠道菌群的某种或多种菌株内合成，如肠道内嗜热链球菌 ST5 和瑞士乳杆菌 R0052 与机体内的维生素 B_1 和维生素 B_6 的合成有关。

5. 肠道菌群与多酚代谢

天然的多酚主要与糖和奎宁酸等有机酸结合，以非共轭低聚物的形式出现，不易被肠道吸收。与肠道菌群的相互作用导致天然植物化学物质的生化转化为更多的生物可利用代谢物。这些肠道微生物的转化分为三个主要的分解代谢过程：水解（O- 去糖基化和酯水解）、裂解（C 环裂解和去甲基化）和还原（脱羟基化和双键还原）。

（1）水解作用　一些酚类化合物以共轭物的形式存在，水解才能被吸收。第一阶段的代谢中，肠道微生物可以使原生多酚类解偶联，释放相应的更容易吸收的苷元。肠道微生物活性释放的酚苷元包括橙皮苷、大豆苷元、鞣花酸、咖啡酸和开环异落叶松脂素。

黄酮类化合物鼠李糖苷和芦丁苷存在于许多食物中。乳酸杆菌和双歧杆菌菌株会分泌鼠李糖苷酶，将类黄酮 O- 鼠李糖基解偶联，释放苷元。芦丁［槲皮素 3- 鼠李糖苷 -（1,6）糖苷］和二霉素（二红苷）被拟杆菌、真杆菌、肠球菌和布劳菌结合，解偶联后释放槲皮素和黄花素苷元。亚麻籽木聚糖 SDG（二异丙胺二 -O- 葡萄糖苷）在消化道中几乎没有被水解，部分乳酸杆菌和双歧杆菌可以增强其水解，释放开环异落叶松脂素。鞣花单宁也是六羟基二苯酸和葡萄糖的酯，酯键水解后释放六羟基二苯酸，六羟基二苯酸再自发环化生成鞣花酸。

（2）碳环的裂解和碳键的移除　肠道微生物对多酚另外一个相关的分解代谢反应是 C — C 键的断裂和甲基醚的去除（去甲基化）。这些分解代谢反应是在肠道厌氧条件下，通过梭状芽孢杆菌和不同科里氏杆菌等微生物分泌的相关酶作用下完成的。水解酶释放的苷元随后通过黄酮类化合物的碳环裂解、鞣花酸的脱内酯（内酯环打开和脱羧）和绿原酸的奎尼酸环裂解进行分解代谢。

在金杆菌（毛杆菌科）的参与下，鞣花酸转化为尿苷脂 M5，这一过程涉及内酯环的打开和连续的脱羧作用。在梭状芽孢杆菌、真菌和蛋壳菌催化下，大豆异黄酮的黄酮类 C 环裂解转化为 O- 去氧甲基安哥拉紫檀素，黄酮橙皮素转化为 3-（3- 羟基 -4- 甲氧基苯）羟基丙酸。对于黄烷 -3- 醇和缩合单宁，肠道微生物分解代谢涉及 C- 环打开和 C—C 键断裂，将不可吸收的低聚原花青素转化为易于生物利用的酚酸分子，包括羟基苯乙酸、羟基苯基丙酸和羟基苯基戊酸衍生物。

（3）减少双键的氢化和脱羟基作用　肠道微生物也能催化多酚类的不同还原反应。这些反应包括双键的氢化、碳基还原和特定的脱羟化。典型的氢化反应是将咖啡酸转化为 3',4' - 二氢基的脱氧苯基丙酸。这个分子通过特定的脱羟基作用生成单羟基衍生物，脂肪侧链也可以依次转化为苯基乙酸、苯甲酸，并进一步转化为脱羧代谢物，如邻苯二酚和相关化合物。不同种类的肠道微生物的脱羟基化对羟基的位置有选择性。如从尿苷素 M5 中依次去除羟基，得到最终产物尿苷 A、异尿苷素 A 和尿素 B 的代谢过程因参与的肠道微生物种类的不同而不同。尿脂素生长杆菌将尿脂素 M5（3,4,8,9,10- 五羟基尿脂素）转化为尿脂素 C（3,8,9- 三羟基尿脂素）。其他微生物将尿苷 C 转化为尿苷素 A（3,8 二羟基尿苷）或异尿苷素 A（3,9 二羟基尿苷），导致不同的代谢表型，即所谓的尿苷素代谢型 A 和 B。

三、肠道菌群与肥胖

2004 年，Gordon 首次提出"微生物的杂居能够协助控制体重"的观点。肥胖人群肠道菌群的总体多样性会下降，肠道微生物所积累的脂肪量更多，相关的代谢也会发生改变，例如，支链氨基酸含量增加，推测可能跟拟杆菌门增加有关。定量宏基因组学（quantitative metagenomics）图谱显示，肠道菌群的多样性与肥胖相关疾病的易感性相关，即肠道菌群种类少的人更容易患肥胖相关疾病，表现出胰岛素抵抗、血脂异常和慢性炎症等表型，并且肠道内能引起身体轻度炎症的菌群增多。

肠道菌群也会影响宿主的能量代谢，体脂肪的增加与肠道菌群组成的改变有关。厚壁菌门（*Firmicutes*）和拟杆菌门（*Bacteroidetes*）是肠道中两个最主要的细菌门，占了肠道微生物种类的 80%～90%。与正常人群相比，肥胖人群的肠道中厚壁菌门的数量明显增多，拟杆菌门的细菌数量明显减少。

四、肠道微生物与糖尿病

1. 肠道微生物与 1 型糖尿病

肠道免疫系统会影响 1 型糖尿病的发生，这与肠道微生物介导的肠道先天免疫系统的调节和免疫耐受的建立密不可分。利用糖尿病易发小鼠的研究发现，最终患上糖尿病的和不患糖尿病的小鼠之间肠道微生物的组成存在差异，这种差异在临床症状出现之前的较长时间就可检测到。而通过抗生素处理能够降低糖尿病的发病概率，延缓糖尿病的发生。同时，糖尿病易发大鼠肠道中的乳杆菌属和双歧杆菌属的菌群数量明显多于糖尿病易发大鼠，且其数量与 1 型糖尿病的发生呈负相关。

人群调查研究发现，1 型糖尿病与肠道微生物的改变有关。研究表明，1 型糖尿病儿童与同年龄段、同基因型的健康儿童相比，其肠道微生物的多样性和稳定性下降。有研究表明识别微生物刺激的先天性免疫受体的一个关键效应分子——髓样分化因子（MyD88），参与了肠道菌群对 1 型糖尿病的调控。

2. 肠道微生物与 2 型糖尿病

2 型糖尿病的发生也与肠道菌群的改变具有极大的相关性。有研究报道，2 型糖尿病患者存在中度肠道微生物失调，肠道中拟杆菌门 / 梭菌门、拟杆菌门 / 厚壁菌门的比例与血糖浓度呈正相关，而且 β– 变形菌会显著增加、产丁酸盐细菌的丰度下降，而各种条件致病菌增加，并且细菌还原硫酸盐和抗氧化应激能力增强。丁酸盐可以被肠道细胞利用，也有助于减弱结肠炎症反应、改善胰岛素抵抗。肠道微生物还可以被用来对 2 型糖尿病等疾病进行风险评估及监控。有研究发现，β 变形菌在糖尿病前期和 2 型糖尿病人群中丰度增加，而疣微菌纲的丰度降低，提示糖尿病前期和肠道微生物生态失调存在一定的关联，建议对糖尿病前期进行早期治疗，可减少肠道菌群生态失调，避免或延缓从糖尿病前期发展为 2 型糖尿病。双歧杆菌属（*Bifidobacterium*）、普雷沃菌属（*Prevotella*）、梭菌属（*Clostridium*）、罗氏菌属（*Roseburia*）、肠球菌属（*Enterococcus*）或韦荣球菌属（*Veillonella*）中任意两种以上的组合可以作为微生物标志物用于 2 型糖尿病风险预测。此方法灵敏性好，只需要获取微生物标志物的相对含量，通过模型计算给出风险预警，可作为协助诊断，指导肠道微生物环境的调整，降低患糖尿病的风险。

第三节 益生菌

　　益生菌（probiotics），这一概念最早来源于希腊语，意思是"对生命有益"。大多数益生菌都是细菌。细菌必须要满足以下 3 个条件才能被归类为益生菌：① 必须对人类胃肠消化道中的胃液、胆汁和消化酶具有一定抵抗力；② 能够在肠道中定植；安全供人类食用；③ 具有科学证明的功效。在食品、医药等领域应用较多的益生菌主要有 7 个属，包括乳杆菌属、链球菌属、肠球菌属、乳球菌属、片球菌属、明串珠菌属和双歧杆菌属。

一、益生菌的种类

　　迄今为止，已发现的益生菌大体上可分成三大类，包括：① 乳杆菌类（如嗜酸乳杆菌、干酪乳杆菌、詹氏乳杆菌、拉曼乳杆菌等）；② 双歧杆菌类（如长双歧杆菌、短双歧杆菌、卵形双歧杆菌、嗜热双歧杆菌等）；③ 革兰阳性球菌（如粪链球菌、乳球菌、中介链球菌等）。此外，还有一些酵母菌与酶也可归入益生菌的范畴（表 11-3）。益生菌产品可以是单个菌株，也可以是包含两个或多个菌株的混合物。

表 11-3　可用作益生菌的微生物

益生菌属	益生菌种
乳酸杆菌（*Lactobacillus*）	*L. plantarum*，*L. paracasei*，*L. acidophilus*，*L. casei*，*L. rhamnosus*，*L. crispatus*，*L. gasseri*，*L. reuteri*，*L. bulgaricus*
丙酸杆菌（*Propionibacterium*）	*P. jensenii*，*P. freudenreichii*
消化链球菌属（*Peptostreptococcus*）	*P. productus*
杆菌（*Bacillus*）	*B. coagulans*，*B. subtilis*，*B. laterosporus*
乳球菌（*Lactococcus*）	*L. lactis*，*L. reuteri*，*L. rhamnosus*，*L. casei*，*L. acidophilus*，*L. curvatus*，*L. plantarum*
肠球菌（*Enterococcus*）	*E. faecium*
小球菌（*Pediococcus*）	*P. acidilactici*，*P. pentosaceus*
链球菌（*Streptococcus*）	*S. sanguis*，*S. oralis*，*S. mitis*，*S. thermophilus*，*S. salivarius*
双歧杆菌属（*Bifidobacterium*）	*B. longum*，*B. catenulatum*，*B. breve*，*B. animalis*，*B. bifidum*
拟杆菌属（*Bacteroides*）	*B. uniformis*
艾克曼菌属（*Akkermansia*）	*A. muciniphila*
酵母菌属（*Saccharomyces*）	*S. boulardii*

近年来，随着人们健康意识的提升，益生菌相关研究和应用领域越来越广泛。截至2020年，我国卫生部批准的新资源食品中的菌类见表11-4。

表 11-4　新资源食品中的菌类

中文名称	拉丁文名称	菌株号	公告号
瑞士乳杆菌	*Lactobacillus helveticus*	R0052	2020 年第 4 号
婴儿双歧杆菌	*Bifidobacterium infantis*	R0033	2020 年第 4 号
两歧双歧杆菌	*Bifidobacterium bifidum*	R0071	2020 年第 4 号
弯曲乳杆菌	*Lactobacillus curvatus*	—	2019 年第 2 号
清酒乳杆菌	*Lactobacillus sakei*	—	2014 年第 20 号
产丙酸杆菌	*Propionibacterium acidipropionici*	—	2014 年第 20 号
罗伊氏乳杆菌	*Lactobacillus reuteri*	DSM17938	2014 年第 10 号
乳酸片球菌	*Pediococcus acidilactici*	—	2014 年第 6 号
戊糖片球菌	*Pediococcus pentosaceus*	—	2014 年第 6 号
马克斯克鲁维酵母	*Kluyveromyces marxianus*	—	2013 年第 16 号
植物乳杆菌	*Lactobacillus plantarum*	ST–Ⅲ	2009 年第 12 号
副干酪乳杆菌	*Lactobacillus paracasei*	GM080、GMNL–33	2008 年第 20 号
植物乳杆菌	*Lactobacillus plantarum*	299v	2008 年第 20 号
植物乳杆菌	*Lactobacillus plantarum*	CGMCC NO.1258	2008 年第 20 号
嗜酸乳杆菌	*Lactobacillus acidophilus*	R0052	2008 年第 20 号
鼠李糖乳杆菌	*Lactobacillus rhamnosus*	R0011	2008 年第 20 号

二、益生菌的有益作用

益生菌能够通过存在于细胞结构上或作为代谢产物分泌的效应分子直接与肠上皮、肠内分泌和免疫细胞以及迷走神经传入纤维中的受体相互作用。这些相互作用产生局部肠道效应，例如增强肠屏障完整性和炎症反应（如通过 Toll 样受体），以及通过宿主免疫、内分泌和神经系统介质的全身性作用。益生菌还可以对宿主化合物如胆汁盐和摄入的外源物质进行酶促代谢。特定的益生菌与表面相关的效应分子包括菌毛、脂蛋白酸、胞外多糖和各种表面层蛋白，其中许多是菌株特异性的，因此介导了菌株特异性效应的传递。表 11-4 列举了新资源食品中的菌类。

　　表 11-5 列出了益生菌的有益作用，目前公认的功能益处包括：① 预防和 / 或减少轮状病毒引起的或与抗生素有关的腹泻的持续时间和症状，以及减轻因乳糖不耐症引起的症状；② 降低肠道中促癌酶和 / 或腐败（细菌）代谢产物的浓度；③ 预防和减轻健康人消化道的非特异性和不规则不适；④ 对消化道炎症、幽门螺杆菌感染或细菌过度生长相关的微生物畸变、炎症和其他不适等产生有益影响；⑤ 使患有便秘或肠易激的受试者排便及便质正常化；⑥ 预防或减轻婴儿的过敏和特应性疾病；⑦ 预防呼吸道感染（普通感冒、流行性感冒）和其他传染病，以及治疗泌尿生殖系统感染。需要注意的是，目前没有足够或最多只具有初步证据证明，益生菌可以预防癌症、降胆固醇、改善口腔菌群、预防龋齿或治疗缺血性心脏病、改善自身免疫性疾病（例如关节炎）等。

表 11-5　益生菌的部分健康作用及潜在作用机制

健康作用	使用 / 筛选出的益生菌	潜在作用机制
辅助改善肝脏健康	婴儿双歧杆菌、嗜酸乳杆菌、蜡样芽孢杆菌	上调肠紧密连接蛋白的表达，防止内毒素进入门脉循环
增强免疫力	脆弱拟杆菌、柔嫩梭菌、罗伊氏乳杆菌	细菌代谢物（如吲哚 -3- 乳酸）刺激免疫细胞的分化和成熟（例如 CD4+T 细胞转变为双阳性上皮内淋巴细胞）
减轻高盐饮食引起的高血压	乳杆菌，如穆氏乳杆菌	减少辅助性 T 细胞 17
免疫检查点援助	大肠杆菌	激活和增加免疫细胞的肿瘤浸润并诱导癌细胞死亡
减轻过敏反应	乳杆菌，如鼠李糖乳杆菌	增强肠道屏障完整性，防止抗原渗透； 抑制局部炎症； 通过 Toll 样受体介导抗炎作用
心理健康 / 情绪改善	鼠李糖乳杆菌、瑞士乳杆菌	改变神经递质 GABA 受体表达； 减少压力激素，使皮质酮水平正常化
延长寿命	植物乳杆菌、发酵乳杆菌、婴儿长双歧杆菌	链接肠脑轴通讯； 改善宿主的炎症反应及氧化应激反应； 促进线粒体复合物完整性
降低败血症死亡率及相关综合征风险	植物乳杆菌	防止革兰阴性细菌转移到血液中
口腔健康	dentisani 链球菌	通过产生细菌素从而抑制口腔主要病原体的生长，并通过精氨酸分解途径产生 NH_4^+ 来缓冲酸性 pH
阴道健康	乳杆菌，如嗜酸乳酸杆菌	与念珠菌竞争性定殖； 分泌液体以防止病原体入侵； 通过适当免疫反应维持阴道菌群平衡
干预代谢综合症	副干酪乳杆菌、鼠李糖乳杆菌、动物双歧杆菌	增加盲肠乙酸盐水平； 减少体内脂肪积累，抑制炎症反应

三、益生菌的代谢产物及其生理活性

目前已知的乳酸菌发挥主要生化功能特性的作用机制，除了定植、主要代谢产物（如短链脂肪酸等）改善肠道内环境、有效酶活力外，其他代谢产物，如细菌素、胞外多糖、维生素等也发挥着重要的作用。

1. 细菌素

细菌素（bacteriocin）是由某些益生菌在代谢过程中通过核糖体合成机制产生的一类具有生物活性的蛋白质、多肽或前体多肽，由20~60个氨基酸组成，具有抑菌活性，产生菌对其细菌素有自身免疫性。几乎所有的细菌素在中性或偏酸性的环境中带负电荷，它们的分子链中通常含有伸出的疏水性或两亲性链段。

迄今已经发现了几十种细菌素，其中最有名的且已经商业化生产的细菌素是乳酸链球菌素（nisin）。nisin是由乳酸乳球菌乳酸亚种（*Lactococcus lactis* subsp）的多个菌株生产的作用谱广的细菌素，是典型的乳酸菌细菌素，于1988年被美国FDA批准作为生物防腐剂用于多种加工食品。

继Nisin之后，大量乳酸菌的细菌素被分离纯化和详细表征。虽然目前尚不明确细菌素在体内是否与菌群的优劣势、菌群的竞争性以及病原菌的抑制等相关，但是，动物试验的数据已经表明，细菌素可以降低肠道内肠杆菌的数量，临床数据也显示，约氏乳杆菌（*Lactobacillus johnsoni*）发酵的牛乳制品可显著降低病人胃中幽门螺旋杆菌（*Helicobacter pylori*）的密度。细菌素可以消除体内的竞争性病原微生物，为有益微生物提供生存和增殖的机会。

细菌素不仅种类丰富，而且几乎每种细菌都可产生细菌素。根据细菌素产生菌分类的不同，可将细菌素广义分为革兰阴性菌细菌素和革兰阳性菌细菌素。这两类细菌素在分子质量大小、结构、分泌转运机制、编码基因定位及作用机制等方面都有明显的差别。最初，细菌素的研究集中于革兰阴性菌细菌素，但是后来人们逐步将研究重点转向革兰阳性菌细菌素，因为该类细菌素的实际应用范围更广。1988年，Klaenhammer根据分子质量大小、结构组成等的不同将乳酸杆菌（革兰阳性菌）产生的细菌素分为4类，分别是羊毛硫细菌素、不含羊毛硫氨酸的小分子热稳定肽、热敏感的大分子蛋白质和复合型的大分子复合物（表11-6）。

2. 胞外多糖

微生物多糖可分为细胞内多糖（intracellular polysaccharides）、细胞壁多糖和细胞外多糖（extracellular polysaccharides，EPS）。乳酸菌产生的多糖主要是胞外多糖。产EPS的乳酸菌来源广泛，绝大部分来源于乳制品，还有部分来源于发酵肉制品和蔬菜等。现有研究结果表明，乳酸菌EPS具有良好的生物活性，如免疫调节、抗肿瘤、降血脂、调节消化道菌群等，对人类健康大有裨益。

表 11-6　乳酸菌细菌素的分类

类别		特征	细菌素
I 经大范围翻译后修饰成的核糖体小肽（<5ku）	I a	羊毛硫抗生素（lantibiotics），含有羊毛硫氨酸、β-甲基羊毛硫氨酸等，能延伸并能在细胞膜上形成孔洞的两性分子	nisin
	I b	刚硬的球状抗菌肽，带负电或不带电荷，能抑制细菌细胞壁的形成	mersacdin
II 具有膜活性，未经修饰的多肽（<10ku）	II a	小分子热稳定肽，由 2 个半胱氨酸所构成的 S－S 桥，有强烈抗李斯特菌的活性，N 末端氨基酸序列为：YGNGVXC	pediocin PA-1 sakacins A and P, leucocin A
	II b	由 2 个具有不同氨基酸序列的肽类寡聚体形成，一般需要 2 个肽段一起才能发挥活性	enterocin L50
	II c	依赖于 sec 分泌途径，N 末端和 C 末端以共价键相连，形成环状结构	gassericin A reutericin 6
III		大分子的热不稳定肽（>30ku）	helveticins V
IV		细菌素和其他大分子组成的复合物	

目前已经报道的产 EPS 的乳酸菌有：嗜热链球菌（*S. thermophilus*）、嗜酸乳杆菌（*Lb. acidophilus*）、干酪乳杆菌（*IL. casei*）、德氏乳杆菌保加利亚亚种（*Lb. delbruec kii ssp. bulgarius*）、瑞士乳杆菌（*Lb. helveticus*）、乳酸乳球菌乳脂亚种（*Lc. lactis ssp.cremoris*）、乳酸乳球菌（*Lc. lactis*）、植物乳杆菌（*L. plantarum*）、肠膜明串珠菌（*Leuc. mesenteroides*）、酒样乳杆菌（*L. kefiranofaciens*）等。其中研究较多的是：嗜热链球菌筛选菌株 *S. thermophilus* EU20，NCFB2393，IMDO 01，SFi6，SFi39 和 SFi12 等；保加利亚乳杆菌（*Lb. bulganicus*）筛选菌株 *L. bulganicus* CNRZ397，CNRZ1187，CNRZ416，Lbl，LY03 等；乳酸乳球菌乳脂亚种筛选菌株 *L. lactis* supsp，*cremoris* NIZO B35，NIZO B40，AHR 53 等。

胞外多糖的种类很多，按照所含糖苷基的情况可分为同型多糖和异型多糖。同型多糖中糖苷单体只有一种，如葡萄糖苷组成的葡聚糖和果糖苷组成的果聚糖。葡聚糖是葡萄糖的高聚物，其主链主要由 α-1,6 键连接组成（占总化学键的 50%）。在 α-D- 葡聚糖糖苷键中，也有以 α-1,2、α-1,3 和 α-1,4 连接的支链。某些乳酸菌可以发酵产生葡聚糖，特别是链球菌（*Streptococcus*）和肠膜明串珠菌（*Leuconostoc mesenteroides*）。由于口腔链球菌能够产生葡聚糖，其为牙菌斑的主要成分；肠膜明串珠菌产生的葡聚糖可以作为临床、制药、研究和商业用途的化学制品。果聚糖是自然界中分布最广泛的生物高分子，是由以 β-2,6 键和 β-2,1 键连接的呋喃果糖基组成的多糖。根据连接键的不同，果聚糖可以分为菊粉和左聚糖两种类型。左聚糖主要由 β-2,6 键连接的 D- 呋喃果糖残基作为主链，以 β-2,1 键连接作为分支点所组成的微生物果聚糖。异型多糖也称杂多糖，是由两种以上（一般为 2~4 种）不同的糖苷基组成的聚合体。

3. 益生菌与维生素代谢

很多乳酸菌和双歧杆菌在发酵时都可以产生维生素，主要是 B 族维生素类化合物，如叶酸、维生素 B_{12}、维生素 B_1、维生素 B_2 等。

（1）乳酸菌发酵生产叶酸 研究表明，大部分乳酸菌和双歧杆菌都可以生产叶酸，如长双歧杆菌和嗜酸乳杆菌等。控制叶酸生物合成的基因在乳酸乳球菌、植物乳杆菌和德氏乳杆菌保加利亚变种中已经被鉴定出来。但并非每种乳杆菌属都能够产生叶酸，如加氏乳杆菌、唾液乳杆菌、约氏乳杆菌等。乳酸菌释放到胞外的叶酸的量和其胞内单谷酰叶酸与多谷酰叶酸的比例有关，γ- 谷酰基水解酶能使多谷酰叶酸水解成单谷酰叶酸。

（2）乳酸菌发酵生产维生素 B_{12} 工业上已成功利用假单胞菌（*Pseudomonas denitrificans*）和巨大芽孢杆菌（*Bacillus megaterium*）来生产维生素 B_{12}，而乳丙酸菌属是唯一食品级商业生产维生素 B_{12} 的菌株，其合成维生素 B_{12} 的生物途径已被广泛研究。许多双歧杆菌也可以生产维生素 B_{12}，如青春双歧杆菌、复方双歧杆菌、短双歧杆菌、婴儿双歧杆菌、长双歧杆菌。罗伊氏乳杆菌也表现出具有生产维生素 B_{12} 的活性。

（3）维生素 B_1 和维生素 B_2 据报道，双歧杆菌可以产生硫胺素（维生素 B_1）和核黄素（维生素 B_2）两种 B 族维生素。利用婴儿双歧杆菌 CCRC14633 和长双歧杆菌发酵豆乳可明显提升豆乳中硫胺素和核黄素的含量。

乳酸菌发酵可产生游离态核黄素，在发酵食品（如面包、酸乳）中的应用可提高食品中的核黄素水平。

（4）维生素 K 类 一些种属的乳酸菌被筛选出来生产甲基萘醌类维生素 K，如乳球菌属、乳杆菌属、肠球菌属、双歧杆菌属、明串菌属、链球菌属等。

四、益生菌的发展趋势

益生菌的功能通常具有菌株特异性，同一物种内这些益生菌的功能差异很大，不能一概而论。因此，在评估益生菌的功能时，至关重要的是表征每种益生菌对特定菌株的功能。单独使用或组合使用时，菌株可能会表现出不同的益处。益生菌制剂的功能益处也随患者情况不同而不同。迄今为止，这些益生菌在预防或改善疾病中或在联合免疫疗法中的功能和作用仍存在争议，需要进一步及持续的验证。另一方面，迫切需要通过下一代测序和生物信息学平台筛选和分离下一代益生菌。

如今，对益生菌一词的不当使用以及未能认识到菌株特异性和剂量特异性的重要性已成为人们关注的问题。益生菌作为营养补充剂时，受到的监管审查较少。益生菌造成伤害的例子很少见，但最常见的副作用是腹胀等消化道不适。据报道，布拉迪酵母

（*S. boulardii*）和乳酸杆菌（*Lactobacillus*）可能加速特定患者的并发症，如免疫功能低下者。孕妇、新生儿和老年人由于免疫功能低下而容易受到潜在的益生菌感染。几种乳酸杆菌菌株对万古霉素具有天然抗药性，这引起人们的担忧。另外，能够将适当剂量益生菌靶标的递送系统也需要发展。包括：① 延长益生菌制剂的保质期；② 确保制剂中确实包含临床证明可行的益生菌评估方法的建立以。

第四节　益生元

益生元大多是不可消化的食品成分，通过选择性刺激结肠中某些种属细菌（通常是乳酸杆菌和双歧杆菌）的生长和/或活性，从而有益地影响宿主的健康。理想的益生元应该具备的特点包括：① 能够抵抗胃酸、肠内胆盐和其他水解酶的作用；② 不被上消化道吸收；③ 易于被有益的肠道菌群发酵。益生元的一些来源包括：母乳、大豆、菊粉来源（如菊芋、菊苣根等）、粗燕麦、未精制的小麦、未精制的大麦、雪莲果、不可消化的碳水化合物，尤其是不可消化的寡糖（表 11-7）。当前，已经被确认为益生元的物质范围很窄，半乳聚糖和果聚糖（例如菊粉）在市场上占主导地位。

表 11-7　益生元的种类及其来源

益生元	来源
低聚果糖	洋葱、韭菜、芦笋、菊苣、菊芋、大蒜、小麦、燕麦
菊粉	龙舌兰、大蕉/车前草、牛蒡、菊苣、松果菊、蒲公英、土木香、大蒜、球洋蓟、菊芋、豆薯、山金车、艾蒿根、洋葱、野生山药、雪莲果
低聚异麦芽糖浆	味噌、酱油、沙司、清酒、蜂蜜
乳果糖	脱脂牛乳
低聚乳果糖	乳糖
低聚半乳糖	小扁豆、人乳、鹰嘴豆、绿豌豆、利马豆、芸豆
大豆低聚糖	大豆
低聚木糖	竹笋、水果、蔬菜、牛乳、蜂蜜
阿拉伯木聚糖	麸皮
阿拉伯木聚糖寡糖	谷类
抗性淀粉 -1,2,3,4	豆类、淀粉含量较高水果和蔬菜（例如香蕉）、全谷物

一、益生元的代谢特征及生理活性

在小肠不被消化的益生元到达大肠后，肠道菌群会通过不同的降解系统和转运系统将从饮食或宿主来源的多糖降解成单糖或低聚糖，再将这些单糖或低聚糖转运至胞内进一步降解和发酵。由于拟杆菌（*Bacteroidetes*）的高效多糖降解系统以及其能大量产短链脂肪酸的性质，使之成为在肠道菌群的多糖转运利用方面研究最多的菌种，它们的基因组中约有20%的基因被用来完成糖的分解，这也是其成为优势菌种的可能原因。

1. 益生元的代谢机制

在人体肠道拟杆菌的基因组中首次发现利用多糖位点负责多糖运输、分解并对此过程进行调控的功能蛋白组成的体系，并将其统一称为淀粉利用系统（starch utilization system, Sus），当 SusR 检测到多糖分解时，外膜蛋白表达水平会显著升高。以拟杆菌为例，多糖分解过程一般是：多糖由 SusE，SusF 蛋白在表面结合，经外膜表面糖苷水解酶（GHs）将原始多糖分解为多个低聚糖后与 SusD 蛋白结合，通过 SusC 蛋白从外膜转运进周质空间。这些低聚糖通过壁膜间隙的 GH 或多糖水解酶（PL）进一步分解为更小的低聚糖，再通过内膜的转运蛋白将酶解产物转运至细胞内。

除革兰阴性菌外，一些革兰阳性菌的糖链获取策略在微生物菌群中也很突出。测序结果表明，厚壁菌门编码了较少的碳水化合物降解酶，但编码了更多的 ABC 转运蛋白（ATP 结合的转运蛋白）来运输碳水化合物。在放线菌中也发现了类似的 ABC 转运系统，其中最具代表性的是双歧杆菌。与拟杆菌不同的是，革兰阳性菌没有周质空间，复杂多糖被双歧杆菌产生的胞外 GHs 在细胞外消化为低聚糖，然后产生的低聚糖可运输进双歧杆菌细胞内进一步降解，或供其他肠道菌群成员作为营养来源共享。

通过比较基因组和转录组学分析，单糖或低聚糖可通过 4 种不同的通透酶家族进入双歧杆菌细胞质。这些系统包括 ATP 结合盒（ABC）型转运系统、磷酸烯醇丙酮酸 – 磷酸转移酶转运系统（PEP–PTS）、主要促进因子超家族（MFS）和其糖苷 – 戊糖苷 – 己二酸酯（GPH）阳离子转运蛋白家族。其中最主要的碳水化合物转运系统是 ABC 型转运系统。

双歧杆菌群落中的一些成员可以相互合作，将大而复杂的多糖降解成更多的单糖，这些单糖随后被肠道菌群中的其他成员吸收利用。例如，双歧杆菌不能直接利用木聚糖，而当双歧杆菌与拥有胞外木聚糖降解活性的卵形拟杆菌共同培养时，双歧杆菌可以有效摄取木糖寡糖，然后再由双歧杆菌编码的专用 ABC 转运蛋白将低聚木糖转运至胞内。研究表明，两个或两个以上的双歧杆菌菌株的加入，可持久性水平提高这些菌株在小鼠体内的定殖。肠道微生物进化出的交叉喂养策略使其扩展了多糖获取能力，从而提高了整个肠道菌群的生态适应性。

另一种被广泛研究的革兰阳性菌多糖获取模式是通过纤维素酶体，纤维素酶体是一种多酶复合体，能够高效降解纤维素，一些厌氧菌能够利用降解产物，使之发酵生成乙醇。纤维素酶体存在于牛瘤胃和生活在土壤中的碳水化合物降解微生物中。但迄今为止在人类肠道微生物方面的研究中明显缺乏。然而，一项对人类肠道菌群的宏基因组的研究揭示了纤维素酶体特征蛋白质成分（dockerins 和黏连蛋白）的存在。这些功能与厚壁菌门的基因组对比后发现，粪杆菌属、真杆菌属和瘤胃球菌属可能是它们的基因组来源。这一发现意味着，微生物群中至少有一些厚壁菌已经进化到可以在人类肠道中利用纤维素。

2. 卵形拟杆菌对木葡聚糖的代谢

木葡聚糖（XyG）是植物细胞壁多糖的重要组成成分之一，广泛存在于果蔬的细胞壁中。在莴苣和番茄等双子叶植物中，木葡聚糖含量约占细胞壁干重的 25%。作为一种半纤维素多糖，XyG 的主链结构与纤维素类似，由 D- 吡喃葡萄糖残基以 β-（1,4）糖苷键相连而成（图 11-2）。主链上的葡萄糖残基大约有 75% 会被 α-D- 吡喃木糖所取代，某些木糖残基可以通过半乳糖向外延伸。对于某些植物而言，其细胞壁中 XyG 的单糖组成还包括有岩藻糖和阿拉伯糖等。

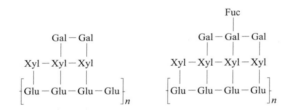

图 11-2　木葡聚糖的一般结构

Fuc—岩藻糖　Gal—半乳糖　Xyl—木糖　Glu—葡萄糖

对于 XyG 而言，其在体内的降解是多种肠道菌群共同作用的结果，主要包括识别、捕获和利用三个步骤。其中，拟杆菌门（*Bacteroides ovatus*）对 XyG 的胞外代谢及胞内利用均具有较大作用（图 11-3）。到达肠道后，XyG 的主链被细菌细胞表面的 GH5/9A（内切葡聚糖酶）剪切，生成木葡聚糖寡糖（XyGOs）。这些寡糖被 SGBPs（表面聚糖结合蛋白）捕获，并通过 SusC-like 转运体运送到周质空间。随后，存在于周质空间的寡糖被一系列 GHs 分解成单糖成分，而后单糖被运送到细胞质中，作为进一步代谢的底物。

拟杆菌门编码的两种细胞表面糖蛋白（SGBPs），即 SGBP-A 和 SGBP-B，是在微生物外膜表面识别和定位木葡聚糖的特异性结合蛋白。SGBP-A 与 SGBP-B 在识别和捕获不同聚合度木葡聚糖时具有协同效应。SGBP-A 主要结合木葡聚糖和以八个葡萄糖分子为骨架的木葡聚糖二聚体，对以四个葡萄糖分子为骨架的低聚木葡聚糖无结合作用。SGBP-B 可以结合木葡聚糖和以八个葡萄糖分子为骨架的低聚木葡聚糖。

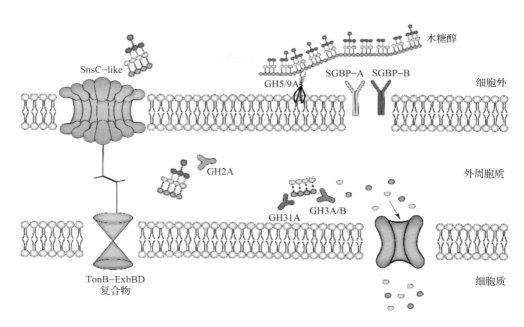

图 11-3 拟杆菌门（*B.ovatus*）对罗望子木葡聚糖的降解

卵形拟杆菌对于木葡聚糖的分解顺序是，先作用于主链结构，而后对支链部分进行切割。*Bacteroides ovatus* 的 XyGUL 能编码微生物外膜糖结合蛋白（SusD-like）、TonB 依赖性糖受体 / 转运蛋白（SusC-like）和八个糖苷水解酶，即 BoGH2A、BoGH3A、BoGH3B、BoGH31A、BoGH43A、BoGH43B、BoGH5A 和 BoGH9A。其中，BoGH5A 和 BoGH9A 是多功能内切葡聚糖酶，用于切割木葡聚糖主链。GH31 $\alpha-$ 木糖苷酶用于移除低聚木葡聚糖（XyGOs）非还原端的 "X" 单元，这种活性作用允许酶促反应进入 XyGO 主链的 $\beta-$（1,4）糖苷键连接的葡萄糖部分。BoGH3A/BoGH3B $\beta-$ 葡萄糖苷酶，可移除 XyGOs 中的 "G" 单元，产生葡萄糖分子。BoGH2A $\beta-$ 半乳糖苷酶，目的是将 XyGOs 中的 "L" 单元转化为 "X" 单元。而 BoGH43A 和 BoGH43B 则属于阿拉伯呋喃糖苷酶，用于去除 XyGOs 上的阿拉伯糖。当木葡聚糖与菌株细胞表面接触后，细胞外膜上的多功能内切葡聚糖酶 BoGH5A 优先切割不含支链的主链结构，形成许多 XyGOs，而后 XyGOs 与外膜糖结合蛋白 SusD-like 结合，经 SusC-like 的作用进入周质空间，再经过其他糖苷酶的作用形成单糖，由内膜转运蛋白导入细胞质满足进一步代谢需要。

3. 肠道菌群对阿拉伯木聚糖的协同代谢

阿拉伯木聚糖（arabinoxylan，AX）是一种存在于多种谷物麸皮和胚乳中的半纤维素，在人体中不能被消化酶降解。它的结构如图 11-4 所示，主要由 $\beta-$（1,4）糖苷键连接的 $\beta-D-$ 吡喃木糖残基主链和 $\alpha-L-$ 呋喃阿拉伯糖侧链组成，在 $\alpha-L-$ 呋喃阿拉伯糖侧链的 C（O）-5 位上共价连接有少量的酚酸基团，主要是指阿魏酸。不同来源的阿拉伯木聚糖在取代方式、单糖比例、分子质量、接枝度和酚酸含量等方面有较大区别，因此其理化性质及功能特性也存在差异。

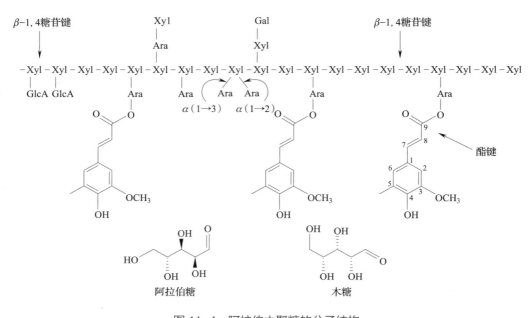

图 11-4　阿拉伯木聚糖的分子结构

注：Xyl—木糖　Ara—阿拉伯糖　GlcA—葡萄糖醛酸

　　经过消化道进入大肠后，肠道菌群将阿拉伯木聚糖降解为短链脂肪酸和其他产物（图 11-5）。阿拉伯木聚糖的主链被拟杆菌门等能分泌木聚糖酶的肠道菌群所降解，然后，被

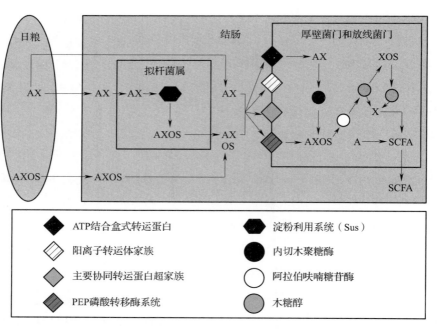

图 11-5　阿拉伯木聚糖被肠道菌群降解为 SCFAs 和其他产物的过程

注：AX—阿拉伯木聚糖　AXOS—阿拉伯木寡聚糖　SCFAs—短链脂肪酸

拟杆菌门多糖利用位点（polysaccharide utilization site，PULS）编码的淀粉利用系统（starch utilization system，Sus）所运输和利用。类 SusD 系统中的多糖结合蛋白（SusD 同系物）和糖酵解酶将阿拉伯木聚糖水解为低聚糖，并依赖 TonB 转运蛋白（SusC 同系物）将这些低聚糖运输到微生物的周质。拟杆菌表面的糖苷水解酶会将阿拉伯木聚糖降解为阿拉伯木聚寡糖（AXOS），然后通过 SusCH/SusDH 将 AXOS 运输到微生物周质中。拟杆菌门下游的代谢产物被厚壁菌门和放线菌门所发酵。革兰阳性菌的 PULs 系统编码一系列转运载体、调节蛋白和碳水化合物相关活性酶，用以结合、降解和转运低聚合度阿拉伯木聚糖及其下游代谢产物。阿拉伯木聚寡糖的主链首先被酶水解，然后被糖苷酶水解去除 α-1,3- 阿拉比呋喃酰基残基，接着被水解生成木糖和阿拉伯糖。该过程的糖苷水解酶主要由嗜酸乳杆菌、短乳杆菌和双歧杆菌等肠道菌群分泌。最后，水解产生的单糖（木糖和阿拉伯糖）被双歧杆菌利用生成短链脂肪酸（SCFAs）。同时，这些单糖被不同的肠道菌群利用时能产生不同类型的 SCFAs，如梭菌属和乳酸菌主要产生乙酸，普氏粪杆菌、厌氧菌属、真杆菌属和梭状芽孢杆菌主要产生丁酸，阿克曼菌主要产生丙酸。

4. 益生元的生理作用

益生元的作用机制是复杂、多样、异质的。益生元的经典作用是通过微生物群中特定菌群对底物的消耗来介导的，从而促进其生长和代谢活性。益生菌代谢物可以通过互养作用、消化道微环境的变化（例如 pH 降低）、竞争养分和结合位点以及通过产生包括细菌素在内的菌株特异性抗菌化合物来抑制生长而作用于微生物群。益生元导致的微生物组成和代谢物浓度变化会影响宿主上皮、免疫、神经和内分泌信号，并介导一些健康益处，例如肠功能、免疫反应、葡萄糖和脂质代谢、骨骼健康以及食欲和饱腹感的调控。细菌代谢益生元的主要副产物是 SCFAs，如乙酸、丁酸和丙酸，它们能与这些宿主系统相互作用并促进许多益生作用。

菊粉和果胶等益生元具有多种健康益处，例如减少腹泻的发生率和持续时间、减轻炎症及与肠道肠病相关的其他症状、发挥结肠癌相关的保护作用等。它们还能够提高矿物质的摄取和生物利用度，降低某些心血管疾病的危险因素，提高饱腹感和减轻体重从而预防肥胖。然而，结肠中低聚果糖（FOS）的发酵会产生氢气和二氧化碳，从而使人感到不适。摄入过量的益生元，尤其是低聚糖如低聚果糖（FOS）、低聚半乳糖（GOS）等，会导致腹部不适，如腹胀以及明显的肠胃胀气。

同时，利用益生元来影响宿主内其他微生物群落的研究也受到了广泛关注。例如，当局部使用益生元葡甘露聚糖水解物时，可调节皮肤微生物组并减少痤疮。更有趣的是不同链长的益生元的混合物或特定的输送技术，可以使完整的益生元向远端结肠输送，并选择性刺激其中的碳水化合物代谢菌属，从而减少局部蛋白水解及不良代谢产物。这种靶向技术可能会成为益生元的重要用途。另外，益生元能够通过排除病原体并减弱毒性来控制有害细菌生长的能力也是值得关注的领域，该研究可能会将肠道微生物组的研究从细菌扩展至病毒病原体。益生元，例如人乳寡糖（HMOs），也可以充当诱饵受体阻止病原微生物的附着，或通过与宿主肠道上皮或免疫细胞发挥免疫调节作用。

二、益生元效果的研究方法

需要利用标准化的方法对大量具有益生元潜力的化合物进行测试，获得可靠并且具有生物学意义的数据，以证实其具有抗胃酸、抗哺乳动物来源的酶水解以及不被消化道吸收，被肠道菌群发酵以及对肠道菌群选择性的刺激生长或调节其活力的作用。

1. 难消化性

难消化特性的确定需要测定益生元抗胃酸、抗消化酶和难吸收的特性。体外试验包括耐酸试验和抗各种消化酶（如唾液、胰液和肠液）试验。

动物模型通常采用抗生素处理的大鼠或无菌大鼠，动物口服一定剂量的益生元，然后测试粪便中该益生元的回收率，来计算益生元的抗消化性和抗肠道吸收特性。其他方法还包括大鼠灌胃后，分析肠道不同部位内容物中益生元的残留等方法。

人体测试方法，包括直接测定口服一定剂量后回肠远端或粪便中未消化的益生元的量，或者通过血糖浓度或血液中胰岛素水平的变化，间接测定益生元难于消化吸收的效果。

2. 益生元的可发酵性

采用混合菌群，如粪便菌群分批或连续厌氧发酵是最常用的测试益生元可发酵性的方法。目前，研究人员已经建立起以复制消化道区域的生理、解剖和营养特征的多室、连续培养系统，这些模型对于预测益生元在体内何处被发酵，以及发酵的程度非常有用。

难消化性糖类在体内的可发酵性可以在实验室或利用常见的宠物、牲畜和人体进行。如以大鼠为研究对象，益生元既可以添加到食物或饮水中，也可以通过灌喂的方式摄入，然后，在特定的时段将麻醉后的动物处死，收集粪便和不同消化道部位的样品进行分析。

人体内膳食糖类利用的研究方法主要有两种。第一种是间接法，对预先口服一定剂量益生元的志愿者，通过定时取样的方式，收集、测试其呼出气体尤其是氢气的浓度来进行；第二种方法，是收集预先口服一定剂量益生元的志愿者的粪便，然后测试相关化合物的含量。

益生元对肠道菌群生长及活力的选择性促进作用的研究方法。随着对益生元研究的深入，研究肠道菌群组成变化的方法也在不断改进。通常认为肠道菌群的改变是益生元被选择性利用的一种直接效应。但是以纯种微生物为研究对象的研究结果并不能反映益生元的被选择利用的情况，只能作为筛选具有益生元潜力的化合物的初级方法。而采用粪便样品为研究对象的体外研究方法更有价值。如在研究具有益生元性质的寡聚糖时，采用粪便样品为研究对象，可保证常见、具有代表性的菌种都接触了被测试化合物，通过分析特定属或种的细菌的数量的变化，可以反映该寡聚糖是否能被选择性利用，其结果可能更真实地反映该类寡聚糖在直肠远端发生的变化。不过，直肠近端更接近于这些寡聚糖在体内的糖分解过程，因为无论是肠道菌群的组成还是其活力都与其在直肠的不同部位有直接关系，会随取样部位的不同而发生改变。

各种模拟消化道的离体模型，尽管可以通过复制消化道不同部位的解剖特征而克服上述因部位不同而引起的差异，但还是应该结合动物和人体试验的结果进行综合判断。

第五节　合生元与后生元

合生元（synbiotics）是指由益生菌和益生元组成发挥协同作用的食品成分或膳食补充剂。合生元制剂中使用的益生菌菌株包括乳酸杆菌（*Lacbobacilli*）、双歧杆菌（*bifidobacteria* spp.）、酿酒酵母（*S.boulardii*）、凝结芽孢杆菌（*B. coagulans*）等，而使用的主要益生元包括低聚果糖（fructo oligosaccharide，FOS）、低聚半乳糖（galactooligosaccharides，GOS）、低聚木糖（xylo-oligosaccharide，XOS）、菊粉和天然来源的菊苣和雪莲果等（表 11-8）。

表 11-8　常用的合生元制剂中合生元的种类

合生元组合	
益生元	益生菌
低聚果糖	双歧杆菌、脆弱拟杆菌、消化链球菌、克雷伯氏菌
菊粉	动物双歧杆菌、嗜酸乳杆菌、干酪乳杆菌
低聚异麦芽糖浆	双歧杆菌、脆弱拟杆菌群
半乳糖苷果糖	乳双歧杆菌、保加利亚乳杆菌、嗜酸乳酸杆菌、鼠李糖乳杆菌
低聚乳果糖	运动发酵单胞菌
低聚木糖（XOS）	青春双歧杆菌、植物乳杆菌
低聚半乳糖（GOS）	长双歧杆菌、链状双歧杆菌
低聚果糖（FOS）	两岐双岐杆菌、乳双歧杆菌
阿拉伯木聚糖及其低聚糖	双歧杆菌
抗性淀粉 -1,2,3,4	拟杆菌、直肠真杆菌

后生元被定义为对宿主健康有益的无生命微生物和 / 或其成分的制剂。主要包括菌体成分（脂壁酸、磷壁酸、肽聚糖、细胞表面蛋白、多糖、膜蛋白）和益生菌分泌（代谢）物

（维生素、脂质、蛋白质、肽、有机酸、短链脂肪酸、细胞多糖等）两类。后生元的范围：
①后生元不是纯化的微生物代谢物和疫苗，但也不限于灭活益生菌；②后生元对目标宿主
的有益效应及使用安全性必须得到确认；③后生元的作用机制包括调节常驻菌群、增强上
皮屏障功能、调节局部和全身免疫、调节系统代谢和通过神经系统发出系统信号；④后生
元的靶点不限于肠道，必须在宿主表面给药，如口腔、肠道、皮肤、泌尿生殖道或鼻咽，
注射不属于后生元的范围。

一、合生元

　　合生元在性质上可以是互补的或协同的，互补表示合生元的每个成分均因其对宿主健
康的潜在促进作用而被独立选择。例如，FOS 与干酪乳杆菌的组合，其中两种成分的功能
是互补的。另一方面，具有协同作用意味着所选的益生元成分将支持特定益生菌活性的发
挥，其中底物和微生物可能或不能够彼此独立地引起健康益处，但是，它们结合起来必须
对健康有益。例如，FOS 与双歧杆菌组合。

　　在临床实践中已经使用了一些合生元，如燕麦纤维 / 植物乳杆菌（*L. plantarum*）、低聚
果糖（FOS）/ 芽孢乳杆菌（*L. sporogens*）。人类食用合生元所声称的健康益处包括：①增加
乳酸杆菌和双歧杆菌水平，促进肠道菌群稳态；②改善肝硬化患者肝功能；③改善免疫调
节能力；④防止细菌易位，减少外科手术患者院内感染发生率。

　　与益生菌和益生元领域相似，合生元的未来将受到新型菌株和底物基质发展的影响。
需要更多的研究来评估合生元的最佳组成和功效。发酵食品被认为是天然存在的针对微生
物的混合物，提供微生物和微生物底物与一系列具有生物活性的发酵代谢产物。此类食品
的日益普及将有可能推动益生元、益生菌和合生元的发展。

二、后生元

1. 后生元的生理功能

　　（1）免疫调节作用　灭活菌及其代谢产物具有免疫调节功能，许多菌种都能够对宿主
的免疫系统产生重大影响。热灭活的副干酪乳杆菌 MCC 1849 能促进小肠、血清和肺部产
生抗原特异性 IgA，增加与 T 细胞分化相关基因的表达。热灭活干酪乳杆菌 DK 128 具有
免疫调节作用，主要包括肺和气管中的肺泡巨噬细胞增加、病毒特异性抗体的早期诱导、
促炎细胞因子减少以及先天免疫细胞水平降低等。热灭活戊糖乳杆菌 b 240 可增加 IgA 的
分泌，提高黏膜免疫增强对感染的抵抗力，降低老年人的感冒发病率。热灭活加氏乳杆
菌 TMC 0356 通过增加 $CD^{8+}T$ 细胞数量，减少 $CD^{28+}T$ 细胞的表达损失来改变老年人的免疫
应答反应，从而增强老年人对致病性感染的自然防御能力。除了灭活单菌的益生功能，灭

活的多菌种组合制剂也被发现具有免疫调节作用。3 株热灭活嗜酸乳杆菌（LAP5、LAF1、LAH7）可以通过活化巨噬细胞的免疫调节作用来抑制沙门氏菌对小鼠肝脏和脾脏的入侵。与活的多株乳酸菌组合制剂（包括嗜酸乳杆菌、植物乳杆菌、发酵乳杆菌、屎肠球菌）相比，热灭活的多菌组合诱导 IL-12 表达的水平更高，使小鼠对抗沙门氏菌感染的能力更强。

（2）改善过敏症　多项临床研究证实，后生元制剂能够明显减轻过敏性疾病的临床症状，可能是一种有效的治疗方法。热灭活 LP33 可显著改善患者的过敏性鼻炎症状，提高患者生活质量，且热灭活 LP33 的效果与活菌相当。含热灭活副干酪乳杆菌 K71 的饮食干预可降低过敏性皮炎严重程度评分，减少患者对常规治疗药物的消耗量。嗜酸乳杆菌 L-92 的灭活菌可缓解多种过敏症状，包括花粉过敏症、过敏性鼻炎、小儿过敏性皮炎和成年人过敏性皮炎等。

（3）调节消化道功能　消化道微生态系统是由体内有益菌、中性菌和有害菌共同形成的生态环境，是人体最大和最复杂的微生态系统，有很多因素可以破坏这种微生态的平衡从而导致消化道功能受损。研究发现，灭活益生菌能通过改善肠道微生态平衡而促进人体的健康。热灭活的粪肠杆菌 EC-12 能使受试者的粪便微生物组成发生显著变化，包括双歧杆菌（*Bifidobacterium* spp.）水平和乳杆菌（*Lactobacillus*）数量的升高，产气荚膜梭菌和肠杆菌科数量的降低。另外，热灭活 EC-12 的摄入能使粪便中的腐烂产物吲哚、硫化物以及氨的含量发生显著降低，粪便臭味减弱。同时，灭活菌还有助于改善便秘和腹泻。摄入含热灭活加氏乳杆菌 CP 2305 的发酵乳后，其粪便性状得分、排便量、粪便颜色、气味都有所改善，特别是对有便秘倾向的受试者效果更好，并伴随着受试者体内的双歧杆菌数量显著增加。腹泻型肠易激综合征患者服用灭活乳酸杆菌 LB+ 发酵培养基后，腹痛、腹胀、腹泻的症状得到明显改善。在一项针对 10～12 岁乳糖吸收不良儿童的研究表明，后生元制剂与含有活细菌的产品均能对乳糖吸收不良这一消化道功能起到改善作用。

（4）抗氧化作用　活性氧分子在人类的许多正常和异常过程中产生，包括超氧阴离子（O_2^-）、过氧化氢（H_2O_2）和羟自由基（·OH），当这些分子产生过量或细胞防御不足时，机体就会在氧化应激过程中受损，进而导致各种与年龄相关的退行性疾病，如衰老、动脉粥样硬化、癌症、阿尔茨海默病和帕金森病等。研究发现，乳酸菌后生元具有抗氧化活性，主要表现为对活性氧分子的清除作用。灭活植物乳杆菌具有 DPPH 自由基和 ABTS 自由基的清除能力。灭活嗜酸乳杆菌 606 及其胞内提取物（可溶性多糖）具有较强的抗氧化活性，能清除 DPPH 自由基。植物乳杆菌的胞内提取物（细胞表面蛋白或多糖等）均表现出抗氧化活性，且具有一定的剂量依赖性和菌株特异性。

（5）抗炎症作用　目前研究发现，益生菌的后生元制剂（细胞壁或细胞表面相关化合物）可通过调节特定的信号通路和炎性因子发挥抗炎作用。普拉梭菌（*Faecalibacterium prausnitzii*）的后生元制剂通过阻断 NF-κB 信号通路的激活和 IL-8 的产生，改善结肠炎症。植物乳杆菌（*Lactobacillus plantarum*）K8 的细胞壁成分脂磷壁酸可显著减弱细胞中相关促炎信号通路 NOD2 的过度激活，是炎症反应的强有力的抑制剂。不同乳酸菌菌株（*L. acidophilus*、*L. rhamnosus* 和 *L. casei*）的 3 种肽聚糖均有抑制炎症细胞因子释放的能力，且这种能力可能与 TLR-4 信号通路有关。但是，肽聚糖的生理功能会存在来源差异，即来自益生菌的肽聚糖可作为后生元制剂发挥益生作用，但来自致病菌的肽聚糖同样具有致病性。

2. 后生元的应用

后生元的合格标准共识：① 细胞微生物的分子表征（如完整的基因组序列），以精准鉴定和筛选安全隐患的潜在基因；② 详细说明灭活步骤和过程，确认已发生灭活；③ 组成成分的详细说明；④ 具有高质量的试验，对宿主产生健康益处的实际证据，评估其制剂在目标宿主中预期用途和其安全性。

与益生菌产品相比，后生元不仅可以模拟益生菌对健康的益处，还具有以下优势：① 后生元具有清晰的化学结构；② 后生元良好的安全性：因为不需要摄入数十亿的活的微生物细胞，可避免与活菌相关的风险，这可能是益生菌有效和安全的替代方法；③ 后生元与食品基质成分很少或根本没有相互作用，从而保质期较长；④ 后生元在较宽的 pH 和温度范围内保持稳定，允许在热处理前添加，可添加到酸度较高的食品或配料中，减少了加工后被微生物二次污染，后生元产品在储存和运输过程中不需要使用冷链。这些优势可明显降低食品制造成本，有利于这些产品进入不发达地区。后生元也可应用于不适合益生菌生存的食品中。

后生元被应用于食品可改善食品的物理化学性质（增黏、稳定或水结合能力）和感官（适口性）特性。嗜热链球菌（*Streptococcus thermophilus*）和德氏乳杆菌（*Lactobacillus*）产生的胞外多糖能够克服脱水问题，在酸乳中提供更好的质地和感官特性。乳酸乳球菌亚种产生的细菌素类后生元 - 乳酸链球菌素，被批准用作食品防腐剂，应用于罐装汤、储存新鲜鱼的冰块、婴儿食品、烘焙食品、蛋黄酱和乳制品，特别是乳酪等。由芽孢杆菌 CS93 菌株生产的具有抗菌特性的肽在较宽的 pH 范围内具有水溶性和活性，可应用于多种食品中。嗜酸性杆菌（EMCC1324）、双歧杆菌（EMCC1334）和植物乳杆菌（EMCC1845）无细胞混合物类后生元添加到干酪中，可有效抑制食源性病原菌。清酒乳杆菌 sakei NRRL B-1917 无细胞上清液的乳清分离蛋白膜可有效抑制大肠杆菌 CC 25922 或单核细胞增生李斯特菌，延长牛肉货架期，提高牛肉安全性。植物乳杆菌 Tn635 细菌素 BacTN635 可以延缓需氧、嗜冷和肠杆菌的增殖，抑制牛肉和鸡胸肉中致病菌单核细胞增生李斯特菌的生长，延长冷藏食品的保质期，以及改善了感官和质地。

后生元的应用条件：① 由多种益生菌菌株制成；② 通过多种灭活方法获得生产；③ 需要有定性和定量表征的方法；④ 生物学功能的评价：如免疫调节、抗炎、抗高血压、降胆固醇、抗肥胖症、抗增殖和抗氧化活性等；⑤ 需进一步阐明其作用机制和信号传导途径。目前，已将无活力的细胞和无细胞的制剂（代谢产物）应用于疾病的预防或治疗中，在市场上也有了商品化的后生元（主要是作为膳食补充剂和药品提供）出售（表 11-9）。

表 11-9　后生元产品的种类及其功效

品牌	后生元	制造商	功效
Bactistatin ® Bac	枯草芽孢杆菌 VKPM V-2335 代谢物	Kraft（俄罗斯）	恢复消化道的微生物生态
Pro-Symbioflor ®	粪肠球菌 DSM 16,440 和大肠杆菌 DSM17252 的裂解液与上清液	SymbioPharm（德国）	有效帮助改善肠胃功能，强化免疫系统和减少特异性皮炎症状
Hylak ® Forte	粪肠球菌 DSM 4086 嗜酸乳杆菌 DSM 414 和瑞士乳杆菌 DS4183 代谢产物	Ratiopharm/Merckle（德国）	改善肠胃胀气、腹泻、便秘，对慢性胃炎以及沙门菌病和辐射性腹泻有用
CytoFlora ®	多种乳酸杆菌、双歧杆菌和链球菌菌株的细胞壁成分	BioRay Inc.（美国）	促进平衡的免疫反应，改善自闭症儿童的症状
Del-Immune V ®	鼠李糖乳杆菌的细胞壁肽聚糖和 DNA 片段	Pute Research Products（美国）	降低儿童肠胃道不适的严重程度
PylopassTM8	喷雾干燥的罗伊氏乳杆菌 DSMZ1764	诺维信（德国）	有效控制幽门螺杆菌感染
Lactenl ® Fort	嗜酸乳杆菌 LB 灭活细胞	Carnot Laboratories（法国）	对腹泻有效

第十一章　拓展阅读

思考题

1. 影响肠道菌群构成的因素有哪些？
2. 肠道菌群如何影响宿主的代谢？
3. 益生菌的代谢产物有哪些？益生菌的代谢产物都有哪些生理活性？
4. 简述益生元的体内代谢机制。
5. 简述后生元的生理功能。

缩略词表

缩写	英文全称	中文全称
•OH	hydroxyl radical	羟自由基
ABC	ATP-binding cassette	ATP 结合盒
Ara	arabinose	阿拉伯糖
AX	arabinoxylan	阿拉伯木聚糖
AXOS	arabinose oligosaccharides	阿拉伯木聚寡糖
CoA	coenzyme A	辅酶 A
DGGE	denaturing gradient gel electrophoresis	变性梯度凝胶电泳
DHPPP	6-hydroxymethyl-7,8-trexate pyrophosphate	6- 羟甲基 -7,8- 蝶呤焦磷酸
EPS	extracellular polysaccharides	细胞外多糖
ERIC	enterobacterial repetitive intergenic consensus	肠杆菌基因间重复一致
FISH	fluorescence in situ hybridization	荧光原位杂交
FOS	fructooligosaccharide	低聚果糖
GHs	glucoside hydrolases	糖苷水解酶
GlcA	glucuronic acid	葡萄糖醛酸
GOS	galactooligosaccharide	低聚半乳糖
GPH	glycoside-pentoside-hexuronide	糖苷 - 戊糖苷 - 己二酸酯
H_2O_2	hydrogen peroxide	过氧化氢
HMOS	human milk oligosaccharides	人乳寡糖
IgA	immunoglobulin A	免疫球蛋白 A
IL-10	interleukin-10	白介素 -10
ILC	innate lymphoid cells	先天淋巴细胞
ISAPP	international scientific association for probiotics and prebiotics	国际益生菌和益生元科学协会

续表

缩写	英文全称	中文全称
MetaHIT	Metagenomics of Humanintestinal Tract	人类肠道宏基因组学
MFS	major facilitator superfamily	主要促进因子超家族
MHC	major histocompatibility complex	主要组织相容性复合体
$\cdot O_2^-$	superoxide anion	超氧自由基
PABA	para-aminobenzoic acid	对氨基苯甲酸
PAMPS	pathogen-associated molecular patterns	病原体相关分子结构
PCR	polymerase chain reaction	聚合酶链式反应
PEP-PTS	phosphoenolpyruvate-phosphotransferase transport system	磷酸烯醇丙酮酸－磷酸转移酶转运系统
PL	polysaccharide hydrolase	多糖水解酶
PULs	polysaccharide utilization site	多糖利用位点
SCFAs	short-chain fatty acids	短链脂肪酸
SGBPs	surface glycan-binding proteins	表面聚糖结合蛋白
sIgA	secretory immunoglobulin A	分泌型免疫球蛋白 A
Sus	starch utilization system	淀粉利用系统
TFG-β	transforming growth factor	转化生成因子 -β
TGGE	temperature gradient gel electrophoresis	温度梯度凝胶电泳
TMA	trimethylamine	三甲胺
TMAO	trimethylamine oxide	氧化三甲胺
XOS	xylo-oligosaccharide	低聚木糖
XyG	xyloglucan	木葡聚糖
XyGOs	xyloglucan oligosaccharides	木葡聚糖寡糖
Xyl	xylose	木糖

参考文献

［1］白云强，钟松鹤，施湘君.维生素B1合成研究进展［J］.浙江化工，2015，46（06）：13-16.

［2］景璐璐，马传国，闫亚鹏.植物油中生物活性物质及其营养特性概述［J］.中国油脂，2021，46（12）：56-61.

［3］柯雅蕾，罗建沅，王海英.支链氨基酸代谢及其与疾病的关系［J］.中国生物化学与分子生物学报，2023，39（01）：24-32.

［4］孙长颢.食品营养与卫生学第8版［M］.北京：人民卫生出版社，2018.

［5］王佳；吴李瑞；史玉龙；汪娇；刘典典.烟酸合成及应用研究进展［J］.安徽化工，2019，45（03）：13-15.

［6］杨荣武.生物化学原理第3版［M］.北京：高等教育出版社，2018.

［7］中国营养学会.中国居民膳食营养素参考摄入量［M］.2023版.北京：科学出版社，2014.

［8］周耸励；张权峰；陶丽伟；杨柳；邵晨；王含；肖志刚.谷物蛋白的组成特点及分离方法研究现状［J］.食品安全质量检测学报，2018，9（21）：5547-5551.

［9］周韫珍.营养与食品卫生学［M］.北京：人民卫生出版社，1987.

［10］ABBOTT C R, MONTEIRO M, SMALL C J, et al. The inhibitory effects of peripheral administration of peptide YY3-36 and glucagon-like peptide-1 on food intake are attenuated by ablation of the vagal-brainstem-hypothalamic pathway［J］. Brain research, 2005, 1044（1）: 127-31.

［11］ANDERSON R C, COOKSON A L, MCNABB W C, et al. Lactobacillus plantarum MB452 enhances the function of the intestinal barrier by increasing the expression levels of genes involved in tight junction formation［J］. BMC microbiology, 2010, 309（2）: 184-92.

［12］ANSARY J, YULIETT FORBES-HERNANDEZ T, GIL E, et al. Potential health benefit of garlic based on human intervention studies: A brief overview［J］. Antioxidants, 2020, 9（7）: 619.

［13］ARBALLO J, AMENGUAL J, ERDMAN J W, JR. Lycopene: A critical review of digestion, absorption, metabolism, and excretion［J］. Antioxidants, 2021, 10（3）: 342.

［14］ARREDONDO M, MU OZ P, MURA C V, et al. DMT1, a physiologically relevant apical Cu^{1+} transporter of intestinal cells［J］. American journal of physiology-cell physiology,

2003，284（6）：C1525–530.

［15］ATANASOVA B，MUDWAY I，LAFTAH A，et al. Duodenal ascorbate levels are changed in mice with altered iron metabolism. Journal of nutrition. 2004；134：501–505.

［16］AZAD M B，SHARMA A K，DE SOUZA R J，et al. Association between artificially sweetened beverage consumption during pregnancy and infant body mass index［J］. Jama Pediatrics，2016，170（7）：662–70.

［17］BAR–EL DADON S，REIFEN R. Vitamin A and the epigenome［J］. Critical reviews in food science and nutrition. 2017；57（11）：2404–2411.

［18］BEL–SERRAT S，STAMMERS A–L，WARTHON–MEDINA M，et al. Factors that affect zinc bioavailability and losses in adult and elderly populations［J］. Nutrition reviews，2014，72（5）：334–52.

［19］BERSTAD A，HAUSKEN T，GILJA OH，et al. Ultrasonography of the human stomach［J］. Scandinavian journal of gastroenterology. 1996；220：75–82.

［20］BERSTAD A，HAUSKEN T，GILJA O H，et al. Imaging studies in dyspepsia［J］. The European journal of surgery. 1998，（582）：42–9.

［21］BEZKOROVAINY A. Probiotics：determinants of survival and growth in the gut［J］. American journal of clinical nutrition，2001，73（2）：399S–405S.

［22］DALILE B，VAN OUDENHOVE L，VERVLIET B，et al. The role of short–chain fatty acids in microbiota–gut–brain communication［J］. Nature reviews gastroenterology & hepatology，2019，16（8）：461–78.

［23］BLEICH S N，WOLFSON J A，VINE S，et al. Diet–beverage consumption and caloric intake among US adults，overall and by body weight［J］. American journal of public health，2014，104（3）：E72–8.

［24］BURK R F，NORSWORTHY B K，HILL K E，et al. Effects of chemical form of selenium on plasma biomarkers in a high–dose human supplementation trial［J］. Cancer epidemiology biomarkers & prevention，2006，15（4）：804–10.

［25］BISCHOFF–FERRARI HA，WILLETT WC，WONG JB，et al. Fracture prevention with vitamin D supplementation：a meta–analysis of randomized controlled trials［J］. Jama. 2005，293（18）：2257–64.

［26］DEBOSE–BOYD RA. Significance and regulation of lipid metabolism［J］. Seminars in cell & developmental biology. 2018 Sep；81：97.

［27］DESAI M S，SEEKATZ A M，KOROPATKIN N M，et al. A dietary fiber–deprived gut microbiota degrades the colonic mucus barrier and enhances pathogen susceptibility［J］. Cell，2016，167（5）：1339–1353.

［28］DORON S，SNYDMAN DR. Risk and safety of probiotics ［J］. Clinical infectious diseases，2015，60.（suppl_2）：S129–S134.

［29］SANGKUHL K，CLAUDIO–CAMPOS K，CAVALLARI L H，et al. PharmVar GeneFocus：CYP2C9 ［J］. Clinical pharmacology & therapeutics，2021，110（3）：662–76.

［30］FAIRWEATHER–TAIT SJ，BAO Y，BROADLEY MR，et al. Selenium in human health and disease ［J］. Antioxid redox signal，2011，14（7）：1337–83.

［31］FENG J，LU S，OU B，et al. The Role of JNk signaling pathway in obesity–driven insulin resistance ［J］. Diabetes metabolic syndrome and obesity–targets and therapy，2020，13：1399–406.

［32］FRAMPTON J，MURPHY K G，FROST G，et al. Short–chain fatty acids as potential regulators of skeletal muscle metabolism and function ［J］. Nature metabolism，2020，2（9）：840–8.

［33］FRAKER PJ. Roles for cell death in zinc deficiency ［J］. The journal of nutrition. 2005，135（3）：359–62.

［34］FROKJ R J B，LIAO D，BERGMANN A，et al. Three–dimensional biomechanical properties of the human rectum evaluated with magnetic resonance imaging ［J］. Neurogastroenterology and motility，2005，17（4）：531–40.

［35］GILL S K，ROSSI M，BAJKA B，et al. Dietary fibre in gastrointestinal health and disease［J］. Nature Reviews Gastroenterology & Hepatology，2021，18（2）：101–16.

［36］Gropper S S，Smith J L. Advanced nutrition and human metabolism ［M］. Cengage Learning，2018.

［37］GUILARTE M，SANTOS J，DE TORRES I，et al. Diarrhoea–predominant IBS patients show mast cell activation and hyperplasia in the jejunum ［J］. Gut，2007，56（2）：203–9.

［38］HARGREAVES M，SPRIET LL. Skeletal muscle energy metabolism during exercise［J］. Nature metabolism，2020，2（9）：817–828.

［39］RIDAURA V K，FAITH J J，REY F E，et al. Gut Microbiota from Twins Discordant for Obesity Modulate Metabolism in Mice ［J］. Science，2013，341（6150）：1241214.

［40］IIZUKA K. The roles of carbohydrate response element binding protein in the relationship between carbohydrate intake and diseases ［J］. International journal of molecular sciences，2021，22（21）：12058.

［41］JEON S，CARR R. Alcohol effects on hepatic lipid metabolism ［J］. Journal of lipid research，2020，61（4）：470–479.

［42］JOHN W. ERDMAN JR，IAN A. MACDONALD，STEVEN H. ZEISEL. Present Knowledge in Nutrition，Tenth Edition ［M］. International Life Sciences Institute，2012.

［43］KIM Y S，HO S B. Intestinal goblet cells and mucins in health and disease：recent insights and progress［J］. Current gastroenterology reports，2010，12（5）：319-30.

［44］KING JC. Does zinc absorption reflect zinc status?［J］International journal for vitamin and nutrition research. 2010，2010，80（4）：300.

［45］KOBAYASHI T，IIJIMA K，MITAMURA T，et al. Effects of lycopene, a carotenoid, on intrathymic T cell differentiation and peripheral CD4/CD8 ratio in a high mammary tumor strain of SHN retired mice［J］. Anti-cancer drugs，1996，7（2）：195-8.

［46］LI X，XIN Y，MO Y，et al. The bioavailability and biological activities of phytosterols as modulators of cholesterol metabolism［J］. Molecules，2022，27（2）：523.

［47］LIM K H C，RIDDELL L J，NOWSON C A，et al. Iron and zinc nutrition in the economically-developed world：a review［J］. Nutrients，2013，5（8）：3184-211.

［48］LUKASKI H C. Low dietary zinc decreases erythrocyte carbonic anhydrase activities and impairs cardiorespiratory function in men during exercise［J］. American Journal Of Clinical Nutrition，2005，81（5）：1045-51.

［49］MAKKI K，DEEHAN EC，WALTER J，et al. The impact of dietary fiber on gut microbiota in host health and disease［J］. Cell host microbe. 2018 Jun 13；23（6）：705-715.

［50］MANZANARES W，LANGLOIS P L，HEYLAND D K. Pharmaconutrition with selenium in critically ill patients：What do we know?［J］. Nutrition in clinical practice，2015，30（1）：34-43.

［51］MEDEIROS DM，WILDMAN REC. Advanced human nutrition［M］. Jones & Bartlett Learning，2019.

［52］MEEUSEN R. Exercise，nutrition and the brain［J］. Sports Medicine，2014，44：47-56.

［53］MOON J-Y，CHOI M H，KIM J. Metabolic profiling of cholesterol and sex steroid hormones to monitor urological diseases［J］. Endocrine-related cancer，2016，23（10）：R455-67.

［54］NDEH D，ROGOWSKI A，CARTMELL A，et al. Complex pectin metabolism by gut bacteria reveals novel catalytic functions［J］. Nature，2017，544（7648）：65-70.

［55］PAVLIC M，LEWIS GF. Lipid metabolism［J］. Current opinion in lipidology. 2011 Oct；22（5）：433-436.

［56］RASHID K，SINHA K，SIL P C. An update on oxidative stress-mediated organ pathophysiology［J］. Food and chemical toxicology，2013，62：584-600.

［57］SANDERS M E，MERENSTEIN D J，REID G，et al. Probiotics and prebiotics in intestinal health and disease：from biology to the clinic［J］. Nature reviews gastroenterology &

Hepatology, 2019, 16（10）: 605-16.

[58] RILEY M A, WERTZ J E. Bacteriocins: Evolution, ecology, and application [J].
Annual review of microbiology, 2002, 56: 117-137.

[59] SANDERSON S M, GAO X, DAI Z, et al. Methionine metabolism in health and
cancer: a nexus of diet and precision medicine [J]. Nature reviews cancer, 2019, 19（11）:
625-637.

[60] WERK A N, CASCORBI I. Functional gene variants of CYP3A4 [J]. Clinical
pharmacology & Therapeutics, 2014, 96（3）: 340-348.

[61] SHI N, LI N, DUAN X, et al. Interaction between the gut microbiome and mucosal
immune system [J]. Military medical research, 2017, 4: 14.

[62] SMALL S D, MARGOLIS L M. Impact of dietary carbohydrate restriction versus energy
restriction on exogenous carbohydrate oxidation during aerobic exercise [J]. Advances in nutrition,
2022, 13（2）: 559-567.

[63] SWATEK K N, USHER J L, KUECK A F, et al. Insights into ubiquitin chain
architecture using Ub-clipping [J]. Nature, 2019, 572（7770）: 533-537.

[64] THORNTON J M, LASKOWSKI R A, BORKAKOTI N. AlphaFold heralds a data-
driven revolution in biology and medicine [J]. Nature medicine, 2021, 27（10）: 1666-9.

[65] TSAI H-Y, HO C-T, CHEN Y-K. Biological actions and molecular effects of
resveratrol, pterostilbene, and 3′ -hydroxypterostilbene [J]. Journal of food and drug analysis,
2017, 25（1）: 134-147.

[66] VAN DEN BERGHE P V E, KLOMP L W J. New developments in the regulation of
intestinal copper absorption [J]. Nutrition reviews, 2009, 67（11）: 658-672.

[67] VELLA F. Advanced nutrition and human metabolism [M]. Biochemical Education,
1992.

[68] KÖHLER P, VOIGT WP. Nutrition and metabolism [M]. 1988.

[69] DOURADO VILLA J K, NOGUEIRA DIAZ M A, PIZZIOLO V R, et al. Effect of
vitamin K in bone metabolism and vascular calcification: A review of mechanisms of action and
evidences [J]. Critical reviews in food science and nutrition, 2017, 57（18）: 3959-3970.

[70] WANG L H, FANG X C, PAN G Z. Bacillary dysentery as a causative factor of irritable
bowel syndrome and its pathogenesis [J]. Gut, 2004, 53（8）: 1096-1101.

[71] WESSELLS K R, KING J C, BROWN K H. Development of a plasma zinc concentration
cutoff to identify individuals with severe zinc deficiency based on results from adults undergoing
experimental severe dietary zinc restriction and individuals with acrodermatitis enteropathica [J].
The journal of nutrition, 2014, 144（8）: 1204-1210.

［72］WU JH，CROFT KD. Vitamin E metabolism［J］. Molecular aspects of medicine，2007，28（5-6）：437-452.

［73］WHITNEY EN，ROLFES SR，CROWE T，ET AL.Walsh A. Understanding nutrition［M］，2011.

［74］WILDMAN R. Advanced Human Nutrition，2nd Edition［M］. 2014.

［75］WILLIAMS P A，COSME J，WARD A，et al. Crystal structure of human cytochrome P4502C9 with bound warfarin［J］. Nature，2003，424（6947）：464-468.

［76］WILLIAMS P A，COSME J，VINKOVIC D M，et al. Crystal structures of human cytochrome P450 3A4 bound to metyrapone and progesterone［J］. Science，2004，305（5684）：683-686.

［77］YANAGITA T，IKEDA I，WANG Y M，et al. Comparison of the lymphatic transport of radiolabeled 1，3-dioleoylglycerol and trioleoylglycerol in rats［J］. Lipids，2004，39（9）：827-832.

［78］BUANG Y，CHA JY，NAGAO K，et al. Alleviation of fatty liver by alpha-linolenic acid［J］. Journal of nutritional science and vitaminology，2004，50（4）：272-276.

［79］ZECHNER R，ZIMMERMANN R，EICHMANN T O，et al. FAT SIGNALS-lipases and lipolysis in lipid metabolism and signaling［J］. Cell metabolism，2012，15（3）：279-291.

［80］ZHANG T-T，XU J，WANG Y-M，et al. Health benefits of dietary marine DHA/EPA-enriched glycerophospholipids［J］. Progress in lipid research，2019，75：100997.

［81］ZIMMERMANN M B，BIEBINGER R，ROHNER F，et al. Vitamin A supplementation in children with poor vitamin A and iron status increases erythropoietin and hemoglobin concentrations without changing total body iron［J］. The American journal of clinical nutrition，2006，84（3）：580-586.